Dietrich Frohne
Heilpflanzenlexikon

Heilpflanzen-lexikon

Ein Leitfaden auf wissenschaftlicher Grundlage

Dietrich Frohne, Kiel
Unter Mitarbeit von Birgit Classen, Kiel

8., neu bearbeitete Auflage

WVG Wissenschaftliche Verlagsgesellschaft mbH Stuttgart

Anschrift der Autoren

Prof. Dr. Dietrich Frohne
Prof.-Anschütz-Str. 66
24118 Kiel

PD Dr. Birgit Classen
Pharmazeutisches Institut
Abteilung Pharmazeutische Biologie
Christian-Albrechts-Universität
Gutenbergstr. 76
24118 Kiel

Wichtiger Hinweis
Die in diesem Buch aufgeführten Angaben zur Medikation wurden sorgfältig geprüft. Dennoch können die Autoren und der Verlag keine Gewähr für deren Richtigkeit übernehmen.

Ein Warenzeichen kann warenrechtlich geschützt sein, auch wenn ein Hinweis auf etwa bestehende Schutzrechte fehlt.

Bibliografische Information der Deutschen Nationalbibliothek
Die Deutsche Nationalbibliothek verzeichnet diese Publikation in der Deutschen Nationalbibliografie; detaillierte bibliografische Daten sind im Internet über http://dnb.d-nb.de abrufbar.

ISBN-10: 3-8047-2316-0
ISBN-13: 978-3-8047-2316-0

Jede Verwertung des Werkes außerhalb der Grenzen des Urheberrechtsgesetzes ist unzulässig und strafbar. Das gilt insbesondere für Übersetzungen, Nachdrucke, Mikroverfilmungen oder vergleichbare Verfahren sowie für die Speicherung in Datenverarbeitungsanlagen.

© 2006 Deutscher Apotheker Verlag Stuttgart
Birkenwaldstr. 44, 70191 Stuttgart
Printed in Germany
Satz: DTP+TEXT Eva Burri, Stuttgart
Druck: Hofmann, Schorndorf
Umschlaggestaltung: Atelier Schäfer, Esslingen

Vorwort zur 8. Auflage

Wie in den vorangegangenen Auflagen soll auch die 8. Auflage wissenschaftlich fundierte Informationen zu Wirkungen, Wirksamkeit und Wirkstoffen von Heilpflanzen und pflanzlichen Arzneimitteln geben. Dies gilt zunächst für die im Rahmen einer naturwissenschaftlich orientierten Medizin eingesetzten Phytopharmaka. Aber auch die volkstümlich verwendeten Pflanzen, die traditionell zur Linderung und Heilung von Krankheiten und Befindlichkeitsstörungen dienen, werden dem heutigen Kenntnisstand entsprechend abgehandelt. Abweichend von dem bisherigen starren Schema der Monographien wurden diese, oftmals voreilig als obsolet bezeichneten Pflanzen, bereits in der vorigen Auflage in einem kurzen zusammenhängenden Text beschrieben und bewertet.
Darüber hinaus sind eine Reihe von Pflanzen neu aufgenommen worden, die in jüngster Zeit von sich reden gemacht haben oder auch altbekannte Drogenlieferanten, die in einem Heilpflanzenlexikon nicht fehlen sollten. Genannt seien *Argania spinosa, Aronia melanocarpa, Ballota nigra, Isatis tintoria, Leontopodium alpinum, Limonia acidissima, Lippia dulcis, Macadamia integrifolia, Momordica charantia, Oryza sativa, Papaver rhoeas, Prilla frutescens, Prunus africana, Rhodiola rosea, Trifolium pratense, Zea mays*. Gestrichen wurden die Monographien von *Aquilegia vulgaris, Centranthus ruber, Corylus avellana, Eryngium campestre, Euonymus europaeus, Ferula moschata, Piscidia piscipula, Polygala amara, Polyporus officinalis, Sambucus ebulus* und *Viburnum prunifolium*. So umfasst das Lexikon jetzt 417 Pflanzenmonographien; zusätzlich findet man für ca. 60 Pflanzen anhangsweise Informationen bei verschiedenen Monographien.
Das in den Monographien der Kommission E (des ehem. BGA) aufbereitete Erkenntnismaterial von ca. 300 Pflanzen lag Anfang der 90er Jahre vor. Seitdem haben sich unsere Kenntnisse zumindest für eine Reihe von Arzneipflanzen beträchtlich erweitert; dies galt es auch bei der vorliegenden Neubearbeitung zu berücksichtigen. Ergänzt wurden die Literaturhinweise, wobei weiterhin vor allem leicht zugängliche (z.T. auch Sekundär-) Literatur aufgeführt ist.

Bei der Überprüfung der Fertigarzneimittel hat sich das inzwischen zum Abschluss gebrachte Verfahren der Nachzulassung deutlich bemerkbar gemacht. Da von ursprünglich 6700 auf dem Markt befindlichen Präparaten lediglich 850 die reguläre Nachzulassung nach § 105 AMG erhalten haben – weitere ca. 650 als „Traditionell angewendete Phytopharmaka" –, waren zahlreiche altbekannte, in der letzten Auflage noch genannte Präparate zu streichen.

Erweitert wurde ebenso das einführende allgemeine Kapitel, in dem auch sog. alternative bzw. komplementäre Therapieformen, bei denen Heilpflanzen eine Rolle spielen, kurz skizziert sind; im Übrigen wird auf sie in diesem Lexikon nicht näher eingegangen.

Für Hinweise auf Unstimmigkeiten oder Fehler habe ich Rezensenten und aufmerksamen Lesern ebenso zu danken wie Herrn Dr. E. Scholz, Lektorat Pharmazie, für gute Zusammenarbeit bei der Arbeit an der Neuauflage.

Zu danken habe ich auch Frau PD Dr. Birgit Classen für ihre Bereitschaft, schon bei dieser Neubearbeitung mitzuarbeiten, um dann in Zukunft die Verantwortung für das Heilpflanzenlexikon zu übernehmen.

Eine Formulierung aus dem Vorwort zur 7. Auflage muss sinngemäß wiederholt werden: Das Angebot an Phytopharmaka unterliegt weiterhin erheblichen Veränderungen, sodass die in dieser Auflage genannten Präparate nur den Zustand zum Zeitpunkt der Drucklegung beschreiben können. Trotzdem hoffe ich, dass das Heilpflanzenlexikon wieder eine zuverlässige Informationsquelle über Heilpflanzen, Arzneidrogen und Phytopharmaka sein wird.

Kiel, im Sommer 2006   Dietrich Frohne

Inhalt

Vorwort zur 8. Auflage.. V

Abkürzungen.. IX

Heilpflanzen – Arzneidrogen – Phytopharmaka.................... 1

Alphabetische Übersicht der Heilpflanzen............................ 23

Indikationen... 537

Sachregister... 559

Abkürzungen

agg.	Aggregat (Nomenklatorisch unverbindliche Bezeichnung für eine Artengruppe)
AMG	2. Arzneimittelgesetz vom September 1976, am 1. Januar 1978 in Kraft getreten
AMKdÄ	Arzneimittelkommission der Deutschen Ärzte
AMKdA	Arzneimittelkommission der Deutschen Apotheker
AWB	Anwendungsbeobachtung
BfArM	Bundesinstitut für Arzneimittel und Medizinprodukte
BGA	früheres Bundesgesundheitsamt (bis 1994); für Arzneimittelbelange jetzt zuständig: BfArM
CVI	chronisch venöse Insuffizienz
DAB	Deutsches Arzneibuch, gültige Ausgabe
DAC	Deutscher Arzneimittel Codex
DAMA	Deutsche Arzneimittelagentur (Nachfolgerin des BfArM)
DAPI	Deutsches Arzneimittelprüfungsinstitut
DAZ	Deutsche Apotheker Zeitung, Stuttgart
DEV	Droge – Extrakt – Verhältnis (mit Angabe des Extraktionsmittels)
EBM	evidence-based medicine
EFSA	European Food Safety Authority
EMEA	European Agency for the Evaluation of Medicinal Products (London)
Erg. B 6	Ergänzungsbuch zum DAB, 6. Ausgabe
ESCOP	Europaean Scientific Cooperative on Phytotherapy
FE	Fluidextrakt
GCP	Good Clinical Practice, Richtlinie zur Prüfung von Arzneimitteln auf Wirksamkeit
GKV	Gesetzliche Krankenversicherung
gtt.	Guttae (Tropfen)

X Abkürzungen

HAB	Homöopathisches Arzneibuch, Dtsch. Apoth. Verlag, Stuttgart und Govi-Verlag, Eschborn, 1978 und Nachträge
HMPWP	Herbal Medicinal Products Working Party (Arbeitsgruppe der EMEA)
HMPC	Herbal Medicinal Products Committee (Nachfolge der HMPWP)
Hom.	Homöopathisches Präparat
i. h. V.	in homöopathischer Verdünnung
INN	International nonproprietary name (Internationaler Freiname)
KFN	Komitee Forschung Naturmedizin
MCA	Medicines Control Agency (London)
NEM	Nahrungsergänzungsmittel
NRF	Neues Rezeptur Formularium
ÖAB	Österreichisches Arzneibuch, Verlag der österr. Staatsdruckerei, Wien: Ausgabe 1990 und Nachträge
Ph. Helv.	Pharmacopoea Helvetica, Eidgenöss. Drucksachen- und Materialzentrale, Bern, 10. Ausgabe (2006) und Nachträge
Ph. Eur.	Europäisches Arzneibuch, Dtsch. Apoth. Verlag, Stuttgart und Govi-Verlag, Eschborn, 5. Ausgabe 2005
PZ	Pharmazeutische Zeitung, Eschborn
RL	Rote Liste, Arzneimittelverzeichnis für Deutschland (einschließlich EU-Zulassungen und bestimmter Medizinprodukte), Verlag Rote Liste Service GmbH, Frankfurt/Main 2006
St.-Zul.	Standard-Zulassung
TCA	Traditionelle Chinesische Arzneimittel
TCM	Traditionelle Chinesische Medizin
TE	Trockenextrakt
tgl.	täglich
UAW	unerwünschte Arzneimittelwirkungen
WHO	Weltgesundheitsorganisation

Heilpflanzen – Arzneidrogen – Phytopharmaka

Pflanzen waren, soweit wir es schriftlichen Überlieferungen entnehmen können, seit alters her die wichtigsten Arzneimittel des Menschen. Sie wurden zur Heilung von Krankheiten, zur Linderung von Schmerzen oder zur Vorbeugung gegen Beschwerden verschiedenster Art benutzt. Neben den pflanzlichen Arzneimitteln waren auch diejenigen aus dem Tierreich und aus dem Reich der unbelebten Natur (Mineralia) im alten Arzneischatz von Bedeutung. Von diesen beiden Gruppen ist heute nur wenig übrig geblieben: Bienengift oder Lebertran seien erwähnt; aus tierischen Organen isolierte Arzneistoffe werden heute z.T. schon mit Hilfe gentechnischer Methoden hergestellt, z.B. Insulin. Bei den Mineralia könnten noch mineralische Osmolaxantien – Glaubersalz, Bittersalz – oder anorganische Salze als Spurenelemente genannt werden. Arsen-, Blei-, Quecksilber- oder Schwefelverbindungen spielen heute keine Rolle mehr. Dass heute auch wieder im Rahmen der wiederentdeckten Hildegard-Medizin der Heilkraft der Edelsteine Aufmerksamkeit geschenkt wird, sei der Vollständigkeit halber erwähnt [51].
Im Gegensatz zur geringen Bedeutung der tierischen und mineralischen Arzneistoffe behaupten die pflanzlichen Arzneimittel auch heute noch ihren Platz im offizinellen Arzneischatz, obwohl es eine Zeitlang so aussah, als ob auch sie gänzlich verschwinden würden. Die Bedeutung der Pflanzen als Heilmittel begann im 19. Jahrhundert abzunehmen, als durch die Tätigkeit der Chemiker in zunehmendem Maße Stoffe zur Verfügung gestellt wurden, die zur Bekämpfung von Krankheiten eingesetzt werden konnten. Waren es zunächst die aus Pflanzen isolierten Reinsubstanzen wie z.B. das Morphin, das an die Stelle einer pflanzlichen Zubereitung (des Opiums) trat, so wurden in einem nächsten Schritt die Strukturen der aus Pflanzen isolierten Substanzen chemisch abgewandelt, um wirksamere und/oder besser verträgliche Arzneistoffe zu erhalten. Bekanntestes Beispiel ist die (dann auch synthetisch hergestellte) Acetylsalicylsäure, die als Aspirin ihren Siegeszug als Analgetikum antrat und auch heute noch als ASS – mit z.T. erweiterten Indikationen – ihren Platz im modernen Arzneischatz behauptet. Sie verdrängte damit die Weidenrinde mit ihren

aus Salicylsäure- bzw. Salicylalkoholderivaten bestehenden Inhaltsstoffen, eine Arzneidroge also, die bis dahin als Europäische Fieberrinde neben der teureren Chinarinde hoch geschätzt war. Erst in jüngster Zeit erlebt sie nach Auffindung salicinreicher Varietäten eine gewisse Renaissance.

Als schließlich zunehmend Substanzen synthetisiert wurden, für die es in der Natur kein Vorbild gab und die gezielt zur Bekämpfung von Krankheiten eingesetzt werden konnten, die bis dahin einer Therapie nicht zugänglich waren, schien es für die pflanzlichen Arzneimittel keine Daseinsberechtigung mehr zu geben. Es deutete sich eine Entwicklung an, wie sie z.B. in den USA zum völligen Verschwinden pflanzlicher Arzneimittel aus dem offizinellen Arzneischatz geführt hat. In den health stores werden sie dort aber weiterhin, staatlicher Kontrolle weitgehend entzogen und z.T. mit abenteuerlichen Indikationen versehen, in bunter Fülle angeboten. Ein Wendepunkt in dieser Entwicklung dürfte zumindest in Deutschland die sogenannte Contergan-Katastrophe gewesen sein: Eine neu entwickelte synthetische Substanz (Thalidomid) wurde als wirksames und gut verträgliches Schlaf- und Beruhigungsmittel propagiert und erfolgreich eingesetzt. Als sich nach einiger Zeit der schreckliche Verdacht erhärtete, dass das neue Arzneimittel teratogene Wirkungen besaß, wurde klar, dass auf diese unerwünschte Wirkung (Nebenwirkung) offensichtlich nicht hinreichend geprüft worden war. Es wurde deutlich, dass für neu entwickelte, aber auch für bereits als Therapeutika im Handel befindliche Arzneimittel die Anforderungen an ihre Zulassung überdacht und deutlich verschärft werden müssten. Als Ergebnis dieser Überlegungen kann das zweite Arzneimittelgesetz **(2. AMG)** von 1976 angesehen werden, das 1978 in Kraft trat. Die hierin vorgesehenen Voraussetzungen für die Zulassung eines Arzneimittels: Nachweis der Wirksamkeit, der pharmazeutischen Qualität, analytische Daten, Nachweis der Unbedenklichkeit bzw. der unerwünschten Wirkungen (toxikologische Daten) u.a.m. sollen im Einzelnen hier nicht dargelegt werden. Festzuhalten ist aber, dass diese Kriterien für **alle Arzneimittel** gelten sollten, d.h. auch für die pflanzlichen. Ausnahmeregelungen wurden für die Homöopathika und (nach homöopathischen Regeln hergestellten) Anthroposophika getroffen. Nach Prüfung durch eigene Kommissionen beim ehemaligen BGA konnten sie durch eine Registrierung (ohne Angabe von Indikationen) ihren Status als Arzneimittel besonderer Therapierichtungen (heute auch: Arzneimittel der komplementären Medizin [25,26,28,29]) erhalten. Daneben ist auch ein vereinfachtes

Zulassungsverfahren möglich. Hierdurch wurde der Tatsache Rechnung getragen, dass für diese Arzneimittel eine Bewertung ihrer Wirksamkeit nach den üblichen pharmakologisch-medizinischen Kriterien nicht oder nur in Ausnahmefällen möglich ist. Für ihre Registrierung bzw. Zulassung sind pharmazeutische Qualität und analytische Daten (soweit möglich) die Voraussetzung; ihr Einsatz bleibt weitgehend entsprechend ausgebildeten Therapeuten vorbehalten. Die Abgrenzung der Homöopathika und Anthroposophika von den Phytotherapeutika erscheint insofern wichtig, als vielfach homöopathische Arzneimittel mit pflanzlichen gleichgesetzt werden. Abgesehen davon, dass die von Samuel Hahnemann begründete homöopathische Arzneimittellehre sich auch zahlreicher Arzneistoffe des Tier- und Mineralienreichs bedient, ist der Unterschied zur Phytotherapie in dem grundsätzlich anderen Therapieansatz der Homöpathie begründet: Similia similibus curentur, d.h. ein Stoff oder eine Zubereitung, die in höherer Dosierung bestimmte Symptome auslöst, kann in niedrigen Dosen derartige, mit einer Erkrankung verbundene Symptome lindern oder beseitigen. Zur – immerwährenden – Diskussion über die Wirksamkeit homöopathischer Dilutionen sei auf einige neuere Veröffentlichungen hingewiesen [24]. Durch die ECHAMP (European Coalition on Homeopathic and Anthroposophic Medicinal Products) soll versucht werden, die Zulassung für Homöopathika und Anthroposophika europaweit einheitlich zu regeln.

Phytotherapie
Die wissenschaftliche Phytotherapie ist, auch wenn ihre Wurzeln z.T. in der Volksmedizin liegen, im Gegensatz zur Homöopathie und den anthroposophischen Heilmitteln eingebunden in die naturwissenschaftlich orientierte Schulmedizin [7,8,16], sodass für ihre Heilmittel im Prinzip die gleichen Kriterien gelten wie für alle anderen Therapeutika. Wenn sich jedoch bestimmte Unterschiede zeigen, so liegen sie in der Natur der pflanzlichen Arzneimittel begründet: Sie sind oder stammen von lebenden Organismen (in der Regel höheren Pflanzen). Im Gegensatz zu chemisch-synthetischen Reinsubstanzen enthalten Pflanzen oder Pflanzenteile stets eine Vielzahl verschiedener Inhaltsstoffe, die auch bei der Aufbereitung z.B. der Trocknung (Herstellung von Arzneidrogen) noch chemischen Veränderungen unterliegen können. Das pflanzliche Ausgangsmaterial, ob Sammeldroge von Wildpflanzen oder von Kulturen geerntet, ist in Abhängigkeit von vielfältigen Faktoren – Klima, Boden, Erntezeitpunkt u.a.

– nicht einheitlich, da die Zusammensetzung des Inhaltsstoffspektrums schwankt. Von diesen Inhaltsstoffen sind manche als Hauptwirkstoffe der Pflanze oder eines Pflanzenorgans bekannt (z.B. Anthranoide oder bestimmte Alkaloide – Atropin, Morphin u.a.), andere Stoffe können die Wirkung modifizieren, die Resorption hemmen oder fördern, während wir über die Rolle sonstiger (ubiquitärer) Substanzen wenig wissen. Bei manchen, seit langem gebräuchlichen Heilpflanzen können wir die Wirkung nicht einzelnen Stoffen, sondern bestenfalls der Summe aller Inhaltsstoffe zuordnen und einzelne Substanzen als wirksamkeitsmitbestimmende Inhaltsstoffe benennen. Für eine Qualitätsbeurteilung kann neben der Festlegung von Mindestgehalten wirksamer Komponenten und evtl. Begrenzungen unerwünschter Stoffe (z.B. Ginkgolsäuren in Ginkgoblattextrakten) der Nachweis sogenannter Leitsubstanzen von Bedeutung sein [1,10]. Die hier angedeuteten Probleme sollen nicht näher erläutert werden, sondern lediglich verdeutlichen, warum, wie für die Homöopathika und Anthroposophika, auch für die pflanzlichen Arzneimittel im Rahmen des 2. AMG eine besondere Kommission beim ehemaligen BGA (**Kommission E**) eingerichtet wurde. Die phytotherapeutische Richtung wird dabei im Gegensatz zur homöopathischen und anthroposophischen nicht als eine besondere Therapierichtung angesehen, die Einsetzung einer eigenen Kommission war vielmehr in der besonderen, oben angedeuteten Problematik der Arzneimittelgewinnung und -bewertung begründet.

Diese Kommission hatte, wie die anderen Kommissionen auch, die Aufgabe, neue Arzneimittel nach den Kriterien des 2. AMG zu beurteilen und gegebenenfalls ihre Zulassung zu ermöglichen. Gleichzeitig mussten aber auch die bereits im Handel befindlichen Altarzneimittel bewertet und über ihre mögliche Nachzulassung entschieden werden.

Der im Gesetz dafür vorgesehene Zeitraum von 12 Jahren wurde 1990 zunächst um 3 Jahre verlängert. Nach dem 1.1.1993 wurden zwar eine Reihe von Altspezialitäten mit negativer Bewertung vom Markt genommen, Präparate, über deren Nachzulassung noch nicht entschieden war, blieben aber im Handel. Mit der 5. Novelle zum AMG (1995) konnten nach § 109a Altpräparate als „Traditionell angewendete" Phytopharmaka als Mittel zur Vorbeugung oder zur Unterstützung therapeutischer Maßnahmen im Handel bleiben. Ihre Unbedenklichkeit musste garantiert sein und auf der Packung der Hinweis stehen: Traditionell angewendet bei … … und die Formulierung „Diese Angabe beruht ausschließlich auf Überlieferung und langjähriger Erfahrung". Beim Laien erweckt dies den Eindruck, ein altbewährtes Präparat anzuwenden. Für den Fachmann bedeutet es, dass es sich um ein Präparat handelt, für das ein Wirksamkeitsnachweis nach Zulassungskriterien bisher nicht erbracht ist. Mit der 10. Änderungsnovelle zum AMG haben sich nochmals Änderungen ergeben: Die fiktive Zulassung („2005-Regelung") entfiel, zuvor zurückgezogene Präparate konnten unter bestimmten Bedingungen wieder in das Nachzulassungsverfahren einbezogen werden, die Hersteller verpflichteten sich, pharmakologisch-toxikologische sowie klinische Unterlagen zur Nachzulassung nachzureichen („ex-ante-Verpflichtung") [18,19]. Seit Ende 2005 ist das Nachzulassungsverfahren offiziell abgeschlossen. Von 6700 Phytopharmaka haben 850 die reguläre Nachzulassung erhalten; ca. 650 wurden als traditionelle Phytopharmaka nach § 109a AMG zugelassen. Für diese „Traditionellen pflanzlichen Arzneimittel" (s.o.) traten mit der 14. AMG-Novelle im September 2005 die neu geschaffenen Regelungen nach § 39a–d in Kraft, nach denen z.B. als erstes Präparat Klosterfrau Melissengeist eine Registrierung erhalten hat [22] und die übrigen danach noch zugelassen werden müssen. Sowohl die traditionell angewandten Phytopharmaka wie auch zahlreiche Präparate von negativ monographierten Pflanzen (s.u.) sind auf Grund der Verordnung über unwirtschaftliche Arzneimittel in der gesetzlichen Krankenversicherung (Negativliste) nicht erstattungsfähig [13]. Seit dem 1.4.2004 dürfen darüberhinaus nicht verschreibungspflichtige Arzneimittel für Erwachsene nicht mehr zu Lasten der GKV verordnet werden (GMG = GKV-Modernisierungsgesetz). Davon betroffen sind die meisten der zugelassenen Phytopharmaka; Ausnahmen sind lediglich:

Johanniskrautextrakt	zur Behandlung mittelschwerer Depressionen,
Indische Flohsamenschalen	zur unterstützenden Behandlung bei Morbus Crohn, Kurzdarmsyndrom und HIV-assoziierten Diarrhoen,
Ginkgoextrakt	zur Behandlung der Demenz,
Mistelpräparate (parenteral)	zur Palliativtherapie von malignen Tumoren [19].

Nicht erstattungsfähig sind auch sogenannte **Nahrungsergänzungsmittel** (NEM), die neben pflanzlichen Komponenten oftmals Vitamine, Spurenelemente oder sonstige essenzielle Substanzen enthalten. Ihre Abgrenzung gegenüber Arzneimitteln einerseits und Nahrungsmitteln andererseits ist immer noch nicht klar geregelt, entsprechende Vorschläge liegen aber vor [9,14,15]. Die Tendenz bei manchen derartigen Präparaten, bei Werbeaussagen für die Selbstmedikation den Anschein zu erwecken, Arzneimittel zu sein, ist unverkennbar. Eine Zulassung als Arzneimittel liegt selbstverständlich nicht vor und wird auch nicht angestrebt. Von hier zu den **Wundermitteln** [5], die vor allem als Schlankheitspräparate, allgemeine (auch sexuelle) Stärkungsmittel oder angebliche Krebsheilmittel Erfolge versprechen, ist es dann nur noch ein kleiner Schritt.

Als Grundlage für die Bewertung pflanzlicher Arzneimittel ist die Kommission E von einer Sichtung und Aufarbeitung des wissenschaftlichen Erkenntnismaterials ausgegangen, das über die jeweiligen Pflanzen vorlag. Diese Aufgabe erwies sich als sehr viel aufwendiger und schwieriger als erwartet. Wenn auch Pflanzen, wie schon erwähnt, seit langem Bestandteil des Arzneischatzes sind, so zeigte es sich, dass wissenschaftlich verwertbare Angaben zur Wirksamkeit und zu unerwünschten Wirkungen spärlicher waren als angenommen. Dies gilt im Übrigen nicht nur für die pflanzlichen Arzneimittel, sondern auch für eine Reihe von Altsynthetika!

Für über 300 Heilpflanzen, die in unserem Arzneischatz eine (wenn auch sehr unterschiedliche) Rolle spielen, wurden so genannte **Aufbereitungsmonographien** erstellt. Sie spiegeln den zum Zeitpunkt der Veröffentlichung gegebenen Wissensstand über die betreffende Heilpflanze wider. Für ca. 20 % der bewerteten Pflanzen bzw. Drogen haben sich sogenannte **Negativmonographien** ergeben, d.h. aus dem vorliegenden Erkenntnismaterial ließen sich die der Pflanze/Droge zugesprochenen Wirkungen nicht bestätigen oder die möglichen unerwünschten Wirkungen waren so gravierend, dass eine therapeutische Verwendung nicht zu vertreten war. Bei den positiv monographierten Pflanzen sind in manchen Fällen insofern Einschränkungen gemacht worden, als die oftmals aus der Volksmedizin oder alten Kräuterbüchern überkommene Indikationslyrik eingeschränkt worden ist. Inzwischen liegen für eine Reihe von Pflanzen neuere Erkenntnisse zur Wirksamkeit und Indikationsstellung vor. Da der Kommission E 1994 andere Aufgaben übertragen wurden, gibt es jedoch keine Aktualisierungen mehr. Für Arzneipflanzen, die im europäischen Raum von Bedeutung sind, wurden die Arbeiten zur Bewertung von Qualität, Wirksamkeit und Unbedenklichkeit von der bei der europäischen Zulassungsagentur EMEA eingesetzten Arbeitsgruppe HMPWP (Herbal

Medicinal Products Working Party) fortgesetzt. Sie hat für eine Reihe von Arzneipflanzen sogenannte **Core-data** veröffentlicht, die als Leitlinien im europäischen Zulassungsverfahren verwendet werden können. Dabei konnte auf **ESCOP-**(Europaean Scientific Cooperative on Phytotherapy) [21] oder auch **WHO-**Monographien zurückgegriffen werden. Seit September 2004 führt das neu gegründete Herbal Medicinal Products Committee (HMPC) diese Arbeiten fort. Unterhalb dieser Ebene der pflanzlichen Arzneimittel mit „well established medicinal use" ist auf europäischer Basis auch für die „Traditionellen pflanzlichen Arzneimittel" 2004 eine neue Richtlinie erarbeitet worden, die noch in nationales Recht umgesetzt werden muss. Danach müssen diese Arzneimittel in der EU mindestens eine 30-jährige Tradition der Anwendung haben (Produkte aus dem außereuropäischen Bereich mindestens 15 Jahre innerhalb Europas) [17,18,20].

Grundsätzlich muss festgestellt werden, dass Studien zur therapeutischen Wirksamkeit mit modernem Prüfdesign Mangelware sind und auch heute nur für einige wenige Pflanzen bzw. Pflanzenextrakte vorliegen. Grund dafür sind die im Vergleich zu synthetischen Mono-Substanzen schwierigeren und aufwendigeren Prüfverfahren mit Vielstoffgemischen, wie sie letztendlich pflanzliche Drogen darstellen. Für Phytopharmaka ist daher die Basis für eine Evidence-based Medicine (EBM) zumindest vorerst noch recht schmal, zumal Metaanalysen kontrollierter randomisierter Studien nur dann sinnvoll sind, wenn Extraktpräparate identischer Qualität in die Untersuchung einbezogen werden [3,4,6,12]. Bei der Bewertung pflanzlicher Arzneimittel sind daher immer noch in stärkerem Maße Daten der Erfahrungsmedizin heranzuziehen, über deren Aussagekraft naturgemäß sehr unterschiedliche Meinungen bestehen.

Dass durch die moderne Arzneipflanzenforschung aber auch alte oder aus anderen Kulturkreisen stammende Arzneipflanzen Bedeutung erlangen können, sei an Beispielen aus neuerer Zeit gezeigt: *Coleus barbatus* (Lamiaceae), im pharmazeutischen Schrifttum meist mit dem Synonym *C. forskohlii* bezeichnet, wurde in Brasilien, im arabischen Raum und in Afrika (in der Ayurveda-Medizin auch andere *Coleus*-Arten) arzneilich genutzt. Die in den 60er Jahren begonnene Suche nach wirksamen Prinzipien führte zur Isolierung des Diterpenderivats Forskolin aus den unterirdischen Teilen von *C. barbatus*. Die Substanz erwies sich als ein direkter Aktivator der Adenylatzyklase. Sein therapeutischer Einsatz bei Hypertonie, Glaukom und Asthma hat sich zwar wegen zu geringer therapeutischer Breite nicht realisieren lassen, die Substanz hat jedoch die Möglichkeit neuer Strukturen mit therapeutischen Eigenschaften aufgezeigt.

Auch *Taxus baccata*, die als Giftpflanze bekannte Eibe, deren Nadeln im Handbuch der Drogenkunde von Berger (1950) noch als volksmedizinisch genutztes Wurmmittel und menstruationsförderndes Mittel sowie Heilmittel gegen Epilepsie, Mandelentzündung und Diphtherie erwähnt werden, ist durch die Auffindung zytostatisch wirksamer Stoffe wieder in den Blickpunkt des Interesses gerückt. Insbesondere das aus der Rinde der nordamerikanischen Eibe, *Taxus brevifolia,* isolierte Taxanderivat Paclitaxel (Taxol) ist wegen seiner antimitotischen und zytostatischen Wirkungen (z.B. zur Behandlung des Eierstockkrebses) Gegenstand intensiver Forschungsarbeiten geworden. Da es aus seiner natürlichen Quelle nicht in genügendem Maße gewonnen werden kann, ohne die Existenz der nordamerikanischen Eibe zu gefährden, wird es heute mit Hilfe von Taxus-Zellkulturen hergestellt, während Docetaxel durch Partialsynthese von Taxanen aus den Nadeln von *Taxus baccata* gewonnen werden kann. Eine weitere Möglichkeit könnte darin bestehen, einen aus *Taxus brevifolia* isolierten Pilz, *Taxomyces andreanae*, der wie sein Wirt Taxol produziert, in Kultur zu nehmen, um auf mikrobiologischem Wege die begehrte Substanz zu produzieren.

Aus der in der TCM zur Krebsbehandlung eingesetzten Rinde von *Camptotheca acuminata* Decne, einem subtropischen Baum aus der Familie der Nyssaceae, ist das Camptothecin isoliert worden. Derivate dieses Alkaloids (Topotecan, Irinotecan) sind inzwischen in Europa als Zytostatika zur Behandlung des Ovarialkarzinoms bzw. des Kolorektalkarzinoms im Handel.

Gehen wir von den positiv monographierten Pflanzen aus, so werden wir von ihnen als **Frischpflanzen** wohl nur selten Gebrauch machen, z.B. im volksmedizinischen Sinne durch Aufbringen zerquetschter Spitzwegerichblätter auf Insektenstiche. Sie stehen uns vielmehr als getrocknete Pflanzen oder Pflanzenteile (**Arzneidrogen** oder kurz Drogen genannt, obwohl dieser Begriff in der Allgemeinheit im Sinne von Rauschdrogen anders besetzt ist), von denen wir Teeaufgüsse und/oder **galenische Zubereitungen** herstellen können oder als industriell hergestellte **Fertigarzneimittel (Phytopharmaka)** zur Verfügung. Diesen Phytopharmaka im weitesten Sinne wären aus Pflanzen isolierte Reinsubstanzen zweckmäßigerweise nicht zuzurechnen. Für sie, obwohl biogener Herkunft, gelten die auch für andere (synthetische) Substanzen verbindlichen Kriterien; und für den arzneibedürftigen Organismus ist es gleichgültig, ob eine therapeutisch eingesetzte Substanz von einer Pflanze oder im chemischen Labor synthetisiert worden ist. In diesem Heilpflanzenlexikon werden sie aber, um die Bedeutung der Pflanzen als Arzneistofflieferanten zu verdeutlichen, mit berücksichtigt.

Arzneidrogen sind die auf möglichst schonende Weise getrockneten Pflanzen oder Pflanzenteile. Von ihnen oder Gemischen verschiedener Teile (Teemischungen, lat. **species**) können durch einen Heißaufguss **Arzneitees** hergestellt werden. Diese Arzneiform ist für den Laien der Inbegriff der Therapie mit Pflanzen. Er spürt die Wirkung der Pflanzen am aromatischen Geruch oder dem bittern Geschmack und ist auch aktiv an der Arzneiherstellung beteiligt: Abmessen oder abwiegen der benötigten Teemenge und des Wassers, erhitzen, aufgießen, unter Umrühren bedeckt halten, abseihen, schluckweise vor oder nach dem Essen oder über den Tag verteilt trinken; diesen positiv besetzten Aspekten stehen dem Insider die negativen gegenüber: Mit dem wässrigen Heißextrakt (Infus) werden lipophile Wirkstoffe schlechter als hydrophile extrahiert. Bei Kamillenblüten z.B. kann dies bedeuten, dass nur der kleinere Teil der Wirkstoffe in den Extrakt geht, der größere Anteil im Rückstand verbleibt. Beim Heißaufguss gehen ätherische Öle und andere flüchtige Stoffe zum Teil verloren; der Kaltextrakt bringt demgegenüber oftmals nur eine unzureichende Extraktion. Bei Bärentraubenblättern bietet er aber Vorteile, da gegenüber der Arbutinextraktion diejenige von Gerbstoffen mit ihren unerwünschten Wirkungen vermindert ist. Allgemein kann gesagt werden, dass die wässrige Heißextraktion eine traditionelle und beliebte, aber sicherlich keine optimale Arzneizubereitung ist.

Als Alternative bieten sich **Instant-Tees** an: Einzeldrogen oder Teemischungen werden mit geeigneten Lösungsmitteln extrahiert und der Extrakt durch Sprühtrocknung oder Aufbringen auf ein Saccharosegranulat (Granulattees) zu einem leichtlöslichen Teepulver verarbeitet. Leicht flüchtige Drogenkomponenten können auch gesondert in mikroverkapselter Form zugegeben werden. Während man bei einem echten sprühgetrockneten Teepulver nach Zugabe inerter Streckungsmittel, z.B. Dextrine, mit einem Extraktgehalt von 30–40 % rechnet, beträgt dieser bei einem Granulattee lediglich 4–5 %. Ein daraus hergestellter Teeaufguss dürfte wohl eher als ein aromatisiertes Zuckerwasser zu bezeichnen sein, das außerdem wegen des hohen Saccharosegehalts kariesfördernd wirken kann.

Teemischungen sollten, unabhängig davon, ob es sich um Drogengemische oder Instant-Tees handelt, aus möglichst wenigen Komponenten bestehen. Neben 1–2 Drogen, die die Hauptwirkung erbringen sollen, können 2–3 Bestandteile als Adjuvantien die erwünschte Wirkung komplettieren; weitere Komponenten in geringer Dosis können als Geschmacks- oder Geruchskorrigentien zur Verbesserung der Compliance beitragen. Bei Mischungen geschnittener Drogen können dies auch sogenannte Schönungs(Schmuck)-Drogen bewirken, die dem Gemisch ein freundliches Aussehen und dem Teegetränk eine schöne Farbe verleihen, ohne selbst zur Wirkung des Tees beizutragen. In der Volksmedizin beliebte Teemischungen mit sehr vielen Bestandteilen haben in einer rational begründeten Phytotherapie nichts zu suchen und sind, auch wenn sie als konfektionierte Tees im Handel angeboten werden, nicht zu empfehlen.

Für eine rezepturmäßige Verordnung von Tees war früher die lateinische Nomenklatur der Arzneidrogen üblich. Da heute weder für ein Medizin- noch ein Pharmaziestudium das Latinum (auch nicht das kleine!) erforderlich ist, bereitet diese Nomenklatur zunehmend Schwierigkeiten. Das gilt für die alte lateinische Nomenklatur (Pflanzenorgan im Plural, Pflanzenname im Genitiv, z.B. Flores Arnicae = Arnikablüten) wie auch für die in Anlehnung an europäische Gepflogenheiten im Arzneibuch gebräuchliche neue Nomenklatur (Pflanzenname im Genitiv, Pflanzenorgan im Singular, z.B. Arnicae flos = Arnikablüten). Rezepturen werden daher mehr und mehr in deutscher Nomenklatur genannt, wobei allerdings klargestellt sein muss, welche Droge bzw. Pflanze mit dem ja nicht immer eindeutigen deutschen Namen denn gemeint ist. Während in früher bekannten Rezeptursammlungen wie den RF (Reichsformeln) oder DRF (Deutsche Rezeptformeln) ausschließlich die lateinische Nomenklatur verwendet wurde, ist in der neu entwickelten Sammlung von Rezepturen des **Neuen Rezeptur Formulariums (NRF)** die deutsche Nomenklatur üblich. Das NRF ist Teil des **Deutschen Arzneimittel-Codex (DAC)**, einer Sammlung von Monographien und Vorschriften, die als Ergänzung zum gültigen Arzneibuch dienen sollen und in etwa den früheren Ergänzungsbüchern (z.B. Erg. B. 6) entsprechen. Auch in den sogenannten Standardzulassungen ist für Drogen und Teegemische die deutsche Nomenklatur gewählt.

Galenische Zubereitungen. Neben dem wässrigen Heißextrakt, dem Infus, gibt es weitere, meist wässrig/alkoholische Drogenextrakte, die arzneilich genutzt werden können. Diese Tinkturen oder Fluidextrakte (vom Laien meist Tropfen genannt, z.B. Baldriantropfen), nach Mischung mit Zuckersirup auch Sirupe, spielten, von der Apotheke hergestellt und vorrätig gehalten, früher eine wichtige Rolle. Die Bedeutung derartiger einfacher galenischer Zubereitungen ist inzwischen gering geworden; rezepturmäßig werden sie nur noch wenig verwendet. In Form industriell hergestellter Fertigarzneimittel (Hustentropfen, Hustensirupe und vielerlei andere Präparate) sind sie aber noch Bestandteil des Arzneischatzes, eine Tatsache, die bei der Abschätzung des Anteils pflanzlicher Arzneimittel am Markt manchmal nicht hinreichend berücksichtigt wird. Auch dem Laien ist oftmals nicht bekannt, dass das ihm verordnete, vom Apotheker aus der Schublade geholte Medikament ein rein pflanzliches sein kann.

Fertigarzneimittel. Phytopharmaka in Form industriell gefertigter Zubereitungen spielen also im Arzneischatz durchaus noch eine bedeutsame Rolle; sie werden in den verschiedenen Arzneiformen – außer den schon genannten einfachen galenischen Zubereitungen z.B. auch als Tabletten, Filmtabletten, Dragees, Kapseln, Suppositorien, Salben oder Injektabilia – hergestellt. Soweit möglich, werden sie auf bestimmte Wirkstoffe oder Leitsubstanzen oder zumindest auf einen definierten Extraktgehalt standardisiert.

Wirkstoffe sind die allein für die klinische Wirksamkeit einer Droge verantwortlichen Inhaltsstoffe. Neben Alkaloiden, die auch als isolierte Reinsubstanzen eingesetzt werden (Atropin, Morphin, Chinin u.a.) sind dies z.B. die Anthranoide laxierend wirkender Drogen wie Sennesblätter, Faulbaumrinde oder Aloe. Schon beim Rhabarber kommen aber andere Komponenten hinzu, die die Wirkung modifizieren können. Inhaltsstoffe, die experimentell nachgewiesene Wirkungen zeigen, ohne dass damit die Wirksamkeit einer Droge als Ganzes hinreichend erklärt ist, werden als **wirksamkeitsmitbestimmende Inhaltsstoffe** bezeichnet [11].

Leitsubstanzen dienen zur Charakterisierung oder phytochemischen Standardisierung einer Droge, ohne unmittelbar an deren arzneilicher Wirkung beteiligt zu sein.

Drogenextrakte haben neuerdings in zunehmendem Maße Bedeutung erlangt, da sie als Fluid-, Spissum- oder Trockenextrakte Bestandteile von Fertigarzneimitteln sind . In Abhängigkeit vom Herstellungsverfahren sind Extrakte Vielstoffgemische, deren Zusammensetzung nicht mit dem Inhaltsstoffspektrum des als Ausgangsmaterial dienenden Pflanzenteils identisch sein muss. Nach § 3 Abs. 2 AMG ist ein Extrakt der Wirkstoff eines Präparates, der neben Wirkstoffen, wirksamkeitsmitbestimmenden Substanzen auch Begleitstoffe und Matrixsubstanzen enthalten kann. Zusammensetzung und Qualität kann in Abhängigkeit vom jeweiligen Extraktionsprozess schwanken; Extrakt muss also nicht gleich Extrakt sein. Dies bedeutet, dass z.B. die Ergebnisse klinischer Untersuchungen, die mit einem bestimmten Extraktpräparat erzielt worden sind, nicht ohne weiteres auf andere Präparate übertragen werden können. Unterschiede zwischen Originalpräparat und Generikum dürften bei den Phytopharmaka u.U. größer sein als bei Synthetika.

Um jedenfalls in gewissen Umfange eine Vergleichbarkeit herzustellen, sollte das Droge/Extrakt/Verhältnis (DEV) und das Extraktionsmittel angegeben werden:

$$DEV = \frac{\text{Masse der eingesetzten Droge}}{\text{Masse des nativen Extrakts}}$$

Ein DEV von 5–7:1; Methanol 80% bedeutet, dass aus 5–7 Teilen Droge, mit Methanol 80% extrahiert, 1 Teil Trockenextrakt hergestellt wurde.

Im Europäischen Arzneibuch werden 3 Kategorien von Extrakten unterschieden:

Standardisierte Extrakte: Standardisiert auf wirksamkeitsbestimmende Inhaltsstoffe.
Quantifizierte Extrakte: Eingestellt auf einen definierten Bereich von Inhaltsstoffen.
Andere Extrakte: Durch Leitsubstanzen „standardisiert" [18;23].

In zunehmendem Maße werden Phytopharmaka als **Mono-Präparate** eingesetzt. Mono bedeutet in diesem Falle nicht, dass das Arzneimittel aus einer Substanz besteht, sondern dass die Zubereitung von einer Pflanze oder einem Pflanzenorgan stammt, durchaus aber, wie oben erläutert, mehrere Substanzen enthalten kann. Die Schwierigkeiten, die Wirksamkeit eines aus mehreren Komponenten bestehenden Stoffgemischs nachzuweisen, werden noch größer, wenn mehrere (bis viele!) Arzneidrogen-Auszüge kombiniert werden. Bei derartigen (Multi-)Kombinationspräparaten, für die im alten Arzneischatz Zubereitungen wie z.B. der Theriak vergleichbar sind, ist eine arzneiliche Wirkung der Einzelkomponenten schon wegen des geringen Anteils im Gemisch nicht mehr anzunehmen. Viele derartige

Präparate sind aus diesem Grunde in die schon erwähnte Negativliste gestellt worden. Dies erklärt auch die Tendenz, bei manchen Präparaten Komponenten, die früher als Wirkstoffe deklariert waren (z.b. ätherische Öle) nunmehr zu Hilfsstoffen („weitere Stoffe") zu machen und dadurch die Zahl der wirksamen Bestandteile zu reduzieren.

Die Deklarationspflicht für Hilfsstoffe bringt für den gesundheitsbewussten Arzneimittelkonsumenten allerdings ein neues Problem. So kann er z.b. bei einem modernen pflanzlichen Mono-Präparat lesen: Ein Dragee enthält 200 mg eines Drogenextrakts, standardisiert auf 20 mg eines definierten Wirkstoffs. Als Hilfsstoffe sind angegeben: Unlösl. Polyvidon, Lactose, Magnesiumstearat, Polyvidon 25000, Kaolin, Macrogol-Glycerolhydroxysterarat, Methacrylsäure, Copolymer Typ A, Gummi arabicum, Montanglycolwachs, Talkum, Titandioxid, Grünlack E 101/131, Calciumcarbonat, Macrogol 6000. Er könnte vielleicht bei anderen Präparaten auch noch finden: Polymethacrylsäure, Dibutylphthalat, Schellack, Poly(O-carboxymethylstärke) Na Salz, Carmellosenatrium, Hoechstwachs E Pharma, Docuset-Natrium oder Braunlack (ZLT 710). Auch wenn es sich bei dieser Aufzählung um übliche, dem Fachmann vertraute Ingredientien handelt, die zur Drageeherstellung in geringer Dosierung nowendig sind, so wird der arzneibedürftige Laie sich doch wohl die Frage stellen, ob dies denn wirklich ein rein pflanzliches Präparat ist? Bei Phytopharmaka, die in Kapseln konfektioniert sind, ist zu bedenken, dass in der Kapselhülle Dibutylphthalat (DBP) als Weichmacher enthalten sein kann, eine Substanz, die als „fortpflanzungsgefährdend" eingestuft ist.

Der Anteil der Phytopharmaka, bezogen auf die Zahl der im Handel befindlichen Präparate, lässt sich schwer abschätzen, dürfte aber wohl mindestens 20 % ausmachen. Innerhalb verschiedener Indikationsbereiche ist ihre Bedeutung sehr unterschiedlich. Während bei den Gastroenterologika oder den Bronchotherapeutika, um nur zwei Beispiele zu nennen, ihr Anteil recht beachtlich ist, gibt es andere Bereiche, in denen ihre Bedeutung gering (geworden) ist.

Generell gilt allerdings für Phytopharmaka, dass sie weniger für schwere (Infektions- und sonstige) Erkrankungen geeignet sind, sondern eher für leichtere Befindlichkeitsstörungen, aber auch manche chronische Krankheiten eingesetzt werden können, und dass ihre Wirkung milder ist, langsam einsetzt und in der Regel mit weniger unerwünschten Wirkungen belastet ist. Diese in der Volksmedizin und leider oft auch in der Laienre-

klame für bestimmte Präparate besonders herausgestellte Unschädlichkeit und Unbedenklichkeit der Heilmittel der Natur (im Gegensatz zu den „schädlichen Mitteln der Chemie") wird oftmals damit begründet, dass durch den jahrhundertelangen Gebrauch der Heilpflanzen sich ja eine schädliche Wirkung hätte zeigen müssen. Dabei wird übersehen, dass der Zusammenhang zwischen möglichen unerwünschten Wirkungen von Pflanzen und dem Auftreten bestimmter Erkrankungen in früherer Zeit kaum gesehen worden ist, zumal häufig lange Latenzzeiten bis zum Auftreten einer gesundheitlichen Störung diese Verknüpfung nicht deutlich werden ließ. Erst in neuerer Zeit sind derartige Nebenwirkungen manifestiert und näher beschrieben worden. Dies gilt für Drogen mit hepatotoxischen und kanzerogenen Pyrrolizidin-Alkaloiden ebenso wie für solche mit genotoxischen Anthranoiden (z.B. *Rubia tinctorum*).
Aufgabe der Arzneipflanzenforschung wird es daher weiterhin sein, nicht nur Wirkstoffe zu finden und die Wirksamkeit pflanzlicher Arzneimittel aufzuzeigen, sondern auch erwünschte wie unerwünschte Wirkungen zu dokumentieren, um damit der Pflanze den ihr gebührenden Platz im Arzneischatz zu sichern.

Alternative oder komplementäre Naturheilverfahren

Für die von Homöopathie und anthroposophischer Medizin verwendeten Arzneimittel besonderer Therapierichtungen gibt es, wie schon erwähnt, im AMG Vorschriften für deren Prüfung und Zulassung. Es gibt darüber hinaus aber weitere alternative oder komplementäre Naturheilverfahren unterschiedlicher Herkunft und Qualität. Da sie ebenfalls teilweise oder überwiegend Pflanzen als Arzneilieferanten verwenden, sollen sie im folgenden kurz skizziert werden; auf zusammenfassende Literatur sei verwiesen [25–29].

Aromatherapie

Die Verwendung von Duftstoffen zu Heilzwecken ist in der Volksmedizin seit langem gebräuchlich. Der Begriff Aromatherapie wurde bereits in den 30er Jahren von Gattefossé, einem französischen Kosmetikchemiker geprägt [32] und durch das Buch von Tisserand (1980) neu belebt [35]. Hiervon ausgehend hat sich eine mit esoterischem Gedankengut befrachtete Heilmethode entwickelt, die naturwissenschaftlichen Kriterien

nicht standhält. Im Gegensatz zu diesem Trend stehen Bemühungen, eine Aromatherapie auf wissenschaftlicher Grundlage zu etablieren, für die folgende Definition gilt:
Aromatherapie ist die Anwendung von Duftstoffen zur Heilung oder Linderung oder Verhütung von Krankheiten, Infektionen oder Unwohlsein lediglich durch Inhalation dieser Substanzen [31].
Von verschiedenen Arbeitsgruppen liegen Untersuchungen zur Wirkung von Duftstoffen, vor allem ätherischen Ölen vor, die in Tierversuchen, teils auch in Humanversuchen Wirkungen auf verschiedene Körperfunktionen feststellen konnten [30–31,36,39]. Auf der 4. Aromatherapiekonferenz in San Franzisko [34] wurden sogar Perspektiven zum Thema Ätherische Öle und Krebs diskutiert. Wenn auch in manchen Kliniken in angelsächsischen Ländern (in Deutschland bisher nur vereinzelt) eine adjuvante Aromatherapie betrieben wird, so sind doch klinische Studien zur Wirksamkeit bisher Mangelware [37,38]. Gelegentlich verwischen sich auch die Grenzen zwischen Phytotherapie und Aromatherapie, z.B. bei topischer Anwendung von Pfefferminzöl bei Spannungskopfschmerz. Dem Apotheker sind in der Aromatherapie verwendete ätherische Öle ja als Phytotherapeutika bekannt; er könnte bei der Qualitätsprüfung von außerhalb der Apotheken angebotenen Produkten eine wichtige Rolle spielen. Denn hier werden nicht selten verfälschte, verschnittene (mit wasserlöslichen Polyolen gestreckte) oder aus naturidentischen Aromen, d.h. synthetischen Stoffen bestehende Öle angeboten [33].

Ayurveda-Medizin
Die aus Indien stammende Ayurveda-Medizin findet zunehmend auch in westlichen Ländern Interesse. Bezüglich der ihr zugrunde liegenden, in 3000-jähriger Geschichte gewachsenen Philosophie sei auf zusammenfassende Darstellungen verwiesen [40–42]. Von den neben animalischen und mineralischen Arzneien verwendeten Pflanzen bzw. Pflanzenprodukten ist vor allem Salai Guggal, das Gummiharz des Indischen Weihrauchbaums (→ *Boswellia serrata*) wegen seiner antiphlogistischen Wirkung bekannt geworden. In Indien werden aber auch andere Arzneipflanzen der Ayurveda-Medizin nach modernen westlichen Kriterien untersucht. Auf unzulässig hohe Gehalte an Schwermetallen, insbesondere an Blei oder Quecksilber, in Ayurveda-Medikamenten ist wiederholt hingewiesen worden.

Bach-Blütentherapie

Mit der von dem englischen Arzt Edward Bach (1886-1936) auf Grund seiner Intuition entwickelten Therapie sollen negative Seelenzustände als Ursache von Krankheiten behandelt werden. Dazu dienen Blütenkonzentrate von 37 Pflanzen und Rock Water (Wasser aus heilkräftigen Quellen). Eine Mischung von 5 Blütenauszügen sind die Rescue (Erste Hilfe) Tropfen.

Die Blütenkonzentrate werden nach der Sonnenmethode (1) oder nach der Kochmethode (2) hergestellt:

1) Frisch gepflückte Blüten werden in einer Glasschüssel mit 0,5 Liter frischem Quellwasser übergossen und der Ansatz 3-4 Stunden in der Sonne stehen gelassen. Nach Entfernung der Blüten wird der Auszug mit 0,5 Liter 39,5%igem Alkohol (das dürfte ursprünglich Cognac oder Brandy gewesen sein) stabilisiert und anschließend im Verhältnis 1:240 weiterverdünnt (stock bottle).

2) Ca. 120 g Blüten mit Stielen und Blättchen werden mit 1 Liter frischem Quellwasser übergossen, 30 Minuten erhitzt und nach dem Abkühlen filtriert; Weiterverarbeitung wie unter 1.

Zur Anwendung werden die Konzentrate nach bestimmten Schemata weiter verdünnt.

Dass die Herstellung der Blütenkonzentrate heutigen Anforderungen an die Extraktion von Pflanzenteilen nicht entspricht, bedarf keiner näheren Erläuterung.

Die Rescue-Tropfen enthalten eine Mischung der Konzentrate von 5 Blüten: Doldiger Milchstern (*Ornithogalum umbellatum* L. - enthält u.a. herzwirksame Glykoside), Gelbes Sonnenröschen (*Helianthemum nummularium* Mill.), Drüsentragendes Springkraut (*Impatiens glandulifera* Royle), Kirschpflaume (*Prunus cerasifera* Ehrh.) und Weiße Waldrebe (*Clematis vitalba* L.); zur Bewertung des Präparates vgl. [48].

Über die Wirksamkeit der Bach-Blütentherapie liegen lediglich Anwendungsbeobachtungen von Patienten oder Therapeuten vor, die von ihr überzeugt sind. Klinische Studien oder wissenschaftliche Untersuchungen fehlen naturgemäß. Eine objektive pharmakologische Bewertung dieser eher esoterischen Pflanzentherapie [45] ist auf Grund der Datenlage nicht möglich [46-47,49].

Hildegard-Medizin
Die große Hildegard-Apotheke von Hertzka und Strehlow [50] und weitere Veröffentlichungen dieser und anderer Autoren basieren auf den naturkundlich-medizinischen Schriften der Äbtissin Hildegard von Bingen (1098–1179). Das als Hildegard-Medizin inzwischen weit verbreitete Naturheilverfahren aus Empirie [50] propagiert die aus dem liber simplicis medicinae (= Physica) übernommenen Rezepte der Hildegard von Bingen. Sie entsprechen dem Wissensstand des 12. Jahrhunderts und sind weitgehend unreflektiert in die Neuzeit übernommen worden. Daraus ergibt sich – bei allem Respekt vor der auf Grund ihrer ganzheitlichen Denkweise in sich schlüssigen, konsequenten Krankheitslehre von bewundernswerter Geschlossenheit der Hildegard von Bingen [52] – die Problematik in unserer Zeit.

Denn die Vorstellungen über die Entstehung und die Bezeichnung von Krankheiten sind aus heutiger Sicht vielfach nicht nachvollziehbar; die Benennungen der verwendeten Pflanzen nicht immer eindeutig, z.T. sogar falsch. Da die Quellenlage der heilkundlichen Schriften Hildegards unbefriedigend ist, erscheint Skepsis gegenüber der Hildegard-Medizin, wie sie von den Verfechtern der Neuzeit präsentiert wird, als einer alternativen Behandlungsmethode angebracht. Dies dürfte in besonderem Maße wohl für die Hildegard-Edelstein-Medizin gelten [51]. Zur Problematik der Hildegard-Medizin sei auf einige Arbeiten verwiesen [53–55].

Traditionelle chinesische Medizin (TCM)
Die in einem Zeitraum von über 2000 Jahren entwickelten und in über 300 Arzneibüchern dokumentierten Chinesischen Medizinen wurden erst in der VR China durch staatliche Kommissionen zur Traditionellen Chinesischen Medizin (TCM) zusammengefasst. Von den im Pen-ts'ao kang mu (1590–1596) von Li-Shih-chen beschriebenen fast 2000 Arzneidrogen (TCA) wurden 509 in das erste Arzneibuch der VR China (1990) aufgenommen [60,68].

Die Anwendung von Arzneidrogen – in der Regel als Mischungen mehrerer Komponenten, von denen Dekokte hergestellt werden – ist nur *eine* Säule der TCM, deren Theoriegebäude als Ganzes hier nicht dargestellt werden kann. Für Therapeuten, die TCA nutzen wollen, ist es jedoch notwendig, sich mit den Unterschieden zur westlichen, organ- und substanzbezogenen Medizin vertraut zu machen, um zu einer sinnvollen Anwendung im Sinne einer Ergänzung zur Schulmedizin zu kommen [62–64,67,73].

TCA werden in zunehmendem Maße in westliche Länder importiert, wobei Identität und Reinheit nach geltenden Regeln durch ein Prüfzertifikat nach § 6 und 11 der Apothekenbetriebsordnung gewährleistet sein müssen [66]. Von der abgebenden Apotheke ist aber auf jeden Fall noch eine Identitätsprüfung durchzuführen. Probleme ergeben sich aber nicht nur bei dieser Aufgabe, für die inzwischen das Chinesische Arzneibuch in deutscher Übersetzung und Kommentierung [70] sowie Monografiesammlungen [71] zur Verfügung stehen. Auch bei den Reinheitsprüfungen sind in der Vergangenheit Überschreitungen der zulässigen Höchstmengen an Schwermetallen (Blei, Kadmium, Quecksilber) und Pestiziden festgestellt worden [65]. Wiederholt wurde auch über Verfälschungen von Drogen berichtet, z.T. bedingt durch nicht eindeutige chinesische Benennungen der Pflanzen je nach geographischer Herkunft. Zwar besitzt jede TCA, die eine spürbar starke Funktionsänderung bewirken kann, eine gewisse Toxizität (Du Xing), doch kann der chinesische Therapeut damit umgehen. Auf Gefahren durch chinesische Arzneimittel ist mehrfach hingewiesen worden [61] (vgl. auch → *Aristolochia*) wie auch auf die Tatsache, dass in einer Anzahl von TCA toxische Pyrrolizidin-Alkaloide vorkommen [69]. Im DAC ist eine Liste von 14 TCA aufgeführt, die stets auf das Vorhandensein von Aristolochiasäuren zu prüfen sind. Von den ca. 300 TCA, die in Europa auf dem Markt sind, sollen für etwa 100 Ph.Eur.-Monografien erarbeitet werden [20]. Über Anbauversuche, z.T. auch schon kommerzieller Anbau von TCM-Pflanzen in Bayern vgl. [72,74].

Intoxikationen sind aber auch möglich, wenn in der TCM gebräuchliche Methoden der Vorbehandlung toxischer Drogen bei exportierten Drogen nicht durchgeführt wurden. So wird z.B. bei Akonitknollen durch geeignete Maßnahmen – Heißbehandlung, Mazeration – der Alkaloidgehalt erniedrigt und dadurch eine Entgiftung der Droge erreicht.

Wenn auch die Probleme bei der Anwendung von TCA nur angedeutet worden sind, so dürfte doch klar sein, dass Sachkenntnis sowohl aus pharmazeutischer wie auch aus therapeutischer Sicht erforderlich ist, um die TCM als Ergänzung zur Schulmedizin erfolgreich einsetzen zu können. Zwar steht die Prüfung von TCA nach westlichen Kriterien erst am Anfang, doch gibt es für einige Drogen bereits Hinweise auf interessante pharmakologische Wirkungen (z.B. → *Artemisia annua*, → *Camptotheca acuminata*, verschiedene Rutaceen); und einige ursprünglich aus der chinesischen Medizin stammende Drogen sind inzwischen bei uns schon

seit längerem etabliert: Ephedrakraut, Ginsengwurzel, Rhabarberwurzel, Knoblauch oder Ginkgo!
Ein Ableger der chinesischen Medizin, der sich bereits seit dem 10. Jahrhundert n.c. als ein selbstständiges medizinisches System entwickelt hat, ist die japanische **Kampo-Medizin** [77,78]. Sie verwendet ca. 360 Einzeldrogen überwiegend pflanzlicher Herkunft, aus denen 211 Rezepturen mit jeweils 2-15 Komponenten hergestellt und als Dekokte therapeutisch eingesetzt werden; es gibt inzwischen auch vakuumverpackte Granulate, die in warmem Wasser gelöst, eingenommen werden. Im Gegensatz zur gezielten organotropen westlichen Medizin ist es Ziel der Kampo-Medizin, den Organismus als Ganzes mit seinen Selbstheilungskräften zu stärken. Wir können sie also als komplementäre Medizin einstufen, für die aber auch schon pharmakologische Untersuchungen einzelner pflanzlicher Komponenten vorliegen [75,76].

Literatur

Zur Phytotherapie:
[1] Blasius, H.: Qualität von Phytopharmaka (Symposiumsbericht). DAZ **138**, 1758-1766 (1998).
[2] Franz, G.: Pflanzliche Drogen in den aktuellen Arzneibüchern. DAZ **141**, 794-802 (2001).
[3] Frohn, B.: Evidence based medicine in der Phytotherapie (Kongressber.). DAZ **139**, 3147-3148 (1999).
[4] Habs, M. und A. Oehrlein: Evidence based medicine (EBM) – Anspruch und Wirklichkeit, in: Loew, D., H. Blume und T. Dingermann (Hrsg.): Phytopharmaka V, 89-91, Steinkopff Verlag, Darmstadt 1999.
[5] Huesmann, G.: Schwarzbuch Wundermittel. Hirzel Verlag, Stuttgart 2000.
[6] Loew, D. : EBM: Evidence-based (Phyto) Medicine versus Experience-based (Phyto) Medicine. Z. Phytother. **21**, 71-77 (2000).
[7] Loew, D. und Mitarb.: Phytopharmaka Report, Rationale Therapie mit pflanzlichen Arzneimitteln, 2. Aufl., Steinkopff Verlag, Darmstadt 1999.
[8] Loew, D. und N. Rietbrock (Hrsg.): Phytopharmaka, Forschung und klinische Anwendung. Bd. I 1995, Bd. II 1996, Bd. III 1997, Bd. IV 1998, Bd. V 1999, Bd. VI (N. Rietbrock Hrsg.) 2000, Steinkopff Verlag, Darmstadt.
[9] Reuss, F.: Nahrungsergänzungsmittel – Konsens noch nicht in Sicht. DAZ **139**, 4555-4556 (1999).
[10] Reichling, J. und R. Saller: Qualitätsbeurteilung und Vergleichbarkeit von Phytopharmaka. internist. praxis **39**, 139-143 (1999).
[11] Schilcher, H.: Aktueller Stand der Phytotherapie in Deutschland. DAZ **138**, 144-149 (1998).

[12] Überla, K.: Anspruch und Wirklichkeit – Patientenwunsch und Phytopharmaka: Wie weit tragen EBM und Metaanalysen? In: Loew, D., H. Blume und T. Dingermann (Hrsg.). Phytopharmaka V, 83– 88, Steinkopff Verlag, Darmstadt 1999.
[13] Verordnung über unwirtschaftliche Arzneimittel in der gesetzlichen Krankenversicherung vom 21.2.1990, BGBl. I, S. 301, zuletzt geändert am 16. 11.2000. PZ **146**, 1451–1461 (2006).
[14] Hahn, A. und Mitarb.: Nahrungsergänzungsmittel. 2. Aufl., Wiss. Verlagsges., Stuttgart 2001.
[15] Walluf-Blume, D.: Nahrungsergänzungsmittel: EU-Richtlinie schafft keine klare Grenze zu Arzneimitteln. PZ **147**, 320 (2002)
[16] Dingermann, T. und D. Loew: Phytopharmakologie. 367 S., Wiss. Verl. Gesellsch., Stuttgart 2003.
[17] Steinhoff, B.: Phytopharmaka in Europa. DAZ **143**(44), 5600–06 (2003).
[18] BAH: Pflanzliche Arzneimittel heute, herausg.vom Bundesverband der Arzneimittelhersteller, Bonn 2004.
[19] Bär, B., H. Hagels und E. Langner: Phytopharmaka im Wandel der Zeit. DAZ **145**(7), 834–40 (2005).
[20] Blasius, H. (Ref.): „Traditionelles"Segment weitet sich aus. DAZ **145**(41), 5468–70 (2005).
[21] ESCOP-Monographs, 2.A., Thieme Verlag, Stuttgart, New York 2003.
[22] N.N.: Viel Unterstützung aus Europa für die Phytos. DAZ **146**(6), 527–28 (2006); auch: PTAheute. **20**(2), 8 (2006).
[23] Reuter, H. D. (Ref.): Herstellung und Qualität pflanzlicher Wirkstoffe im Spannungsfeld zwischen Arzneibuch- und Zulassungsanforderungen in Europa. Z. Phytother. **27**(1), 37–41 (2006).

Zu alternativen oder komplementären Naturheilverfahren:
[24] Lüdtke, R. und H. Albrecht: Was wirkt in der Homöopathie? DAZ **145**(51/52), 6670–72 (2005); dazu auch: N.N.: „Wirkung ohne Molekül". DAZ **145**(44),5822–24 (2005), DZVhÄ: Homöopathen verteidigen ihr Therapiekonzept. DAZ **145**(46), 6058 (2005) sowie das Statement der DPhG, DAZ **145**(44), 5824 (2005).
[25] Dingermann, T. (Hrsg.): Transparenzkriterien für pflanzliche, homöopathische und anthroposophische Arzneimittel. S. Karger AG, CH-4009 Basel und S. Karger GmbH Freiburg 2000.
[26] Reichling, J., W.-D. Müller-Jahncke und A. Borchardt (Hrsg.): Arzneimittel der komplementären Medizin. Govi-Verlag, Eschborn 2001.
[27] Saller, R. und H. Feiereis (Hrsg.): Erweiterte Schulmedizin, Bd. 3: Unkonventionelle Therapiemethoden und Arzneimittelverschreibungen. H. Marseille Verlag, München 1997.
[28] Wiesenauer, M. und G. Keller: Arzneimittel der Besonderen Therapierichtungen mit Schwerpunkt Homöopathie. Dtsch. Apoth. Verlag, Stuttgart 2001.
[29] Glöckler, M. (Hrsg): Anthroposophische Arzneitherapie für Ärzte und Apotheker. 1274 S., Loseblattausgabe. Wiss. Verl. Gesellsch., Stuttgart 2005

Heilpflanzen – Arzneidrogen – Phytopharmaka 21

Zur Aromatherapie:
[30] Buchbauer, G.: Aromatherapie. Methoden ihrer Erforschung. DAZ **136**, 2939–2944 (1996).
[31] Buchbauer, G.: Aromatherapie, wissenschaftlich betrachtet. Z. Phytother. **19**, 209–212 (1998).
[32] Gattefossé, R.M.: Aromatherapie. Parf. Moderne, 511–529 (1936).
[33] Schild, W, K.-P. Adam und H. Becker: Aromatherapie a la Verbrauchermarkt. DAZ **137**, 4690–4693 (1997).
[34] Seitz. R.: Aroma- und Phytotherapie – Ätherische Öle und Krebs (Kongr.Ber.). DAZ **141**, 816–818 (2001).
[35] Tisserand, R.B.: Aromatherapie. Heilung durch Duftstoffe. H. Bauer Verl., Freiburg i.B. 1980.
[36] Ulmer, E.M. und R. Saller: Aromatherapie. Grundzüge am Beispiel der Anwendung von Lavendel, in: Saller, R. und H. Feiereis (Hrsg.): Erweiterte Schulmedizin, Bd. 3, 15–23, H. Marseille Verlag, München, 1997.
[37] Wolf, E.: Aromatherapie: Dufte Medizin? PZ **145**, 2649–2698 (2000).
[38] Struck, D. und D. Wabner: Aromatherapie. Urban u. Fischer 2007.
[39] Werner, M. und R.v.Braunschweig: Praxis Aromatherapie, 322 S., MVS Medizinalverlage Stuttgart, 2006.

Zur Ayurveda-Medizin:
[40] Ammon, H.P.T.: Arzneimittel aus indischer Kultur. PZ **145**, 4382–4388 (2000).
[41] Ammon, H.P.T.: Arzneimittel der Ayurveda-Medizin, in: Reichling, J. W.-D. Müller-Jahnke und A. Borchardt (Hrsg.): Arzneimittel der komplementären Medizin, 170–183, Govi-Verlag, Eschborn 2001.
[42] Ammon, H.P.T.: Ayurveda – Arzneimittel aus indischer Kultur. Z. Phytother. **22**, 136–142 (2001).

Zur Bach-Blütentherapie:
[45] Blome, G.: Mit Blumen heilen. Die Blütentherapie nach Dr. Bach. Verl. H. Bauer, Freiburg i.B. 1993.
[46] Oeser, W.: Bachblüten-Therapeutika – pharmazeutisch gesehen. Therapeutikon **6**, 28–32 (1992).
[47] Saller, R., I. Saller und J. Reichling: Bach-Blüten: Kein Ersatz für Therapie. PZ **141**, 280–283 (1996).
[48] Saller, R., I. Eder-Saller und E.-M. Ulmer: Rescue(Notfall)-Tropfen der Bach-Blütentherapie. internist. praxis **36**, 181–184 (1996); auch in: Saller, R. und H. Feiereis (Hrsg.). Erweiterte Schulmedizin, Bd. 3, 35–39, H. Marseille Verl., München, 1997.
[49] Trott, G.-E.: Bach-Blütentherapie. internist. praxis **36**, 180–181 (1996); auch in: Saller, R. und H. Feiereis (Hrsg.): Erweiterte Schulmedizin, Bd. 3, 40, H. Marseille Verl., München, 1997.

Zur Hildegard-Medizin:
[50] Hertzka, G. und W. Strehlow: Handbuch der Hildegard-Medizin, 6. A., Verlag H. Bauer, Freiburg i.B., 1994.
[51] Hertzka, G. und W. Strehlow: Die Edelsteinmedizin der heiligen Hildegard. Verlag H. Bauer, Freiburg i.B. 1994.

[52] Müller, I.: Die pflanzlichen Heilmittel bei Hildegard von Bingen. Verlag Herder, Freiburg i.B. 1993.
[53] Müller-Jahncke, W.-D.: Hildegard-Medizin, in: Reichling, J., Müller-Jahncke, W.-D. und A. Borchardt (Hrsg.): Arzneimittel der komplementären Medizin, Govi-Verlag, Eschborn 2001.
[54] Wiedemann, F.: Hildegard von Bingen. Werk und Leben als Mahnung und Wegweisung. Z. Phytother. **8**, 57–66 (1987).
[55] Wiedemann, F.: Hildegard von Bingen. Kritische Anmerkungen zur sogenannte Hildegard-Medizin. Z. Phytother. **8**, 89–96 (1987).

Zur traditionellen chinesischen Medizin (TCM) inklusive Kampo-Medizin:
[60] Bauer, R.: Traditionelle Chinesische Medizin. DAZ Sonderausgabe Interpharm Hamburg 1999.
[61] Blaszcyk, T.: Gefahr durch chinesische Arzneimittel? DAZ **141**, 1687–1696 (2001).
[62] Diao, G. jun: Die Rolle von TCM als Ergänzungstherapie. PZ **144**, 4015–4017 (1999).
[63] Ehling, D.: Handbuch Chinesische Kräuterrezepte. Urban & Fischer Verlag, Stuttgart 2001.
[64] Hempen, C.-H.: Leitfaden Chinesische Phytotherapie. Urban & Fischer Verlag, Stuttgart 2001.
[65] Hörath, H.: Qualität chinesischer Arzneimittel. DAZ **137**, 154 (1997).
[66] Ihrig, M. und S. L. Ali: Qualität von Drogen der TCM. PZ **146**, 416–422 (2001).
[67] Morck, H.: TCM. Sinnvolle Ergänzung zur westlichen Schulmedizin. PZ **144**, 4013–4015 1999).
[68] Porkert, M.: Die chinesische Medizin. Econ-Verlag, Düsseldorf, Wien 1992.
[69] Roeder, E.: Medicinal plants in China containing pyrrolizidine alkaloids. Pharmazie **55**, 711–726 (2000).
[70] Stöger, E.: Arzneibuch der chinesischen Medizin. Dtsch. Apoth. Verlag, Stuttgart 1999.
[71] Wagner, H. und R. Bauer (Hrsg.): Chinese Drug Monographs and Analysis. Verlag für Ganzheitliche Medizin Dr. E. Wühr, Kötzting 1999; dazu auch: Bauer, R. und H. Wagner: Analytik von TCM-Drogen. DAZ **144**(44), 5007–11 (2004).
[72] Bomme, U.: Anbauversuche mit chinesischen Heilpflanzen. DAZ **141**, 4279–4288 (2001); auch in Z. Phytother. **22**, 172–176 (2001)
[73] Leung, P.-C., Xue, C. C. und Y. C. Cheng (Hrsg). Chinesische Medizin. Urban und Fischer, 2005.
[74] Bomme, U.: Anbau von TCM-Pflanzen. DAZ **145**(42), 5604 (2005).
[75] Bacowsky, H.: Kampo-Medizin, in: Reichling, J., W.-D. Müller-Jahncke und A. Borchardt (Hrsg.) Arzneimittel der komplementären Medizin, 211–227, Govi-Verlag, Eschborn 2001.
[76] Reissenweber, H. und S. Schäfer: Japanische Phytotherapie (Kampo) – Klinische Relevanz und Qualitätssicherung in der modernen Medizin, in: Rietbrock, N. (Hrsg.): Phytopharmaka VI, 271–277, Steinkopff Verlag, Darmstadt 2000.
[77] Eberhard, U.: Leitfaden Kampo-Medizin, Japanische Phytotherapie. Elsevier, München 2003.
[78] Rauchensteiner, F.: Kampo – moderne traditionelle Medizin in Japan. DAZ **145**(6), 695–703 (2005).

Alphabetische Übersicht der Heilpflanzen

Abies alba MILL. · Weißtanne, Edeltanne

Familie: Pinaceae

Herkunft: Gebirge M- und S-Europas; auch N-Amerika.

Angewandter Pflanzenteil: Edeltannenöl, Abietis albae aetheroleum, das aus frischen Nadeln oder nadelbesetzten Zweigen durch Wasserdampfdestillation gewonnene ätherische Öl. Das aus den Zapfen destillierte Öl heißt **Edeltannenzapfenöl** (Templinöl). Zu Fichtennadelöl siehe Anhang.

Inhaltsstoffe: Monoterpene, vor allem Bornylacetat, Limonen, α- und β-Pinen, β-Phellandren und Camphen; im Edeltannenzapfenöl ist Limonen Hauptkomponente.

Wirkung: Hautreizender, insbesondere hyperämisierender Effekt; auch als Expektorans.

Anwendung und Verordnung: In Form von **Fertigarzneimitteln**, z.B. als Fichtennadelextrakt, als Einreibungsmittel in Form von Salben; als Badezusatz oder Erkältungsbalsam und als Inhalationslösung bei Erkrankungen der Atmungsorgane; als Zusatz zu Franzbranntwein. Grippostad Erkältungsbad enthält neben Eucalyptusöl und Levomenthol 13 g Fichtennadelöl /100 ml.

Gegenanzeigen: Nicht bei Keuchhusten oder Asthma bronchiale anwenden.

Unerwünschte Wirkungen: Bronchospasmen könnnen verstärkt werden; Terpen-Reizwirkungen an Haut und Schleimhäuten möglich.

Anhang: Unter der Bezeichnung **Fichtennadelöl** (Piceae aetheroleum DAB) werden ätherische Öle verstanden, die sowohl von *Picea*- als auch von *Abies*-Arten (gelegentlich auch von *Larix*-Arten) stammen können, z.B. das Sibirische Fichtennadelöl von *Abies sibirica* LEDEB. Sie enthalten neben α- und β-Pinen und weiteren Monoterpenen vor allem Bornylacetat.

Volksmedizinisch finden bei Bronchitis und als Antirheumatikum auch die frischen Fichtenspitzen (Piceae turiones recentes, Turiones Pini) Verwendung; auch sie können von *Abies alba* oder *Picea abies* stammen. Ein Präparat, das einen wässrigen Auszug aus frischen Fichtenspitzen enthält (DEV 15,2:1) ist der Santasapina V Sirup, der bei Katarrhen der Luftwege empfohlen wird.

Acacia catechu (L. fil.) Willd. · Gerberakazie
Acacia suma Kurz

Familie: Mimosaceae

Herkunft: Indien, Malaysia, östl. tropisches Afrika.

Der **Catechu** genannte Extrakt aus dem Kernholz der Gerberakazie ist reich an Catechingerbstoffen (oligomere Procyanidine mit hohem Anteil an monomeren Catechinen), ferner sind Schleimsubstanzen nachgewiesen. Die Droge kann äußerlich als Adstringens bei Stomatitiden und Pharyngitiden in Form der *Tinctura catechu* angewendet werden: Unverdünnt zum Pinseln oder 20 Tropfen auf ein Glas lauwarmes Wasser zum Gurgeln. Die innerliche Anwendung bei Diarrhoe ist nicht mehr gebräuchlich, unerwünschte Wirkungen sind bei der Verwendung als Adstringens nicht zu erwarten.

Acacia senegal (L.) Willd. u.a. afrikanische Arten
(*Acacia seyal* Del.) Gummi-Akazie

Familie: Mimosaceae

Herkunft: Sudan, Äthiopien, Somalia, Senegal, Gambia.

Angewandter Pflanzenteil: Arabisches Gummi, Acaciae Gummi Ph.Eur. (Gummi arabicum, Akaziengummi, Mimosengummi). Bei den durchscheinend bernsteingelben Stückchen handelt es sich um an der Luft erhärtete Gummiausscheidungen aus den Stämmen 3–12 Jahre alter Sträucher, die nach Einschnitten oder auf natürliche Weise aus der Rinde austreten. Die Lösungen der offizinellen Droge sind linksdrehend.

Inhaltsstoffe: Calcium-, Magnesium- und Kaliumsalze stark verzweigter saurer Heteropolysaccharide, darunter als Hauptkomponente ein Arabino-3,6-galactan sowie Arabinsäure, ein Glucuronogalactan. Etwa 10 % der Droge bestehen aus Glykoproteinen, den sog. Arabinogalactan-Proteinen, mit hohem Polysaccharidanteil.

Anwendung und Verordnung: Vielfältiger galenischer Hilfsstoff; zur Bereitung von Emulsionen, als Verdickungsmittel und Stabilisator; als einhüllendes Galenikum (Mucilago Gummi arabici) früher z.B. bei Verordnung von Chloralhydratklysmen.

Anmerkung: Sprühgetrocknetes Arabisches Gummi, Acaciae gummi dispersione desiccatum Ph.Eur., ist ein weißliches Pulver, das sich durch schnellere Löslichkeit auszeichnet und u.a. zur Mikroverkapselung ätherischer Öle eingesetzt wird. Die im Rohprodukt enthaltenen pflanzeneigenen Oxidasen und Peroxidasen werden durch den Herstellungsprozess inaktiviert.

Unerwünschte Wirkungen: Bei bestimmungsgemäßem Gebrauch keine.

Literatur: Schöneberg, H.-J.: Gummi-Akazien, Akazien-Gummi. Pharm. i.u.Z. **18**, 33–42 (1989).

Acanthopanax senticosus → **Eleutherococcus senticosus** Maxim.

Achillea erba-rotta All. ssp. moschata (Wulfen) I. Richards. · Moschusschafgarbe, Bisamkraut

Familie: Asteraceae

Herkunft: Silikatalpen.

Das **Moschusschafgarbenkraut**, Ivakraut, Ivae moschatae herba, enthält ätherisches Öl mit Cineol u.a. Monoterpenen sowie (Sesquiterpen-?) Bitterstoffe. Die Droge findet nur noch selten als Amarum aromaticum bei Appetitlosigkeit und Verdauungsstörungen Verwendung. Eine alkoholische Zubereitung (Iva-Likör) dient als Bittermittel zur Anregung der Magensaftsekretion. Unerwünschte Wirkungen sind bei bestimmungsgemäßem Gebrauch nicht bekannt.

Achillea millefolium L. s.l. · Schafgarbe

Familie: Asteraceae

Herkunft: Nördliche gemäßigte Zonen; weit verbreitet.

Angewandter Pflanzenteil: Schafgarbenkraut, Millefolii herba Ph.Eur. (die zur Blütezeit geernteten Triebspitzen, d.h. Blätter und Blütenköpfchen); **Schafgarbenblüten,** Millefolii flos.

Inhaltsstoffe: 0,1 bis 1 % ätherisches Öl, das in Abhängigkeit von der Kleinart und auch vom Erntezeitpunkt in seiner Zusammensetzung stark variieren kann. Neben Ölen mit überwiegend Monoterpenen kommen auch solche vor, in denen Sesquiterpene vorherrschen. Insgesamt sind über 100 Verbindungen identifiziert, von denen als häufig vorkommende bzw. quantitativ vorherrschende Komponenten 1,8-Cineol, Sabinen, α- und β-Pinen bzw. Germacren oder β-Caryophyllen genannt seien. In manchen Chemotypen bzw. Unterarten des *A. millefolium*-Aggregats kommen auch

Proazulene (Achillicin) vor, die offizinelle Droge soll mindestens 0,02 % Proazulene enthalten. Neben den azulenogenen Sesquiterpenlactonen kommen auch Sesquiterpenlacton-Bitterstoffe vor sowie Sesquiterpenoide mit antitumoraler Wirkung (Achimillsäuremethylester), ferner Flavonoide unterschiedlicher Struktur (O- und C-Glykoside, methoxylierte Verbindungen), Alkamide, Cumarine, Phenolcarbonsäuren, Polyine und Betaine.

Wirkung: Amarum aromaticum mit spasmolytischen, antiphlogistischen, karminativen und cholagogen Wirkungen. Die Pharmakodynamik der Droge ist sicherlich nur durch das Zusammenwirken der verschiedenen Inhaltsstoffe zu erklären. Durch den Gehalt an Bitterstoffen und Proazulenen (soweit vorhanden) gehört die Schafgarbe zu den Amara, welche die Sekretion der Verdauungssäfte anregen. Die geringe spasmolytische Wirkung ist wohl auf Komponenten des ätherischen Öls oder Flavonoide zurückzuführen.

Anwendung und Verordnung: Als mildes Amaro-Tonikum bei unspezifischen Gastritiden, dyspeptischen Beschwerden oder leichten krampfartigen Beschwerden im Magen-Darm-Bereich: 1-2 Teelöffel Droge pro Tasse; Heißaufguss, mehrmals täglich zum Essen.
Äußerlich findet Schafgarbe Anwendung als Zusatz zu Sitzbädern bei psychovegetativ bedingten schmerzhaften Krampfzuständen im kleinen Becken der Frau (Pelipathia vegetativa). Für ein Sitzbad werden 100 g Schafgarbe mit 1-2 Litern heißen Wassers übergossen, nach 20-minütigem Ziehen abgeseiht und der Ansatz dem Bad beigegeben.
Konfektionierte Teemischungen mit Schafgarbenkraut oder -blüten als Bestandteil sind als Magen-, Galle/Leber-, Stoffwechsel- oder auch Frauen-Tees im Handel. Teerezepturen mit Schafgarbenkraut als wirksamem Bestandteil finden sich in den Magentees nach NRF 6.11. und den Magen- und Darmtees nach NRF 6.12., z.B. Magen- und Darmtee Nr. IX:

Rp.		
	Anis	15,0
	Fenchel	15,0
	Kümmel	15,0
	Kamillenblüten	15,0
	Schafgarbenkraut	30,0
	Melissenblätter	5,0
	Malvenblüten	5,0

Einen Esslöffel voll Tee mit einer Tasse siedendem Wasser übergießen, 10–15 Minuten bedeckt stehen lassen und abseihen. Mehrmals tgl. eine Tasse frisch bereiteten Tee warm zwischen den Mahlzeiten trinken.

Fertigarzneimittel: Mono-Präparate: Z. Zt. keine.

Drogenauszüge sind Bestandteil von Kombinationspräparaten, vor allem Magen-Darm- oder auch Gallenmittel. Der Anteil ist allerdings gering, sodass eine drogenspezifische Wirkung kaum zu erwarten ist.

Unerwünschte Wirkungen: Allergien gegenüber Schafgarbe und Kreuzreaktionen gegenüber anderen Asteraceen können (selten) vorkommen (Schafgarbendermatitis, Wiesendermatitis bei äußerlichem Kontakt mit der Frischpflanze). Ursache dafür dürften Sesquiterpenlactone sein sein.

Literatur: Verspohl, E.J.: Achillea millefolium (Schafgarbe), Kurzbewertung. internist. praxis **34**, 660–62 (1994). – Orth, M., van den Berg und F.-C. Czygan: Die Schafgarbe – Achillea millefolium L. Z. Phytother. **15**, 176–82 (1994). – Kastner, U., Glasl, S. und J. Jurenitsch: Achillea millefolium – ein Gallentherapeutikum? Z. Phytother. **16**, 34–36 (1995). – Orth, M.: Zusammensetzung und Biologie der ätherischen Öle von Achillea millefolium L.s.l.. Z. Phytother. **20**, 345–46 (1999). Nemeth, E.: Essential oil composition of species in the genus Achillea. J. Ess. Oil Res. **17**(5), 501–12 (2005).

Acmella brasiliensis → **Spilanthes oleracea**

Aconitum napellus L. ssp. napellus
Blauer Eisenhut

Familie: Ranunculaceae

Herkunft: Mittel- und Hochgebirge Europas.

Eisenhutknollen, Aconiti tuber, die rübenförmigen getrockneten Tochterknollen, sind ebenso wie die früher gebräuchlichen galenischen Zubereitungen (Extrakte, Tinktur) obsolet. Hauptinhaltsstoff der Droge ist das Diterpenalkaloid Aconitin, daneben kommen weitere Norditerpen- und Diterpenalkaloide vor.

Aconitin erhöht die Membranpermeabilität für Natriumionen über eine Beeinflussung der Na^+-kanäle, verstärkt den Na^+-Einstrom während des Aktionspotentials und verzögert die Repolarisation. Im peripheren Nervensystem werden motorische und sensible Nerven zunächst erregt, später gelähmt. Am Herzen folgen auf eine positiv ionotrope Wirkung schnell Arrhythmien. Auf die Haut appliziert, erzeugt Aconitin vorübergehende Erregung mit Wärme, Brennen und Jucken, dann Lähmung der sensiblen Nervenendigungen, wirkt also lokalanästhetisch. Die analgetische Wirkung, insbesondere bei Trigeminusneuralgie, ist schon bei niedriger Dosierung gegeben; trotzdem ist wegen geringer therapeutischer Breite die Verwendung von Aconitin nicht mehr zu vertreten.

Bei grippalen Infekten und schmerzhaften Nervenerkrankungen spielt Aconitum gemäß dem homöopathischen Arzneimittelbild noch eine wichtige Rolle; es gibt eine Reihe von Kombi-Präparaten, die Aconitum (ab Dil.D 4) enthalten, z.B. Contramutan N, Gripp-Heel, Influex, Nisylen, Meditonsin oder Toxiloges. Die homöopathische Zubereitung Eisenhutganzpflanze wird aus frischen oberirdischen Teilen und Wurzelknollen blühender Pflanzen bereitet. Aconitum i.h.V. zur topischen Anwendung ist in der Aconitum napellus 5% Salbe oder auch im Wala Aconit Schmerzöl enthalten.

Toxische Wirkungen: Aconitin gehört zu den am stärksten wirksamen Alkaloiden und wird über Schleimhäute, aber auch über die intakte Haut gut resorbiert. Resorptiv zeigt sich schon bald nach der Giftaufnahme als besonders charakteristisch das Gefühl von Kribbeln und Ameisenlaufen in Fingern, Hand und Füßen. Weiter stört den Vergifteten besonders ein unerträgliches Kältegefühl mit Untertemperatur, bedingt durch Erregung von Kältezentren. Darauf erfolgen Gefühllosigkeit, Lähmungserscheinungen an Armen und Beinen und eine erschwerte Atmung. Meist kommt es auch zu heftigen Gastro-Enteritiden. Unter Atem- und Herzstörungen (Bradykardie, vollständige Arrhythmie mit Extrasystolie) kann es zu Bewusstlosigkeit und zum Exitus kommen. 5–6 mg Aconitinnitrat ist die Dosis letalis. – Es wurden aber auch Todesfälle nach 1 mg Aconitin bzw. nach dem Essen von 1 g der Wurzel beobachtet.

Anhang: *Aconitum carmichaelii* Debx. ist eine Eisenhutart, die in der TCM von Bedeutung ist. Die Drogen Chinesische Eisenhuthauptwurzel und Eisenhutseitenwurzel sind vorbehandelt, d.h. durch geeignete Maßnahmen ist der Alkaloidgehalt erniedrigt.

Acorus calamus L. · Kalmus

Familie: Acoraceae

Herkunft: Gemäßigte Zonen der nördlichen Erdhälfte; ursprüngliche Heimat Ostasien.

Angewandter Pflanzenteil: Kalmuswurzel(-wurzelstock), Calami rhizoma DAC; meist geschält.

Inhaltsstoffe: Ätherisches Öl (2–9%), darin als Hauptkomponenten die Phenylpropane cis-Isoasaron (= β-Asaron) oder Iso-Eugenolmethylester, ferner Monoterpene, z.B. Myrcen, Campher und zahlreiche Sesquiterpenkohlenwasserstoffe (β-Caryophyllen, Humulen u.a.) sowie Sesquiterpenketone. Acoron und Isoacoron sind Sesquiterpen-Diketone mit Spiranstruktur, die sich als flüchtige Bitterstoffe im ätherischen Öl finden. Eine charakteristische Geruchskomponente ist das Citralisomer Z,Z-Deca-4,7-dienal. Nichtflüchtige Inhaltsstoffe sind Gerbstoffe, z.B. das Glykosid Acorin,, sowie Cholin und Fettsäuren.

Wirkung: Pharmakologisch ist Kalmus wegen des gleichzeitigen Vorkommens von Bitterstoffen und ätherischem Öl als aromatisches Bittermittel – Amarum aromaticum – zu bezeichnen. Äußerlich wirkt das ätherische Öl hyperämisierend.

Anwendung und Verordnung: Bei dyspeptischen Beschwerden verschiedenster Ätiologie, Anorexie und Subazidität: 2 Teelöffel pro Tasse kalt ansetzen, nach $1/2$ Stunde kurz aufkochen. Die Droge wird vielfach auch in Mischungen mit anderen Drogen angewendet, z.B. Galama Magen- und Darmtee oder andere konfektionierte Teemischungen und ist auch Bestandteil von Schwedenkräuter-Mischungen. Kalmus kann als Tinctura Calami (20 Tropfen als Einzeldosis) oder in Kombination mit Kümmel, Zitwer u.a. als Tinctura carminativa (30 Tropfen als Einzeldosis) gegeben werden.

Fertigarzneimittel: Mono-Präparate: keine. In Kombinationspräparaten, meist Stomachika oder Karminativa, sind gelegentlich noch Kalmusauszüge enthalten. Präparate, z.T auch mit Komponenten i.h.V., sind z.B. Sedovent oder Ventriloges.

Kalmusöl (Calami aetheroleum) kann als gelindes Hautreizmittel zu Einreibungen bei Überlastungsschäden verwendet werden. Vorschrift für einen Badespiritus als Zusatz zu Bädern oder zur Abreibung (verdünnt mit Wasser) nach dem Bade:

Rp.	Aetherol. Calami	2,5
	Liqu. Ammonii caust. spirit.	5,0
	Mixt.oleos. balsam.	10,0
	Spirit.	25,0
	Spirit. saponat.	ad 100,0
	M. D. S. Äußerlich für ein Vollbad.	

Nach Einschätzung der Kommision B8 des ehem. BGA ist eine Verwendung von Kalmusöl bzw. -extrakt für Bäder allerdings nicht zu vertreten.

Unerwünschte Wirkungen: Sind bei Verwendung von Kalmus wohl nicht zu erwarten, von einem längeren Gebrauch ist jedoch abzuraten. Für cis-Isoasaronreiches Kalmusöl und für die Reinsubstanz cis-Isoasaron sind mutagene und (schwach) kanzerogene Wirkungen (Tierversuche) beschrieben. Kalmus-Varietäten mit cis-Isoasaronfreiem ätherischen Öl oder solche mit niedrigem Gehalt an cis-Isoasaron (max. 5% im Rhizom) sollten zur Gewinnung der Droge bevorzugt werden.

Anmerkung: Das Rhizom von *Acorus gramineus* SOLAND. spielt in der TCM eine Rolle. Der Gehalt an ätherischem Öl ist geringer, dessen Zusammensetzung dem des Öls von *A. calamus* ähnlich

Literatur: Schneider, K. und J. Jurenitsch: Kalmus als Arzneidroge: Nutzen oder Risiko? Pharmazie **47**(2), 79–85 (1992). – Motley, T.J.: The ethnobotany of sweet flag, Acorus calamus. Econ. Botany **48**, 397–412 (1994).

Actaea racemosa → **Cimicifuga racemosa** (L.) Nutt.

Adhatoda vasica → **Justicia adhadota** L.

Adonis vernalis L.
Teufelsauge, Frühlings-Adonisröschen

Familie: Ranunculaceae

Herkunft: Mitteleuropa, heimisch in O- und S-Europa.

Angewandter Pflanzenteil: Adoniskraut, Adonidis herba DAB, die zur Blütezeit geernteten oberirdischen Teile des Frühlingsadonisröschens.

Inhaltsstoffe: Etwa 30 herzwirksame Steroidglykoside, darunter Adonitoxin als Hauptglykosid, Cymarin u.a., die in ihrer Aglykonstruktur Ähnlichkeiten mit jenen von *Strophanthus kombé* erkennen lassen oder mit diesen identisch sind.

Wirkung: In der Wirksamkeit entspricht Adonis am ehesten Strophanthus, d.h. die Resorptionsquote der Glykoside ist gering; keine nennenswerte Kumulation, da auch die Abbaurate höher ist als bei anderen Digitaloiden. Zur Pharmakokinetik der Droge und ihrer Inhaltsstoffe liegen keine verlässlichen Daten vor; das gilt auch für die früher behauptete spezielle diuretische Wirkung und für die der Droge nachgesagten sedativen Eigenschaften. Adonis muss demnach als eine problematische Digitaloiddroge angesehen werden.

Gegenanzeigen: Therapie mit Digitalisglykosiden, Hypokaliämie.

Wechselwirkungen: Verstärkung der Wirkung – und damit der Nebenwirkungen – bei Verabreichung von Saluretika und Missbrauch von (z.B. Anthranoid-)Laxantien.

Anwendung und Verordnung: Wegen der erwähnten Unsicherheiten in der Beurteilung der wirksamen Inhaltsstoffe könnte Adonis allenfalls bei leicht eingeschränkter Herzleistung, besonders bei nervöser Begleitsymptomatik eingesetzt werden (Aufbereitungsmonographie).
Die Reindroge wird, auch wenn im DAB ein auf 0,2 % Cymarin eingestelltes Pulver (Adonidis pulvis normatus) aufgeführt wird, praktisch nicht mehr verwendet. Als Bestandteil konfektionierter Herztees ist Adoniskraut problematisch.

Fertigarzneimittel: Keine Mono-Präparate. In den Präparaten Miroton Tropfen/Dragees bzw. Miroton forte 500 MSE zusammen mit Maiglöckchen, Oleander und Meerzwiebel (Drogenauszüge mit biologischer Wirkungseinstellung) enthalten, die Extrakte sind chemisch-quantitativ auf Gesamtglykoside standardisiert. In Cor Select u.a. ist Adonis i.h.V. enthalten.

Unerwünschte Wirkungen: Sind, da Drogen und Monopräparate nicht gebräuchlich sind, nicht zu erwarten. Die für eine Digitaloidintoxikation typischen Anzeichen wie Übelkeit, Erbrechen und Herzrhythmusstörungen könnten sich bei Kombinationspräparaten nur aus der kumulierenden Wirkung mehrerer Digitaloiddrogen ergeben.

Aegopodium podagraria L.
Geißfuß, Dreiblatt, Giersch

Familie: Apiaceae

Herkunft: Europa, Kleinasien, Kaukasus

Geißfußkraut, Aegopodii podagrariae herba, enthält ätherisches Öl, dessen Zusammensetzung noch nicht untersucht ist, Flavonoide, Phenolcarbonsäuren, Cumarine und Ascorbinsäure. Die Droge war im Mittelalter als Mittel gegen Podagra, dem Gichtanfall im Großzehengrundgelenk (Zipperlein) geschätzt. Der hohe Gehalt an Kaliumsalzen, durch den das Kraut sich auszeichnet und der zu einer vermehrten Flüssigkeitsausscheidung (und damit auch von Harnsäure?) führt, könnte eine Erklärung für die Wirkung der Droge sein.

Literatur: Richter, T.: Volksmedizin und Phytotherapie. Z. Phytother. **19**, 275 (1998). – **Richter, T.**: Geißfuß, Gicht und Grünkräutertag. Naturheilpraxis 4/99, 533-34 (1999).

Aesculus hippocastanum L. · Rosskastanie

Familie: Hippocastanaceae

Herkunft: Ursprünglich Vorderasien, Kaukasus, Balkan; durch Anpflanzung in N- und M-Europa weit verbreitet und neuerdings durch die Miniermotte bedroht.

Angewandter Pflanzenteil: Rosskastaniensamen, Hippocastani semen DAB; daraus hergestellt: **Eingestellter Rosskastaniensamentrockenextrakt,** Hippocastani extractum siccum normatum DAB (16-20% Aescin).

Inhaltsstoffe: 3-8% eines Gemisches monodesmosidischer (diacylierter) Triterpensaponine = **Aescin** (Aescinum DAC). Aglyka der über 30 Glykoside sind Protoaescigenin und Barringtogenol C. Hauptanteil am Aescin sind leicht kristallisierende, wenig wasserlösliche, aber hämolytisch wirksame Komponenten, die als β-Aescin bezeichnet werden. α-Aescin bzw. Kryptoaescin sind wasserlösliche, hämolytisch inaktive Saponingemische (Wasserlösliches Aescin, Aescinum solubile DAC). Weitere Inhaltsstoffe: Flavonoide (Aglyka Quercetin und Kämpferol), Catechinderivate in der Samenschale, Purine, Proteine und viel Stärke. Die Cumarinderivate Aesculin und Fraxin kommen nur in der Fruchtwand vor.

Wirkung: Antiödematöse, antiexsudative Effekte; Steigerung der Kapillarresistenz, Herabsetzung erhöhter Kapillarpermeabilität, Venentonisierung und damit Förderung des venösen Rückflusses.
Reines Aescin vermag pathologisch erhöhten Liquordruck zu senken; die antiödematöse Wirkung wurde im Tierversuch nachgewiesen.

Anwendung und Verordnung: Die Droge selbst oder galenische Zubereitungen werden nicht verwendet. Für den eingestellten Trockenextrakt, der in Fertigarzneimitteln angeboten wird, lautet die Indikation gemäß

Aufbereitungsmonographie: Zur Behandlung von Beschwerden bei Erkrankungen der Beinvenen (chronische Veneninsuffizienz), zum Beispiel Schmerzen und Schweregefühl in den Beinen, nächtliche Wadenkrämpfe und Beinschwellungen. NRF 23.1 nennt ein Hydrophiles Aescin-Gel 1 % mit Hydroxyethylsalicylat 3 %.

Gegenanzeigen: Nierenschädigung, -insuffizienz.

Fertigarzneimittel: Die Zahl der im Handel befindlichen Präparate ist groß. Dabei kann es sich um Extrakte der geschälten oder ungeschälten Samen handeln; es gibt aber auch Zubereitungen aus Blüten, Blättern oder Rinde, die dann Flavonoide oder Hydroxycumarine (z.B. Aesculin) enthalten. Schließlich sind auch gereinigte oder durch Mikronisierung besser resorbierbare Aescin-Präparate im Handel. Infolge hoher Serumeiweißbindung insbesondere des α-Aescins ist die hämolytische Aktivität gering.
Wirksame Präparate enthalten einen Trockenextrakt (TE) aus Rosskastaniensamen, der durch das Drogen-Extrakt-Verhältnis (DEV), das verwendete Extraktionsmittel (Ethanol 50/60 %, Methanol 80 %) und eine Standardisierung auf Triterpensaponine, berechnet als Aescin, definiert ist. Der Aescingehalt pro Einzeldosis sollte deklariert sein, als wirksame Tagesdosis gelten ca. 100 mg Aescin.
Präparate (Auswahl aus der Gruppe der Venentherapeutika):

263,2 mg TE/Dosis (DEV 4,5–5,5:1; Eth. 50 %) = 50 mg Aescin enthalten:
Noricaven retard, veno-biomo retard, Venentabs retard-ratiopharm, Hoevenol Kapseln, Venostasin retard, Venopyronum retard Tabletten, SE Rosskastanie Retardtabl., Venoplant retard S Tabletten, Venen-Tabletten Stada retard

Mit höherer Dosierung (353–400 mg TE, DEV 4,5–5,5:1; Eth. 50 %) = 75 mg Aescin):
Venostasin S Retardkapseln

Weitere Präparate (Auswahl):

Aescorin forte Kapseln	180–260 mg	TE (5–7:1; Eth. 68 %)	= 50 mg Aescin/Kps.
Plissamur Drg.	200–237 mg	TE (5–8:1; MeOH 80 %)	= 50 mg Aescin/Drg.
Aescusan retard 50	263,2 mg	TE	= 50 mg Aescin/Kps.
Aescuven forte Drg.	150 mg	TE	= 30 mg Aescin/Kps.
Aescusan 20 Filmtabl.	250 mg	TE	= 20 mg Aescin/Kps.
Venen-Tropfen N	FE (1:2,6; Eth. 64 %)		

Darüberhinaus gibt es zahlreiche Kombinationspräparate.

Ein Präparat mit reinem Aescin:
opino biomo MR Drag.15 mg   15 mg Aescin/Drg.

Als Antiphlogistikum:
Reparil 40   40 mg Aescin/Drg. (magensaftresistent)

Als Externa gibt es:
Concentrin Spezial   4,1–5,8 g FE = 2,9 g Aescin/100 g Lösung
Pumpspray
Essaven Gel neu   2 g Aescin/100 g
Venen-Fluid   2–2,9 TE = 1,44 g Aescin/100 g Lösung
Venostasin Creme   38 mg TE (4,5–5,5:1; Eth. 50 %)/1 g Creme
Opino N Gel 2 %   2 g Aescin/100 g

Unerwünschte Wirkungen: Bei der Einnahme per os können gelegentlich Magenbeschwerden (Saponin-Schleimhautreizungen) auftreten; Empfehlung: Mittel zum Essen einnehmen oder auf Präparate mit magensaftresistenter Konfektionierung umstellen. Ansonsten sind toxische Wirkungen – auch bei Überdosierung – nicht bekannt.

Literatur: Bombardelli, E. und P. Morazzoni: Aesculus hippocastanum L. (Review). Fitoterapia *LXV* II(6), 483–511 (1996). – Dittgen, M. und Mitarb.: Untersuchung der Bioverfügbarkeit von β-Aescin nach oraler Verabreichung verschiedener Darreichungsformen. Pharmazie **51**, 608–10 (1996). – Oschmann, R. und Mitarb.: Pharmakokinetik von β-Aescin nach Gabe verschiedener Aesculus-Extrakte enthaltender Formulierungen. Pharmazie **51**, 577–81 (1996). – Pittler, M.H. und E. Ernst: Rosskastaniensamen-Extrakt zur Behandlung der chronisch-venösen Insuffizienz. Ein systematischer Review, in: Loew, D., H. Blume und T. Dingermann (Hrsg.): Phytopharmaka V, S. 127–34, Steinkopff Verlag, Darmstadt 1999. – Sirtori, C.R.: Aescin: pharmacology, pharmacokinetics and therapeutic profile. Pharmacol. Res. **44**(3), 183–93 (2001). – Blaschek, W.: Rosskastaniensamen-Extrakte (RKSE) bei chronisch venöser Insuffizienz (CVI). Z. Phytother. **25**(1), 21–30 (2004).

Agathosma betulina (Berg.) Pill.
(*Barosma betulina* Bartl. et M.L. Wendl.) · Buccostrauch

Familie: Rutaceae

Herkunft: Südafrika, Kapregion.

Bucco-Blätter, Barosmae folium, enthalten ein ätherisches Öl mit Diosphenol als Hauptkomponente und weiteren Monoterpenen wie Limonen, Myrcen und α-Pinen sowie Monoterpenketone wie Isomenthon, Menthon und Pulegon und Monoterpenalkohole wie z.B. Terpinen-4-ol. Als Flavonoide sind Diosmin und Rutin nachgewiesen. Nach Gabe von Buccoblättertee werden in den ableitenden Harnwegen phenolische, entzündungswidrige Substanzen, insbesondere das Diosphenol, ausgeschieden; es könnte ein Effekt ähnlich wie bei den Bärentraubenblättern diskutiert werden, für eine diuretische Wirkung kämen die Flavonoide und das Terpinen-4-ol in Frage. Exakte Untersuchungen zur Wirkung der Droge fehlen allerdings.

Bei Zystitis und Zysto-Pyelitis werden 1 Teelöffel auf 1 Tasse zum heißen Aufguss genommen oder eine Mischung mit Bärentraubenblättern und Bruchkraut:

Rp. Buccoblätter
Bruchkraut
Bärentraubenblätter ana ad 50,0
M.f.species
D.S. 2 Teelöffel pro Tasse, kalt ansetzen, ½ Stunde ziehen lassen, dann 3 Minuten kochen.

Unerwünschte Wirkungen sind in normaler Dosierung nicht bekannt.

Agrimonia eupatoria L. · Odermennig

Familie: Rosaceae

Herkunft: N- und M-Europa, gemäßigtes Asien und N-Amerika.

Angewandter Pflanzenteil: Odermennigkraut, Agrimoniae herba Ph.Eur., die zur Blütezeit geernteten oberirdischen Teile der Pflanze.

Inhaltsstoffe: Catechingerbstoffe neben wenig Ellagitanninen, Flavonoide: Glykoside des Luteolins, Apigenins, Quercetins und Kämpferols, Phenolcarbonsäuren und Triterpene, z.B. Ursolsäure; sehr wenig ätherisches Öl (*A. procera*?).

Wirkung: Leicht adstringierender Effekt; die behauptete cholagoge Wirkung ist nicht gesichert. Extrakte haben antivirale und antidiabetische Effekte.

Anwendung und Verordnung: Bei leichten unspezifischen, akuten Durchfallerkrankungen 1 Teelöffel Droge pro Tasse zum Heißaufguss; auch zum Gurgeln oder Spülen bei Entzündungen im Mund-Rachenraum.
In Kombination mit anderen Amara aromatica, z.B. Wermut und Bitterklee:

Rp.	Odermennigkraut	
	Wermutkraut	
	Bitterkleeblätter	ana ad 50,0
	M.f. species	
	D. S. 2 Teelöffel pro Tasse.	

Fertigarzneimittel: Die Droge ist Bestandteil einiger Magen- und Leber-Galle-Tees und entsprechender Präparate
Unerwünschte Wirkungen sind nicht zu erwarten.

Anhang: Die Droge kann auch von *Agrimonia procera* WALLR., dem Großen Odermennig stammen.

Agropyron repens → **Elymus repens**

Alcea rosea L. · Stockrose, Stockmalve

Familie: Malvaceae

Herkunft: Östl. Mittelmeer, weltweit eingebürgert.

Stockrosenblüten, Alceae (Malvae arboreae) flos, enthalten Schleimstoffe, bei denen es sich hauptsächlich um hochmolekulare Polysaccharide aus Uronsäuren, Rhamnose und Galaktose handelt. Weiterhin finden sich Gerbstoffe und Anthocyanfarbstoffe. Sie können im Prinzip wie Malvenblüten als Mucilaginosum verwendet werden, dienen aber in Teemischungen im Wesentlichen als Schmuckdroge.

Literatur: Classen, B. und W. Blaschek: High molecular weight acidic polysaccharides from Malva sylvestris and Alcea rosea. Planta Med. **64**, 640–44 (1998).

Alchemilla xanthochlora ROTHM. · Frauenmantel
(*A. vulgaris auct.*)

Familie: Rosaceae

Herkunft: In ganz Europa, N-Amerika, gemäßigtes Asien.

Angewandter Pflanzenteil: Frauenmantelkraut, Alchemillae herba Ph.Eur, die zur Blütezeit geernteten oberirdischen Teile.

Inhaltsstoffe: Gerbstoffe vom Ellagitannintyp, z.B. Agrimoniin, Pedunculagin, daneben auch Gallotannine, Flavonoide, Bitterstoffe (?), Spuren ätherischen Öls (?).

Wirkung: Adstringierender, evtl. leicht spasmolytischer Effekt.

Anwendung und Verordnung: Als Adstringens bei akuten Durchfallerkrankungen; äußerlich zur Wundbehandlung. Die *volkstümliche* Verwendung in sogenannten Frauentees und entsprechenden Gynäkologika ist von den Inhaltsstoffen her gesehen unbegründet und wohl eher der Signaturenlehre zuzuschreiben. Die Droge wird von verschiedenen Firmen konfektioniert, z.T. auch in Filterbeuteln angeboten.

Fertigarzneimittel: Wenige Präparate mit Alchemilla i.h.V.

Unerwünschte Wirkungen sind nicht zu erwarten. Dass die im Frauenmantelkraut enthaltenen Tanningerbstoffe in seltenen Fällen Leberschäden erzeugen können (Standardzulassung), erscheint übertrieben.

Anhang: Auch das Kraut von *Alchemilla alpina* L., das Alpen-Frauenmantelkraut wird bei Frauenleiden und als harntreibendes, krampfstillendes und „herzstützendes" Mittel in der Volksmedizin verwendet. Die Wirksamkeit bei den beanspruchten Indikationen ist nicht belegt.

Literatur: Schimmer, O. und C. Felser: *Alchemilla xanthochlora* Rothm. – Frauenmantel: Portrait einer Arzneipflanze. Z. Phytother. **13**, 207–14 (1992).

Alginsäure: → Macrocystis pyrifera

Allium cepa L. · Küchenzwiebel

Familie: Alliaceae

Herkunft: Iran, Ägypten, Europa – in zahlreichen Arten kultiviert.

Angewandter Pflanzenteil: Küchenzwiebel, Allii cepae bulbus.

Inhaltsstoffe: Neben Alliin (vgl. *A. sativum*) das dieser Verbindung entsprechende homologe S-(1-Propenyl)-cysteinsulfoxid und die sich daraus ableitenden, zahlreichen schwefelhaltigen Substanzen, darunter Thiopropanal-S-oxid als tränenreizendes Prinzip; die den Ajoenen des Knoblauchs entsprechenden Cepaene, verschiedene Dialkyloligosulfide, genuin auch Cycloalliin; ferner γ-Glutamylpeptide, Flavonoide (der Zwiebelschalen), Phenolcarbonsäuren, Steroidsaponine, Diphenylamin sowie als Reservekohlenhydrate Fructane.

Wirkung: Ähnlich der des Knoblauchs, d.h. antiarteriosklerotisch durch – allerdings nur schwache – Senkung erhöhter Cholesterol- und Lipidwerte des Blutes, Hemmung der Thrombozytenaggregation und Verbesserung der Fließfähigkeit des Blutes; antibakteriell, entzündungshemmend, fibrinolytisch (Cycloalliin!); volkstümlich auch expektorierend. Auch ein antiasthmatischer Effekt ist beschrieben worden.

Anwendung und Verordnung: Außer der volksmedizinischen Anwendung des frischen Saftes z.B. bei Entzündungen, Schwellungen, Insektenstichen oder als Expektorans in Form von Zwiebelbonbons nur in Form von **Fertigarzneimitteln**: Zur Narbenbehandlung gibt es das Contractubex Gel, das neben Heparin und Allantoin einen FE (1:1) aus Cepae bulbus enthält, ferner Mederma Care Narbenkosmetikum mit Allium cepa-Extrakt, Nachtkerzenöl und Panthenol.
Einige Präparate enthalten auch Allium cepa i.h.V.

Unerwünschte Wirkungen: Sind in therapeutischen Dosen nicht zu erwarten. In der Aufbereitungsmonographie (ehem. Komm. E) wird darauf hingewiesen, dass eine maximale Tagesdosis von 35 mg der in Zwiebeln enthaltenen nephrotoxischen Substanz Diphenylamin nicht überschritten werden sollte; dies würde max. 100 g Droge/die entsprechen.

Literatur: Hänsel. W.: Allium cepa – die Küchenzwiebel, Nahrungsmittel, Gewürz, Phytopharmakon. Therapeuticon **5**, 384–88 (1991). – Koch., H.P.: Die Küchenzwiebel, eine zu Unrecht vernachlässigte Arzneipflanze. Pharmazie i.u.Z. **23**, 333–39 (1994). – Metz, G.: Schutz vor Vampiren und Gefäßverschluss. PZ **145**, 4014–18 (2000).

Allium sativum L. · Knoblauch

Familie: Alliaceae

Herkunft: Ursprünglich heimisch in N-Afrika, Vorderasien, S-Europa; vielfach kultiviert.

Angewandter Pflanzenteil: Knoblauchzwiebel, Allii sativi bulbus, die nach dem Absterben der Blätter geernteten Zwiebeln; **Knoblauchpulver**, Allii sativi bulbi pulvis Ph.Eur.

Inhaltsstoffe: In der frischen Pflanze das geruchlose Alliin (S-Allyl-L-(+)cysteinsulfoxid), daraus entsteht unter der Einwirkung der Alliinase das bakteriostatisch wirksame Allicin, ein S-Allylthiosulfinsäureester, der weiter zu verschiedenartigen schwefelhaltigen Verbindungen metabolisiert wird: Vinyldithiine, Ajoene und schließlich Dialkyloligosulfide.

Das durch Wasserdampfdestillation zerkleinerter Knoblauchzwiebeln erhaltene ätherische Knoblauchöl = Lauchöl besteht im wesentlichen aus Diallylsulfid, -di, -tri- und tetrasulfid. In der Droge sind ferner enthalten: γ-Glutamylpeptide, Adenosin, Scordinine (glykosidische Peptide), Fructane, Steroid- und Triterpensaponine.

Wirkung: Dem schon in der Antike als Gewürz und Arzneimittel geschätzten Knoblauch werden eine Vielzahl verschiedener Wirkungen zugeschrieben, die unter Zugrundelegung moderner Kriterien zum Teil bestätigt werden können.
Knoblauch wirkt auf den Magen-Darmtrakt in mannigfaltiger Weise ein. Hervorzuheben ist der auch experimentell abgesicherte antibakterielle (auch antimykotische) Effekt, der dem Allicin zuzuschreiben ist und die Anwendung bei Gärungsdyspepsien und als Karminativum rechtfertigt. Die Absonderung der Verdauungsdrüsen wird ebenso wie die Gallesekretion angeregt; obsolet ist die Anwendung als Anthelminthikum (Knoblauchklistier).
Im Blickpunkt des Interesses steht Knoblauch heute als Mittel zur Verhinderung altersbedingter Gefäßveränderungen. Für die ihm nachgesagten antiarteriosklerotischen Veränderungen gibt es eine Vielzahl tierexperimenteller und auch klinischer Studien, bei denen Knoblauchzwiebelpräparate, -Trockenpulver, -Ölmazerate und auch einzelne Fraktionen der Alliinkaskade eingesetzt wurden. Dabei konnte nachgewiesen werden: Senkung erhöhter Serumcholesterol- und Blutlipidwerte; Erniedrigung von LDL; Hemmung der Thrombozytenaggregation und Förderung der fibrinolytischen Aktivität; Verbesserung der Fließfähigkeit des Blutes und auch ein leichter blutdrucksenkender Effekt. Für Knoblauch als Antiarteriosklerotikum ergeben sich durch diese Befunde positive Anhaltspunkte; dabei sollte allerdings berücksichtigt werden, dass für diese Untersuchungen nur bestimmte Präparate, Zubereitungen oder Reinsubstanzen – erstere in der Regel mit bekanntem Gehalt an Alliin/Allicin – eingesetzt und hoch dosiert worden sind. Versuche mit Ajoenen, Vinyldithiinen oder Dialkyloligosulfiden (z.B. MATS = Methylallyltrisulfid) haben insofern nur beschränkte Aussagekraft, als zu wenig darüber bekannt ist, in welcher Menge sie unter in-vivo-Bedingungen aus Alliin/Allicin entstehen oder aber z.B. in Ölmazeraten enthalten sind. Die zahlreichen Einzelbefunde sind daher keinesfalls automatisch auf die Mehrzahl der

Knoblauchpräparate übertragbar. Es fehlen auch noch Langzeitstudien, die Knoblauch als Mittel zur Arterioskleroseprophylaxe oder -therapie eindeutig bestätigen.

Anwendung und Verordnung: Bei infektiösen Darmkatarrhen sowie bei Gärungs- und Fäulnisdyspepsien waren früher galenische Zubereitungen gebräuchlich: Tinctura oder Sirupus Allii sativi.
Die frische Zwiebel einzunehmen – empfohlene Einzeldosis 1 g, Tagesdosis 4 g – ist nicht jedermanns Sache, auch wenn es sicherlich die billigste Form der therapeutischen Anwendung ist. Deshalb haben sich Fertigarzneimittel weitgehend durchgesetzt. Sie werden gemäß Aufbereitungsmonographie der ehem. Komm. E empfohlen zur Unterstützung diätetischer Maßnahmen bei erhöhten Blutfettwerten und zur Vorbeugung altersbedingter Gefäßveränderungen. Bei vielen, insbesondere Kombinationspräparaten, die für die Selbstmedikation angepriesen werden, geht allerdings die Indikationslyrik weit über diese Angaben hinaus. Auf diese Gruppe von Präparaten, deren Gehalt an Knoblauch oftmals gering ist und die Knoblauch mit den verschiedensten Zusätzen kombinieren, soll nicht näher eingegangen werden; beliebte Zusätze sind z.B. Mistel, Weißdorn, Johanniskraut, Rutin, Lecithin, Vitamin E u.a.m., deren Anteil am Präparat meist gering ist und schon aus quantitativen Überlegungen heraus als wenig wirksam bezeichnet werden muss; und wenn Mistel (als Antihypertonikum?) und Weißdorn, zwei besonders beliebte Kombinationspartner, als Ölmazerate zugesetzt werden, so dürfte von den überwiegend hydrophilen Inhaltsstoffen dieser Drogen kaum etwas im Extrakt enthalten sein.
Auch bei der Beschränkung auf Knoblauch-Mono-Präparate ist das Angebot noch groß, der Gehalt an Knoblauch bzw. S-haltigen Extraktivstoffen sehr unterschiedlich und häufig nicht genau deklariert. Grundsätzlich ist zu unterscheiden zwischen Präparaten mit Knoblauch-Trockenpulver, mit Ölmazeraten und mit ätherischem Knoblauchöl.

Fertigarzneimittel: Präparate mit Knoblauchzwiebel-Trockenpulver: Frischer Knoblauch wird zerkleinert und schonend getrocknet (am besten lyophilisiert). Die Alliinase bleibt wirksam, sodass im Organismus die Alliinspaltung und Bildung der Folgeprodukte ablaufen kann. Einige Präparate mit standardisiertem Gehalt:

Allium sativum

Sapec 300 mg/Drg, 1–1,4% Alliin, entsprechend 0,5–0,7% Allicin
Kwai N 100 mg/Drg.
Kwai forte 300 mg   300 mg/Tabl.

Präparate mit Knoblauch-Ölmazeraten: Frischer, zerkleinerter Knoblauch wird mit fettem Öl (Sojaöl, Rüböl, Weizenkeimöl oder andere pflanzliche Öle) mazeriert. Die bei der Alliin/Allicin-Spaltung sich bildenden schwefelhaltigen Metaboliten werden von dem fetten Öl aufgenommen. Ölmazerate enthalten also kein Alliin/Allicin. Die Zusammensetzung im Mazerat variiert je nach Herstellungsprozess: Es gibt Präparate mit überwiegendem Anteil an Vinyldithiinen (neben wenig Ajoenen) und solche, bei denen die Dialkyloligosulfide überwiegen. Auch quantitativ kann der Anteil schwefelhaltiger Verbindungen im Ölmazerat sehr unterschiedlich sein. Ölmazerate werden in Weichgelatinekapseln angeboten.

Als Präparat sei beispielhaft genannt:

Knoblauch-Kapseln N   280 mg/Kapsel, Auszugsmittel Rüböl, DEV 2,4:1

Präparate mit ätherischem Knoblauchöl: Es handelt sich um Wasserdampfdestillate von zerkleinerten und wässrig mazerierten Knoblauchzwiebeln, die aus einem Gemisch verschiedener Dialkyloligosulfide bestehen, vor allem Diallylsulfid, -disulfid, -tri- und -tetrasulfid. Dieses ätherische Knoblauchöl ist also kein genuin in der Pflanze vorkommendes ätherisches Öl. Alliin, Allicin, Vinyldithiine und Ajoene sind nicht enthalten. Die mit frischem Knoblauch oder Trockenpulverpräparaten gewonnenen Erkenntnisse sind auf derartige Präparate nicht ohne weiteres übertragbar.

Geruchlose Knoblauchpräparate: Bemühungen, Präparate ohne den charakteristischen Geruch in den Handel zu bringen, sind verständlich. Zwar gelingt es, durch magensaftresistente Konfektionierung eine Geruchsbelästigung bei der Einnahme zu unterbinden, da die flüchtigen, S-haltigen Metabolite des Knoblauchs, deren Gesamtheit wir vorerst als Wirkprinzip ansehen müssen, aber z.T. mit der Atemluft oder durch Transpiration ausgeschieden werden, ist ein Geruch nach Knoblauch bei ausreichend dosierten Präparaten unvermeidlich. Auch ein Zusatz von angeblich geruchsbindendem Chlorophyll kann dies nicht verhindern. Fazit also: Wirksame Präparate können nicht geruchlos sein oder: geruchlose Präparate enthalten Knoblauch in sehr niedriger Dosierung.

Unerwünschte Wirkungen: Sind bei Verwendung der verschiedenen Knoblauchpräparate – abgesehen vom Geruch – nicht zu erwarten. Bei längerem Gebrauch oder höherer Dosierung können gelegentlich Magen-Darm-Reizungen auftreten. Beim Genuss frischen Knoblauchs sind derartige Magen-Darmstörungen eher möglich; auch allergische Reaktionen werden gelegentlich beobachtet.

Literatur: Koch, H. und G. Hahn: Knoblauch: Grundlagen der therapeutischen Anwendung von Allium sativum. Urban und Schwarzenberg, München/Wien/Baltimore, 1988. – II. Internationales Knoblauchsymposium: Pharmazie, Pharmakologie und medizinische Anwendung von Allium sativum L., Berlin 7.–10.3.1991. DAZ **131**, Suppl. 24 (1991). – Koch, H.P.: Wie sicher ist Knoblauch? Toxische, allergische und andere unerwünschte Nebenwirkungen. DAZ **132**, 1419–28 (1992).– Koch, H.P., Lawson, L.D. (Eds.): Garlic: The science and therapeutic application of Allium sativum L. and related species. 2nd. rev. edition, Williams & Wilkins, Baltimore 1996. – Koch, H.P.: Der lange Weg zum geruchlosen Knoblauch. Pharm.i.u.Z. **25**, 186–91 (1996). –. Windeler, J.: Knoblauch schützt vor Herzinfarkt – Beweis erbracht? internist. praxis **39**, 877–80 (1999). – Metz, G.: Schutz vor Vampiren und Gefäßverschluss. PZ **145**, 4014–18 (2000). – Kwon, S.-K.: Organosulfur compounds from Allium sativum and physiological activities. J. Appl. Pharmacol. **11**(1), 8–32 (2003). – Siegel, G. et al.: Hemmung der arteriosklerotischen Plaqueentstehung durch Knoblauch. Wien. Med. Wschr. **154**, 515–22 (2004).

Allium ursinum L. · Bärlauch, Wildknoblauch

Familie: Alliaceae

Herkunft: Heimisch in Europa, N-Asien.

Angewandter Pflanzenteil: Bärlauchkraut, Allii ursini herba, im Wesentlichen die im Frühjahr gesammelten Blätter.

Inhaltsstoffe: Methyl-L-cysteinsulfoxid, Alliin und die S-haltigen Metaboliten dieser Verbindungen, qualitativ *Allium sativum* vergleichbar, aber in geringerer Menge; auch Methylhomologe wie z.B. Methyl- und Dimethyl-Ajoene sind nachgewiesen.; ferner γ-Glutamylpeptide und Flavonoide.

Wirkung: Bärlauch können dem Knoblauch vergleichbare Wirkungen zugesprochen werden.

Anwendung und Verordnung: Mit den gleichen Indikationen wie beim Knoblauch, jedoch müssten Droge oder entsprechende Zubereitungen höher dosiert werden. Die Verwendung von Bärlauchkraut ist eher im frischen Zustand als Gewürz, nicht jedoch als Arzneidroge gebräuchlich, zumal beim Trocknen ein erheblicher Teil der schwefelhaltigen Verbindungen verloren geht.

Fertigarzneimittel: (Als Nahrungsergänzungsmittel)

Alliobolan Kapseln
Bärlauch Frischblatt Kapseln
Teuto Wildknoblauchgranulat

Es gibt auch eine Reihe von Präparaten, die *Allium ursinum* i.h.V. enthalten.

Unerwünschte Wirkungen: Siehe *A. sativum*; wegen des geringeren Wirkstoffgehalts jedoch noch weniger wahrscheinlich.

Anmerkung: Beim Sammeln von Bärlauchblättern ist es zu Verwechslungen mit Blättern der Herbstzeitlose oder des Maiglöckchens und als Folge zu gefährlichen Intoxikationen gekommen.

Literatur: Wagner, H. und A. Sendl: Bärlauch und Knoblauch. DAZ **130**, 1809–15 (1990). – Reimelt, H.-J.: Die heimische Pflanze Bärlauch. Naturheilpraxis mit Naturmedizin, 1697–1702 (1998). – Richter, Th.: Bärlauch in Medizin und Mythologie. PZ **144**, 2197–98 (1999). – Richter Th.: Bärlauch, Monographie einer Arznei- und Nahrungspflanze. DAZ **140**, 2085–87 (2000). – Richter, Th.: Bärlauch, Portrait einer Arzneipflanze. Z. Phytother. **25**(2), 206–10 (2004).

Aloe ferox Mill. u.a. Arten · Aloe

Familie: Asphodelaceae

Herkunft: Südafrika (*A. ferox*); Westindien, subtrop. Amerika (*A. vera*).

Angewandtes Produkt: Aloe (eingedickter Blattsaft); auch in gereinigter Form als **eingestellter Aloe-Trockenextrakt,** Aloes extractum siccum normatum Ph.Eur. **Kap-Aloe** (Aloe capensis) Ph. Eur. von *A. ferox* u.a. Arten und Hybriden; **Curacao-Aloe** (Aloe barbadensis) Ph.Eur. von *A. vera* Burm. f. (= *A. barbadensis* Mill.)

Inhaltsstoffe: Anthranoide, insbesondere Barbaloin (= Aloin A und B, ein Gemisch diastereomerer 10-C-Glukoside des Aloeemodinanthrons), 5-Hydroxy-Aloin (in Kap-Aloe) bzw. 7-Hydroxy-Aloine (in Curacao-Aloe); Aloinoside (diese nicht in der Curacao-Aloe), Aloeharz mit 5-Methylchromonderivaten (Aloeresine), Bitterstoffglykoside (nicht in Curacao-Aloe).

Wirkung: Antiadsorptiver und hydragoger Effekt, abführende Wirkung durch Volumenzunahme des Darminhalts und dadurch bedingte Anregung der Darmperistaltik. Die Entleerungen treten 8–12 Stunden nach Verabreichung ein.

Wechselwirkungen: Durch den Kaliummangel bei chronischem Gebrauch von Aloe kann die Wirkung von Digitaloiden verstärkt werden.

Anwendung und Verordnung: Aloe ist ein dickdarmwirksames Laxans; wie bei den anderen Anthraglykosiddrogen auch (Faulbaumrinde, Rhabarber, Sennesblätter) ist eine Daueranwendung nicht angebracht. Die Einzeldosis = Tagesdosis beträgt 0,1 g für Kap-Aloe und Aloeextrakt. Höhere Dosen können schnell zu unerwünschten Wirkungen führen (s.u.). Gemäß Anordnung des BfArM darf Aloe nur noch kurzfristig bei Obstipation und zur Darmentleerung vor Operationen eingesetzt werden.
Aloe ist noch gelegentlich Bestandteil von sog. Schwedenkräutermischungen. Der durch alkoholische Extraktion daraus hergestellte Schwedenbitter oder die ähnlich zusammengesetzten Schwedentropfen (Tinctura Aloes composita) sind in der Volksmedizin beliebte Gesundheitselixiere. Da sie zur regelmäßigen Einnahme einer u.a. laxierend wirkenden Zubereitung verleiten, sind sie jedoch nicht unproblematisch, zumal dem Anwender der damit verbundene Laxantienabusus meist gar nicht bewusst ist. Vertretbar ist die Verordnung von Tinctura Aloes composita in niedriger Dosierung als Stomachikum: 10 Tropfen vor den Mahlzeiten. Hierbei kommt praktisch nur die Bitterwirkung zum Tragen.

Fertigarzneimittel: Die Zahl der Präparate, die in Kombination mit weiteren Wirkstoffen Aloe, Aloeextrakt, gelegentlich auch Aloetinktur enthalten,

war lange Zeit groß, obwohl die Problematik zu häufiger Anwendung anthranoid- (insbesonder Aloe-)haltiger Präparate bekannt war. Viele Präparate enthielten nach dem Motto Qui bene purgat, bene curat häufig Aloe neben anderen Anthranoiddrogen. Das Angebot ist heute nur noch begrenzt (s.u.).
Die schon erwähnten Schwedenkräuter bzw. Schwedenbitter gibt es auch in konfektionierter Form (inzwischen z.T. mit dem Hinweis: ohne Abführmittel).

Ein Mono-Präparat:
Kräuterlax 15 mg Dragees   (45–50 mg Aloeextrakt/Drg., entsprechend 15 mg Aloin)

Es gibt auch einige Präparate mit Aloe i.h.V. (homöopathisch nur Kap-Aloe).

Unerwünschte Wirkungen: Bei Überdosierung können akut kolikartige Bauchschmerzen und evtl. eine hämorrhagische Gastritis auftreten. Von Aloe wird offenbar auch mehr als bei anderen Anthranoid-Drogen ein gewisser Anteil im Dünndarm resorbiert. Es kann zu Hyperämie der Beckenorgane kommen, sodass Aloe während der Gravidität und auch während der Menstruation kontraindiziert ist. Absolute Kontraindikation ist auch Ileus.
Bei chronischer Anwendung (Laxantien-Abusus) treten wie bei allen Anthranoid-Drogen Störungen im Elektrolythaushalt auf (u.a. Hypokaliämie), die die Obstipation verstärken können. Eine Pigmenteinlagerung in die Darmschleimhaut (Pseudomelanosis coli) verschwindet wieder, wenn der Dauergebrauch von aloehaltigen Präparaten eingestellt wird. Zu einer möglichen genotoxischen Wirkung von Anthranoiden siehe *Frangula alnus*.

Anhang: Aus dem Mesophyll der sukkulenten Blätter von *Aloe vera* (syn. *A. barbadensis*) wird durch Auspressen ein dickflüssiger Extrakt gewonnen. Dieser durch Zugabe von Konservierungsmitteln haltbar gemachte visköse Heteropolysaccharidschleim wird als **Aloe-Vera-Gel** vor allem in der Kosmetik als feuchtigkeitserhaltende und weichmachende Komponente viel verwendet. Ihm werden auch antiphlogistische und wundheilende Wirkungen nachgesagt. Der Gehalt an Anthranoiden ist in Abhängigkeit vom Herstellungverfahren gering bis gänzlich fehlend. Acemannan (INN. L29.L), ein hochacetyliertes, polydisperses, lineares Mannan aus dem

Schleim von *A. barbadensis* ist ein Immunmodulator. Aloe vera (Saft) zur innerlichen Anwendung werden als „Wellnessprodukt" zahlreiche „gesundheitsfördernde" Wirkungen zugesprochen, für die allerdings gesicherte wissenschaftliche Erkenntnisse fehlen.

Literatur: Koch, A.: Aloe als Laxans. DAZ **135**, 1049-52 (1995). – Koch, A.: Metabolisierung von Aloin. DAZ **135**, 1150-52 (1995), dazu Rauwald, H.W.: Zur Risikobeurteilung von Anthranoid-Laxantien. DAZ **135**, 2073-74 (1995). – Richter, Th.: Aloe-vera Saft – das Wundermittel aus den Tropen? Z. Phytother. **23**, 236 (2002). – Hopf, G.: Aloe vera – ein moderner Theriak? internist. praxis **42**(4), 861-63 (2002). – AMK Information: Aloe-vera Gel. DAZ **142**(17), 2078 (2002). – Knaier, Z.: Wüstenpflanze Aloe vera. PTA heute **17**(9), 76-78 (2003).

Alpinia officinarum Hance · Echter Galgant

Familie: Zingiberaceae

Herkunft: Südchina, Indien, Thailand.

Angewandter Pflanzenteil: Galgantwurzel(-wurzelstock), Galangae rhizoma (Galgant DAC).

Inhaltsstoffe: Ätherisches Öl mit Monoterpenen, darunter 1,8-Cineol sowie Sesquiterpenkohlenwasserstoffen und Sesquiterpenalkoholen, wenig Eugenol; ferner harzartige Scharfstoffe (Diarylheptanoide, früher als Galangol bezeichnet), Gingerole (Phenylalkanone) und Flavonoide.

Wirkung: Anregung der Magensaftsekretion (Amarum acrium), auch antiphlogistisch durch die Arylheptanoide.

Anwendung und Verordnung: Als Stomachikum bei dyspeptischen Beschwerden, z.B. subazider Gastritis und bei Appetitlosigkeit verordnet man 1 Teelöffel fein zerkleinerter Droge zum heißen Aufguss mit 1 Tasse Wasser. Bequemer in der Anwendung ist die Tinktur:

Rp. Tinct. Galangae 20,0
S. 40 Tropfen als Einzeldosis.

Auch in den heute kaum mehr gebräuchlichen galenischen Zubereitungen wie Tinctura aromatica, – aromatica acida oder Tinctura carminativa ist Galgant neben anderen Aromatika enthalten, ebenso auch häufig in Schwedenkräutermischungen.

Fertigarzneimittel: Mono-Präparate sind die Galganttabletten 0,1/0,2 Jura und die Alpinum Tabletten mit 125 mg Galgantwurzelpulver, die im Sinne der Hildegardmedizin als ein „rasch wirkendes Herzmittel bei einsetzendem Schwindel, Schwäche oder Schmerzen des Herzens, Angina pectoris Anfall oder Herzanfall" (!) empfohlen werden.
Galgant bzw. das ätherische Öl ist auch in einigen Fertigarzneimitteln aus der Gruppe der Stomachika/Tonika enthalten, so z.B. in Klosterfrau Melissengeist oder Doppelstern Tonikum.

Unerwünschte Wirkungen: Sind in therapeutischen Dosen nicht bekannt.

Anhang: *Alpinia galanga* Willd., *A. katsumadai* Hay. oder *A. oxyphylla* Miq. sind in der TCM verwendete *Alpinia*-Arten

Althaea officinalis L. · Eibisch

Familie: Malvaceae

Herkunft: Europa, Westasien., weltweit eingebürgert.

Angewandter Pflanzenteil: Eibischwurzel, Althaeae radix Ph.Eur., die geschälten oder ungeschälten Wurzeln; **Eibischblätter**, Althaeae folium Ph.Eur..

Inhaltsstoffe: In der Wurzel 10–20% Schleimstoffe, die aus einem Gemisch verschiedener, z.T. verzweigter Glukane bestehen (Gehalt der im Herbst geernteten Droge am höchsten), u.a. mit Arabinose, Rhamnose, Galactose und Galacturonsäure als Saccharidkomponenten (Galacturonorhamnane, verzweigte Arabinane und Arabinogalactane). Der Schleimgehalt der

Blätter ist geringer. In den Blättern, aber auch in der Wurzel Flavonoide, Phenolcarbonsäuren und Cumarine.

Wirkung: Reizlindernde (jedoch keine expektorierende) Wirkung auf die Schleimhäute (Mucilaginosum). Isolierte Schleimpolysaccharide haben antiinflammatorische, komplementaktivierende und immunstimuliernde Effekte.

Anwendung und Verordnung: Bei Pharyngitis, Tracheitis und Bronchitis, seltener auch bei Gastro-Enteritis oder äußerlich als Kataplasma. Zur Herstellung eines Tees wird die Wurzel kalt mazeriert: 1 Esslöffel mit 1 Tasse Wasser übergießen und unter häufigem Umrühren 1–2 Stunden stehen lassen, dann abgießen und evtl. schwach anwärmen; auch im Brusttee, species pectorales, enthalten. Eibischblätter können Bestandteil des Husten- und Bronchialtees gemäß Standardzulassung sein (variable Teemischung). In Filterbeuteln wird Sidroga Eibischwurzel-Tee angeboten.

Ein Kaltmazerat der Eibischwurzeln in Sirup simplex ist der Sirupus Althaeae (DAC), der z.B. in folgender Rezeptur enthalten ist:

Rp.   Liquor Ammonii anisati   2,0
      Sirupi Althaeae   ad 50,0
      M. D. S. Teelöffelweise für Kleinkinder.

Eibischsirup gibt es auch als „Schneckensaft" im Handel.

Fertigarzneimittel: Ein Monopräparat ist:

Phytohustil Hustenreizstiller Sirup   (Wässriges Eibischwurzelmazerat in Sirup).

Eibischwurzel ist Bestandteil tassenfertiger Teezubereitungen, z.B. Heumann Bronchialtee Solubifix T u.a. sowie einiger Kombinationspräparate, z.B. Tonsilgon Dragees/Tropfen.

Die volkstümliche Verwendung von Eibischblättern als Antiphlogistikum, z.B. früher in den species emollientes (neben Meliloti herba, Lini semen u.a.) ist klinisch nicht belegt.

Die Vorschrift lautete: Man lässt ca. 5 Esslöffel des groben Pulvers (species emollientes pulvis grossus) mit heißem Wasser zu einem Brei anrühren, in Zellstoffpapier hüllen und auf die zu behandelnde Stelle legen (Leber, Gallenblase) etc.). Steigerung des therapeutischen Effektes durch gleichzeitige Bestrahlung mit Infrarotlicht.

Ammi visnaga (L.) LAM.
Bischofskraut, Zahnstocher-Ammei

Unerwünschte Wirkungen: Sind in therapeutischen Dosen nicht bekannt und auch bei Überdosierung nicht zu erwarten.

Familie: Apiaceae

Herkunft: Mittelmeergebiet.

Angewandter Pflanzenteil: Ammi-visnaga-Früchte, Ammeos visnagae fructus DAC.

Inhaltsstoffe: Die Pyranocumarine Visnadin, Samidin und Dihydrosamidin (Visnagane, Khellalactone); Khellin, Khellol, Visnagin u.a. Furano-γ-chromone; Flavonoide, geringe Mengen ätherisches Öl mit Monoterpenen.

Wirkung: Die Droge hat muskulotrop spasmolytische Wirkungen auf die Bronchialmuskulatur, glattmuskelige Organe des Magen-Darm- und Urogenitaltrakts und auf die Koronargefäße. Verantwortlich dafür sind beide Wirkstoffgruppen, wobei die Visnagane (Visnadin) vor allem koronargefäßerweiternd wirken. *Amiodaron*

Anwendung und Verordnung: Eine Verordnung der Droge war ungebräuchlich, eingesetzt wurden Extrakte der Droge oder die Reinsubstanzen Visnadin bzw. Khellin. Indikationen für Fertigarzneimittel mit Extrakten der Droge bzw. den Reinsubstanzen Visnadin oder Khellin: Leichte stenocardische Beschwerden, zur unterstützenden Behandlung leichter Formen obstruktiv bedingter Bronchialerkrankungen, krampfartige Beschwerden des Unterleibs. In der revidierten Aufbereitungsmonographie von 1994 wird festgestellt, dass die Wirksamkeit der Droge und ihrer Zubereitungen bei den beanspruchten Anwendungsgebieten nicht ausreichend belegt, eine therapeutische Anwendung auch angesichts der Risiken (s.u.) nicht zu vertreten ist. Inwieweit die spasmolytische Wirkung einen Beitrag zur Wirksamkeit von fixen Kombinationen leisten kann, muss präparatespezifisch belegt werden.

Anmerkung: Khellin war strukturelles Vorbild für die Entwicklung der Substanzen vom Typ der Chromoglicinsäure, während Carbochromen (Intensain) strukturelle Ähnlichkeiten mit Visnadin erkennen lässt.

Fertigarzneimittel: Monopräparate: Keine mehr. Zahlreiche Kombinationspräparate, die den Drogenextrakt oder Khellin neben anderen Komponenten (Weißdorn, Maiglöckchen o.a.) enthielten, sind inzwischen ebenso vom Markt genommen worden wie auch khellinhaltige Asthmasalben. Es gibt aber noch Präparate mit Ammi visnaga i.h.V..

Unerwünschte Wirkungen: Khellin, weniger wohl khellinhaltige Extrakte, können bei längerer Anwendung oder höherer Dosierung Übelkeit, Schwindel und Kopfschmerzen hervorrufen. Toxische Effekte wurden insbesondere auch beim Samidin (als isolierte Reinsubstanz getestet) beobachtet. Khellin kann die Lichtempfindlichkeit der Haut erhöhen.

Anhang: Aus den Früchten der großen Knorpelmöhre, *Ammi majus* L., wird 8-Methoxypsoralen = 8-MOP (= Xanthotoxin, Ammoidin) isoliert, ein lineares Furanocumarin mit photosensibilisierenden Eigenschaften. Es wird (wie bereits die Droge im alten Ägypten) zur Behandlung der Vitiligo und zur PUVA-Therapie der Psoriasis eingesetzt (Präparat Meladinine).

Literatur: Greinwald, R. und H.-P. Stobernack: Ammi visnaga – Das Bischofskraut. Z. Phytother.. **11**, 65–69 (1990). – Saller, R., Kreck, C. und D. Hellenbrecht: Ammi-visnaga-Früchte (Bischofskrautfrüchte) – Kurzbewertung. internist. praxis **34**, 629–31 (1994).

Amorphophallus konjac K. Koch · Konjac-Pflanze

Familie: Araceae

Herkunft: Philippinen, Vietnam, Südl. China und Japan; in Japan, China und Vietnam kultiviert.

Amorphophallus-Knollen, Amorphophalli tuber, enthalten im wesentlichen Glukomannane, die, aus den Knollen isoliert, auch unter der Handelsbezeichnung Propol angeboten werden. Es handelt sich um ein Quellmittel mit hohem Wasserbindungsvermögen, das auf Grund von Laienreklame als Nahrungsergänzungsmittel, Schlankheitsmittel o.ä. angeboten wird. Es werden auch medizinische Indikationen wie Reduktion des Blutzuckerspiegels oder Senkung der Cholesterolwerte genannt, wie sie auch für andere pflanzliche Quellstoffe beschrieben werden; vgl. *Cyamopsis, Plantago ovata*. Die meist nur kurzfristig auftauchenden Präparate sind jedoch in der Regel nicht als Arzneimittel zugelassen. Jüngste Angebote: Feminin Pro plus Kapseln mit hochgereinigtem Konjacmehl (5/2000), Rovital Konjacmehl Kapseln (4/2001) und bioNorm Sättigungskapseln (2002).

Unerwünschte Wirkungen: Bei bestimmungsgemäßem Gebrauch keine. Wie bei allen Quellstoffen besteht die Gefahr einer Bolusobstruktion, wenn bei der Einnahme nicht auf die gleichzeitige Aufnahme reichlicher Mengen an Flüssigkeit geachtet wird.

Literatur: Schmidt, M.: Hilfe vom Konjak-Baum? PTA heute **5**, 562–64 (1991).

Anacardium occidentale L. · Kaschubaum

Familie: Anacardiaceae

Herkunft: Westindien, M- und S-Amerika (ursprünglich Ostbrasilien).

Die **Kaschunüsse**, Anacardiae fructus („Elefantenläuse"), sind eine früher als Adstringens verwendete, heute obsolete Droge, die neben Gerbstoffen im Mesokarp hautreizende urushiolähnliche Verbindungen wie Anacardsäure und Cardol enthält. In dem durch Wasserdampfdestillation der frischen Früchte gewonnenen **Kaschuschalenöl**, das früher als Mittel gegen Hühneraugen und Warzen benutzt wurde, sind diese Stoffe enthalten; das Öl hat auch technische Bedeutung. Die Samen sind als Cashew-Nüsse bekannt, während der birnenförmig angeschwollene Fruchtstiel (Kaschuapfel) zu Marmelade und Fruchtsaft verarbeitet wird. In homöopathischen Dilutionen ist Anacardium Bestandteil von Magenpräparaten; ferner auch im Präparat Psychoneuroticum-Ampullen (Röwo 578). Unerwünschte Wirkungen sind bei Verwendung i.h.V. nicht bekannt.

Anamirta paniculata COLEBR. · Scheinmyrte, (*Anamirta cocculus* WIGHT et ARN.) Kokkelspflanze

Familie: Menispermaceae

Herkunft: Indomalaiisches Archipel, Sri Lanka, Indien.

Kokkelskörner, Cocculi fructus, enthalten (in den Samen)Pikrotoxin, eine Molekularverbindung aus den Sesquiterpenen Pikrotoxinin und seinem (unwirksamen) Dihydrohydroxy-Derivat Pikrotin. Picrotoxinin wurde früher als Atemanaleptikum bei Barbituratvergiftungen eingesetzt, es behindert präsynaptische Hemmmechanismen durch Herabsetzung der Affinität von GABA-Rezeptoren, in größeren Dosen wirkt es ähnlich wie Strychnin als Krampfgift. Pikrotoxin, als arzneilich wirksame Substanz lange Zeit ohne Bedeutung, hat insofern wieder Interesse gefunden, als es bereits in sehr geringen Dosen peripher-vestibuläre Nystagmen und Schwindelanfälle unterdrücken kann. Damit hat sozusagen die Allopathie das homöopathische Arzneibild übernommen und versucht, Pikrotoxin als potentes Mittel zur Kurz- und Langzeittherapie peripher bedingter Schwindelformen einschließlich des Meniereschen Symptomenkomplex einzusetzen. Als GABA-Antagonist reduziert Pikrotoxin peripher-vestibuläre, schwindelauslösende Tonusdifferenzen. Nach EHRENBERGER führen 1–5 mg Pikrotoxin langsam i.v. zu einer deutlichen Reduktion auch schwerer peripherer Schwindelformen; bei leichteren Fällen können zur Dauertherapie auch Zäpfchen (3-mal 1 pro Woche) gegeben werden.

Fertigarzneimittel: Die Droge ist in homöopathischen Dilutionen – meist Cocculus D4 – Bestandteil von Kombinationspräparaten, die bei Schwindelgefühl verschiedenster Genese, auch bei Kinetosen, gegeben werden. Cocculus Oligoplex, Vertigopas oder Vertigoheel (Tabl., Tropfen, Amp.) seien als Beispiele genannt. Schwöneural N, ebenfalls eine Mischung homöopathischer Dilutionen, wird auch bei Migräne und Neuralgien im Bereich des Kopfes empfohlen: 3- bis 4-mal tgl. 15–20 Tropfen (62 % Ethanol). Denisia Nr. 3 enthält Cocculus D6 und wird bei Reisekrankheit empfohlen.

Unerwünschte Wirkungen: Intoxikationen sind früher – wohl bedingt durch die unsicheren Resorptionsverhältnisse per os – häufiger beobachtet worden. Ob dies für Kokkelskörner-Extrakte zutrifft, die angeblich dem Bier zur Verstärkung des Bittergeschmacks zugesetzt wurden (Reinheitsgebot?), ist nicht überliefert. Pikrotoxin kann schwere Konvulsionen auslösen.Vor allem bei Epileptikern erhöhen schon kleinste Dosen die Krampfbereitschaft. Bei ansonsten cerebral gesunden Patienten sind die genannten Dosierungen von 1–5 mg ohne Nebenwirkungen.

Literatur: Ehrenberger, K.: Prinzipien einer konservativen Therapie peripherer und zentraler Gleichgewichtsstörungen HNO **36**, 301–04 (1988). – Frohne, D.: Pikrotoxin – Renaissance eines obsoleten pflanzlichen Arzneistoffs. DAZ **129**, 82–83 (1989). – Wiesenauer, M.: Vor der Flugreise Cocculus D4. PTA heute **11**, 557–58 (1997).

Ananas comosus (L.) Merill · Ananas

Familie: Bromeliaceae

Herkunft: Ursprünglich trop. Brasilien; weltweit in den Tropen kultiviert, z.B. Thailand, Hawai, Taiwan (als Produzent des Rohbromelains).

Angewandter Pflanzenteil und Inhaltsstoffe: Rohbromelain, das aus dem Presssaft der Infloreszenzachsen nach dem Abschneiden der Früchte („Mutterstümpfe") durch Acetonfällung gewonnene Gemisch proteolytischer Enzyme (Bromelaine).

Wirkung: Bromelaine sind Endopeptidasen (Mol.-Gew. zwischen 18000 und 28000), die wie Papain oder Ficin Proteine spalten; das pH-Optimum der Spaltungsreaktion liegt zwischen 4,5 und 5.

Anwendung und Verordnung: Nur in Form von Fertigarzneimitteln.

Fertigarzneimittel: Kombinationspräparate, die als sogenannte Digestiva bei Verdauungsschwäche, Fermentmangel oder exkretorischer Pankreasin-

suffizienz angeboten werden, enthalten gelegentlich neben anderen Verdauungsenzymen auch Bromelaine. Indikation und Wirksamkeit derartiger Verdauungspräparate bzw. der Zusatz von Bromelainen zu Präparaten mit anderen Indikationen (z.B. Cholagoga) sind umstritten.
Bromelaine werden auch im Rahmen einer „unspezifischen Enzymtherapie" als Antiphlogistika eingesetzt, die die Abheilung posttraumatischer und postoperativer Entzündungsreaktionen und von Schwellungszuständen beschleunigen sollen. Durch proteolytische Enzymwirkung sollen Fibrin und pathologische Eiweißkörper am Entzündungsherd depolymerisiert, die Viskosität des Exsudats herabgesetzt und so die Ausscheidung von Ödemflüssigkeit gefördert werden. Als Wirkungsmechanismus wird auch eine Hemmung der Kallikrein-induzierten Bildung von Bradykininen vermutet. In Tierversuchen konnte parallel zur Verringerung der Plasmaexsudation ein Absinken der Plasma-Kallikreinwerte beobachtet werden; im Entzündungsgebiet selbst wurde die Bradykininwirkung jedoch nicht gehemmt. Wenn man sich bei lokaler Anwendung von Bromelainen (z.B. als Puder) antiphlogistische Wirkungen vorstellen kann, so stellt sich bei Präparaten, die per os gegeben werden, die Frage nach der Resorption von Enzymproteinen aus dem Magen-Darmtrakt. Entgegen früheren Anschauungen können zweifellos auch Proteine in unveränderter Form resorbiert werden, über die Höhe der Resorptionsquote bestehen jedoch unterschiedliche Auffassungen. Beim Menschen dürfte sie nach bisherigen Kenntnissen recht niedrig sein (unter 0,002 % der applizierten Dosis?). Ob mit proteolytischen Enzymen, wenn sie denn in ausreichender Konzentration im Organismus an den Wirkungsort gelangen, dort die postulierten Effekte erreicht werden können, ist nicht geklärt. Da der menschliche Organismus proteolytische Enzyme in ausreichender Menge selbst produziert, bleibt zu fragen, inwiefern zusätzlich externe Enzyme zu geben, überhaupt eine sinnvolle Medikation ist. Als Antiphlogistika werden z.Zt. angeboten:

Bromelain POS	Bromelaine entsprechend 500 FIP-Einheiten/Tabl.
Mucozym	160–200 mg Bromelaine, entsprechend 800 FIP-Einheiten/Tabl.
Proteozym	45 mg Bromelaine, magensaftresistent entsprechend 225 FIP-Einheiten/Tabl.
traumanase forte	40 mg Bromelaine, entsprechend 100 FIP-Einheiten/Tabl.
Dontisanin	Bromelaine entsprechend 50 FIP-Einheiten/Tabl.

Kombinationspräparate, die u.a. auch Bromelaine enthalten sind z.B.

Mulsal N
Phlogenzym
Wobenzym N (jeweils magensaftresistente Konfektion)

Gegenanzeigen für derartige Präparate sind Koagulopathien, Nieren- und Leberschäden, Anwendung in der Schwangerschaft.

Wechselwirkungen: Die Wirkung von Antikoagulantien kann verstärkt werden; Erhöhung der Gewebespiegel von Antibiotika.
Auf die – völlig unsinnige – Empfehlung von Ananaspräparaten zur Gewichtsreduzierung, die in regelmäßigen Abständen von obskuren Firmen als wundersame Schlankheitsmittel propagiert und zu horrenden Preisen angeboten werden, sei jedenfalls hingewiesen.

Unerwünschte Wirkungen: Soweit nicht schon genannt, gelegentlich Magenbeschwerden und Durchfall; eine Steatorrhoe kann verstärkt werden. Bromelaine können als artfremdes Eiweiß in seltenen Fällen auch zu allergischen Reaktionen führen.

Literatur: Hellenbrecht, D. und R. Saller: Wirkungsmechanismus von traumanase. intern. praxis **29**, 195–97 (1989). – Rohr, G.: Enzympräparate. Ref. in DAZ **140**, 4320–22 (2000), dazu auch: Miehlke, K. in DAZ **140**, 4869 (2000) und Maurer, R.: Stellungnahme zur Kritik an Enzympräparaten. PZ **145**, 4406–10 (2000). Wasielewski, S. Ref. einer Arbeit von Heyll, U.: Proteolytische Enzyme als therapeutische Alternative zu NSAR in der antiphlogistischen Therapie degenerativer und entzündlich-rheumatischer Erkrankungen. DAZ **144**(16), 1852–54 (2004). – Heyll, U.: Was versteht man unter einer „unspezifischen Enzymtherapie"? internist. praxis **45**(4), 865–72 (2005).

Andira araroba AGUIAR

Familie: Fabaceae

Herkunft: Brasilien.

Chrysarobin, Goapulver, ist eine Ausscheidung aus der Kernhöhle des Baumes, die durch Umkristallisieren aus Benzol gereinigt wird (handelsübliches Roh-Chrysarobin). Die Droge enthält ein Gemisch verschiedener Anthronderivate, vor allem Chrysophanolanthron. Die Wirkung des Chrysarobins beruht auf dem Vorhandensein der autoxydablen Anthrone und Anthranole, die es zu einem starken Reduktionsmittel machen. Auf Haut und Schleimhäuten ruft es heftige Eritheme hervor. Die Substanz wird leicht von der Haut resorbiert und im Harn teils als Chrysophansäure, teils in Form anderer, wenig bekannter Verbindungen ausgeschieden. Chrysarobin hemmt die Glukose-6-phosphat-Dehydrogenase, die in der psoriatischen Haut erhöhte Werte aufweist; dies könnte eine Erklärung der antipsoriatischen Wirkung sein. Als Arzneimittel zur Behandlung der Psoriasis wird Chrysarobin jedoch nicht mehr eingesetzt. Bei topischer Anwendung wurden Brennen und Rötung der Haut beobachtet, bei innerlicher Anwendung, die aber schon lange nicht mehr üblich ist, kann es schon bei wenigen Zentigramm Chrysarobin zu heftigen Gastro-Enteritiden kommen.

Literatur: Müller, K. und W. Wiegrebe: Psoriasis und Antipsoriatika. DAZ **137**, 1893–1902 (1997).

Anethum graveolens L. var. hortorum ALEF. · Dill

Familie: Apiaceae

Herkunft: Mittelmeerraum, Kaukasus; vielfach in gemäßigtem Klima angebaut.

Angewandter Pflanzenteil: Dillfrüchte, Anethi fructus.

Inhaltsstoffe: Ätherisches Öl mit Carvon als Hauptkomponente; ferner Cumarine und Kaffeesäurederivate.

Wirkung: Anregung der Magensaftsekretion, spasmolytisch an der glatten Muskulatur des Magen-Darmtrakts, karminativ.

Anwendung und Verordnung: Neben der Verwendung als Gewürz auch als mildes Stomachikum, meist in Kombination, z.B. folgendes Teegemisch bei Meteorismus:

Rp. Dillfrüchte
Kümmelfrüchte ana 5,0
Kamillenblüten ad 20,0
M.f. species
D.S. 2 Teelöffel pro Tasse.

Für einen Tee bei dyspeptischen Beschwerden, insbesondere bei Völlegefühl und Meteorismus, lautet die Zubereitung:
1 Teelöffel Dillfrüchte (am besten frisch gequetscht) mit 1 Tasse heißem Wasser übergießen, nach 5 Min. abseihen; 3-mal tgl. 1 Tasse trinken.

Fertigarzneimittel: Dillfrüchte sind nur selten Bestandteil konfektionierter Teemischungen.

Unerwünschte Wirkungen: Bei Anwendung in therapeutischen Dosen, wohl auch bei Überdosierung, nicht zu erwarten.

Anmerkung: Dillkraut (Gurkenkraut) enthält ebenfalls ein carvonreiches ätherisches Öl und ist als Gewürz beliebt.

Angelica archangelica L. ssp. archangelica
Engelwurz

Familie: Apiaceae

Herkunft: Gemäßigte Zonen Europas und Asiens.

Angewandter Pflanzenteil: Angelikawurzel, Angelicae radix Ph.Eur., die Wurzeln und der Wurzelstock mindestens zweijähriger Pflanzen.

Inhaltsstoffe: Ätherisches Öl mit vorwiegend Monoterpenkohlenwasserstoffen, z.B. α-Pinen und α- und β-Phellandren; Cumarine wie z.B. Umbelliferon sowie Furanocumarine: Xanthotoxin (= 8-MOP), Bergapten, Angelicin u.a.; Phenolcarbonsäuren. Für den typischen Geruch verantwortlich sind makrocyclische Lactone.

Wirkung: Die Droge schließt sich in ihrer Wirkung eng an Kalmus an; sie ist also ein Amarum aromaticum und Karminativum. Äußerlich als mildes Hautreizmittel.

Anwendung und Verordnung: Bei dyspeptischen Beschwerden mit mangelhafter Magensaftsekretion:

Rp. Angelicawurzel
 Erdbeerblätter ana 25,0
 M.f. species
 D.S. 1 Esslöffel pro ½ Liter Wasser.

Folia Fragariae (Erdbeerblätter) dienen dabei nur als Geschmackskorrigens. In Teeform (mit Fenchel, Kümmel, Koriander und Anis) auch als species carminativae (2 Teelöffel pro Tasse).
Als Tinktur:

Rp. Tinct. Angelicae 20,0
 S. Zu den Hauptmahlzeiten je 25 Tropfen.

Oder mit Moschusschafgarbenkraut als Essentia Ivae composita (30 Tropfen als Einzeldosis).

Fertigarzneimittel: Z. Zt. keine.

In Kombinationspräparaten (überwiegend Stomachika) sind Extrakte aus Angelikawurzel gelegentlich enthalten, so z.B. in Iberogast.
Schließlich ist noch die äußerliche Anwendungsmöglichkeit der Engelwurz in Form von Spiritus Angelicae compositus (unverdünnt) bei Myalgien zu erwähnen, von der aber wegen möglicher Nebenwirkungen (Sensibilisierung durch Furanocumarine) abzuraten ist; gleiches gilt auch für den als Einreibemittel bei Säuglingen und Kleinkindern angepriesenen sog. „Engelwurzbalsam".

Unerwünschte Wirkungen: Sind bei Verwendung von Engelwurz nicht zu erwarten. In großen Dosen kann das ätherische Öl (früher missbräuchliche Verwendung als Abortivum) toxisch wirken. Auf die photosensibilisierende Wirkung der Furanocumarine sei hingewiesen.

Anhang: *Angelica dahurica* BENTH. & HOOK.f., *A. polymorpha* MAXIM., *A. pubescens* MAXIM.f., *A. sinensis* (OLIV.) DIELS sind in der TCM verwendete *Angelica*-Arten

Literatur: Czygan, F.-C.: Engelwurz oder Angelikawurzel – Angelica archangelica L. (Arzneipflanzenportrait). Z. Phytother. **19**, 342–48 (1998). – Bauer, R. und S. Zschocke: Angelika-Arten in außereuropäischen Ethnien. Z. Phytother. **19**, 349–50 (1998). – Schulz, V.: Angelica archangelica (Engelwurz). internist. praxis **46**(1), 170–71 (2006).

Anthemis nobilis L. → **Chamaemelum nobile** ALL.

Apium graveolens L. · Sellerie

Familie: Apiaceae

Herkunft: Überall in den gemäßigten Zonen der Erde zu finden.

Selleriekraut, Apii herba, **Selleriefrüchte**, Apii fructus und auch die **Selleriewurzel**, Apii radix, gelten volksmedizinisch als milde Diuretika. Alle Teile der Pflanze enthalten ätherisches Öl mit vorwiegend Monoterpenen, aber auch Butylphthaliden als charakteristischen Geruchskomponenten; ferner Cumarine und Furanocumarine sowie Flavonoide. Die Drogen sind nur noch wenig gebräuchlich. Bei bestehender Nierenentzündung sollten sie nicht verwendet werden, ansonsten sind unerwünschte Wirkungen in therapeutischen Dosen nicht bekannt; Allergien und evtl. Photosensibilisierungen sind denkbar.

Apocynum cannabinum L. · Kanadischer Hanf

Familie: Apocynaceae

Herkunft: Östliches N-Amerika und Kanada.

Kanadische Hanfwurzel, Apocyni cannabini radix, enthält Cardenolidglykoside, darunter Cymarin (Strophanthidin-D-cymarosid). Der Effekt des Reinglykosids entspricht dem des κ-Strophanthins (s. dort). Bei Applikation p.o. ist die Wirkung der Droge der anderer Digitaloiddrogen (z.B. *Adonis*) ähnlich, jedoch wegen der schlechten Resorptionsquote nur schwach. Droge und Reinglykosid werden daher nicht mehr verwendet; es gibt lediglich einige Präparate, die Apocynum i.h.V. enthalten. Cymarin und das ebenfalls aus der Droge isolierte Apocannosid wirken zytotoxisch.

Arachis hypogaea L. · Erdnuss

Familie: Fabaceae

Herkunft: In tropischen und subtropischen Gebieten angebaut.

Erdnussöl, Arachidis oleum Ph.Eur. ist das aus den geschälten Samen durch Kaltpressung oder Hexanextraktion und Raffination gewonnene, nichttrocknende fette Öl. Es besteht aus Triacylglycerolen vor allem der Ölsäure sowie der Linol- und Palmitinsäure; charakteristisch sind ferner kleine Anteile an Arachinsäure u.a. längerkettigen (C >18) Fettsäuren. Erdnussöl ist wegen seiner Billigkeit und Reizlosigkeit als Zusatz zu Salben und medizinischen Ölen geeignet und dient als Träger für lipophile Arzneistoffe. Rektal appliziert, ist es bei proktogener Obstipation brauchbar:

Rp. Erdnussöl 25,0
S. Die ganze Menge zum Klysma.

Erdnussöl ist in einigen Balneotherapeutika enthalten, so z.B. im Ölbad Cordes F oder (in Mischung mit dünnflüssigem Paraffin) in Balneum Hermal F. Hydriertes Erdnussöl, Arachidis oleum hydrogenatum Ph.Eur. hat salbenartige Konsistenz und wird auf Grund seines guten Wasseraufnahmevermögens als (allerdings leicht ranzig werdende) Salbengrundlage verwendet.

Unerwünschte Wirkungen sind bei bestimmungsgemäßem Gebrauch nicht bekannt.

Arctium lappa L. u.a. Arten · Große Klette

Familie: Asteraceae

Herkunft: Ganz Europa, auch in N-Asien, N-Amerika.

Klettenwurzel, Bardanae radix DAC enthält viel Inulin sowie Xyloglucane als Schleimstoffe; ferner Polyine, Phenolcarbonsäuren (Kaffeesäurederivate), Sesquiterpenlactone, z.B. Dehydrocostuslacton als Bitterstoffe und wenig ätherisches Öl. Die der Droge nachgesagten Wirkungen, u.a. antirheumatische, diuretische (blutreinigende) und schweißtreibende Effekte sind wissenschaftlich nicht ausreichend belegt. Äußerlich wird **Klettenwurzelöl**, ein mit Oliven- oder Erdnussöl hergestellter Auszug aus der Wurzel gegen trockene Seborrhoe der Kopfhaut eingesetzt. Für eine haarwuchsfördernde Wirkung des Öls gibt es allerdings keine Belege. Unerwünschte Wirkungen sind nicht bekannt, evtl. wären aufgrund der Sesquiterpenlactone allergische Reaktionen zu erwarten.

Literatur: Schiedermair, W.: Die Klette, eine oft vergessene Nutz- und Arzneipflanze. PTA heute **10**, 1234-36 (1996).

Arctostaphylos uva-ursi (L.) SPRENG.
Bärentraube, Wolfsbeere

Familie: Ericaceae

Herkunft: Nördliche Hemisphäre, gemäßigte Zonen.

Angewandter Pflanzenteil: Bärentraubenblätter, Uvae ursi folium Ph.Eur.

Inhaltsstoffe: Die Hydrochinonglykoside Arbutin (Arbutosid) und in wechselnden, meist geringen Mengen Methylarbutin sowie Piceosid (4-Hydroxy-acetophenon-D-gluco-pyranosid). Außerdem hoher Gehalt an

Gerbstoffen (vom Gallotannin- und Catechintyp); Flavonoide, vor allem Hyperosid, Phenolcarbonsäuren, Triterpene, darunter Ursolsäure und der entsprechende Alkohol Uvaol sowie das Iridoidglykosid Monotropein.

Wirkung: Bärentraubenblattextrakte zeigen nach Körperpassage antibakterielle Effekte in den ableitenden Harnwegen und gelten daher als Harndesinfizienz. Nach der schon 1883 von LEWIN geäußerten Vermutung, soll das Aglykon Hydrochinon die Wirksubstanz, Arbutin dementsprechend prodrug sein. Über den Metabolismus des Arbutins sind wir allerdings immer noch nur unzureichend informiert. Das Glukosid kann sowohl über einen natriumabhängigen Carrier durch aktiven Transport aus dem Dünndarm resorbiert werden oder bereits von der Darmflora oder Enzymen der Darmmukosa gespalten werden. Das leicht resorbierbare Hydrochinon könnte bereits in der Darmmukosa oder in der Leber mit Glukuronsäure oder Schwefelsäure konjugiert werden. Nach der Ausscheidung durch die Niere wäre eine Spaltung der Konjugate (z.B. durch β-Glukuronidasen von Mikroorganismen oder spontan im alkalischen Harn?) möglich, sodass das freie Hydrochinon seine antibakterielle Wirkung entfalten kann. Nachgewiesen ist, dass *Escherichia coli* konjugiertes Hydrochinon in freies Hydrochinon umzuwandeln vermag.

Nach Einnahme von Arbutin p.o. lässt sich im Harn überwiegend Hydrochinonglukuronosid, aber auch freies Hydrochinon nachweisen.

Wenn auch noch weitere pharmakokinetische Daten fehlen, so kann doch davon ausgegangen werden, dass eine antibakterielle Wirkung von Hydrochinon in den ableitenden Harnwegen möglich ist. Zugleich muss aber darauf hingewiesen werden, dass das bei ausreichender Dosierung von Bärentraubenblättertee oder entsprechender Zubereitungen nachzuweisende freie Hydrochinon wegen des Verdachts mutagener und möglicherweise kanzerogener Wirkungen ein Risiko darstellen könnte (s.u.)

Eine diuretische Wirkung kommt der Bärentraube nicht zu; die durch den Tee gesteigerte Harnausscheidung ist lediglich eine Wasserdiurese.

Anwendung und Verordnung: Bei leichteren entzündlichen Erkrankungen der ableitenden Harnwege nimmt man 1–2 Teelöffel fein geschnittene oder grob gepulverte Droge auf 1 Tasse Wasser, lässt mehrere Stunden unter gelegentlichem Umrühren stehen und seiht nach kurzem Erhitzen ab. Der Kaltwasserauszug enthält bei annähernd gleichem Arbutingehalt weniger

Gerbstoffe als ein Heißaufguss. Mehrmals tgl. 1 Tasse trinken; mittlere Tagesdosis 10 g Droge, entsprechend 400–700 mg Arbutin.

Die nach alten Angaben erwünschte alkalische Reaktion des Harns (wenn sie denn tatsächlich von Vorteil sein sollte, denn ein alkalischer Urin fördert das Bakterienwachstum) kann kurzfristig durch Gabe von Natriumhydrogencarbonat erreicht werden. Auch reichlich pflanzliche Kost kann zur Bildung eine alkalisch reagierenden Harns beitragen.

Bärentraubenblättertee soll nicht länger als 7 Tage (und nicht mehr als 5-mal im Jahr) getrunken und nicht Kindern unter 12 Jahren gegeben werden.

Fertigarzneimittel: Bärentraubenblätter werden gemäß Standardzulassung konfektioniert als Tee angeboten und sind in gepulverter Form auch als Bärentraubenblätter-Dragees im Handel (meist 190 mg Droge/Dragee, nicht standardisiert).

Mono-Präparate:

Arctuvan Bärentraubenblätter Filmtabletten	ca. 475 mg TE (DEV 2,5–4,5:1; Wasser), entspr. 105 mg Hydrochinonderiv., berechnet als Arbutin/Filmtablette
Cystinol akut	TE entsprechend 70 mg Arbutin/Drg.
Uvalysat	228–266 mg TE, entsprechend 63 mg Arbutin/Drg.
Uvalysat	98,5 g FE, entsprechend 5,6 g Arbutin/100 ml.

Die empfohlene Tagesdosis von mindestens 400 mg Arbutin wird bei Befolgung der angegebenen Dosierungen erreicht.

Als Beispiel für ein Kombinationspräparat sei genannt: Cystinol N Lösung (+ Perkolat aus Goldrutenkraut)

Unerwünschte Wirkungen: Wegen des hohen Gerbstoffgehalts des Teeaufgusses, insbesondere des Heißextrakts, sind bei empfindlichen Patienten gelegentlich Erbrechen und Übelkeit beobachtet worden. Die Toxizität des Hydrochinons scheint bei der Verwendung von Bärentraubenblattzubereitungen nicht zur Wirkung zu kommen, jedoch sollten wegen des Verdachts mutagener und möglicherweise kanzerogener Effekte weitere Untersuchungen durchgeführt werden. Zum Vergleich sei darauf hingewiesen, dass für Hydrochinonhaltige Externa (Salben zur Depigmentierung bei Pigmentstörungen) von der Kosmetikkommission des ehem. BGA Einschränkungen der Anwendung festgelegt worden sind.

Literatur − Frohne, D.: Arctostaphylos uva-ursi (L.) Spreng. − Die Bärentraube. Z. Phytother. **7**, 45−47 (1986). − Nahrstedt, A.: Pflanzliche Urologika − eine kritische Übersicht. PZ **138**, 1439−1450 (1993). − Siegers, C.P. und Mitarb.: Metabolism of arbutin from Uvae-Ursi-extracts in humans. Pharm. Pharmacol. Lett. **7**, 90−92 (1997); auch in: Z. Phytother. **21**, 93 (2000). − Stammwitz, U.: Pflanzliche Harnwegsdesinfizienzien − heute noch aktuell? Z. Phytother. **19**, 90−95 (1998). − Siegers, C.P.: Wirkungsmechanismus von Bärentraubenblätter-Extrakten (Vortrags-Ref.) Z. Phytother. **21**, 93 (2000). − Schindler, G. et al.: Urinary excretion and metabolism of arbutin after oral administration of Arctostaphylos uvae ursi extracts as film-coated tablets and aqueous solution in healthy humans. J. Clin. Pharmacol. **42** (8), 920−27 (2002). − Schmidt, M.: Bärlauch, Bärlapp und Bärentraube. PTA heute, Sonderheft Interpharm, 40−1 (2006).

Areca catechu L. · Arekapalme, Betelnusspalme

Familie: Arecaceae

Herkunft: Tropisches Asien.

Betelnüsse, Arecae semen, früher in der Veterinärmedizin als Wurmmittel verwendet, enthalten Arecolin, Arecaidin und andere Piperideinalkaloide sowie Catechingerbstoffe. Arecolin ist als m-Cholinorezeptor-Agonist ein direktes Parasympathomimetikum, d.h. es wirkt muscarinartig und weniger nicotinartig. Arecolin vermehrt die Sekretion von Speichel-, Bronchial- und Darmdrüsen und verursacht eine Bradykardie. Bei Eingeweidewürmern ruft es Muskelkrämpfe hervor und zwingt außerdem den Darm durch Erregung parasympathischer Nerven zu peristaltischer Bewegung und beschleunigter Entleerung.
Scheiben von frischen Arecasamen sind zusammen mit Blättern des Betelpfeffers, Kalk, Gambir u.a. Ingredientien Bestandteil des **Betelbissens**, des im ostasiatischen Raume verbreiteten Genussmittels. Beim Betelkauen wird das parasympathomimetisch wirkende Arecolin zum zentralstimulierenden Arecaidin verseift. Es gibt Hinweise (Beobachtungen bei betelkauenden Asiaten in England), dass durch Betelkauen eine Bronchokonstriktion hervorgerufen und Asthmaanfälle provoziert werden können. Außerdem ist das Krebsrisiko, insbesondere das Auftreten von Mundhöhlenkrebs, erhöht.

Literatur: Schneider, E.: Betel − ein beliebtes Genussmittel Südasiens. Pharm.i.u.Z. **15**, 161−66 (1986).

Argania spinosa (L.) Skeels
Eisenholzbaum, Arganbaum

Familie: Sapotaceae

Herkunft: SW-Marokko ; Anbau in Israel (Negev).

Das aus den Samen des Arganbaumes durch Kaltpressung gewonnene **Arganöl** ist ein leicht braunes fettes Öl mit nussartigem Geruch und Geschmack. Vorherrschende Triglyzeridkomponenten sind Ölsäure (ca. 45%) und Linolsäure (ca. 35%). Im Unverseifbaren finden sich Carotinoide, Tocopherole mit einem relativ hohen Anteil an γ-Tocopherol, Sterole, Triterpenalkohole, Ferulasäure u.a. phenolische Säuren.
Arganöl gilt als diätetisch wertvolles Speiseöl und wird auch als Kosmetikum angepriesen: Als Mittel gegen vorzeitige Hautalterung, bei trockener Haut und bei Akne.

Literatur: Drissi, A. et al.: Evidence of hypolipemiant and antioxidant properties of argan oil derived from the argan tree (Argania spinosa). Clin. Nutr. **23**(5), 1159–66 (2004). – Lichius, J. J. und R. Soulimani: Arganöl – gesund und gut. DAZ **145**(43), 5740–49 (2005).

Argyreia nervosa (Burm. f.) Boj.
Silberkraut, Hawaiianische Holzrose

Familie: Convolvulaceae

Herkunft: Indien, Hawaii, in tropischen Gebieten als Zier- und Rauschpflanze kultiviert.

Das in der ayurvedischen Medizin verwendete Windengewächs (Hawaiian Baby Wood Rose) enthält in den **Samen** ca. 0,3% Clavin-Alkaloide (Mutterkornalkaloide), vor allem Lysergsäureamid (Ergin), Isoergin, Agro- und Chanoclavin sowie weitere Lysergsäureabkömmlinge. Holzrose-Samen sind in der Szene als Rauschdroge (Abkürzung: HBWR, s.o.) bekannt. Ihre

Wirkung ist LSD-ähnlich, die Empfindungen sind jedoch weniger visuell geprägt. Unerwünschte Wirkungen wie Übelkeit und Erbrechen oder Kreislaufprobleme treten nicht selten auf. Die Samen sind im Blumenhandel erhältlich und unterliegen (bis jetzt) keinen weiteren Vorschriften (Zierpflanze), werden aber auch im Internet (hier mit eindeutiger Zweckbestimmung) angeboten.

Anmerkung: Lysergsäureamid und andere Ergolinalkaloide enthalten auch die Samen anderer Convolvulaceen, z.B. von *Ipomoea violacea* L. (morning glory) oder von *Rivea corymbosa* (L.) HALLIER f., die von den Azteken unter der Bezeichnung Ololiuqui als rituelle halluzinogene Drogen benutzt wurden.

Literatur: Schultes, R.E. und A. Hofmann: Pflanzen der Götter. Hallwag Verlag, Bern und Stuttgart, 1980. – Rätsch, Ch.: Enzyklopädie der psychoaktiven Pflanzen, 2. A., AT Verlag, Aarau/Schweiz (1998). – N.N.: Im Rausch der Holzrose. Z. Phytother. **24**(5), 216 (2003), Ref. Borsutzky, M. Der Nervenarzt **73**, 892–96 (2002). – Göpel, C., A. Maras und M.H. Schmidt: Darstellung einer drogeninduzierten Psychose durch Argyreia nervosa (Hawaiianische Holzrose). Z. Phytother. **26**(5), 225–26 (2005).

Aristolochia clematitis L. · Osterluzei

Familie: Aristolochiaceae

Herkunft: Mittelmeergebiet; nördlich der Alpen mit dem Weinbau eingeschleppt?

Die Osterluzei war eine schon in den Kräuterbüchern des Mittelalters wegen ihrer wundheilenden Wirkungen hoch geschätzte Arzneipflanze. **Kraut** und **Wurzel**, Aristolochiae herba und radix, heute obsolete Drogen, enthalten Aristolochiasäuren I u. II (substituierte 10-Nitrophenanthrencarbonsäuren), daneben Gerb- und Bitterstoffe, Magnoflorin sowie wenig ätherisches Öl.
Nachdem Versuche, ein antibiotisch wirksames Prinzip zu finden, erfolglos waren, konnte in den 60er Jahren gezeigt werden, dass Aristolochiasäure in geringer Dosis die Phagozytoseaktivität von Leukozyten steigert. Diese

Phagozytoseaktivierung wurde als Steigerung der körpereigenen Abwehr interpretiert und entsprechende Präparate – als Vorläufer der heute so beliebten Immunstimulantia – auf den Markt gebracht. Nachdem im Tierversuch Aristolochiasäuren (in hoher Dosis) sich als karzinogene Substanzen erwiesen, wurde 1981 vom damaligen BGA die Zulassung aristolochiasäurehaltiger Präparate widerrufen. Lediglich homöopathische Dilutionen ab D 11 sind ausgenommen. Unerwünschte Wirkungen: Reine Aristolochiasäure zeigt bei Überdosierung eine colchicinähnliche Wirkung; außerdem führt die Droge in höherer Dosierung zu Menorrhagien, sie kann auch bei Gravidität Abortus auslösen und wirkt nierenschädigend. Auf die mögliche Kanzerogenität wurde oben hingewiesen.

Anmerkung: Während im europäischen Arzneischatz das Problem der Toxizität von Aristolochiasäure und entsprechenden Präparaten nicht mehr existiert, ist es in ganz anderem Zusammenhang wieder aktuell geworden: Bereits Anfang der 90er Jahre wurde über Intoxikationen in Belgien berichtet, für die ein Schlankheitsmittel verantwortlich gemacht wurde, das neben Appetitzüglern, Acetazolamid u.a. die chinesische Droge Fangji enthalten sollte. Es handelt sich dabei um die Wurzel von *Stephania tetrandra* S. MOORE (Menispermaceae), die in der TCM als ungefährlich angesehen wird. Nachdem gehäuft Fälle von interstitieller Nephropathie mit progressivem Nierenversagen aufgetreten waren, konnte bei den Betroffenen bereits 1994, bei Nachuntersuchungen von Gewebeproben auch später im Nierengewebe für Aristolochiasäure spezifische DNA-Addukte nachgewiesen werden. Statt Fangji war offensichtlich die TCM-Droge Guang Fangji verwendet worden, die von der Aristolochiasäure führenden Pflanze *Aristolochia fangji* Y.C. WU stammt. In der letzten Zeit ist wiederholt über diese und andere Verwechlungen oder Verfälschungen importierter TCM-Drogen berichtet worden. Auch in importierten TCM-Fertigarzneimitteln wurden Aristolochiasäuren nachgewiesen. Im DAC wird auf 12 häufig in der TCM verwendete Drogen hingewiesen, die auf das Vorkommen von Aristolochiasäure zu prüfen sind.

Literatur: Schmeiser, H.: Aristolochiasäure als Ursache von Nierenerkrankungen. DAZ **136**, 1768 (1996). – AMK Dtsch. Apotheker: Abgabe chinesischer Arzneimittel, Mitt. In DAZ **137**, 2034–36 (1997). – N.N.: Chinesische Heilkräuter – Sanfte Medizin mit hochgiftigem Inhalt. DAZ **140**, 545–47 (2000). – Schmoltzi, P. und M. Scherges: Verwechslungen chinesischer Arzneidrogen. DAZ **140**, 4094–4103 (2000). – Jungmayr, P.:

Chinesische Phytopharmaka – Aristolochiasäure verursacht Krebs. DAZ **140**, 5294–95 (2000); hier auch Verweis auf 2 Arbeiten in N. Engl. J. Med 342 (2000). – AMKdA: Warnung vor aristolochiasäurehaltigen chinesischen Fertigarzneimitteln der TCM, Mitt. In DAZ **140**, 4920–22 (2000). – Blaszczyk, T.: Gefahr durch chinesische Arzneimittel? DAZ **141**, 1687–96 (2001). – Nowack, R.: Nierenversagen durch aristolochiasäurehaltige Heilmittel – ein immanentes Risiko chinesischer Phytotherapie? Z. Phytother. **25**(2), 67–74 (2004).

Armoracia rusticana Gaertn., Mey et Scherb.
Meerrettich

Familie: Brassicaceae

Herkunft: Fast ganz Europa.

Meerrettichwurzel, Armoraciae radix enthält die Glukosinolate (Senfölglukoside) Glukonasturtiin und Sinigrin, aus denen neben wenig Phenylethyl- vor allem Allylsenföl entsteht; ferner Ascorbinsäure in der frischen Wurzel. Die Droge wirkt aufgrund des Senfölgehalts antimikrobiell und kann unterstützend als Atemwegs- oder Harndesinfizienz eingesetzt werden; äußerlich wirkt sie hyperämisierend an Haut- und Schleimhäuten. Meerrettichwurzel wird als Droge nicht verwendet, ist jedoch gelegentlich Bestandteil von Fertigarzneimitteln, z.B. der Angocin Anti-Infekt N Filmtabletten (Rad. Armoraciae neben Tropaeolum); Indikationen: Harnwegs- und grippale Infekte, Sinusitis, Tonsillitis.
Gegenanzeigen: Nicht bei akuten Magen- und Darmulcera; nicht bei Kindern unter 4 Jahren.
Meerrettichauszüge sind Bestandteil von Präparaten zur Behandlung von Pigmentanomalien, z.B. in den Krenacid-Tropfen: Bleichlösung mit 1,5 mg essigsaurem Meerrettichextrakt + 200 mg Ascorbinsäure in 10 g; zum Auftragen auf hyperpigmentierte Hautpartien.
Unerwünschte Wirkungen: Magen- und Darmbeschwerden möglich; Senfölallergie beachten.

Literatur: N.N.: Phytopharmakon versus Antibiotikum. PZ **151**(6), 531 (2006).

Arnica montana L. · Bergwohlverleih, Arnika

Familie: Asteraceae

Herkunft: M-, S- und O-Europa (Wildvorkommen); z.T. auch schon Anbau.

Angewandter Pflanzenteil: Arnikablüten, Arnicae flos Ph.Eur. (die getrockneten ganzen oder in die Einzelblüten zerfallenen Blütenstände); **Arnikawurzel**, Arnicae radix (obsolet).

Inhaltsstoffe: Sesquiterpenlactone vom Helenalintyp (Helenaline, Dihydrohelenaline), z.T. als Ester mit kurzkettigen Fettsäuren; ätherisches Öl mit Monoterpen-Phenolen (vor allem Thymolderivaten), Fettsäuren und n-Alkanen; Flavonoide, Phenolcarbonsäuren, z.B. Chlorogensäure, Cynarin; Cumarinderivate wie Scopoletin und Umbelliferon, Polyine, Schleimstoffe; Spuren der (nichttoxischen) Pyrrolizidin-Alkaloide Tussilagin und Isotussilagin.

Wirkung: Arnikablüten wirken antimikrobiell (bakteriostatisch, fungistatisch), antiphlogistisch und analgetisch bei Entzündungsschmerzen, auch resorptionsfördernd bei inneren Blutungen und Exsudaten. Zu diesen, bei äußerlicher Anwendung dokumentierten Wirkungen kommen kardiotonische, atemanaleptische und vasomotorische Effekte bei innerlicher Anwendung. Letztere werden zwar in der Volksmedizin propagiert, und es gibt immer noch entsprechende Präparate, doch ist in Abwägung der Nutzen-Risiko-Relation die innerliche Anwendung von Arnica nicht zu vertreten und in der Aufbereitungsmonographie (ehem. Komm. E) ausdrücklich nicht genannt.

Als wesentliches Wirkprinzip sind die Sesquiterpenlactone anzusehen, die als Sulfhydrylgruppen-Blocker mit einer gewissen Selektivität essenzielle Enzyme hemmen und membranstabilisierende Effekte ausüben können. Jüngste Forschungsergebnisse haben gezeigt, dass Helenalin und Dihydrohelenalin in mikromolaren Konzentrationen die Aktivierung des Transskriptionsfaktors NF-κB durch Bindung an dessen Untereinheit p65 hemmen. Dieser ist ein zentraler Mediator im Entzündungsgeschehen, der verschiedene, am Entzündungsprozess beteiligte Verbindungen wie z.B. proinflammatorische Cytokine, den Tumornekrosefaktor a, die Cyclooxygenase II u.a. aktiviert. Durch eine Verhinderung der Aktivierung dieses Faktors wird das Entzündungsgeschehen an zentraler Stelle beeinflusst und z.B. eine Hemmung der Leukozyten-Chemotaxis, der Freisetzung lysosomaler Enzyme oder von Histamin aus Mastzellen sowie von Serotonin aus Thrombozyten erreicht. In gleicher Weise wird offensichtlich auch der Transskriptionsfaktor NF-AT gehemmt. Die Sesquiterpenlactone sind aber auch für die unerwünschten Wirkungen der Arnica (s.u.) verantwortlich. In welchem Maße die übrigen Inhaltsstoffe, z.B. die Flavonoide oder das ätherische Öl an der Drogenwirkung beteiligt sind, ist im Einzelnen nicht näher untersucht. In verschiedenen Testsystemen hat sich aber eine antiinflammatorische Aktivität von Flavonoiden gezeigt.

Anwendung und Verordnung: Zur äußerlichen Anwendung bei Distorsionen, Prellungen Quetschungen, Hämatomen, rheumatischen Gelenkbeschwerden, als Wundheilmittel bei nicht offenen Wunden, bei Entzündungen als Folge von Insektenstichen, bei Oberflächenphlebitis am besten in Form der Tinktur (Arnikatinktur Ph. Eur.; diese 1 : 3 verdünnt) als Einreibung oder in Form von Umschlägen; auch in Kombination mit essigweinsaurer Tonerde:

Rp. Tinct. Arnicae 40,0
 Liqu. Alumin. acet.-tataric. ad 100,0
 M.D.S. 2 Esslöffel auf ¼ Liter Wasser zu Umschlägen.

Neben der Tinktur finden gelegentlich auch der Infus oder Auszüge aus den Blüten mit fettem Öl Verwendung.

Fertigarzneimittel: Mono-Präparate zur äußerlichen Anwendung (Auswahl): Arnikatinktur wird von verschiedenen Herstellern konfektioniert angeboten, z.B. Hyzum N Tinktur u.a. oder als Gel- oder Salbenkomponente integriert:

doc Salbe (21,5% Tinktur in der Salbengrundlage)
Enelbin-Salbe (25% Tinktur in der Salbengrundlage)
Kneipp Arnika Gel (25% Tinktur in der Gelgrundlage) – Kühlgel
Kneipp Arnika Salbe S (10% öliger Auszug in der Salbengrundlage)
Arthrosenex AR Salbe (5% öliger Auszug in der Salbengrundlage)

Die Zahl der Arnica enthaltenden Kombinationspräparate hat sich in den letzten Jahren deutlich verringert. Trotz der Bedenken gegen die innerliche Anwendung gibt es noch gelegentlich konfektionierte Tees oder Fertigpräparate mit Arnica als Bestandteil. Die zahlreichen homöopathischen Präparate enthalten entweder Dilutionen aus der ganzen blühenden Pflanze oder aus den getrockneten unterirdischen Teilen (die allopathisch nicht verwendet werden).

Unerwünschte Wirkungen: Bei innerlicher Anwendung sind toxische Wirkungen der Sesquiterpenlactone zu erwarten: Schweißausbrüche, Gastro-Enteritis, Tachykardie, Dyspnoe, Kollaps; diese Symptome wären vor allem beim Trinken größerer Mengen von Tee möglich; in den Kombinationspräparaten ist der Arnica-Anteil meist sehr gering. Bei topischer Anwendung kann die unverdünnte Tinktur auf der Haut Rötung und Bildung ödematöser Ekzeme mit Bläschenbildung hervorrufen. Die sensibilisierende Wirkung der Helenalinester ist beachtlich (Haptenwirkung über eine Koppelung der exozyklischen Methylengruppierung an Membranproteine), sodass nach wiederholter Anwendung immer mit dem Auftreten einer allergen bedingten Kontaktdermatitis gerechnet werden muss. Von einer Verwendung der Arnica nach dem Gießkannenprinzip (z.B. leider auch in zahlreichen Kosmetika!) muss daher abgeraten werden.

Anhang: Da die Beschaffung der Droge – von einer unter Naturschutz stehenden Pflanze – zunehmend auf Schwierigkeiten stößt, war seit einiger Zeit *Arnica chamissonis* LESS ssp. *foliosa* (NUTT.) MAGUIRE, die amerikanische Wiesenarnika als Stammpflanze zugelassen. Zumindest die ssp. *foliosa* ähnelt in ihrer Sesquiterpenführung der *A. montana*: Sie enthält neben den Helenalinen und Dihydrohelenalinen strukturell ähnliche, aber nicht identische Verbindungen, die als Arnifoline, Dihydroarnifoline und Chamissonolide bezeichnet werden. Das Sesquiterpenmuster ist also komplexer und auch sehr viel variabler als bei *A. montana*. Da inzwischen umfangreiche Versuche zum feldmäßigen Anbau von *A. montana* erfolgreich abgeschlossen sind und der Anbau (auch an verschiedenen Stellen Deutschlands) bereits praktiziert wird, ist in Ph.Eur. nun wieder nur die echte Arnika (d.h. *Arnica montana*) als Stammpflanze zugelassen.

Literatur: Willuhn, G.: Arnica montana L. – Portrait einer Arzneipflanze. PZ **136**(37), 2453–68 (1991).– Schmidt, M.: Arnika – Die Anwendung in der Homöopathie. PTA heute **13**, 811–12 (1999). – Meyer-Chlond, G.: Arnika – Arzneipflanze mit Tradition und Zukunft (Tagungsreferate). DAZ **139**, 3229–32 (1999). – Unter der gleichen Überschrift ausführliche Referate auch in Z. Phytother. **21**, 39–54 (2000) (Taxonomie und Systematik; Inhaltsstoffe und Wirkungen, Standardisierung, Anbau und Züchtung). – Gensthaler, B. M.: Falsch bezeichnet und dann fast ausgerottet. PZ **146**, 173–74 (2001). – Klaas, C.A.: Studies on the anti-inflammatory activity of phytopharmaceuticals prepared from Arnica flowers. Planta Med. **68**(5), 385–91 (2002).

Aronia melanocarpa (Michx.) Elliot
(*Mespilus arbutifolia* L. var. *melanocarpa* Michx.)
Schwarze Eberesche, Apfelbeere

Familie: Rosaceae

Herkunft: N-Amerika; in M-Europa angepflanzt.

Die **Früchte** der Apfelbeere enthalten verschieden polyphenolische Substanzen: Vorherrschend sind polymere Proanthocyanidine, ferner Phenolcarbonsäuren und Anthocyanoside. Fruchtkonzentrate werden wegen ihrer antioxidativen Wirkungen als NEM angeboten, z.B. Aronia-Pascoe („soll Körperzellen vor Angriffen freier Radikale und vor oxidativem Stress schützen"). Das Präparat enthält 100 mg Fruchtkonzentrat mit 45 mg Polyphenolen und 20 mg Anthocyanen/Kapsel.

Artemisia abrotanum L. · Eberraute

Familie: Asteraceae

Herkunft: S-Europa, China (?).

Eberrautenkraut, Abrotani herba, enthält neben Bitterstoffen und Gerbstoffen Cumarinderivate, Flavonole sowie ätherisches Öl. Die Droge wirkt ähnlich wie *Artemisia absinthium*, wird jedoch als Choleretikum und Stomachikum kaum mehr verwendet. Ein Extrakt ist als Nasalspray wirksam gegen allergische Rhinitis.

Die Droge ist nur noch selten Bestandteil von Kombinationspräparaten. Eine Reihe von Homöopathika enthält Abrotanum i.h.V (aus den frischen, jungen Trieben und Blättern der Stammpflanze), z.B. Abrotanum-Salbe DHU (Ø), Abrotanum 10% Salbe Weleda (Ø) u.a.m.

Unerwünschte Wirkungen: siehe *A. Absinthium*, hier jedoch noch weniger zu erwarten.

Literatur: Ambrosius, F. (Ref.): Nasalspray aus Eberraute gegen allergische Rhinitis. Z. Phytother. **27** (3), 140 (2006).

Artemisia absinthium L. · Wermut

Familie: Asteraceae

Herkunft: N-Afrika, S-Europa, vielfach, vor allem in S- und O-Europa, angebaut.

Angewandter Pflanzenteil: Wermutkraut, Absinthii herba Ph.Eur. (die zur Blütezeit geernteten Zweigspitzen und Blätter).

Inhaltsstoffe: Sesquiterpenlacton-Bitterstoffe, insbesondere das Guajanolid Absinthin u.a. Dimere, ferner als monomere Verbindungen Artabsin, Artanolid, Matricin, Anabsinthin (Artefakt) u.a.; ätherisches Öl mit β-Thujon, Isothujon, Thujol und Thujylalkohol, trans-Sabinylacetat, cis-Epoxiocimen, Chrysanthenylacetat (je nach Chemotyp in wechselnden Mengen) und weiteren Mono- und Sesquiterpenen; als Flavonoide kommen Glykoside des Kämpferols und Quercetins, aber auch lipophile Verbindungen wie das Artemisitin vor; weitere Inhaltsstoffe sind Kaffeesäure und andere Phenolcarbonsäuren, Cumarine und sesaminähnliche Lignane.

Wirkung: Die Bitterstoffe wirken vorwiegend reflektorisch über eine Erregung der Bitterrezeptoren der Geschmacksknospen am Zungengrund. Die Magensaftsekretion wird, auch unter Erhöhung der Säurekonzentration, gesteigert. Die Wirkung ist beim Gesunden gering und kommt vor allem bei verminderter Sekretion zur Geltung. Eine gewisse choleretische Wirkung ist darüber hinaus wahrscheinlich. In welchem Umfange auch das ätherische Öl an der Wermutwirkung beteiligt ist, wird unterschiedlich beurteilt. Als Reinsubstanz ähnelt es dem Salbeiöl (Thujon!) und wirkt leicht hyperämisierend und desinfizierend. Es wird jedoch therapeutisch nicht genutzt.

Anwendung und Verordnung: Wermutkraut ist ein beliebtes Amarum aromaticum, das bei subazider Gastritis und damit verbundenen dyspeptischen Beschwerden die Magensaftsekretion anregt; es ist auch bei Appetitlosigkeit und Dyskinesien der Gallenwege einzusetzen. Man lässt $^1/_2$ Teelöffel des Krauts mit einer Tasse Wasser heiß aufbrühen. Nach 5 Min. abseihen, den Tee warm trinken – oder man bedient sich der Tinctura Absinthii (10 Tropfen auf 1 Glas Wasser; 3-mal tgl. vor dem Essen).
Als Teegemisch mit Tausendgüldenkraut:

Rp.	Wermutkraut	20,0
	Tausendgüldenkraut	ad 50,0
	M.f. species	
	D.S. 2 Teelöffel pro Tasse.	

Auch der Magentee I nach Std.-Zul. enthält Wermut:

Enzianwurzel	20 Teile
Bitterorangenschale	20 Teile
Tausendgüldenkraut	25 Teile
Wermutkraut	25 Teile
Zimtrinde	10 Teile

2 Teelöffel voll Tee mit 150 ml siedendem Wasser übergießen, 5–10 Min. ziehen lassen, dann abseihen. Mehrmals täglich 1 Tasse Tee trinken.
Wermuttee als bitteres Magenmittel sollte, wie bei Bitterdrogen üblich, vor dem Essen genommen werden. Bei einer Anwendung als Gallenmittel empfiehlt es sich, den warmen Tee nach dem Essen zu trinken.
Für einige in der Volksmedizin dem Wermut zugeschriebene Anwendungsgebiete z.B. bei Menstruationsbeschwerden, bei Blutarmut oder äußerlich bei schlecht heilenden Wunden und ekzemartigen Krankheiten gibt es keine wissenschaftlichen Belege.

Fertigarzneimittel: Monopräparate: keine. Die Droge ist aber häufig in Fertigteemischungen (Magen-, Galle/Lebertees) und – als Extrakt oder

Artemisia absinthium

Tinktur – in Fertigpräparaten aus den Gruppen Stomachika, Cholagoga oder auch Roborantia vertreten. Überwiegend handelt es sich um flüssige Zubereitungen, bei denen die Bitterwirkung auch zur Geltung kommen kann.

Unerwünschte Wirkungen: Sind für die Droge und ihre gebräuchlichen galenischen Zubereitungen bei bestimmungsgemäßem Gebrauch nicht zu erwarten. In höheren Dosen oder über längere Zeit eingenommen, können allerdings auch Zubereitungen aus dem Wermutkraut zu Intoxikationen (Erbrechen, Benommenheit) führen.
Reines ätherisches Öl, das therapeutisch nicht verwendet wird, kann aufgrund seines Gehalts an Thujon zu klonischen Krämpfen, Parästhesien und Bewusstseinsstörungen führen. Seine Verwendung zur Herstellung des Absinthschnapses, dessen missbräuchlicher Konsum zum Absinthismus führte, ist seit langem verboten.

Anmerkung: Durch eine Änderung der Aromenverordnung können neuerdings wieder Spirituosen mit thujonhaltigen Extrakten hergestellt werden, die im Handel erhältlich sind („Grüne Fee") und auch im Internet wegen „ihrer halluzinogenen Kraft" angepriesen werden. Der Thujongehalt darf bei Bitterspirituosen 35mg/kg nicht überschreiten, bei alkoholischen Getränken mit über 25% Alkohol darf er maximal 10 mg/kg betragen. Bei exzessivem Genuss derartiger hochprozentiger Spirituosen wird das Gefährdungspotential für den Organismus eher durch die aufgenommene Menge an Alkohol als durch Thujon erreicht.

Anhang: Thujon ist, wie bei *A. absinthium*, auch Hauptbestandteil des ätherischen Öls von *Artemisia afra* Jaco., dem südafrikanischen Wermut. Unter der Bezeichnung Lanyana spielt das Öl auf dem Riechstoffsektor eine Rolle, während die Pflanze in der Volksmedizin des südlichen Afrika in vielfältiger Weise therapeutisch genutzt wird. Eine Komponente des ätherischen Öls, das Artemisiaketon, ein Monoterpen mit irregulärer isoprenoider Verknüpfung, ist im Öl einer anderen *Artemisia*-Art Hauptbestandteil:
Artemisia annua L., der einjährige Beifuß, ist eine traditionelle Arzneipflanze Chinas (Qinghao), die jedoch weniger wegen des terpenreichen ätherischen Öls als vielmehr wegen ihrer Sesquiterpenlactone, insbesondere des Artemisinins von Interesse ist. Artemisinin (chin. Qinghaosu) ist

ein Sesquiterpenlacton-Endoperoxid mit sehr guter Antimalariawirkung, das schnell und direkt auf die Blutschizonten der Malariaerreger – auch gegen chloroquinresistente Plasmodien – wirkt. Artemisinin und partialsynthetisch abgewandelte Derivate der ersten Generation (z.B. Artemeter), die in vivo zu dem stärker wirksamen Dihydroartemisinin umgewandelt werden, werden in China, Vietnam und Thailand sowie in afrikanischen und südamerikanischen Ländern, in denen multidrugresistente Parasiten vorkommen, eingesetzt. Da die Endoperoxidstruktur für die Antimalariawirkung essenziell ist, wurden auch unabhängig vom Artemisiningrundgerüst synthetisierte Endoperoxide der 2. Generation entwickelt.

Literatur: W. N. Arnold: Absinth – Droge des Fin de siècle. Spektrum der Wissenschaft, 8/1989, 64–69 (1989). – R. Saller, A. Hellstern und D. Hellenbrecht: Chemische und toxikologische Eigenschaften von Thujon. internist. praxis **36**, 553–56 (1996). – Hein, J. et al.: Absinth – Neue Mode, alte Probleme. DAZ **49**, 49–55 (2001). – Hose, S.: Der Wermut – Artemisia absinthium L. Z. Phytother. **23**(4), 187–94 (2002). – N.N.: Modegetränk Absinth. Hoher Alkoholgehalt und Überschreitung der Thujon-Höchstwerte. DAZ **143**(28), 3506–07 (2003). – Schmersal, P.: Absinth – die grüne Fee. DAZ **144**(51), 5893–5901 (2004).
Buchbauer, G. und E. Silbernagel: Der südafrikanische Wermut Artemisia afra Jacq. DAZ **129**(41), 2173–77 (1989). – Woerdenbag, H.J. und N. Pras: Artemisia annua L. – Der einjährige Beifuß. Z. Phytother. **12**(4), 133–39 (1991). – Woerdenbag, H.J. und Mitarb.: Progress in the research of artemisinin-related antimalarials: an update. Pharm. World Sci. **16**, 169–80 (1994). – Bharel, S. und Mitarb.: Structure, biosynthesis and functions of artemisinin. Fitoterapia LXVII, 387–402 (1996). – Meshnick, S.R. und Mitarb.: Artemisinin and the antimalarial endoperoxides: from herbal remedy to targeted chemotherapy. Microbiol. Rev. **60**, 301–15 (1996). N.N. (Ref.): Antiulzerative Wirkung von Sesquiterpenlactonen aus Artemisia annua. Z. Phytother. **25**(2), 94 (2004).

Artemisia cina O. C. Berg · Zitwer

Familie: Asteraceae

Herkunft: Iran, Kirgisen-Steppe.

Die Blütenstandsknospen, Cinae flos, fälschlich als **Zitwersamen** bezeichnet, enthalten das Sesquiterpenlacton Santonin, ätherisches Öl mit 1,8-Cineol sowie Bitterstoffe (Artemisin). Zitwersamen wurden früher als Wurmmittel bei Befall mit Askariden oder auch Oxyuren eingesetzt. Durch Santonin werden Askariden infolge Lähmung ihrer Saugmuskulatur zur Abwanderung in den Dickdarm gezwungen, von wo sie durch ein Abführmittel entfernt werden können. Die Verwendung der Droge wie auch der Reinsubstanz Santonin (ED 0,025 g) ist obsolet, zumal die therapeutische Breite des Santonins gering ist. Unerwünschte Wirkungen sind Anomalien der Farbwahrnehmung (Gelbsehen = Xanthopsie), die schon bei therapeutischen Dosen auftreten können. Bei Resorption größerer Santoninmengen kommt es zu Muskelzittern und Krämpfen. Die Körpertemperatur wird herabgesetzt; die Medulla oblongata bleibt zunächst verschont, erst bei sehr weitgehender Vergiftung kommt es zur Lähmung des Atemzentrums und damit zum Exitus.

Anhang: Auch *Artemisia maritima* L., der bei uns an Meeresküsten (auch an salzhaltigen Stellen des Binnenlandes) vorkommende Meeres- (Strand-) Beifuß ist eine santoninreiche Pflanze.

Artemisia vulgaris L. · Beifuß

Familie: Asteraceae

Herkunft: Ganz Europa, Asien, N-Amerika.

Beifußkraut, Artemisiae herba, enthält ätherisches Öl mit überwiegend Monoterpenen, darunter je nach Herkunft 1,8-Cineol, Campher, Linalool oder Thujon als Hauptkomponente; ferner Flavonolglykoside, Cumarinderivate (Aesculetin, Umbelliferon, Scopoletin), Polyine sowie Sesquiterpenlacton-Bitterstoffe. Die Droge wirkt anregend auf die Magensaftsekretion; sie ist dem Wermukraut vergleichbar, wirkt jedoch schwächer. Beifußkraut kann als appetitanregendes Mittel bei anazider und subazider Gastritis bzw. bei dyspeptischen Beschwerden gegeben werden. Dosierung: 1 Teelöffel pro Tasse heiß aufbrühen. Oder als Mischtee:

```
Rp.     Beifußkraut                    5,0
        Pfefferminzblätter
        Orangenblätter          ana ad 40,0
        M.f. species
        D.S. 1 gehäufter Teelöffel pro Tasse, ¼ Stunde vor den Hauptmahlzeiten 1 Tasse
        trinken.
```

Die Wirksamkeit bei den beanspruchten Indikationsgebieten ist nicht hinreichend belegt, sodass die Verwendung der Droge in der Aufbereitungsmonographie nicht empfohlen wird.
Unerwünschte Wirkungen: In therapeutischen Dosen nicht bekannt, Allergien möglich.

Anmerkung: *Artemisia pontica* L., der Römische Wermut, wird zur Aromatisierung von Wermutwein verwendet.

Literatur: Richter, C.: Der Beifuß – „Mutter aller Kräuter". Z. Phytother. **23**, 68–80 (2002).

Asarum europaeum L. · Haselwurz

Familie: Aristolochiaceae

Herkunft: Laubreiche Wälder Europas, Sibiriens; Kaukasus.

Haselwurz-Wurzelstock, Asari rhizoma, enthält 2–4% ätherisches Öl wechselnder Zusammensetzung. Je nach Herkunft können die Phenylpropanderivate trans-Isoasaron und trans-Isomethyleugenol oder auch trans-Isoelemicin bzw. Eudesmol vorherrschende Komponenten sein. Dem ätherischen Öl werden expektorierende, bronchospasmolytische, lokalanästhetische und antibakterielle Wirkungen zugesprochen. Die Droge selbst ist obsolet, ein standardisierter Extrakt war früher als Escarol-Dragees im Handel. Die Chinesische Haselwurzganzpflanze (TCM) kann von *Asarum sieboldii* Miq. oder von *A. heterotropoides* Fr. var. *mandshuricum* (Maxim.) Kitag. stammen. In einer mit Prüfzertifikat gehandelten Droge Herba Asari wurden Aristolochiasäuren I und II nachgewiesen.

Literatur: Göbel, W., G. Gerster und E. Gracza: Behandlung des chronisch-bronchitischen Syndroms mit Extrakten aus der Haselwurz. Natur- und Ganzheitsmedizin **3**, 18–22 (1990). – Saller, R., C. Kreck und D. Hellenbrecht: Asarum europaeum (Haselwurz) – Kurzbewertung. internist. praxis **35**, 142–44 (1995). – Ihrig, M.: Aristolochiasäure in chinesischem Haselwurzkraut nachgewiesen. PZ **148**(31), 2821 (2003); auch in DAZ **143**(30), 3754–55 (2003).

Ascophyllum nodosum → Fucus vesiculosus

Aspalathus linearis (Burm. f.) R. Dahlgren
Rotbusch, Rooibos

Familie: Fabaceae

Herkunft: S-Afrika; westliches Kapland.

Angewandter Pflanzenteil: Rooibos-(Rotbusch-)Tee, Aspalathi herba, fermentierte Blatt- und Zweigstückchen.

Inhaltsstoffe: Gerbstoffe: ca. 5% Gallotannine, wenig Catechingerbstoffe; Flavonol-3-O-glykoside, C-Glykosylflavone und C-Glucoside der Dihydrochalkone Aspalathin und Nothofagin, wenig ätherisches Öl, Spuren von Vitamin C und ein relativ hoher Gehalt an Mineralstoffen.

Wirkung: Schwach spasmolytisch (Flavonoide?), antiallergisch (auf Grund des Quercetingehalts?), antioxidativ (Aspalathin?).

Anwendung: Als ein dem Schwarztee ähnliches Haushaltsgetränk, aber coffeinfrei und mit niedrigerem Gerbstoffgehalt erfreut sich Rotbuschtee steigender Beliebtheit. Der Vitamin C-Gehalt im Teeaufguss ist gering.

Unerwünschte Wirkungen: Keine bekannt.

Anmerkung: Honigbuschtee ist nicht, wie gelegentlich behauptet, eine besondere Art von Rotbuschtee (die fein geraspelte Rinde), sondern stammt von *Cyclopia*-Arten, z.B. *C. intermedia, C. maculata* oder *C. galioides*, Fabaceen, die ebenfalls in S-Afrika wachsen und dort kultiviert werden. Als Inhaltsstoffe sind Flavonoide, Isoflavonoide, Xanthonderivate und Gerbstoffe bekannt. Die fermentierten Blätter (heuningbostee) werden wie Rooibostee als coffeinfreier, schwarzteeähnlicher Gesundheitstee getrunken.

Literatur: Morton, J.F.: Rooibos Tea, Aspalathus linearis, a caffeinless, low-tannin-beverage. Econ. Botany **37**(2), 164–73 (1983). – Schmidt, M.: Exot aus Südafrika. PTA heute Nr. **14** (2), 38–39 (2000). – Schulz, H., B. Steuer und W. Schütze: Rotbusch-Tee. DAZ **140**(33), 3809–15 (2000). – Czygan, F.-C.: Der Rotbusch-Tee – Aspalathus linearis, Portrait einer potenziellen Arzneipflanze. Z. Phytother. **23**(6), 295–98 (2002) – Schröder, E.-M.: Rotbuschtee – koffeinfreier Genuss aus Südafrika. DAZ **146**(20), 2150–51 (2006).

Asparagus officinalis L. · Spargel

Familie: Asparagaceae

Herkunft: Europa, N-Afrika, in N-Amerika kultiviert.

Spargelwurzel, Asparagi radix (eigentlich der Wurzelstock mit Wurzeln), enthält Asparagin, Arginin, Asparagose sowie Steroidsaponine. Auf Grund eines – sicherlich nur geringen – diuretischen Effekts findet sich die Droge in einigen Blasen- und Nierentees, die zur Durchspülungstherapie bei entzündlichen Erkrankungen der ableitenden Harnwege und zur Vorbeugung bei Nierengrieß angeboten werden. Asparagus-P Tabletten enthalten je 200 mg Drogenpulver von *Asparagus* und *Petroselinum* (Kraut). Als Diuretikum 3-mal tgl. 4 Tabletten vor dem Essen mit reichlich Flüssigkeit nehmen.
Gegenanzeige: Entzündliche Nierenerkrankungen.
Für die Propagierung von Spargelpräparaten als Roborans, Tonikum usw. (Spargel Dich fit!) gibt es keine ernstzunehmenden wissenschaftlichen Grundlagen. Unerwünschte Wirkungen sind in therapeutischen Dosen nicht bekannt. Sehr selten kann es zu allergischen Hautreaktionen kommen.

Literatur: Nowack, R.: Spargel. Z. Phytother. **27**, 147–54 (2006).

Aspidosperma quebracho-blanco SCHLECHTEND.
Quebrachobaum

Familie: Apocynaceae

Herkunft: Argentinien, Bolivien, Chile.

Quebrachorinde, Quebracho cortex DAC ist die Stammrinde des Weißen Quebracho. Sie enthält Aspidospermin, Quebrachin (= Yohimbin) u.a. Indolalkaloide und soll zu einer Erregung des Atemzentrums führen (Atemanaleptikum) sowie expektorierend wirken. Die Wirkung ist nicht hinreichend belegt, sodass eine therapeutische Verwendung nicht empfohlen wird. In größeren Dosen wirkt die Droge emetisch.

Astragalus microcephalus WILLD. u.a. Arten Tragant

Familie: Fabaceae

Herkunft: Kleinasien, Syrien, Iran.

Angewandter Pflanzenteil: Tragant, Tragacantha Ph.Eur. (aus der Stammrinde ausgetretener und an der Luft erhärteter Schleim).

Inhaltsstoffe: Gemisch verschiedener Polysaccharide und Proteoglykane, bestehend aus ca. 60% wasserunlöslichem, stark quellendem Bassorin und ca. 40% wasserlöslichem Tragacanthin. Grundstruktur des Tragacanthins ist eine Polygalacturonsäure mit Xylose, Fucose und Galactose als Seitenketten. Bassorin besteht aus Galacturonsäuremethylester, Arabinose, Galactose und Rhamnose. Beide Komponenten enthalten einen Proteinanteil von ca. 1–3%.

Wirkung: Durch Quellung kommt es infolge Füllung des Darmlumens zu einem Dehnungsreiz auf die Darmwand und damit zu erhöhter Peristaltik.

Anwendung und Verordnung: Fertigarzneimittel, die Tragant bzw. Bassorin als Quellungslaxans enthielten, sind inzwischen vom Markt genommen (z.B. Normacol). Tragant dient als Binde- und Verdickungsmittel sowie zur Herstellung von Hydrogelsalben. Auf Grund der guten Klebkraft ist Tragantpulver ein gutes Haftmittel für Zahnprothesen.

Unerwünschte Wirkungen: In therapeutischen Dosen nicht bekannt. Bei der Einnahme ist, wie bei allen Quellstoffen, auf ausreichende Flüssigkeitszufuhr zu achten (Gefahr einer Bolusobstruktion).

Atropa bella-donna L. · Tollkirsche

Familie: Solanaceae

Herkunft: M-, S-Europa, Vorderasien.

Angewandter Pflanzenteil: Belladonnablätter, Belladonnae folium Ph.Eur. (Tollkirschenblätter; es können auch Zweigspitzen mit Blüten oder gelegentlich Früchten verwendet werden); der **eingestellte Belladonnablättertrockenextrakt**, Belladonnae folii extractum siccum normatum Ph.Eur. soll 1,30 bis 1,45 % Gesamtalkaloide, berechnet als Hyoscyamin enthalten; **Belladonnawurzel**, Belladonnae radix DAC, Wurzeln und Wurzelstöcke von 3–4-jährigen Pflanzen.

Inhaltsstoffe: (−)-Hyoscyamin, das Racemat Atropin, weitere Tropanalkaloide in geringeren Mengen, darunter auch (−)-Scopolamin; Flavonoide (nicht in der Wurzel) und Cumarinderivate, z.B. Scopoletin.

Wirkung: Während in der frischen Pflanze zum Erntezeitpunkt (−)-Hyoscyamin überwiegt, ist in den Drogen und galenischen Zubereitungen auch ein erheblicher Anteil von Atropin enthalten, das als Racemat nur die Hälfte der Wirksamkeit besitzt. (−)-Hyoscyamin/Atropin wirken als kompetitive Antagonisten des Acetylcholins an den m-Cholinozeptoren. Alle muscarinartigen Acetylcholin-Wirkungen werden dadurch abgeschwächt. Die parasympatholytische Wirkung äußert sich an verschiedenen Organen in unterschiedlicher Weise; entsprechend gibt es Belladonna-Zubereitungen und Fertigarzneimittel für verschiedene Indikationsbereiche:
Am *Auge* wirkt Atropin als Mydriatikum. Durch Lähmung des M. ciliaris und des M. sphinkter pupillae kommt es zu einer langanhaltenden Pupillenerweiterung. Am *Herzen* wird der Einfluss des Nervus vagus dosisabhängig

Anmerkung: Als Verfälschung des offizinellen Tragants gilt der Indische Tragant (Karaya-Gummi). Er stammt von → *Sterculia urens* Roxb..
Die Samen von *Astragalus complanatus* Br. (Shayuanzi) und die Wurzel von *A. membranaceus* (Huangqi) sind Drogen der TCM.

reduziert, die Herzfrequenz heraufgesetzt. Bei bradykarden Rhythmusstörungen, die durch erhöhten Vagustonus bedingt sind, kann Atropin eingesetzt werden. Die *Drüsen* schränken unter dem Einfluss des Alkaloids ihre Tätigkeit stark ein, am empfindlichsten reagieren beim Menschen die Speichel- und Hautdrüsen, aber auch die Bronchialdrüsen vermindern ihr Sekret. Die Magensaftsekretion wird erst in relativ hohen Dosen vermindert, ohne dass dabei die Protonen-Konzentration erniedrigt ist.
Glatte Muskulatur: Spasmen glattmuskeliger Organe werden durch Tonusverminderung beseitigt. Dies gilt sowohl für den Bereich des Magen-Darmkanals und der Gallenwege als auch für die Harnblasenmuskulatur. Spasmen der Bronchialmuskulatur können nur beeinflusst werden, wenn sie vagal (nicht histamin- oder serotonin-)bedingt sind. Die antiemetische Wirkung ist besonders beim Scopolamin ausgeprägt. Als Antiparkinson-Mittel werden Atropin, Scopolamin oder Belladonnawurzelextrakte eingesetzt, um das cholinerge System zu hemmen.
In höheren Dosen kommt beim Atropin eine erregende Wirkung auf das ZNS zur Geltung, sodass es zu Halluzinationen und sogar zu Tobsuchtsanfällen kommen kann (Toll-Kirsche!).

Anwendung und Verordnung: Die Verwendung der Drogen ist, auch wenn es ein auf 0,3 % Alkaloide eingestelltes Belladonna(blatt)pulver gibt (Belladonnae pulvis normatus Ph.Eur.) nicht mehr gebräuchlich. Auch Rezepturen mit Belladonnaextrakt (1,3 % Alkaloide) oder Tct. Belladonnae (0,02 % Alkaloide) sind eher selten, während Fertigarzneimittel mit standardisierten Extrakten, isolierten Reinalkaloiden oder partialsynthetisch abgewandelten Derivaten des Hyoscyamins/Scopolamins im Arzneischatz überwiegen.

In der Ophthalmologie wird Atropin (in öliger Lösung) oder Atropinsulfat/-borat in wässriger Lösung als Mydriatikum verwendet; desgleichen auch Scopolamin bzw. Scopolamin-HBr oder -borat.

Die Atropinsulfat-Augentropfen nach NRF 15.2. stehen als 0,5/1 oder 2 %ige Lösung zur Verfügung (Konservierung mit Thiomersal, alternativ auch mit Benzalkoniumchlorid oder Phenylmercuriborat).

Fertigarzneimittel (Ophthalmologika):

Atropin 1 % Dispersa N Augentropfen	1 ml mit 10 mg Atropinsulfat
Atropin EDO Augentropfen	1 ml mit 5 mg Atropinsulfat
Atropin POS 0,5 %/1 % Augentropfen	1 ml mit 5 bzw. 10 mg Atropinsulfat
Boro-Scopol N Augentropfen	1 g mit 3 mg Scopolamin-HBr

Auch in der Behandlung von *Magen-Darmerkrankungen* können Belladonnapräparate eingesetzt werden. Beim Ulcus ventriculi wirkt Atropin der Hypersekretion entgegen. Bei Hyperaziditätsbeschwerden kann man z.B. Belladonnaextrakt mit Antazida kombinieren:

Rp. Extr. Belladonnae 0,02
    Bismut. subgallic. 0,30
    Magn. ust. 0,05
    M.f. pulv.
    D. tal. Dos. Nr. XXIV
    S. 3- bis 4-mal tgl. 1 Pulver.

Oder Pulvis Belladonnae compositus:

Rp. Extr. Belladonnae 0,5
    Bismut. subnitric. 10,0
    Aetherol. Foeniculi gtts. V
    Calcii carbon. praec. ad 50,0
    M.D.S. 3-mal tgl. 1 Messerspitze voll zu nehmen.

Fertigarzneimittel (Stomachika/Spasmolytika/Ulkustherapeutika):

Belladonnysat Bürger Lösung	in 100 ml FE (1:1 aus frischen Belladonnablättern) mit 50 mg Gesamtalkaloiden
Atropinsulfat Braun 0,5 mg	0,5 mg Atropinsulfat/ml Injektionslösung
Atropinum sulfuricum Eifelfango	0,25/0,5/1/2 mg Atropinsulfat/ml Injektionslösung
Dysurgal 0,5 mg	0,5 mg Atropinsulfat/Drg.

Als Antidot bei Vergiftungen mit Cholinesterasehemmern vom Organophosphat-Typ:

Atropinsulfat 100 mg (Köhler)	100 mg Atropinsulfat/10 ml Ampulle

Bei Hyperhidrosis verschiedener Genese können atropinhaltige Mischungen versucht werden, z.B. Guttae antihidroticae:

Rp. Tinct. Belladonnae
    Extr. Salviae fluid. ana ad 20,0
    M.D.S. 3-mal tgl. bis zu 30 Tropfen zu nehmen.

Atropinhaltige Fertigarzneimittel als Antihidrotika sind nicht mehr im Handel.
Die beim Scopolamin besonders ausgeprägte antiemetische Wirkung wird heute in Form eines TTS (Transdermales therapeutisches System) ausgenutzt: Aus dem Scopoderm TTS Pflaster, welches hinter dem Ohr auf die Haut geklebt wird, werden 1,0 mg Scopolamin in 72 Stunden freigesetzt. Kinder unter 10 Jahren, die gegenüber Nebenwirkungen von Belladonna-Alkaloiden besonders empfindlich sind, sollten gegen Reisekrankheiten allerdings andere Mittel erhalten. Schließlich ist noch die Anwendung der Belladonnawurzel bei Encephalitis lethargica und M. Parkinson zu betrachten. Hierbei wurde die Überlegenheit der Belladonnawurzelpräparate über das reine Atropin und über Blattextrakte festgestellt (Bulgarische Kur). Sie beruht offensichtlich auf der etwas anderen Alkaloidzusammensetzung und einem dadurch bedingten günstigeren Synergismus der Alkaloide. Als Fertigarzneimittel gab es einen TE aus Belladonnawurzel: Präparat Tremoforat (nicht mehr im Handel).

Unerwünschte Wirkungen: Während bei therapeutischen Dosen ($1/2$–2 mg Atropin) die Wirkung im wesentlichen auf das periphere Nervensystem beschränkt bleibt, wirkt Atropin in toxischen Dosen vor allem auf das Zentralnervensystem. Bei Applikation weniger Milligramm Atropin treten zunächst noch die peripheren Wirkungen in Erscheinung: Trockenheit im Mund und Rachen durch Versiegen der Speichelsekretion, Kratzen im Hals und Kehlkopf, heisere Stimme infolge Hemmung der Bronchialsekretion. Durch die Atemlähmung wird die Atmung zunächst verlangsamt, der Puls frequent, die Haut brennend heiß und rot. Nach Zentigrammdosen hingegen treten Erscheinungen von seiten des Gehirns in den Vordergrund. Vor allem ist auffällig der Zustand hochgradiger Erregung mit Trübung des Bewusstseins; Zeichen von Verwirrtheit, Zwangsbewegungen, Halluzinationen, Sehstörungen und Delirien kommen hinzu. Der Tod erfolgt durch Atemlähmung, wenn die Lähmung auf das Atemzentrum selbst übergreift. 0,05 g bilden den Anfang einer lebensgefährlichen Dosis, 0,1 g wird allgemein als Dosis letalis bezeichnet (vgl. aber Dosierung als Antidot).

Anmerkung: In der Homöopathie ist Belladonna ein vielfältig eingesetztes Mittel (ab D4 nicht mehr verschreibungspflichtig), das nach 2 verschiedenen Verfahren hergestellt werden kann: Neben dem üblichen alkoholischen

Auszug aus der am Ende der Blütezeit geernteten, ganzen, frischen Pflanze ohne die verholzten unteren Stängelteile gibt es die Zubereitung Belladonna Rh, bei der eine Vergärung des Presssaftes in einem vorgeschriebenen tageszeitlichen Warm-Kalt-Rhythmus erfolgt.

Literatur: Schmidt, M.: Belladonna. PTA heute **13**, 949–50 (1999).

Avena sativa L. · Hafer

Familie: Poaceae

Herkunft: Gemäßigte Zonen; auch S- und O-Afrika.

Angewandter Pflanzenteil: Grüner Hafer, Avenae herba, die grünen, kurz vor der Vollblüte geernteten oberirdischen Teile; es gibt auch Zubereitungen aus dem frischen Kraut (Avenae herba recens; für die homöopathische Urtinktur die ganze, frische, blühende Pflanze. Verwendet wird auch das **Haferstroh**, Stramentum Avenae, die getrockneten gedroschenen Blätter und Stängel.

Inhaltsstoffe: Kieselsäure, z.T. in löslicher Form, Flavonoide, Avenacin, Avenacosid u.a. Triterpen(!)-Saponine vom Furostanoltyp. Relativ viel Fe, Mn und Zn.

Wirkung: Avena wird homöopathisch bei nervöser Erschöpfung, Schlaflosigkeit und Nervenschwäche eingesetzt. Als Sedativum findet man Haferextrakt auch in allopathischen Präparaten, ohne dass dafür Wirkstoffe benannt werden können. Weitere Indikationen – diuretische Wirkung, Senkung überhöhter Harnsäure-Blutspiegel, – entstammen der Volksmedizin (auch Anwendung durch Kneipp) und entbehren bisher wissenschaftlich gesicherter Grundlagen. Eine diuretische Wirkung wäre z.B. im Vergleich mit Schachtelhalmkraut durch die Kombination löslicher Kieselsäure/Flavonoide/Saponine denkbar.

Anwendung und Verordnung: Haferstroh für äußerliche Anwendung: Für ein Vollbad 100 g Droge oder entsprechend Haferstroh-Badeextrakt naturrein Schupp; bei entzündlichen und seborrhoischen Hauterkrankungen, speziell mit Juckreiz. Das Haferkraut in Kombination mit *Urtica, Hypericum* und *Alchemilla alpina* als Vollmers Grüner Hafertee zur Harnsäureausscheidung und Entwässerung.

Fertigarzneimittel: In allopathischen Sedativa ist Avena nicht mehr enthalten. Avena i.h.V. ist aber Bestandteil homöopathischer Kombinationspräparate.

Unerwünschte Wirkungen: In therapeutischen Dosen und wohl auch bei Überdosierung keine.

Literatur: Schneider, E.: Avena sativa – Hafer als Heilpflanze. Z. Phytother. **6**(5), 165–67 (1985). – Schneider, E.: Lösliche Silikate im grünen Hafer. Z. Phytother. **11**(4), 129–32 (1990).

Ballota nigra L. · Schwarznessel, Schwarzer Andorn

Familie: Lamiaceae

Herkunft: M- und S-Europa, W-Asien.

Schwarznesselkraut, Ballotae nigrae herba Ph.Eur., sind die zur Blütezeit geernteten oberirdischen Teile der Pflanze. Als Inhaltsstoffe sind Diterpenlactone vom Labdan-Typ mit Ballotenol als Hauptkomponente sowie Flavonoide, Chlorogensäure und wenig ätherisches Öl nachgewiesen. Der Droge werden krampflösende und beruhigende Wirkungen zugesprochen, experimentelle oder klinische Studien fehlen, sodass die Droge nur im Rahmen traditioneller Anwendung eine Rolle spielt.

Baptisia tinctoria (L.) E.P. Vent. · Wilder Indigo

Familie: Fabaceae

Herkunft: Östliches N-Amerika, Kanada.

Die **Indigowurzel** (des Wilden Indigos), Baptisiae tinctoriae radix, enthält Chinolizidinalkaloide, darunter Cytisin, N-Methylcytisin, Anagyrin und Spartein; Flavon- und Isoflavonderivate, z.B. die Glykoside Baptisin und Trifolirhizin bzw. die Aglyka Baptigenin und Maackiain. Eine saure Polysaccharid- sowie eine Glykoprotein-Fraktion zeigten in-vitro immunmodulatorische Wirkungen. Für aufgereinigte Arabinogalactan-Proteine konnte in-vitro u.a. eine Steigerung der Lymphozytenproliferation und erhöhte IgM-Produktion nachgewiesen werden. Die Droge ist nicht gebräuchlich, jedoch Bestandteil des Fertigarzneimittels Esberitox N (zusammen mit *Thuja* und *Echinacea*), das bei akuten und chronischen Atemwegsinfekten, bakteriellen Hautinfektionen und Infektanfälligkeit bei einer temporären Abwehrschwäche empfohlen wird: 3-mal tgl. 50 Tropfen oder 3-mal 3 Tabletten/Tag. *Baptisia* ist auch in toxiloges (Tropfen, Tabletten N) enthalten, das bei fieberhaften Erkältungskrankheiten empfohlen wird. Unerwünschte Wirkungen gibt es in therapeutischen Dosen (über die es keine klaren Angaben gibt) wohl keine.

Literatur: H. Wagner et al.: Immunstimulierend wirkende Polysaccharide (Heteroglykane) aus höheren Pflanzen. Drug Res. **35**:1, 1069–75 (1985). – N. Beuscher et al.: Immunologisch aktive Glykoproteine aus Baptisia tinctoria. Planta Med. **55**, 358–63 (1989). – Saller, R., Kreck, C. und D. Hellenbrecht: Baptisia tinctoria (Wilder Indigo). internist. praxis **34**, 876–78 (1994). – Wack, M., Classen, B. and W. Blaschek: An acidic arabinogalactan-protein from the roots of Baptisia tinctoria. Planta Med. **71**, 814–18 (2005). – B. Classen et al.: Immunomodulatory effects of arabinogalactan-proteins from Baptisia and Echinacea. Phytomedicine, im Druck.

Barosma betulina → Agathosma betulina

Berberis vulgaris L. · Sauerdorn, Berberitze

Familie: Berberidaceae

Herkunft: Ganz Europa, westl. Asien, USA.

Sauerdornbeeren, Berberidis fructus, enthalten neben Äpfelsäure, Chlorogensäure und Anthocyanen nur im Frischzustand Ascorbinsäure, spielen als Droge daher keine Rolle mehr. **Berberitzenrinde**, **Sauerdornwurzelrinde**, Berberidis radicis cortex, enthält Benzylisochinolinalkaloide, vor allem Berberin und Berbamin, ferner Jatrorrhizin und Palmitin. Berberin wirkt an glattmuskeligen Organen erregend (u.a. Anregung der Darmperistaltik und Tonuszunahme); der Wurzeldroge werden auch cholagoge Effekte zugesprochen. Die Wirksamkeit ist jedoch nicht hinreichend belegt. Sauerdornbeeren können zusammen mit Hagebutten zur Herstellung eines erfrischenden Getränks verwendet werden:

Rp.	Berberitzenfrüchte	10,0
	Hagebuttenschalen	ad 50,0
	M.f. species	
	D.S. 2 Teelöffel pro Tasse (als Infus).	

Beta vulgaris L. ssp. vulgaris var. altissima Döll. Zuckerrübe

Familie: Chenopodiaceae

Herkunft: W-, S-Europa.

Zuckerrübensaft, Betae succus, hat wegen seines Gehalts an Betain, einer Trimethylaminoessigsäure auch als Arzneimittel eine gewisse Bedeutung gehabt. **Betain** ist eine der hepatotropen und lipotropen Aminosäuren, die bei Transmethylierungsreaktionen in der Leber als Methylgruppendonatoren eine wichtige Rolle spielen. Durch Übertragung einer Methylgruppe von Betain auf die Aminosäure Homocystein entsteht Methionin, das seinerseits wieder als Methylgruppendonator für die Cholinsynthese benötigt wird. Betain gehört zu den Faktoren, die im Tierversuch wirksam gegen eine Leberverfettung sind und wird als Leberschutzmittel zur unterstützenden Therapie bei Hepatopathien und Fettleber empfohlen. Betain wird in Form des standardisierten Präparates Flacar eingesetzt, welches in 100 g 40 g Betaindihydrogencitrat und 24 g Sorbitol enthält. Indikationen: Metabolisch toxische Hepatopathien, insbesondere Leberverfettung und Fettleber. Dosierung: Einleitungsbehandlung: In den ersten 2 Wochen täglich 10 g (= 4 Beutel) über den Tag verteilt vor oder nach den Mahlzeiten – Langzeitbehandlung: täglich 5 g (= 2 Beutel) mindestens 3 Monate lang. Kinder jeweils die Hälfte der Erwachsenendosis. Das Granulat ist in Wasser aufzulösen. Unerwünschte Wirkungen sind für Betain in Dosen bis zu 6 g/die nicht bekannt.

Anmerkung: Der als fragwürdiges Zytostatikum propagierte **Rote-Bete-Saft** (der Roten Rübe, *B.vulgaris* L. ssp. *vulg.* var. *conditiva* ALEF.) enthält in hoher Konzentration Nitrationen, sodass häufiger Genuss zu gesundheitlichen Störungen führen kann.

Betula pendula ROTH · Hängebirke
Betula pubescens EHRH. · Moorbirke

Familie: Betulaceae

Herkunft: Europa, gemäßigtes Asien.

Angewandter Pflanzenteil: Birkenblätter, Betulae folium Ph.Eur.; **Birkenteer**, Pix betulina.

Inhaltsstoffe: Flavonoide, vor allem Flavonolglykoside: Hyperosid, Quercitrin, Myricetingalactosid; Phenolcarbonsäuren; hämolytisch wirksame Triterpenester vom Dammarantyp; Ascorbinsäure, sehr wenig ätherisches Öl und Mineralsalze, z,B, Kaliumtartrat. Birkenteer enthält Guajakol, Kresole, Xylenole und Spuren von Phenol.

Wirkung: Diuretisch ohne Nierenreizungen. Birkenteer wirkt hautreizend und antiparasitär.

Anwendung und Verordnung: Zur Durchspülungstherapie bei bakteriellen und entzündlichen Erkrankungen der ableitenden Harnwege und bei Nierengrieß sowie zur unterstützenden Behandlung rheumatischer Beschwerden (Aufbereitungsmonographie). Für den Teeaufguss 2 Esslöffel der geschnittenen Droge mit 200 ml heißem Wasser übergießen, nach 15 Minuten abseihen; mehrmals täglich 1 Tasse trinken; oder als Kneipp Birkenblätter Pflanzensaft: 3-mal tgl. 1 Esslöffel mit viel Flüssigkeit. Birkenblätter werden auch gern mit anderen pflanzlichen Diuretika und/oder Harndesinfizientia kombiniert, z.B.

Rp. Birkenblätter
Schachtelhalmkraut
Hauhechelwurzel
Orthosiphonblätter
Bärentraubenblätter (minutim conc.)   ana ad   100,0
M.f. species.
D.S. 1 Teelöffel mit 1 Tasse heißem Wasser aufbrühen, danach noch 2 Stunden unter gelegentlichem Umrühren stehen lassen, dann abseihen, mehrmals tgl. 1 Tasse.

Ähnlich auch der Blasen- und Nierentee nach NRF 9.1 mit Mateblättern, Orthosiphonblättern, Bärentraubenblättern, Schachtelhalmkraut und Birkenblättern (siehe S. 352). Birkenblätter sind auch häufiger Bestandteil konfektionierter Teemischungen oder instant-Teepulver.

Fertigarzneimittel: Z. Zt. keine.

Birkenteer ist ein Bestandteil der Unguentum contra scabiem, die außerdem noch Schwefel und Kaliseife enthält Ferner ist er in der Ungt. Wilkinsonii enthalten (beide Zubereitungen nur noch wenig in Gebrauch):

Rp. Picis betulinae
Sulfur sublimat.   ana 15,0
Cretae praeparatae
Adipis Lanae anhyd.   ana 10,0
Spiritus   5,0
Ungt. moll.   ad 100,0
M.D.S. Äußerlich.

Unerwünschte Wirkungen: Sind bei der Anwendung von Birkenblättern nicht bekannt. Birkenteer kann, wie alle Teerpräparate, bei überempfindlicher Haut unerwünschte Reizungen hervorrufen.

Anmerkung: Aus dem in der weißen Rinde von *Betula pendula* (u.a. Arten) in hoher Konzentration vorkommenden pentazyklischen Triterpenalkohol Betulin kann partialsynthetisch Betulinsäure gewonnen werden, die ansonsten im Pflanzenreich verbreitet, aber nur in kleinen Mengen vorkommt. Betulinsäure hat sich bei in vitro- und in vivo-Versuchen als wirksame Hemmsubstanz gegen Krebszellen des metastasierenden Melanoms erwiesen, die zu morphologischen Veränderungen der Melanomzellen und damit zum programmierten Zelltod (Apoptose) führt. Sie zeigt auch corticoidähnliche antiphlogistische Effekte, beeinflusst das asexuelle Erythrozytenstadium von *Plamodium falciparum* (anti-Malariawirkung) und ist somit eine interessante Modellsubstanz, die auch in präklinischen Studien getestet wird. In einer Phase-1-Studie werden Pharmakokinetik und Sicherheit eines Esterderivats der Betulinsäure (O-3,3-Dimethylsuccinylbetulinsäure) geprüft (Einsatz als HIV-Therapeutikum ?).

Literatur: Rickling, B. und K.-W. Glombitza: Saponins in the leaves of Birch? Hemolytic dammarane triterpenoid esters of Betula pendula. Planta Med. **59**, 76–79 (1993). – Hilpisch, U., R. Hartmann und K.-W. Glombitza: New dammaranes, esterified with malonic acid from leaves of Betula pendula. Planta Med. **63**, 347–51 (1997). – Pisha, E. und Mitarb.: Discovery of betulinic acid as a selective inhibitor of human melanoma that functions by induction of apoptosis. Nat. Medicine **1**, 1046–51 (1995); Ref. in DAZ **136**, 1290 (1996) – Schmidt, M.L. und Mitarb.: Betulinic acid induces apoptosis in human neuroblastoma cell lines. Eur. J. Cancer **33**, 2007–10 (1997). – Melzig, M.F. und H. Major: Neue Aspekte zum Verständnis des Wirkungsmechanismus der aquaretischen Wirkung von Birkenblättern und Goldrutenkraut. Z. Phytother. **21**, 193–96 (2000).

Borago officinalis L. · Borretsch, Gurkenkraut

Familie: Boraginaceae

Herkunft: Kleinasien, S-Europa.

Borretschkraut, Boraginis herba, enthält Gerbstoffe, Schleimstoffe und Kieselsäure; ferner in geringen Mengen Pyrrolizidin-Alkaloide (PA); **Bor-**

retschsamenöl, Boraginis oleum DAC, bzw. **raffiniertes Borretschöl**, Boraginis officinalis oleum raffinatum Ph. Eur., ist das fette Öl der Samen, in dem neben Glyzeriden der Öl-, Palmitin- und Linolsäure der Anteil an γ-Linolensäure (GLA) über 20 % ausmacht (und damit etwa doppelt so hoch ist wie im → Nachtkerzenöl).

Borretschkraut wirkt adstringierend (Gerbstoffe) und einhüllend (Schleimstoffe) und gilt volkstümlich als Bronchotherapeutikum; die Wirkung ist wissenschaftlich nicht belegt, eine Verwendung als Arzneidroge angesichts der Risiken (s.u.) nicht zu vertreten.

Borretschsamenöl wird wegen seines hohen Gehalts an GLA ähnlich wie Nachtkerzenöl als Nahrungsergänzungsmittel angeboten. γ-Linolensäure wird als Mitglied der ω6-Fettsäurefamilie aus der Linolsäure durch eine Δ^6-Desaturase gebildet; bei einer Dysfunktion dieses Enzyms auftretende Störungen – z.B. Verschiebungen im Prostaglandin- und Leukotrienmuster – könnten durch Supplementierung von GLA evtl. behoben werden. Ob Erkrankungen wie das atopische Ekzem (Neurodermitis) durch Gabe von GLA günstig beeinflusst werden wird kontrovers beurteilt. Als Nahrungsergänzungsmittel werden angeboten: z.B. Glandol Borretschöl Kapseln mit über 24 % der „hochgesunden" Gamma-Linolensäure; auch die Quintesal Kapseln enthalten GLA aus Borretsch-Samenöl; für Borretschsamenöl existiert keine Zulassung als Arneimittel!

Unerwünschte Wirkungen: Von den im Borretschkraut (insbesondere den Blüten) gefundenen PA wirken einige mit ungesättigtem Necinring hepatotoxisch und karzinogen. Der Gehalt an PA ist in den Blättern allerdings so gering, dass gegen eine gelegentliche Verwendung als Gewürz (Gurkenkraut) keine Einwände bestehen. Im fetten Öl der Samen sind, soweit es durch Kaltpressung gewonnen wird, keine PA enthalten. Bei anderen Verfahren, z.B. CO_2-Extraktion, ist mit dem Vorkommen von PA zu rechnen.

Literatur: Saller, R., C. Kreck und D. Hellenbrecht: Borretschsamenöl und Pyrrolizidinalkaloide (Kurzbewertung). internist. praxis **35**, 186–91 (1995). – Ippen, H.: Gamma-Linolensäure besser aus Nachtkerzen- oder aus Borretschöl? Z. Phytother. **16**, 167–70 (1995). – Gehring, W.: Borretschsamenöl. Apotheken J. **18**, 48–51 (1996). – Proksch, E.: Linolsäurehaltige Externa. internist. praxis **38**, 877–83 (1998). – Richter, T.: Borretschöl. Z. Phytother. **19**, 102 (1998). – Röder, E., J.E. Edgar u. H. Wiedenfeld: Linolsäurehaltige Öle aus Boraginaceen. DAZ **141**, 554–59 (2001).

Boswellia sacra Flückiger · Weihrauchbaum
(*B. carteri* Birdw.)

Familie: Burseraceae

Herkunft: Somalia, Südarabien.

Weihrauch, Olibanum, ist ein nach dem Einkerben des Stammes austretendes und an der Luft erhärtetes Gummiharz. Bestandteile des Harzanteils sind Sesqui-, Di- und Triterpene, darunter die triterpenoiden Boswelliasäuren (und Derivate) und ein terpenreiches ätherisches Öl u.a. mit Verbenol. Der Gummianteil besteht aus neutralen und sauren Glykanen, die nach Hydrolyse u.a. Arabinose, Galactose, Xylose und Uronsäuren ergeben. Olibanum wurde früher als mildes Karminativum und äußerlich wegen seiner (schwach) hautreizenden Wirkung verwendet, ist aber seit langem obsolet.
Theoretische Überlegungen, ob beim Räuchern mit Weihrauch durch Pyrolysereaktionen Substanzen mit rauscherzeugenden Eigenschaften entstehen können (Haschischinhaltsstoff $\Delta 9$ THC durch Umsetzung von Verbenol mit mehrwertigen Phenolen?), konnten im Rahmen einer Dissertionsarbeit nicht gestützt werden.

Anmerkung: Der als Gartenzierstrauch beliebte Weihrauchbaum, dessen Blätter beim Zerreiben einen sakralen Weihrauchduft verströmen, ist ein Lippenblütler: *Plectranthus forsteri* Benth. „Marginatus" (*P. coleoides*), Lamiaceae.

Literatur: Martinez, D., K. Lohs und J. Janzen: Weihrauch und Myrrhe. Kulturgeschichte und wirtschaftliche Bedeutung, Botanik, Chemie und Medizin. Wiss. Verl. Gesellsch., Stuttgart 1989. – Kessler, M.: Zur Frage nach psychotropen Stoffen im Rauch von brennendem Gummiharz der Boswellia sacra. Diss. Basel (1991). – Safayhi, H.: Wie der Haschisch in den Weihrauch kam. PZ **146**, 762 (2001). – Hamm, S. et al.: A chemical investigation by headspace SPME and GC-MS of volatile and semi-volatile terpenes in various olibanum samples. Phytochem. 66 (12), 1499–1514 (2005).

Anhang: Von *Boswellia serrata* Roxb. mit den Varietäten *serrata* und *glabra* stammt der **Indische Weihrauch** (Salai Guggul), Olibanum indicum DAC, der in der traditionellen indischen Medizin (Ayurveda) in vielfältiger Weise verwendet wird. Versuche, Zubereitungen aus Indischem Weihrauch auch im Sinne der westlichen Medizin einzusetzen, bezogen sich zunächst auf die antiinflammatorische Wirkung. Sie konnte in verschiedenen tierexperimentellen Ödem-, Entzündungs- und Arthritis-Modellen bestätigt werden. Als wesentliche Wirkstoffe erwiesen sich die Boswelliasäuren. Sie hemmen spezifisch in nicht kompetitiver und nicht reduzierender Weise die 5-Lipoxygenase, das Schlüsselenzym der Leukotriensynthese. Wirksamste Verbindung ist die Acetyl-11-keto-β-Boswelliasäure (AKBA), die auch über eine Hemmung der Topoisomerase I antiproliferative Effekte auf bestimmte Leukämiezellen ausübt und zum programmierten Zelltod (Apoptose) führt. Bemerkenswert ist auch die Hemmung der Leukozyten-Elastase.

Klinische Untersuchungen, um Indischen Weihrauch zur Behandlung der chronischen Polyarthritis und anderer Erkrankungen, bei denen man eine Autoimmunkomponente als Ursache annimmt, zu erproben, wurden mit einem in Indien (und einem Schweizer Kanton) zugelassenen Präparat durchgeführt. H15 Weihrauch Kapseln enthalten 350 mg eines Trockenextrakts, standardisiert auf 85% Gesamtsäuren. Auch wenn inzwischen Pilotstudien, z.T. auch randomisierte Doppelblindstudien zur Wirksamkeit bei chronischer Polyarthritis, bei Colitis ulcerosa und Morbus Crohn, bei Asthma bronchiale sowie bei bösartigen Hirntumoren vorliegen, so ist in absehbarer Zeit wohl nicht mit einer Zulassung als Arzneimittel in Deutschland zu rechnen. Als rechtmäßig im Verkehr befindliche, aus Indischem Weihrauch in Deutschland hergestellte Produkte werden unter der Bezeichnung Olibanum RA-Weihrauch Tabletten, Tropfen und Globuli angeboten, die als registrierte Homöopathika (Urtinktur und D1) auch von Heilpraktikern kritisch gesehen werden (para-allopathische Homöopathika). Über Arzneimittelprüfungen liegen offenbar keine Berichte vor.

Literatur: – Ammon, H. P. T.: Boswelliasäuren, Hemmstoffe der Leukotrien-Biosynthese. DAZ **137**, 139–40 (1997). – Safayhi H. und H. P. T. Ammon: Pharmakologische Aspekte von Weihrauch und Boswelliasäuren. PZ **142**, 3277–86 (1997). – Kreck, C. und R. Saller: Indischer Weihrauch und seine Zubereitungen einschließlich H 15 als traditionelle und moderne Therapeutika. internist. praxis **38**, 857–73 (1998).– Ennet, D., Poetsch, F. und D. Schopka: Indischer Weihrauch, Pharmazeutische Bewertung der Harzdroge und ihrer Zubereitungen. DAZ **140**, 1887–95 (2000). – Ammon, H.P.T.: Weihrauch – der lange Weg vom Harzextrakt zum Arzneimittel. DAZ **140**, 5520–23 (2000). – Gerhardt, H. und Mitarb.: Therapie des aktiven Morbus Crohn mit dem Boswellia serrata-Extrakt H 15. Z. Gastroenterol. **39**, 11–17 (2001) und Z. Phytother. **22**, 69–75 (2001). – Bertsche,T. und

M. Schulz: Therapie mit Weihrauchextrakten (Kurzbewertung). PZ **147**, 4955–56 (2002). – Ammon, H.P.T.: Boswelliasäuren (Inhaltsstoffe des Weihrauchs) zur Behandlung chronisch endzündlicher Erkrankungen. Med. Mo. Pharm. **26**(9), 309–15 (2003). – Ammon, H.P.T.: Plädoyer für ein deutsches Weihrauchpräparat. DAZ **144**(29), 3328–31 (2004). – Köhler, I. (Ref.): Pharmakokinetische Studien mit einem standardisierten Extrakt von Boswellia serrata. Z. Phytother. **27**(2), 96–97 (2006).

Brassica nigra (L.) W. D. J. Koch · Schwarzer Senf

Familie: Brassicaceae

Herkunft: Gemäßigte Zonen der Erde.

Angewandter Pflanzenteil: Senfsamen, schwarze, Sinapis semen nigrae DAC.

Inhaltsstoffe: Senfölglukosid Sinigrin, aus dem enzymatisch flüchtiges Allylsenföl gebildet wird (nach Wasserdampfdestillation mindestens 0,6%), ferner wenig Glukonasturtiin (2-Phenylethylglucosinolat); reichlich fettes Öl und Schleim (in der Samenschalenepidermis) sowie Sinapin (= Ester des Cholins mit Sinapinsäure).

Wirkung: Allylsenföl (Allylis isothiocyanas DAC) erzeugt auf der Haut intensive Rötung und stechende Schmerzen; die Hyperämie steigert sich zu heftigen Entzündungen. Schließlich können Blasenbildung und Nekrosen eintreten.

Anwendung und Verordnung: Als hyperämisierendes Externum wird das Senfkataplasma vor allem bei Bronchopneumonien heute wieder geschätzt. Man lässt 100 g Senfmehl (gepulverte und entfettete Samen) mit lauwarmem Wasser zu einem dicken Teig anrühren, der in Leinwand gepackt und für ca. 10 Minuten auf die Brust gelegt wird. Bei Kindern soll man den Senfwickel nicht länger als 3–5 Minuten liegen lassen; dann erfolgt das Reinigungsbad von 36 °C. Man kann sich aber auch des fertigen Senfpflasters (Charta sinapisata) bedienen, das einfach in lauwarmes Wasser getaucht und dann aufgelegt wird. Oleum Sinapis wird am besten in Form der alkoholischen Lösung (Senfspiritus 2 %) als Antirheumatikum verwendet, ist jedoch wegen seines Geruches modernen percutanen Präparaten gegenüber im Nachteil.

Fertigarzneimittel: Oleum Sinapis (bzw. synthetisches Allylisothiocyanat) ist selten noch Bestandteil externer Antirheumatika.

Unerwünschte Wirkungen: Siehe Abschnitt Wirkung.

Anhang: Von *Brassica napus* L., ssp. *napus*, dem Raps oder von *Brassica rapa* L. (Rübsen) stammt das **Rapsöl**, Rapae oleum raffinatum Ph.Eur. Es wird aus den Samen durch Pressung und Extraktion sowie anschließende Raffination, durch die unerwünschte Geruchs-, Geschmacks- und Farbstoffe aus dem Öl entfernt werden, gewonnen. Während früher der hohe Gehalt an Erucasäure mit ihrem kratzendem Geschmack und toxikologisch nicht unbedenklich, die Verwendung des Öls einschränkte, sind neu gezüchtete Rapssorten frei oder arm an Erucasäure, während der Gehalt an Ölsäure und auch an Linolsäure deutlich erhöht ist (sog. 0-Raps). Beim sog. 00-Raps ist auch der Gehalt an scharf schmeckenden Glukosinolaten stark erniedrigt, sodass Rapsöl heute als hochwertiges Produkt für den pharmazeutischen und lebensmitteltechnischen Bereich zur Verfügung steht. Zunehmend von Bedeutung ist Rapsöl auch als Biodiesel.

Weiße Senfsamen, Erucae semen DAC, stammen von *Sinapis alba* L. Sie enthalten neben fettem Öl das Glucosinolat Sinalbin, aus dem durch enzymatische Spaltung das nichtflüchtige p-Hydroxybenzylisothiocyanat entsteht. Es wirkt ebenfalls haut- und schleimhautreizend, jedoch milder als Allylsenföl.

Literatur: Schröder, E.-M.: Kennen Sie Rapsöl? PTA heute **12**, 36–40 (1998).

Brassica oleracea L. var. capitata f. alba · Weißkohl

Familie: Brassicaceae

Herkunft: Ursprünglich Mittelmeerraum und atlantische Küste Europas; vielfach angebaut.

Für die Selbstzubereitung von **Weißkohlsaft**, Brassicae oleraceae succus, wird roher Kohl im Mixer zerkleinert und ausgepresst; es gibt auch konfektionierte Zubereitungen. Weißkohlsaft soll neben Senfölglukosiden, insbesondere Glukobrassicin, ein sog. Anti-Ulkus-Vitamin (=Methiosulfoniumchlorid) enthalten, sodass dem Saft ein Schutzeffekt auf die Magenschleimhaut zugesprochen wurde, der dem peptischen Angriff der Magensalzsäure entgegenwirkt. Neben der bei Ulcus und Gastritis üblichen Schonkost wird empfohlen, täglich ein Liter Kohlsaft zu trinken. Wissenschaftliche Erkenntnisse liegen offensichtlich nicht vor. Gleiches gilt auch für die als Diätetikum angepriesene „Kohlsuppe".
Unerwünschte Wirkungen: Weißkohl und andere *Brassica*-Arten führen nach langdauernder Darreichung an Kaninchen zu Schilddrüsenvergrößerung und Grundumsatzsenkung. Ursache dafür sind die in Kohlarten enthaltenen Senfölglukoside Glucobrassicin und Glukorapiferin (= Progoitrin). Ersteres liefert bei seiner Spaltung Rhodanid, das mit Jodid um die Aufnahme in die Schilddrüse konkurriert (thyreostatische Wirkung), das Progoitrin geht nach Hydrolyse in Goitrin (5-Vinyloxalidin-2-thion) über, das durch Hemmung der Jodidoxidase ebenfalls thyreostatische Effekte besitzt.

Bryonia alba L. · Schwarzfrüchtige Zaunrübe
Bryonia cretica L. ssp. dioica (JAQU.) TUTIN
Rotfrüchtige Zaunrübe

Familie: Cucurbitaceae

Herkunft: M-, S-Europa.

Zaunrübenwurzel, Bryoniae radix, enthält Cucurbitacine, ein Gemisch bitter schmeckender C_{30}-Steroide. Sie wirkt stark schleimhautreizend und besitzt dadurch laxierende Effekte (Drastikum); auch emetisch wirksam. Die Droge wird nicht mehr verwendet und ist auch in Fertigarzneimitteln abgesehen von einigen Präparaten mit Bryonia i.h.V. nicht mehr enthalten.

Unerwünschte Wirkungen: In höherer Dosierung erzeugt die Droge eine Hyperämie im Darm und führt zu heftigen, schmerzhaften Entleerungen (Drastikum!). Durch die z.T. über die Nieren ausgeschiedenen Cucurbitacine kommt es auch zu einer Reizung des Nierenepithels und diuretischen Effekten. Angesichts der Risiken ist eine therapeutische Verwendung der Droge in der Allopathie nicht zu vertreten.

Calendula officinalis L. · Ringelblume

Familie: Asteraceae

Herkunft: M-, O-, S-Europa.

Angewandter Pflanzenteil: Ringelblumenblüten, Calendulae flos Ph.Eur., die vom Blütenstandsboden abgetrennten Zungenblüten kultivierter, gefüllter Formen.

Inhaltsstoffe: Pentazyklische Triterpenalkohole (Mono-, Di- oder Triole), frei oder mit Essigsäure bzw. höheren Fettsäuren verestert. Von den Triterpendiolen sind vor allem Faradiol und Faradiolmonoester von Bedeutung; Triterpensaponine (Oleanolsäuremono- oder -bisdesmoside), die als Saponoside oder Calenduloside A–F bezeichnet werden; Flavonoide (Isorhamnetin- und Quercetinglykoside); Carotinoide: β-Carotin, in orangegefärbten Blüten auch Lycopin, Xanthophylle; ätherisches Öl vorwiegend mit Sesquiterpenen, Hauptkomponente α-Cadinol; Rhamnoarabino- und Arabinogalactane als wasserlösliche Polysaccharide; ferner Cumarine, Polyine und Phenolcarbonsäuren.

Wirkung: Entzündungshemmende, granulationsfördernde und allgemein wundheilende Effekte bei topischer Anwendung. Für die antiphlogistische

Wirkung sind die in lipophilen Drogenextrakten enthaltenen Faradiolmonoester verantwortlich. Das unveresterte Faradiol besitzt zwar eine dem Indometacin vergleichbare stärkere Wirkung, kann jedoch nur mit überkritischem Kohlendioxid extrahiert werden. Für das ätherische Öl sind antimikrobielle Wirkungen nachgewiesen, während mögliche granulationsfördernde Effekte der Carotinoide nicht eindeutig belegt sind. Die Polysaccharide wirken immunmodulatorisch. Für spasmolytische, antiphlogistische oder choleretische Effekte bei innerlicher Gabe von Teeaufgüssen liegen keine neueren wissenschaftlichen Erkenntnisse vor.

Anwendung und Verordnung: Innerlich als Tee (2 Teelöffel Droge mit 150 ml Wasser heiß überbrühen, nach 10 Minuten abseihen) aufgrund volkstümlicher Anpreisungen neuerdings wieder in Gebrauch (vgl. dazu aber Wirkung). Der wässrige Auszug dann auch äußerlich zu Umschlägen bei schlecht heilenden Wunden, Ausschlägen usw., zu Spülungen und zum Gurgeln. Ringelblumen sind in zahlreichen Fertigteemischungen enthalten, allerdings wohl mehr als Schönungsdroge.
Für die äußerliche Applikation von Calendula kommen neben Ringelblumenfluidextrakt oder –tinktur DAC Ringelblumenöl (Oleum Calendulae infusum) oder -salbe in Frage. Die volkstümlich empfohlene Ringelblumensalbe mit Schweineschmalz als Salbengrundlage ist, falls nicht geeignete Konservierungsmittel zugesetzt werden, wegen der geringen Haltbarkeit von Adeps suillus weniger empfehlenswert. Moderne Grundlagen für halbfeste Zubereitungen sind u.a. Hydrogele, W/Ö- oder Ö/W-Emulsionsgele, in die z.T. auch CO_2-Extrakte in Liposomen kompartimentiert sind.
Eine Vorschrift für rezepturmäßige Herstellung:

Rp.	Ol. Calendulae infus.	10,0
	Ungt. alcohol. lanae	50,0
	Aqua dest. (aut. conserv.)	ad 100,0
	M.f.ungt. (Weitere Angaben zur Herstellung siehe [Wolf]).	

Fertigarzneimittel: Äußerlich in granulationsfördernden Wundsalben zur Behandlung von schlecht heilenden Geschwüren, bei Quetsch- und Risswunden, auch bei Erfrierungen und leichten Verbrennungen. Mono-Präparate enthalten Calendulaextrakt oder Calendula Urtinktur.
Einige Präparate mit Urtinktur (Ø):

Calendumed Creme/Gel/Salbe:	1 g Ø in 10 g Grundlage
Calendula Wundsalbe (Weleda)	2 g Ø in 10 g Grundlage
und von weiteren Firmen	

Als flüssige Zubereitung auch die Urtinktur:

Calendula Essenz äußerlich	(Weleda)
und von weiteren Firmen	

Darüberhinaus gibt es viele Kombinationspräparate, oftmals nur mit geringen Anteilen an *Calendula*.

Unerwünschte Wirkungen: Keine bekannt; in *Calendula* sind keine Sesquiterpenlactone nachgewiesen.

Literatur: Isaac, O.: Die Ringelblume. Botanik, Chemie, Pharmakologie, Toxikologie, Pharmazie und therapeutische Verwendung. Wiss.Verl. Ges.Stuttgart, 120S.(1992). – Wolf,H.-G.: Ringelblumensalbe. PZ **134**(40), 2427 (1989). – Isaac, O.: Calendula officinalis L. – Die Ringelblume (Arzneipflanzenportrait). Z. Phytother. **16**, 357–70 (1994). – Baranov, A.P.: Calendula, wie ist die Wirksamkeit bei Verbrennungen und Verbrühungen? DAZ **139**, 2135–38 (1999). – Seitz, R. und K. Zitterl-Eglseer (Ref.): Calendula-Symposium. DAZ **139**, 3845–46 (1999). – Isaac, O: Die Ringelblume – eine alte Arzneipflanze, neu betrachtet. Z. Phytother. **21**, 138–42 (2000) u.weitere Symposiumsberichte in diesem Heft (3): Calendula: aktueller Stand in Forschung und Anwendung. – Schulz, V.: Hautpflege bei Strahlentherapie (Calendula-Salbe). Z. Phytother. **26**(4), 182–83 (2005),Ref. – Szakiel, A. et al.: Saponins in Calendula officinalis L. – structure, transport and biological activity. Phytochem. Rev. **4** (2–3), 151–58 (2005).

Calotropis gigantea (L.) Dryand. · Madar

Familie: Asclepiadaceae

Herkunft: Indien bis S-China, Malayisches Archipel.

Calotropis enthält wie viele Asclepiadaceen Cardenolidglykoside. Aus der getrockneten **Wurzelrinde** des baumartigen Strauchs, Calotropis radicis cortex, wird entsprechend den Vorschriften des HAB eine Zubereitung hergestellt (hom. Anwendungsgebiet: Fettleibigkeit), die als Präparat Cefamadar (Tabl./Tropfen) zur Unterstützung gewichtsreduzierender Maßnahmen empfohlen wird.

Camellia sinensis (L.) O. Kuntze · Teestrauch

Familie: Theaceae

Herkunft: Als Kulturpflanze in Südchina, Assam, Sri Lanka.

Angewandter Pflanzenteil: Teeblätter, Theae nigrae folium (Schwarzer Tee), die einem besonderen Fermentationsverfahren unterworfenen, getrockneten Blätter.

Inhaltsstoffe: Methylxanthine: Coffein bis 4% und in geringerer Menge auch Theobromin und Theophyllin; dimere und oligomere Proanthocyanidine (Catechingerbstoffe), z.B. Theaflavine und Thearubigene, Flavonolglykoside, Phenolcarbonsäuren und Depside, Theanin (Ethylamid der Glutaminsäure) und andere Aminosäuren, flüchtige Aromastoffe, die den charakteristischen Geruch und Geschmack des Schwarzen Tees ausmachen und überwiegend erst beim Fermentationsprozess entstehen, darunter Linalool, Geraniol und (Z)-3-Hexen-1-ol; hoher Gehalt an Mineralstoffen, vor allem Al und Mg sowie Fluoride.

Wirkung: ZNS-anregend; aufgrund des Gerbstoffgehalts auch antidiarrhoisch (stopfend).

Anwendung und Verordnung: Bei verdorbenem Magen, Erbrechen usw. wird dünner schwarzer Tee in Verbindung mit 1-2 tägigem Fasten empfohlen. Bei Diarrhoe als Adjuvans, in diesem Falle mit einem Teeaufguss, der nach etwas längerem Ziehen mehr Gerbstoffe enthält.

Fertigarzneimittel: Schwarzer Tee ist gelegentlich Grundlage oder alleiniger Bestandteil von „garantiert wirksamen Schlankheits- und Entfettungstees" oder von chinesischen Antirauchertees; in einem Falle enthielt ein solcher Tee einen – in nichtverschreibungspflichtigen Teezubereitungen nicht zulässigen – Zusatz von Nicotin!

Anmerkung: Der zeitweise intensiv als Mittel gegen Adipositas und Hypercholesterolämie angepriesene **Pu-Erh-Tee** ist letztendlich ein Schwarztee, bei dem infolge eines besonderen, nicht näher charakterisierten Fermentationsverfahrens Veränderungen im Inhaltsstoffspektrum erfolgt sein sollen. In Fingerprintchromatogrammen ließen sich keine auffälligen Unterschiede zu Schwarztee nachweisen. **Weisser Tee**, als Anti-Aging-Produkt beworben, besteht aus den Blattknospen, die in bestimmten Bergregionen Südchinas geerntet und in einem aufwändigen Verfahren kontrolliert luftgetrocknet werden. Im Inhaltsstoffspektrum unterscheidet er sich nicht wesentlich vom Grünen Tee.

Unerwünschte Wirkungen: Bei sachgemäßer Anwendung keine; im Übrigen siehe *Coffea*. Intoxikationen nach übermäßigem Genuss von Earl Grey Tee waren auf das zur Parfümierung verwendete Bergamotteöl zurückzuführen.

Anhang: Grüner Tee: Durch Hitzebehandlung (Heißdampf oder trockene Hitze) werden in den frisch geernteten Blättern von *Camellia sinensis* (L.) O. Kuntze die blatteigenen Phenoloxidasen inaktiviert. Dadurch wird der zum Schwarztee führende charakteristische Fermentationsprozess verhindert, sodass sich Grüner Tee vor allem im Spektrum der Polyphenole und der Aromastoffe vom Schwarztee unterscheidet.
Neben reichlich freien Flavonolen und deren Glykosiden herrschen monomere Flavan-3-ole (Catechine) neben di- und trimeren Proanthocyanidinen z.T. mit Gallussäure verestert, vor. Eine Hauptkomponente ist das (–)-Epigallocatechin-3-O-gallat (EGCG). Der Gehalt an Methylxanthinen ist etwas niedriger als beim Schwarztee. Neben Theanin ist auch Ascorbinsäure vorhanden. Zwar fehlen die charakteristischen, beim Fermentationsprozess gebildeten Aromakomponenten, doch sind auch für den Grünen Tee eine Reihe von flüchtigen Substanzen nachgewiesen, darunter Geraniol, Linalool u.a. Terpene. Charakteristisch sind cis-3-Hexanal, dessen Hexansäureester und Dimethylsulfoxid.
Grünem Tee werden seit geraumer Zeit besondere gesundheitsfördernde, vor allem kanzeroprotektive Wirkungen zugesprochen. Entsprechende Arbeiten wurden mit Infusen, Polyphenolfraktionen oder isolierten Reinsubstanzen, z.B. EGCG durchgeführt. EGCG wird inzwischen industriell hergestellt und unter dem Namen TEAVIGO als Antoxidans angeboten. Wenn auch antioxidative u.a. Hemmwirkungen auf kanzerogene Effekte beobachtet wurden, so muss doch vor übertriebenen Erwartungen und volkstümlichen

Anpreisungen von Grünem Tee zur Krebsprophylaxe gewarnt werden. Ein anregendes Getränk ist er, wenn man den im Vergleich zu Schwarztee etwas bitteren Geschmack akzeptiert, auf jeden Fall.

Literatur: Scholz, E. und B. Bertram: Camellia sinensis (L.) Kuntze – Der Teestrauch. Z. Phytother. **17**, 235–50 (1995). – Ludewig R.: Schwarzer und Grüner Tee als Genuss- und Heilmittel. DAZ **135**, 2203–15 (1995).– Mitt. Arzneimittelkomm. Dtsch. Apoth. Betr. Pu-Erh-Tee. DAZ **139**, 1140 (1999); dazu auch Hinweis in DAZ **139**, 1710 (1999). – Metz, G.: Teetrinken als Königsdisziplin. PZ **145**, 2526–30 (2000). – Germershaus, O. und P. Imming: Alltagsdrogen oder Allheilmittel. PZ **146**, 4356–61 (2001). – N.N.: Roche eröffnet Fabrik für EGCG. Z. Phytother. **24**(3), 106 (2003). – Netsch, M. und M. H. Kreuter: Der grüne Tee (Camellia sinensis). Z. Phytother. **24**(4), 197–202 (2003).

Camptotheca acuminata DECNE.

Familie: Nyssaceae (Cornaceae?)

Herkunft: China, Tibet.

Camptothecin ist ein aus dem Stammholz des im subtropischen China wachsenden Baumes isoliertes Indolalkaloid, dessen Indolring, ähnlich wie beim Chinin, durch einen Chinolinring erweitert ist (ein Pyranoindolizinochinolin). Es kann in besserer Ausbeute auch aus anderen Pflanzen, z.B. *Ophiorrhiza mungos* L. (Rubiaceae) oder Icacinaceen und Apocynaceen gewonnen werden. Camptothecin hemmt die eukaryotische DNA-Topoisomerase I und wirkt dadurch cytotoxisch. Die semisynthetischen Camptothecin-Analoga Irinotecan und Topotecan werden als Fertigarzneimittel unter den Namen Campto bzw. Hycamtin als Zytostatika zur Behandlung des Kolorektalkarzinoms bzw. des metastasierenden Ovarialkarzinoms eingesetzt. Neuerdings ist Topotecan (Hycamtin® als Pulver zur Herstellung einer Infusionslösung) auch zugelassen zur Therapie beim rezidivierenden kleinzelligen Lungenkarzinom (SCLC) bei Patienten, die für eine Wiederholung der Primärtherapie nicht geeignet sind.

Literatur: Schlenger, R.(Ref.): Topotecan: Neue Therapieoption bei Lungenkrebs. DAZ **146**(9), 886–88 (2006).

Cannabis sativa L. ssp. indica (LAM.) E. SMALL et CRONQ. · Hanf

Familie: Cannabaceae

Herkunft: SO-Russland, Vorderasien, Indien.

Hanf ist eine uralte Kulturpflanze, die einerseits zur Faser- und Samenölgewinnung angebaut wird (ssp. *sativa*), zum anderen ist die ssp. *indica* wegen ihrer psychotropen Wirkungen eine Rauschdroge. Ausgehend von den Erfahrungen britischer Ärzte in Indien fanden Cannabis-Zubereitungen im 19. Jahrhundert zunehmend auch Eingang in die Pharmakopoen in Europa und Amerika und wurden wegen ihrer analgetischen, sedierenden und spasmolytischen Wirkungen gegen eine Vielzahl verschiedener Erkrankungen eingesetzt. Gegenüber neuen synthetischen Arzneistoffen konnten sich sowohl galenische Zubereitungen als auch frühe Fertigpräparate wegen schwankendem Wirkstoffgehalt und dadurch bedingten Dosierungsproblemen nicht behaupten. So verschwand Cannabis als Arzneidroge im westlichen Kulturkreis und war nur noch als Rauschdroge Gegenstand kontrovers geführter Diskussionen. Erst seit einigen Jahren bahnt sich eine (vorerst bescheidene) Renaissance als **Arzneipflanze** an.

Cannabis sativa ssp. *indica* enthält als wesentliche Inhaltsstoffe ca. 60 sog. **Cannabinoide**, Polyketide, die wir als unterschiedlich substituierte Resorcinderivate auffassen können. Als psychotrope, aber auch arzneilich wirksame Substanz ist das $\Delta 9$-Tetrahydrocannabinol (THC) von besonderer Bedeutung, da es an spezifische Rezeptoren des Gehirns bindet, die für körpereigene Cannabinoide (Anandamide) „Andockstellen" sind; anderen Cannabinoiden fehlt diese Wirkung. Cannabidiol soll THC-antagonierend wirken und daher bei Ganzpflanzenzubereitungen zu einer besseren Verträglichkeit beitragen. Neben verschiedenen ubiquitären Inhaltsstoffen ist das ätherische Öl erwähnenswert, das neben Terpenen auch Sesquiterpene enthält. Caryophyllenepoxid ist diejenige Substanz, auf die Haschischhunde ansprechen.

Die Cannabinoide und das ätherische Öl sind in Drüsenschuppen lokalisiert, die im Bereich der weiblichen Infloreszenzen gehäuft vorkommen.

Zweigspitzen blühender weiblicher Pflanzen sind die **Marihuana** genannte Rauschdroge, während das durch Abstreifen des klebrigen Exkrets der Oberfläche gewonnene Harz als **Haschisch** bezeichnet wird.
Ohne auf die Rauschdrogenproblematik einzugehen, soll hier nur kurz skizziert werden, in welcher Weise Δ9-THC oder Cannabis-Zubereitungen als Arzneimittel genutzt werden können. THC ist als synthetische Substanz unter dem Präparatenamen Marinol in den USA im Handel (Freiname: Dronabinol DAC), die Zulassung ist auf zwei Indikationen beschränkt: Anorexie bei Gewichtsverlust von AIDS-Patienten sowie Übelkeit und Erbrechen bei Krebspatienten unter Chemotherapie, wenn andere Medikamente nicht wirksam waren. In Deutschland gibt es, nachdem Δ9-THC 1998 durch eine Änderung des BtMG als verschreibungsfähiges Medikament eingestuft worden ist, keine Einschränkungen, sodass jeder Arzt im Rahmen der Therapiefreiheit in eigener Verantwortung Dronabinol auch bei anderen Indikationen einsetzen kann. Außer den beiden genannten Indikationen, für die eine Reihe von Studien vorliegen, gibt es Einzelbeobachtungen über einen augendrucksenkenden Effekt (Glaukomtherapie?), über günstige Wirkungen bei Schmerzzuständen, Bewegungsstörungen, spastischen Zuständen, Asthma oder Depressionen. Ob sich daraus entsprechende Möglichkeiten für den Einsatz von THC im Vergleich zu anderen bewährten Arzneimitteln ableiten lassen, wird kontrovers diskutiert und bedarf sicherlich weiterer Untersuchungen. Dies gilt insbesondere auch für die Beurteilung möglicher Nebenwirkungen. Ein Cannabis-Spray zur Behandlung von Symptomen der Multiplen Sklerose und neuropathischen Schmerzen (Sativex) ist in Entwicklung.
In einer von der Bundesopiumstelle genehmigten multizentrischen Studie (federführend das Europäische Institut für onkologische und immunologische Forschung in Berlin) soll die Wirkung eines Cannabisextrakts (durch alkoholische Extraktion der Ganzpflanze hergestellter spissum-Extrakt in Weichgelatinekapseln) im Vergleich zu Marinol überprüft werden. Bei gleicher oder sogar besserer Wirkung (besserer Verträglichkeit?) würde sich auch ein wirtschaftlicher Vorteil gegenüber dem sehr teuren Marinol ergeben. Nach NRF 22.7./8. (2001) können jetzt Dronabinol-Kapseln und ölige Dronabinol-Tropfen rezeptiert werden.
Hanf als Nutzpflanze hat von der geänderten Einstellung gegenüber der Rauschdroge ebenfalls profitiert: Nachdem 1981 der Hanfanbau in der BRD verboten worden war – das Verbot wurde 1994 noch einmal bestätigt –,

kann seit 1996 wieder Hanf zur Fasergewinnung angebaut werden. Voraussetzung ist die Verwendung THC-armer Sorten (höchstens 0,3 % THC), eine behördliche Genehmigung und Überwachung.

Literatur: Harth, G.: Bis alle Stricke reißen: Das Tauziehen um den Hanfanbau. PZ **140**, 2747–52 (1995).– Goedecke, H. und J. Karkos: Die arzneiliche Verwendung von Cannabisprodukten. DAZ **136**, 2859–62 (1996), gleichlautend auch in internist. praxis **38**, 379–84 (1998). – Krupinska, K.: Cannabis sativa L. Nutzpflanze mit Vergangenheit und Zukunft. Biol. i.u.Z. **27**, 123–29 (1997). – Kleiber, D. und K.-A. Kovar: Auswirkungen des Cannabis-Konsums, 316 S., Wiss. Verl. Gesellsch., Stuttgart 1998. – Keup, W.: Cannabinoide als Schmerzmittel? Med. Mo. Pharm. **21**, 275–83 (1998). – Teerling, U.: Dosierungshinweise für Dronabinol. Pharm Ztg. **143**, 1161 (1998). –Grotenhermen, F.: Hanf und Hanfprodukte in der Medizin. internist. praxis **39**, 385–98 (1999). – Alexy, U. und M. Kersting: Hanf und Mohn in der Kinderernährung. internist. praxis **39**, 362–63 (1999).– Möller, H. und I. Flenker: Cannabis als Arzneimittel. DAZ **141**, 2132–34 (2001). – Marxer, N.: Cannabinoide – Gravierende Nebenwirkungen limitieren den Einsatz (Ref.). PZ **146**, 2918–19 (2001). – Wenzel, S.: Cannabis als Schmerzmittel (Kongr.-Ber.). DAZ **141**, 5798–99 (2001). – Pallenbach, E.: Haschisch und Marihuana. DAZ **143**(19), 2277–86 (2003). –N.N.: Cannabis-Spray vor der Markteinführung. DAZ **143**(22), 2651 (2003). – Wasielewski, S.(Ref.):Cannabinoide in der Medizin. DAZ **143**(45), 5692–95 (2003). – N.N.: Cannabis in Arzneien nicht erstattungsfähig. DAZ **144**(9), 953–55 (2004); dazu: Koch, E.M.W.: Cannabis zur Therapie. DAZ **144**(13), 1483–84 (2004).

Capsella bursa-pastoris MEDIK. · Hirtentäschel

Familie: Brassicaceae

Herkunft: Kosmopolitische Verbreitung.

Hirtentäschelkraut, Bursae pastoris herba DAC, besteht aus den oberirdischen Teilen der Pflanze mit Blättern, Stängeln, Blüten und den charakteristischen Früchten. Die Droge enthält Flavonoide, darunter Rutosid und Diosmin; organische Säuren, z.B. Vanillinsäure; das Vorkommen biogener Amine (Cholin, Acetylcholin, Tyramin) ist ebenso fraglich wie das eines Peptids mit ocytocischer Wirkung. Relativ hoch ist der Gehalt an Ca^{++}- und K^+-Salzen. Der Gesamtdrogenkomplex (vor allem die Flavonoide) soll hämostyptisch wirken, jedoch quantitativ weit schwächer als Secale cornutum. Neuere Untersuchungen zur Wirkung der Droge liegen offensichtlich nicht vor. Die Droge wurde früher bei Metrorrhagien und

Menorrhagien verordnet (2 Teelöffel Hirtentäschelkraut auf 1 Tasse Wasser), ist aber obsolet. Ebenfalls kaum mehr in Gebrauch ist die aus frischem Kraut gewonnene Tinctura Bursae pastoris Rademacher (40 Tropfen als Einzeldosis).
Fertigarzneimittel: Das Mono-Präparat Styptysat Bürger enthält einen TE aus Hirtentäschelkraut (4,1:1; 200 mg/Drg) und wird als Hämostyptikum und Uterotonikum angeboten. Unerwünschte Wirkungen sind in üblicher Dosierung bei Anwendung per os nicht bekannt.

Literatur: Unterreitmeier, D. u. J. Krauss: Hirtentäschelkraut – Heilung aus dem Rucksack des Hirten. PTA heute **14**, 51–52 (2000). – Czygan, F.-C.: Hirtentäschel –Capsella bursa-pastoris (L.) Medic.. Z. Phytother. **25**(5), 259–62 (2004).

Capsicum frutescens L. s. l. · Cayennepfeffer
Capsicum annuum L. · Spanischer Pfeffer, Paprika

Familie: Solanaceae

Herkunft: Ursprünglich tropisches Südamerika; vielfach angebaut.

Angewandter Pflanzenteil: Cayennepfeffer, Capsici fructus acer Ph.Eur., die getrockneten, meist vom Kelch befreiten Trockenbeeren; **Spanischer Pfeffer, Paprikafrüchte**, Capsici annui fructus ÖAB, die getrockneten Beerenfrüchte.

Inhaltsstoffe: Als Scharfstoffe Capsaicinoide (DAC): Amide des Vanillylamins mit gesättigten oder einfach ungesättigten C_8 – C_{15}-Fettsäuren. Hauptkomponente ist das Capsaicin mit einer 8-Methylnon-6(E)-ensäure als Säureanteil. Der – im Cayennepfeffer höhere – Gehalt an Capsaicinoiden liegt zwischen 0,3 und 1 %; weitere Inhaltsstoffe sind α-Carotin, Capsanthin u.a. Carotinoide, Flavonoide und Steroidsaponine, in den frischen Früchten auch Ascorbinsäure.

Wirkung: Capsaicin und capsaicinoidhaltige Zubereitungen wirken percutan spezifisch auf polymodale Nocizeptoren, führen zur Freisetzung des Neuropeptids Substanz P aus den C-Fasern und hemmen dessen neuronale

Wiederaufnahme. Dadurch kommt es zu anfänglich brennendem Schmerz und erhöhter Hautdurchblutung, während im weiteren Verlaufe der Capsaicineinwirkung in den betreffenden Neuronen die Fortleitung von Schmerzreizen blockiert wird. Diese analgetische (und auch antiphlogistische) Wirkung unterscheidet sich grundlegend vom Wirkungsmechanismus der nichtsteroidalen Antirheumatika (NSAIDs).

In geringer Dosierung innerlich gegeben steigern Capsaicinoide die Magensaft- (und Speichel-)Sekretion und regen die Motilität der Verdauungsorgane an.

Gegenanzeigen: Nicht auf entzündete oder verletzte Haut aufbringen; Augenkontakt vermeiden.

Anwendung und Verordnung: Früher in Form der *Tinctura Capsici* zu antirheumatischen Einreibungen, auch als Spiritus russicus oder:

Rp.	Tinct. Capsici	10,0
	Spirit. sapon. camphorat.	ad 50,0
	M.D.S. Einreibung.	

Als eingestellte Galenika stehen jetzt zur Verfügung:
Eingestellter Cayennepfefferdickextrakt, Capsici acris extractum spissum normatum DAC mit mindestens 2,0 und höchstens 2,4% Capsaicinoiden, berechnet als Capsaicin und **Eingestellte Cayennepfeffertinktur**, Capsici acris tinctura normata DAC mit mind. 0,03 bis höchstens 0,05% Capsaicinoiden.

Nach der Aufbereitungsmonographie der früheren Komm. E. galten als Anwendungsgebiete bei percutaner Applikation:
Schmerzhafter Muskelhartspann im Schulter-Arm-Bereich sowie im Bereich der Wirbelsäule bei Erwachsenen und Schulkindern. Die Anwendung darf nicht länger als 2 Tage betragen. Vor einer erneuten Anwendung am gleichen Applikationsort muss ein Zeitraum von 14 Tagen abgewartet werden. Bei längerer Anwendung am gleichen Applikationsort ist mit einer Schädigung sensibler Nerven zu rechnen.

In neueren klinischen Studien ist in der Zwischenzeit die Wirksamkeit capsaicinhaltiger Zubereitungen (0,025–0,075%) auch bei chronischen Polyneuropathien und Neuralgien untersucht worden. Vor allem bei diabetischer Neuropathie, postherpetischer Neuropathie, aber auch bei

Erkrankungen des rheumatischen Formenkreises wurden gute Therapieerfolge erzielt. Der Anwendungszeitraum war deutlich länger als in der Aufbereitungsmonographie von 1990 angegeben.

Die innerliche Verwendung von Capsicum-Zubereitungen ist nicht mehr zeitgemäß, Cayennepfefferfrüchte (Chilies, Peperoni) spielen jedoch als Gewürz eine gewisse Rolle.

Fertigarzneimittel: Mono-Präparate zur topischen Anwendung:

Capsamol Salbe	227 mg Spissumextrakt = 5 mg Capsaicinoide/10 g Salbengrdl.
hot Thermo dura C Creme	Dick E = 53 mg Capsaicinoide/100 g Creme
Jucurba Capsicum Schmerz-Emulsion	2 g TE (11–30:1; Propanol) = 50 mg Capsaicinoide/ 100 g.
Rheumamed Salbe	1,5 g TE (1,5–2,5:1; Ethanol 96%) = 50 mg Capsaicinoide/ 100 g.
Thermo Bürger Salbe	1,83–2,5 g Dick E = 40 mg Capsaicinoide/100 g Salbengrdl.

Unerwünschte Wirkungen: In höherer Dosierung p.o. gegeben können Capsaicinoide zu einer schweren Gastro-Enteritis führen. Auf der Haut werden bei längerer Einwirkung Hautreizungen, Blasenbildung und Ulzerationen beobachtet. Höhere Capsaicinkonzentrationen in Externa (>1%) führen zu neurotoxischen Effekten und thermaler Hyperalgesie.

Anmerkung: Das seit einiger Zeit als „Pfefferspray" bei der Polizei zur Verteidigung eingesetzte Reizstoffsprühgerät enthält Capsaicin, müsste also korrekt Spanischpfeffer- oder Cayennepfeffer-Spray heißen. Hier wird die beim arzneilichen Gebrauch unerwünschte zur erwünschten Wirkung: Wird der Augenbereich getroffen, führt die sofort einsetzende Reizwirkung zum Lidschluss, der Angreifer wird orientierungslos, bevor er dem Beamten gefährlich nahe kommen kann.

Literatur: Saller, R., O.Kristof und J. Reichling: Capsaicin als Analgetikum. internist. praxis **37**, 603–13 (1997). – Loew, D.: Pharmakologie und klinische Anwendung von capsaicinhaltigen Zubereitungen. Z. Phytother. **18**, 332–40 (1997). – Frerik, H. und B. Möbius: Therapieoption bei chronischen Rückenschmerzen. PZ **146**, 2836–39 (2001). – Oehme, P.: Capsaicin in der lokalen Schmerztherapie. DAZ **141**, 4457–59 (2001). – Chrubasik, S., E. Meyer-Buchtela und S. Pollak: Schmerzbehandlung mit capsaicinhaltigen Externa. Z. Phytother. **23**(5), 216–18 (2002). – Bruhn, C. (Ref.): Topika gegen Schmerzen besser als ihr Ruf. DAZ **144**(37), 4084–86 (2004).

Cardiospermum halicacabum L.
Ballonpflanze, Herzsame

Familie: Sapindaceae

Herkunft: Indien, weltweit auch in tropischen. und subtropischen Gebieten

Aus dem **Cardiospermumkraut,** d.h. den frischen, oberirdischen Teilen der blühenden Pflanze wird gemäß HAB die Urtinktur Cardiospermum halicacabum hergestellt, die innerlich bei Entzündungen der Atemwege und der Haut sowie bei Rheumatismus eingesetzt werden kann. Eine topische Zubereitung mit juckreizstillenden, entzündungshemmenden und antiallergischen Effekten wird auch zur Behandlung von Ekzemerkrankungen empfohlen: Halicar Salbe (auch fettarm) und Creme; ferner: FideSan Salbe.

Literatur: Merklinger, S., C. Messemer und S. Niederle: Ekzembehandlung mit Cardiospermum halicacabum. Z. Phytother. **16**, 263–66 (1995). – Niederle, S.: Ekzemerkrankungen – Behandlung mit homöopathischer Cardiospermum-Salbe. Apotheken J. **18**, 46–48 (1996).

Carica papaya L. · Melonenbaum

Familie: Caricaceae

Herkunft: Überall in den Tropen kultiviert.

Angewandter Pflanzenteil: Enzyme des Milchsafts unreifer Früchte.

Inhaltsstoffe: Gemisch proteolytischer Enzyme; im Rohprodukt Papayotin (eingetrockneter Milchsaft) auch weitere Enzyme, z.B. Glykosidasen. Durch Aussalzung wird **Papain** krist. gewonnen. Ein weiteres gereinigtes Enzym ist das Chymopapain.

Wirkung: Papain ist eine Sulfhydryl-Endopeptidase (Proteinase), die bei einem pH-Optimum von 5–6,5 Eiweißkörper spaltet. Da sie leicht oxidiert wird, werden Reduktionsmittel (Cystein, Gluthathion, Ascorbinsäure) zugesetzt, um die volle Wirkung zu gewährleisten. Chymopapain baut enzymatisch das Chondromucoprotein im Nucleus pulposus ab (Chemonucleolyse des Bandscheibenvorfalls).

Anwendung und Verordnung: Papainpräparate (unterschiedlichen Reinheitsgrades) finden – meist in Kombination mit anderen Verdauungsenzymen tierischen oder mikrobiellen Ursprungs – Verwendung in sogenannten Digestiva, d.h. Präparaten zur Substitutionstherapie bei Verdauungsschwäche u.ä., z.T. sehr weit gefassten Indikationsanzeigen. Ihr Wert ist zumindest umstritten oder wird, abgesehen bei weitgehendem Ausfall der exokrinen Pankreasfunktion, ganz verneint.

Fertigarzneimittel: Die als Digestiva in Kombination mit Pankreatin bekannten Präparate, z.B. Arbuz, sind vom Markt genommen.
Papain als Vermifugum: Papain vermag in vitro Nematoden anzudauen (Spaltung der Gerüstproteine der Kutikula) und wurde daher zeitweilig als Vermifugum angeboten. Entsprechende Präparate, z.B. Vermizym sind inzwischen nicht mehr im Handel.
Papain kann äußerlich als Bestandteil von Wundpudern zur Auflösung von Fibrinbelägen und nekrotischem Gewebe im Ulcus cruris dienen. Schließlich werden Papainpräparate wie entsprechende Bromelainzubereitungen und oftmals mit diesen kombiniert zur unspezifischen Enzymtherapie angeboten. Es wird ihr adjuvanter Einsatz in der Onkologie empfohlen sowie ödemprotektive, entzündungshemmende und fibrinolytische Wirkungen postuliert, zur weiteren Diskussion und Problematik siehe → *Ananas comosus.*
Antiphlogistika z.B.

Wobenzym N   Papain + Bromelaine + Pankreatin (magensaftresistente Drg.)

Chymopapain A: Als Präparat Chymodiactin 4000 E bzw. Discase (USA) mit besonderen Einschränkungen und Therapieauflagen zur Behandlung von Ischialgien zugelassen, die durch Prolaps oder Protrusion von Bandscheibengewebe hervorgerufen sind.

Unerwünschte Wirkungen: In therapeutischen Dosen keine; Sensibilisierung gegen Papain möglich, vor allem auch wegen seiner häufigen Verwendung als Fleisch-Weichmacher (meat-tenderizer). Besondere Vorsichtsmaßnahmen sind daher auch bei der Verwendung von Chymopapain erforderlich. Bei angeborenen oder erworbenen Gerinnungsstörungen muss vom Arzt entschieden werden, ob eine unspezifische Enzymtherapie durchgeführt werden kann.

Literatur: Meisenbacher, K.: Die Papaya – Echte Heilpflanze oder Modemelone? PTA heute **12**, 1164–70 (1998). – Wasielewski; S.(Ref.): Sind proteolytische Enzyme wirksame Antiphlogistika? DAZ **144**(16), 1852–54 (2004). – Heyll, U.: Was versteht man unter einer „unspezifischen Enzymtherapie"? internist. praxis **45**(4), 865–72 (2005).

Carlina acaulis L. · Stängellose Eberwurz, Silberdistel

Familie: Asteraceae

Herkunft: M- und S-Europa, Südrussland.

Eberwurzwurzel, Carlinae radix, führt ein ätherisches Öl mit dem Polyin Carlinaoxid, ferner sind Gerbstoffe, Harze und Inulin nachgewiesen. Der Droge wird ein geringer diuretischer, spasmolytischer und diaphoretischer Effekt nachgesagt; neuere Erkenntnisse zur Wirksamkeit fehlen. Als Einzeldroge kaum noch verwendet, ist sie jedoch Bestandteil von Schwedenkräutermischungen und entsprechender Zubereitungen. Unerwünschte Wirkungen: In therapeutischen Dosen keine; bei höherer Dosierung Erbrechen und Durchfall.

Anmerkung: Die Droge stammt oftmals von *Carlina acanthifolia* ALL.

Literatur: Schilcher, H. und H. Hagels: Carlinae radix – Verfälschung, Verwechslung oder Ersatzdroge? DAZ **130**, 2186–90 (1990).

Carthamus tinctorius L. · Färberdistel, Saflor

Familie: Asteraceae

Herkunft: Mittelmeergebiet.

Saflorblüten, Carthami flos, die getrockneten Röhrenblüten, enthalten verschiedene Chalconfarbstoffe, z.B. Carthamin (Saflorrot) und das entsprechende Chinon Carthamon, Saflorgelb A und B. Saflorrot war bis zum Aufkommen der Anilinfarben ein viel gebrauchter Farbstoff zur Tuchfärbung. Pharmazeutisch sind die Saflorblüten als Schönungsdroge sowie als häufige Verfälschung von Safran von Interesse. In manchen Ländern werden sie auch als Safran (falscher Safran) angeboten. Die Blüten (Hong Hua) sind auch in der TCM von Bedeutung.
Distelöl, Safloröl, Carthami oleum raffinatum Ph.Eur., ist das aus den Embryonen der Achänen gepresste fette Öl, das neben 10% Linolensäureglyzeriden bis zu 70% Linolsäureglyzeride enthält. Es ist ein trocknendes Öl, das als Diätöl zur Arterioskleroseprophylaxe (Senkung des Cholesterolspiegels?) empfohlen wird. Saflor-Öl in Kapseln wird von verschiedenen Herstellern als Diätetikum angeboten.

Literatur: Blaszcyk, T.: Saflor-Portrait einer alten chinesischen Heilpflanze. PZ **145**, 1180–83 (2000).

Carum carvi L. · Kümmel

Familie: Apiaceae

Herkunft: Eurasien.

Angewandter Pflanzenteil: Kümmel(früchte), Carvi fructus Ph.Eur., die getrockneten reifen Spaltfrüchte.

Inhaltsstoffe: Ätherisches Öl (**Kümmelöl**, Carvi aetheroleum Ph.Eur.) mit 50–65% Carvon und weiteren Monoterpenen, darunter in größerer Menge auch Limonen; ferner Flavonoide, Phenolcarbonsäuren, Cumarinderivate, fettes Öl, Proteine und Kohlenhydrate.

Wirkung: Kümmel ist durch den hohen Carvongehalt des Kümmelöls der Prototyp des Karminativums; er besitzt eine ausgezeichnete beruhigende Wirkung auf die Motilität des Magens und wirkt bei Meteorismus der abnormen Gasbildung entgegen. Das Öl wirkt spasmolytisch an der glatten Muskulatur des Magen-Darm-Bereichs und hat antibakterielle Eigenschaften.

Anwendung und Verordnung: Das Hauptanwendungsgebiet des Kümmels sind die einfachen kolikartigen Magen-Darmstörungen, bei denen die beruhigende Wirkung auf die Motorik dem Patienten subjektiv bald zum Bewusstsein kommt:

Rp. Kümmelfrüchte (frisch angestoßen) 20,0
      S. 1 Teelöffel pro Tasse überbrühen.

oder

Rp. Aetherol. Carvi
      S. 10 Tropfen auf Zucker als Einzeldosis.

Sehr gut ist auch die Tinctura carminativa, die neben Kümmel noch Zitwer, Kalmus u.a. enthält (Einzeldosis 40 Tropfen). Kümmelöl entfaltet seine Wirkung auch bei äußerlicher Anwendung: Einreiben des Oberbauchbereichs mit einer Lösung von Kümmelöl 10% in Olivenöl.
Als Teegemisch (mit Fenchel, Anis, Koriander und Angelika) können species carminativae (2 Teelöffel pro Tasse) oder species deflatulentes NRF 6.4. eingesetzt werden:

Rp. Kamillenblüten
      Pfefferminzblätter
      Baldrianwurzel
      Kümmelfrüchte
      Anisfrüchte   ana ad   100,0
      M.D.S. 1 Esslöffel voll mit einer Tasse heißem Wasser übergießen.

Auch der AFK-Tee (Anis, Fenchel und Kümmel zu gleichen Teilen) hat sich bewährt. In den zahlreichen konfektionierten Teemischungen ist der Anteil an Kümmelfrüchten oftmals nicht sehr hoch.

Fertigarzneimittel: Kümmel als Fluidextrakt oder das ätherische Öl (z.T. mikroverkapselt) sind häufig Bestandteil von Kombinationspräparaten (zusammen mit Pfefferminze, Kamille, Fenchel o.ä. Drogen) aus den Gruppen Stomachika, Cholagoga oder auch Laxantia. Als Beispiele seien genannt:

Carminativum Hetterich N (34% Ethanol)
Carminativum Hofmann's (50% Ethanol)

Unerwünschte Wirkungen: Bei bestimmungsgemäßem Gebrauch keine.

Anhang: Von *Cuminum cyminum* L. stammt der **Kreuzkümmel** (Mutterkümmel, Cumin). Die Früchte dieses aus Ägypten stammenden, im Mittelmeerraum, in Indien und China angebauten Doldengewächses ähneln denen des echten Kümmels, sind jedoch etwas größer und borstig behaart. Das durch Wasserdampfdestillation aus den Früchten gewonnene Kreuzkümmelöl oder Cuminöl enthält als Hauptbestandteil Cuminaldehyd, der dem ätherischen Öl eine unangenehme Duftnote verleiht. Daneben kommen Dihydrocuminaldehyd (Perillaaldehyd) sowie Cumin- und Perillaalkohol vor. Cuminöl hat wie das echte Kümmelöl karminative Wirkungen, wird aber pharmazeutisch, abgesehen vom Einsatz in der Aromatherapie, nicht verwendet. Kreuzkümmel ist ein in der indischen Küche geschätztes Gewürz und eine Komponente des Currypulvers.

Literatur: Galle-Hoffmann, U.: Wiesenkümmel, Cumin, Schwarzkümmel. PTA heute **11**, 1114–18 (1997).

Cassia angustifolia, C. senna → **Senna alexandrina**

Castanea sativa MILL. · Edelkastanie, Esskastanie

Familie: Fagaceae

Herkunft: Südosteuropa, Mittelmeerraum.

Edelkastanienblätter, Castaneae folium, sind eine Gerbstoffdroge. Sie enthalten Ellagitannine, ferner Flavonoide (Quercetin- und Myricetin-Derivate), Triterpene, z.B. Ursolsäure, Ascorbinsäure (wohl nur in den frischen Blättern). Auf Grund des Gerbstoffgehalts können Edelkastanienblätter wie andere Gerbstoffdrogen als Adstringens verwendet werden. Der aus der Volksheilkunde stammende Gebrauch als Hustenmittel (Expektorans, Keuchhustenmittel) ist weder durch entsprechende Wirkstoffe noch durch klinische Arbeiten belegt, sodass eine therapeutische Anwendung für diese Indikation nicht befürwortet werden kann. Unerwünschte Wirkungen sind nicht bekannt.

Catha edulis (Vahl) Forssk. · Khatstrauch

Familie: Celastraceae

Herkunft: Südarabien (Jemen), Ostafrika.

Angewandter Pflanzenteil: Khatblätter, Cathae folium (Abessinischer Tee), die Blätter und Zweigspitzen junger Triebe.

Inhaltsstoffe: In den frischen Blättern (S)-(−)-Cathinon (α-Aminopropriophenon), daneben weitere Khatamine. In der Droge überwiegend (+)-Norpseudoephedrin (= Cathin) neben Norephedrin; ferner Flavonoide, Catechingerbstoffe, Triterpene sowie Sesquiterpenesteralkaloide.

Wirkung: Indirekt sympathomimetisch; Norpseudoephedrin gehört als Psychostimulans zu den Anorektika, die durch Verringerung des Hungergefühls die Nahrungsaufnahme herabsetzen sollen. Cathinon ist zwar stärker wirksam, aber eine labile Verbindung und steht als Reinsubstanz nicht zur Verfügung. Gleichzeitige Gabe von Cathin und Coffein führt zu einer etwa vierfach höheren Plasmakonzentration von Coffein.

Anwendung und Verordnung: Als Arzneidroge ungebräuchlich; die frischen Blätter und Zweigspitzen werden in bestimmten Teilen Ostafrikas und Arabiens (Äthiopien, Kenia, Jemen) als Stimulans gekaut. In ihnen ist das labile, beim Welken und Trocknen der Blätter in Norpseudoephedrin übergehende Cathinon in hoher Konzentration enthalten.

Fertigarzneimittel: Einer der Wirkstoffe (s.o.), heute synthetisch hergestellt, das Cathin war als Hydrochlorid in Präparaten enthalten, die als Appetitzügler bekannt waren. Im Juni 2001 hatte das BfArM die Zulassung für Anorektika mit dem Wirkstoff Norpseudoephedrin widerrufen, da den Risiken bei der Anwendung der Substanz kein hinreichender Nutzen bei der Behandlung des ernährungsbedingten Übergewichts gegenüberstehe. Seit März 2003 ist der Appetitzügler Antiadipositum X 112 T (40 mg Cathin-HCl/g Lösung) „zur Unterstützung der Gewichtsreduktion bei ernährungsbedingtem Übergewicht" wieder im Handel, da der Widerrufsbescheid im November 2002 durch den Europäischen Gerichtshof aufgrund formaljuristischer Bedenken wieder aufgehoben wurde.
Der Widerrufsbescheid bleibt zwar in Kraft, die Vollziehung wird jedoch ausgesetzt.

Unerwünschte Wirkungen: Norpseudoephedrin gehört als schwaches Amphetamin zu den Substanzen, die zu Abhängigkeit und Sucht führen können. Bei längerer Anwendung lässt die Wirkung – wie auch vom Ephedrin bekannt – nach, sodass immer größere Dosen erforderlich sind. Irregularitäten des Herzens (Tachykardie, Extrasystolen) können auftreten.

Literatur: Kalix, P.: Khat – ein pflanzliches Amphetamin. DAZ **12**, 2150–53 (1988). – Kalix, P., R. Brenneisen, U. Koelbing, H.-U. Fisch und K. Mathys: Khat, eine pflanzliche Droge mit Amphetaminwirkungen. Schweiz. Med. Wschr. **121**, 1561–66 (1991). – Kalix, P.: Das Kauen von Khatblättern. internist. praxis **32**, 837–40 (1992). – Pallenbach, E.: Die Männer mit der dicken Backe – Khat im Jemen. DAZ **136**, 3399–3410 (1996). – AMK, Information: Widerruf der Zulassungen von Anorektika. DAZ **140**, 1820 (2000) und Mitt.: Anorektika noch auf dem Markt. DAZ **141**, 32 (2001).

Catharanthus roseus (L.) G. Don (Vinca rosea L.)
Tropisches (Madagaskar-) Immergrün

Familie: Apocynaceae

Herkunft: Madagaskar, auch sonst in den Tropen.

Tropisches Immergrünkraut, Catharanthi (Vincae roseae) herba und **Tropische Immergrünwurzel**, Vincae roseae radix enthalten zahlreiche

Monoterpen-Indolalkaloide mit dem Hauptalkaloid Vindolin, von denen jedoch nur Vincaleucoblastin (= Vinblastin, VLB) und Vincristin (= Leurocristin, LC) therapeutische Bedeutung haben. Beide sind dimere Indol-Indolin-Alkaloide. Die Drogen dienen ausschließlich zur Gewinnung dieser beiden Alkaloide.

Vinblastin und Vincristin gehören zu den wenigen pflanzlichen Zytostatika, deren Erprobung bis zum therapeutischen Einsatz geführt hat. Beide Alkaloide sind Mitosehemmstoffe, d.h. sie hemmen die Kernteilung in der Metaphase. Durch Bindung an Tubulin bzw. an die Mikrotubuli verhindern sie die Ausbildung eines funktionsfähigen Spindelapparates (Hemmung der Aggregation des Tubulins), somit das Auseinanderweichen der beiden Chromatiden eines Chromosoms und führen zu polyploiden Kernen und zur Blockierung der Zellteilung. Beide Alkaloide hemmen auch die DNA- und RNA-Synthese. Als Zytostatika werden sie nur in der Klinik angewandt: Vinblastinsulfat z.B. Vinblastin 10 Hexal, Vinblastin-GRY 10 mg wird bei Morbus Hodgkin u.a Karzinomen, meist in der Kombinationstherapie eingesetzt; ähnlich auch Vincristin als Sulfat (von verschiedenen Firmen angeboten) und die halbsynthetischen Substanzen Vindesinsulfat (Präparat Eldisine) und Vinorelbin (Präparat Navelbine).

Das Nebenwirkungspotential der Vinca-Alkaloide ist, wie auch das anderer Zytostatika, erheblich.

Literatur: Czygan, F.-C.: Catharanthus roseus (L.) G. Don – Das Madagaskar-Immergrün (Arzneipflanzenportrait). Z. Phytother. **16**, 178–86 (1995). – Possinger, K., B. Flath und K. Akrivakis: Vinorelbin (Kurzbewertung). internist. praxis **36**, 879–83 (1996).

Caulophyllum thalictroides (L.) Michx. · Frauenwurzel

Familie: Berberidaceae

Herkunft: Nordamerika.

Frauenwurzwurzel, Caulophylli radix, die getrockneten Rhizome und Wurzeln. Für die homöopathische Arzneizubereitung wird der frische Wurzelstock mit den anhängenden Wurzeln verwendet. Die Droge enthält die Chinolizinalkaloide N-Methylcytisin und Anagyrin, in geringer Menge

Benzylisochinolinalkaloide z.B. Magnoflorin; Triterpensaponine, wenig ätherisches Öl (?). Der Droge wird ein (wenn überhaupt, dann nur ein schwacher) östrogener und spasmolytischer Effekt nachgesagt, der nicht von den bisher bekannten Inhaltsstoffen herrühren könnte; N-Methylcytisin hat schwach nicotinartige Wirkungen. In der Homöopathie als Frauenmittel bei Menstruations- und Geburtsstörungen. Die Droge selbst ist obsolet; gelegentlich in sog. Frauentees. Caulophyllum ist in homöopathischen Verdünnungen in einigen Präparaten enthalten, so z.B. in Mastodynon (neben *Agnus castus*, *Lilium tigrinum* u.a.). Indikationen: Prämenstruelles Syndrom, Mastodynie, Dysmenorrhoe, zyklisch bedingte Migräne.

Cedrus libani A. Rich. · Libanonzeder

Familie: Pinaceae

Herkunft: Libanon (?), Syrien.

Zedernblätter, Cedri folium und **Zedernholz**, Cedri lignum enthalten ätherisches Öl mit Borneol als Hauptkomponente und wirken expektorierend. Das ätherische Öl kann als percutanes Expektorans bei katarrhalischen Erkrankungen der Atemwege eingesetzt werden; gleiches gilt auch für das Atlas-Zedernblattöl (von *Cedrus libani* ssp. *atlantica*); unerwünschte Wirkungen sind bei bestimmungsgemäßem Gebrauch nicht zu erwarten.

Centaurea cyanus L. · Kornblume

Familie: Asteraceae

Herkunft: Europa.

Kornblumenblüten, Cyani flos DAC, enthalten Anthocyan-Farbstoffe, darunter Succinylcyanin, Flavonglykoside, Gerbstoffe und Bitterstoffe. Auf Grund der Bitter- und Gerbstoffe ist die Droge ein (bescheidenes) Amarum.

Meist findet man sie nur als Schmuckdroge in Teegemischen. Unerwünschte Wirkungen sind nicht bekannt.

Centaurium erythraea RAFN
Tausendgüldenkraut, Bitterkraut

Familie: Gentianaceae

Herkunft: Europa, N-Afrika, westl. Asien.

Angewandter Pflanzenteil: Tausendgüldenkraut, Centaurii herba Ph.Eur., die zur Blütezeit geernteten oberirdischen Teile der Pflanze.

Inhaltsstoffe: Bitterstoffe aus der Gruppe der Secoiridoidglykoside: Swertiamarin, Swerosid, Gentiopikrosid, Gentioflavosid, Centapikrin und Desacetylcentapikrin, das dimere Centaurosid; ferner Flavonoide, hochmethoxylierte Xanthonderivate wie Methylbellidifolin, Eustomin und Demethyleustomin sowie Phenolcarbonsäuren, hydroxylierte Terephthalsäureester, in geringer Menge Triterpene, Phytosterole und (als mögliche Artefakte?) Pyridin- und Actinidin-Alkaloide.

Wirkung: Die Pharmakodynamik der Droge gleicht etwa der des Enzians; d.h. reflektorisch Vermehrung der Speichel- und Magensaftsekretion; die Bitterwerte sind jedoch niedriger. Antiinflammatorische, analgetische und antipyretische Effekte wässriger Drogenauszüge und antimutagene Wirkungen der Xanthonderivate haben für die Verwendung der Droge (vorerst) keine Relevanz.

Anwendung und Verordnung: Als Amarum bei dyspeptischen Beschwerden und Gärungsdiarrhoen. Man nimmt 1–2 Teelöffel der Droge/Tasse Wasser zum Heißaufguss, nach 10 Min. abseihen. 3-mal tgl. eine Tasse warm vor dem Essen; oder 10 Tropfen der Tinktur in etwas Flüssigkeit. Geeignet ist auch die Tinctura amara = Bittere Tinktur NRF 6.3. (Tausendgüldenkraut neben Wermut, Ingwer, Bitterorangenschale und Enzian): 30 Tropfen vor den Mahlzeiten. Weniger bitter ist die Tinctura aromatica amara (Mischung gleicher Teile von Tinctura amara und Tct. aromatica) in derselben Dosis.

Tausendgüldenkraut ist gelegentlich in Fertigteemischungen (Magen/Darm-, Leber/Galle-Tees) und auch in den Magenteemischungen nach NRF enthalten, z.B. im Magentee V, NRF 6.11.:

Rp.:		
	Enzianwurzel	20,0
	Schafgarbenkraut	30,0
	Tausendgüldenkraut	20,0
	Wermutkraut	10,0
	Anis	5,0
	Fenchel	5,0
	Brombeerblätter	5,0
	Kornblumenblüten	5,0

2 Teelöffel voll Tee mit 1 Tasse siedendem Wasser übergießen, 10 Min. bedeckt stehen lassen, dann abseihen. Mehrmals tgl. 1 Tasse frisch bereiteten Tee mäßig warm ½ Std. vor den Mahlzeiten trinken.

Fertigarzneimittel: Extrakte der Droge sind nur noch selten in Magen-Darmmitteln, in Urologika(?), z.B. Canephron (Tropfen, Dragees) enthalten. In einigen Präparaten wird Centaurium i.h.V. eingesetzt, z.B. Gastroplant-Tropfen (neben Ignatia); Ethanol 53%. + Liebstöckel Rosmarin

Unerwünschte Wirkungen: Keine.

Literatur: Schimmer, O. und H. Mauthner: Centaurium erythraea RAFN. – Tausendgüldenkraut, Portrait einer Arzneipflanze. Z. Phytother. **15**, 297–304 (1994). – Schimmer, O. und H. Mauthner: Polymethylated xanthones from the herb of Centaurium erythraea with strong antimutagenic properties in Salmonella typhimurium. Planta Med. **62**, 561–64 (1996).

Centella asiatica (L.) URBAN · Asiatischer Wassernabel (*Hydrocotyle asiatica* L.)

Familie: Apiaceae

Herkunft: Madagaskar, tropisches Asien, M- und östliches S-Amerika.

Angewandter Pflanzenteil: Asiatisches Wassernabelkraut, Centellae asiaticae herba Ph. Eur., die zur Blütezeit geernteten oberirdischen Teile der Pflanze.

Inhaltsstoffe: Triterpensäuren: Asiatsäure, Madecass-Säure, Madasiatsäure, Triterpensaponine, vor allem Asiaticosid, Flavonoide und wenig ätherisches Öl.

Wirkung: Wundheilend, antiphlogistisch, antibakteriell. Eine Beeinflussung der in den Fibroblasten stattfindenden Bildung kollagener Fasern wird diskutiert: Erhöhte Kollagenbildung bei verzögerter Vernarbung, bei Hyperplasie des fibrösen Gewebes, aber auch eine Verlangsamung. Die Triterpensäuren scheinen in die metabolischen Vorgänge innerhalb der Fibroblasten einzugreifen und insbesondere die Bindung von Prolin und Alanin an die RNA zu beeinflussen.

Anwendung und Verordnung: Nur in Form von **Fertigarzneimitteln.** Centellase, Collaven oder Madecassol sind in verschiedenen europäischen Ländern im Handel befindliche Präparate, die Wassernabelextrakt oder Asiaticosid enthalten und zur Wundheilung empfohlen werden. In homöopathischer Dilution ist *Centella* z.B. in der Ekzewowen Salbe und weiteren Präparaten enthalten. Die Verwendung bei CVI wird z.Zt. geprüft.

Unerwünschte Wirkungen: Bei bestimmungsgemäßem Gebrauch keine.

Cephaelis ipecacuanha → **Psychotria ipecacuanha**

Ceratonia siliqua L. · Johannisbrotbaum

Familie: Caesalpiniaceae

Herkunft: Mittelmeerküsten.

Die aus den Hülsen abgetrennten Samen, die **Johannisbrotkerne**, Ceratoniae semen, werden nach Entfernung der Samenschale vermahlen: Es resultiert ein weißes, geruch- und geschmackloses Pulver, das **Johannisbrotkernmehl**. Es besteht zu 40–60% aus dem Galactomannan Carubin, daneben kommt als weiterer Schleimstoff Pektin vor; ferner: ca. 10% Proteine, Saccharose, Mineralstoffe. Johannisbrotkernmehl ist ein diätetisches Mucilaginosum und Verdickungsmittel und wird auch als Antidiarrhoikum und bei Säuglingserbrechen eingesetzt.

Nestargel ist ein therapeutisches Eindickungspulver aus den Kernen der Johannisbrotfrucht. Indikationen: Habituelles Erbrechen der Säuglinge, acetonämisches Erbrechen, Rumination, Brechhusten. Als Backhilfe zur Herstellung von kleberfreiem Stärkebrot bei der Zöliakie, Schwangerschaftserbrechen, Übergewicht. Zubereitung: Kalt in Flüssigkeit auflösen, 1–2 Minuten kochen, abkühlen lassen, in die Säuglingsfertignahrung einrühren. Dosierung: Säuglinge: Durchschnittlich $^1/_4$–$^1/_2$ g (Höchstmenge 2 g) auf 100 ml Gesamtflüssigkeit. Unerwünschte Wirkungen: Bei bestimmungsgemäßem Gebrauch keine. Auf ausreichende Flüssigkeitszufuhr ist zu achten.

Cetraria islandica (L.) Ach.
Cetraria ericetorum Opiz
Isländisches Moos – Isländische Flechte

Familie: Parmeliaceae (Lichenes)

Herkunft: Arktische Gebiete der nördlichen Hemisphäre.

Angewandter Pflanzenteil: Isländisches Moos/Isländische Flechte, Lichen islandicus Ph. Eur., die getrockneten Thalli.

Inhaltsstoffe: Ca. 50% schleimartige Glucane: Lichenan und Isolichenan, daneben Glucomannane und glucuronsäurehaltige Polysaccharide; bitterschmeckende Flechtensäuren wie z.B. Fumarprotocetrarsäure, Lichesterin- und Usninsäure.

Wirkung: Die Droge ist einerseits als mildes Bittermittel aufzufassen (Anregung der Magensaftsekretion), andererseits wirkt sie als Mucilaginosum schleimhautberuhigend und hustenreizmildernd. Die Flechtensäuren wirken antibiotisch.

Anwendung und Verordnung: Isländisch Moos selbst wird kaum verordnet; die Droge ist aber gelegentlich Bestandteil von Brust- und Hustentees (auch in entsprechenden Instanttees), so z.B. im Sidroga-Hustentee.

Fertigarzneimittel: Als Mono-Präparate gibt es:

Isla-Moos Pastillen	80 mg eingedickter FE (0,4–0,8:1; Wasser)/Pastille
Isla-Mint Pastillen	100 mg Extrakt (2–4:1) + Pfefferminzöl
Isla-Cassis Pastillen	80 mg eingedickter FE (0,4–0,8:1; Wasser)/Pastille

Bei allen Formen der Bronchitis, unterstützend bei Bronchialasthma.

Lichen islandicus plv. subtilis ist Bestandteil der Cetraria Salbe (als Mono-Komponente 2,5 %), die bei Ekzemen, Ulcus cruris und Dekubitus gemäß der anthroposophischen Menschen- und Naturerkenntnis anzuwenden ist.

Anmerkung: Die Droge war nach Tschernobyl lange Zeit erheblich radioaktiv belastet.

Unerwünschte Wirkungen: In therapeutischen Dosen keine.

Literatur: Gensthaler, G.: Von der Moos-Pasta zur Halspastille. PZ/PTA-Forum **8**, 20–21 (2003).

Chamaemelum nobile (L.) ALL. · Römische Kamille (*Anthemis nobilis* L.)

Familie: Asteraceae

Herkunft: W- und S-Europa, Nordafrika.

Angewandter Pflanzenteil: Kamille, Römische, Chamomillae romanae flos Ph.Eur. (Anthemidis flos), die Blütenköpfchen der kultivierten, gefülltblütigen Varietät mit überwiegend weißen Zungenblüten.

Inhaltsstoffe: 0,6–2% ätherisches Öl mit Mono- und Sesquiterpenen, insbesondere Estern der Angelicasäure (u.ä. Verbindungen) mit C_3- bis C_6-Alkoholen, Hauptkomponente Angelicasäurebutylester; Hydroperoxide; Bitterstoffe vom Sesquiterpenlactontyp; Flavonoide, Phenolcarbonsäuren sowie Hydroxycumarine, Polyine und Schleimstoffe.

Wirkung: Geringe antiphlogistische, antibakterielle und spasmolytische Effekte; Anregung der Magensaftsekretion. Obwohl das Inhaltsstoffspektrum sich von dem der echten Kamille unterscheidet, werden die Wirkungen beider Drogen mehr oder weniger gleichgesetzt.

Anwendung und Verordnung: Als Amarum aromaticum; ansonsten wie Kamillenblüten (siehe Seite 316). Die Wirksamkeit bei den beanspruchten Anwendungsgebieten ist jedoch bei der Römischen Kamille nicht ausreichend belegt.
In den entsprechenden **Fertigarzneimitteln** ist meist nicht die Römische Kamille, sondern die echte Kamille enthalten. Auszüge aus Römischer Kamille werden auch als Haarwaschmittel mit aufhellender Wirkung auf nachgedunkelte Haare empfohlen (Wirkung der Peroxide?). Zur Haarpflege werden 3 Esslöffel der Blüten mit 1 Liter kochendem Wasser übergossen; 30 Minuten ziehen lassen, dann abseihen und die Flüssigkeit zusammen mit der normalen Haarwäsche verwenden; den Schaum 15 Minuten einwirken lassen.

Anmerkung: In den westeuropäischen Ländern, insbesondere Frankreich und England, wird unter Kamille die Römische Kamille verstanden.

Unerwünschte Wirkungen: Bei bestimmungsgemäßem Gebrauch keine; Kontaktallergien möglich (Sesquiterpenlactone mit exozyklischer Methylengruppe!).

Literatur: Isaac, H.: Chamaemelum nobile (L.) Allioni – Römische Kamille. Z. Phytother. **14**(4), 212–22 (1993). – Tschan-Schmitter, G.M.: Phenolische Inhaltsstoffe aus Römischer Kamille. Dissertation, Zürich 1997.

Cheiranthus cheiri → **Erysimum cheiri**

Chelidonium majus L. · Schöllkraut, Warzenkraut

Familie: Papaveraceae

Herkunft: Europa; in gemäßigten und subtropischen Gebieten.

Angewandter Pflanzenteil: Schöllkraut, Chelidonii herba Ph.Eur., die zur Blütezeit geernteten oberirdischen Teile; **Schöllkrautwurzel,** Chelidonii radix.

Inhaltsstoffe: Im orange/gelben Milchsaft ca. 20 Alkaloide (Benzylisochinolinderivate), darunter die Benzophenanthridine Chelidonin, Chelerythrin, Sanguinarin u.a., die Protoberberine Coptisin, Berberin, Stylopin u.a., ferner Protopin, Allocryptopin sowie in geringer Menge Chinolizidine und Aporphinalkaloide. Während im Kraut Coptisin das Hauptalkaloid ist, findet sich in der Wurzel vor allem Chelidonin. Weitere Inhaltsstoffe sind Chelidonsäure und andere Pflanzensäuren, Kaffeesäure und andere Caffeoylderivate, ferner Flavonoide (im Kraut) und proteolytische Enzyme im Milchsaft.

Wirkung: Die Pharmakodynamik der Droge ist angesichts der verschiedenen Wirkungsqualitäten der einzelnen Alkaloide sehr komplex. Während Chelidonin schwach analgetisch, zentral sedativ und auch spasmolytisch wirkt (mit direktem muskulären Angriff, dem Papaverin vergleichbar, jedoch schwächer), wird dem Berberin eine cholekinetische Wirkung zugeschrieben. Sanguinarin ist ein Acetylcholinesterasehemmstoff und Chelerythrin wirkt zentrallähmend und schleimhautreizend. Im ganzen kann man eine schwach sedative, cholagoge und spasmolytische Wirkung der Droge annehmen.

Anwendung und Verordnung: Gemäß Aufbereitungsmonographie der ehem. Komm.E kann Schöllkraut bei krampfartigen Beschwerden im Bereich der Gallenwege und des Magen-Darmtrakts eingesetzt werden. Die Bewertung gründet sich im Wesentlichen auf aufbereitetes Erfahrungsmaterial und Anwendungsbeobachtungen. Die Durchführung klinischer Studien nach GCP-Richtlinien wäre wünschenswert.

Schöllkraut ist vereinzelt als Bestandteil von Leber-Galle-Tees zu finden. Bei Cholezystopathien und zur Nachbehandlung nach Hepatitiden wurden früher auch galenische Schöllkrautzubereitungen verordnet, z.b. die aus frischem, zerquetschtem Schöllkraut bereitete Tinctura Chelidonii Rademacher (40 Tropfen als Einzeldosis).
Auch die folgende Tinctura cholagoga fortis sei als früher viel gebräuchliche galenische Zubereitung genannt:

Rp.	Aetherol. Menthae pip.	1,0
	Tinct. Belladonnae	4,0
	Tinct. Chelidonii	
	Tinct. Cardui mariae	
	Rademacher	ana ad 30,0
	M.D.S. 3-mal tgl. 30 Tropfen.	

Fertigarzneimittel: Von den zahlreichen Monopräparaten, die als Cholagoga und Spasmolytika gebräuchlich waren, gibt es z.Zt. noch:

Cholarist Tabl.	100–150 mg TE(5–7:1; EtOH 70%) = 3 mg Gesamtalkaloide, berechn. als Chelidonin/Tabl. Ende Juni 2006 vom Markt genommen.
Paverysat forte N Bürger	22,7–25 g TE(6,7 :1 ;Ethanol96%)/100 ml = 500 mg Gesamtalkaloide, ber. als Chelidonin

Nachdem in den 90er Jahren UAW bekannt geworden waren (s.u.), wurden für Präparate mit einem Gesamtalkaloidgehalt von über 2,5 mg/Tagesdosis in Abstimmung mit dem BfArM Warnhinweise in die Fachinformationen und Packungsbeilagen aufgenommen. 2005 wurde vom BfArM angekündigt, im Rahmen des Stufenplans den Grenzwert für den Alkaloidgehalt von 2,5 mg auf 0,0025 mg bzw. D4 herabzusetzen (die von der ehem. Komm. E vorgeschlagene mittlere Tagesdosis betrug 12–30 mg Alkaloide; in der ESCOP-Monographie sind 9–24 mg genannt). Damit wären entsprechende Präparate als Allopathika wirkungslos, könnten dann aber „verkehrsfähig" bleiben (?). Es bleibt abzuwarten, wie diese absurde Konstellation in praxi umgesetzt werden soll.

Auf die volkstümliche Verwendung des frischen Milchsaftes zur Bekämpfung von Warzen (antimitotische Wirkung des Chelidonins?) sei hingewiesen.

Unerwünschte Wirkungen: Bei der Einnahme alkaloidreicher Extrakt-Präparate sind in neuerer Zeit hepatotoxische Nebenwirkungen beobachtet worden; Fälle von Cholestasis, akuter Hepatitis und Anstieg der Leberwerte (Transaminasen, Bilirubin) sind beschrieben, die nach Absetzen der Präparate reversibel waren. Die Gebrauchsinformation für Schöllkrautpräparate ist entsprechend den Vorgaben des Bundesinstituts für Arzneimittel und Medizinprodukte ergänzt worden, es wird jetzt hingewiesen auf: Anstiege der Lebertransaminasen und des Bilirubins bis hin zu medikamentös-toxischen Hepatitiden in Einzelfällen, die sich nach Absetzen der Präparate zurückbilden. Leberkrankheiten und gleichzeitige Einnahme leberschädigender Stoffe gelten als relative Gegenanzeigen. Bei Anwendung über mehr als vier Wochen sollen die Leberfunktionswerte kontrolliert werden. Seit 1998 in der Packungsbeilage die entsprechenden Warnhinweise aufgenommen worden sind, sind keine neuen UAW bekannt geworden. Die Risiken beim Trinken von Schöllkrauttee, vor denen die Arzneimittelkommission Dtsch. Apotheker warnt, dürfte allerdings wegen des niedrigen Alkaloidgehalts im Teeaufguss gering sein.

Anmerkung: Das „Krebsmittel" Ukrain ist ein semisynthetisches Mischpräparat aus Schöllkraut-Alkaloiden und dem Zytostatikum Thiotepa. 3 Moleküle Chelidonin sind über den Alkaloidstickstoff mit Ethylgruppen des Thiophosphorsäurederivats (unter Öffnung der 3-Aziridinringe) verbunden. Das Präparat enthält aber mehrere Alkaloide; nähere Angaben zur Reinheit des Präparats und zur Frage, ob der Gesamtkomplex oder einzelne Komponenten wirksam sind, scheinen nicht vorzuliegen.
In Ukrain soll ein krebszellspezifischer Effekt der Alkaloide wirksam werden; es soll immunologische Wirkungen entfalten und gegen nahezu alle Tumorerkrankungen (mit Ausnahme von Malignomen des ZNS) wirken. Das Präparat ist bisher in keinem europäischen Land als Arzneimittel zugelassen, die bisher vorliegenden klinischen Berichte erlauben wegen fehlender objektiver Kriterien keine Beurteilung der Wirksamkeit. Vom Einsatz des seit längerem – jetzt auch im Internet – beworbenen Mittels wird sowohl von der AMKdÄ und der Dtsch. Krebsgesellschaft als auch von der Schweiz. Krebsliga und der Schweizerischen Gesellschaft für Onkologie dringend abgeraten.

Literatur: Saller, R., Hellstern, A. und D. Hellenbrecht: Chelidonii herba (Schöllkraut), Kurzbewertung. internist. praxis **34**, 409–11 (1994). – Schilcher, H.: Schöllkraut – Chelidonium majus L. Portrait einer Arzneipflanze. Z. Phytother. **18**, 356–66 (1997). – Strahl, S. und Mitarb.: Nekrotisierende Hepatitis nach Einnahme pflanzlicher Heilmittel. Dtsch.

Med. Wschr. **123**, 1410–14 (1998). – Mitt. Arzneimittelkomm. Dtsch. Apoth., betr. Abgabe von Schöllkraut im Handverkauf. DAZ **138**, 1620–22 (1998); auch PZ **143**, 1420 (1998).
– Benninger, J. und Mitarb.: Acute hepatitis induced by greater celandine (Chelidonium majus). Gastroenterology **117**, 1234–37 (1999). – Wegner, K.: Schöllkraut, Heilpflanze mit Risiken. PTA heute **13**, 726–28 (1999). – Nahrstedt, A. und C. Weber: Schöllkraut-Präparate im Fokus. DAZ **145**(27), 3890–92 (2005).
– Mitt. AMKdÄ und Dtsch. Krebsgesellsch.: Ukrain in der Krebstherapie. DAZ **141**, 1016–18 (2001). Hopf, G.: Ukrain-Fortschritt oder Rückschritt in der medikamentösen Therapie onkologischer Erkrankungen? (Kurzbewertung). internist. praxis **42**, 375–82 (2002).

Chenopodium ambrosioides L. var. anthelminticum (L.) A. GRAY
Amerikanisches Wurmkraut

Familie: Chenopodiaceae

Herkunft: USA, südl. und östliche Staaten.

Wurmsamenöl (Wurmkrautöl), Chenopodii aetheroleum, das aus den Samen (!), aber auch aus dem Kraut destillierte ätherische Öl enthält bis zu 70% das Terpenperoxid Ascaridol, ferner p-Cymol und weitere Terpene. Bereits sehr niedrige Konzentrationen von Chenopodiumöl und Ascaridol rufen bei Würmern zunächst Flucht- und Abwehrbewegungen und später Lähmungserscheinungen, die zu Beginn reversibel sind, hervor. Moderne synthetische Anthelminthika haben die Verwendung von Wurmsamenöl bzw. Ascaridol überflüssig gemacht; es gibt auch keine Fertigarzneimittel mehr.
Unerwünschte Wirkungen: Die therapeutische Breite von Chenopodiumöl bzw. Ascaridol ist gering. In der älteren Literatur sind Intoxikationen (z.T. Fälle mit tödlichem Ausgang) beschrieben worden, die oftmals wohl auf fehlerhafte Anwendung und Dosierung zurückzuführen waren.
Die Symptome der Chenopodiumölvergiftung beim Menschen bestehen in Erbrechen, Schwindelgefühl, Lähmung und Benommenheit, die rasch in Bewusstlosigkeit übergehen können. Ferner bestehen häufig Krämpfe meist in Form von kurzdauernden tonischklonischen Zuckungen. Nicht selten wurden Störungen der Gehörfunktion in Gestalt von Ohrensausen und Schwerhörigkeit beschrieben. In schweren Fällen erfolgt der Tod unter dem Bild der Atemlähmung.

Chimaphila umbellata (L.) Bart.
Walddolde, Winterlieb

Familie: Pyrolaceae

Herkunft: N-, M-Europa; N-Amerika.

Walddoldenkraut, Chimaphilae (Pyrolae) umbellatae herba, enthält Arbutin, Isohomoarbutin und Chimaphilin (= 2,7-Dimethylnaphthochinon), ferner Gerbstoffe, Flavonoide, Salicylsäuremethylester und Ursolsäure. Die Droge mit einer den Bärentraubenblättern ähnlichen harnantiseptischen Wirkung ist nicht gebräuchlich, als homöopathische Urtinktur (aus der ganzen, frischen blühenden Pflanze) oder in anderen Dilutionen jedoch in Präparaten enthalten, die als Adjuvantien im Initialstadium der BPH, bei Prostatitis oder Cystitis empfohlen werden, z.B. Eviprostat N Dragees.
Unerwünsche Wirkungen: Bei bestimmungsgemäßem Gebrauch keine.

Chondrodendron tomentosum Ruiz et Pav.
Grieswurzel

Familie: Menispermaceae

Herkunft: Brasilien, Peru, Panama.

Pareirawurzel, Grieswurzel, Pareirae bravae radix, enthält Bisbenzylisochinolin-Alkaloide (wohl auch Tubocurarin); Gerb- und Bitterstoffe. Die Droge soll emmenagog und diuretisch wirken, neuere Untersuchungen der obsoleten Droge liegen nicht vor; sie ist auch in Fertigarzneimitteln nicht mehr enthalten.

Anmerkung: Aus der Pflanze (Zweige, Rinde) wird Tubocurare gewonnen. Der Hauptwirkstoff (+)-Tubocurarin ist ein peripheres Muskelrelaxans, das durch Hemmung der neuromuskulären Erregungsübertragung die

Skelettmuskulatur lähmt (Blockade der Acetylcholinrezeptoren an der motorischen Endplatte). Tubocurarin spielt in der modernen Anästhesiologie eine wichtige Rolle und ist in allen deutschsprachigen Arzneibüchern als **(+)-Tubocurarinchlorid** monographiert.

Chondrus crispus (L.) STACKH. u.a. Arten
Gigartina stellata (STACKH.) BATT. u.a. Arten
Irländisch Moos, Carrageen

Familie: Gigartinaceae (Rotalgen)

Herkunft: Europäische und nordamerikanische Atlantikküste.

Carrageen sind die getrockneten und gebleichten Thalli. Der deutsche Name irisches oder irländisch *Moos* ist irreführend. Die Droge enthält über 50 % Schleim, dessen Komponenten, lineare Galactansulfate, Carrageenane genannt werden. Carrageen kann als mildes Mucilaginosum bei Husten verwendet werden und findet sich entsprechend gelegentlich in species pectorales. Es gibt keine Fertigarzneimittel mehr.

Anmerkung: Die hochmolekularen Carrageenane werden als Verdickungsmittel in der pharmazeutischen und in der Lebensmitteltechnologie eingesetzt. Für Verbindungen mit niedrigerem Molekulargewicht sind in Tierversuchen eine Reihe von pharmakologischen Wirkungen (Hemmung der Magensaftsekretion, Senkung des Cholesterolspiegels im Blut), aber auch unerwünschte Wirkungen (Provozierung von Geschwüren im Darm) beschrieben worden, sodass sie therapeutisch nicht genutzt werden. Die antiphlogistische Wirkung von Substanzen kann am Rattenpfoten-Entzündungsmodell geprüft werden, bei dem durch Carrageenan-Injektionen eine reproduzierbare Entzündung hevorgerufen wird.
Unerwünschte Wirkungen: Für die Droge keine bekannt.

Chrysanthemum cinerariifolium u.a. Arten → **Tanacetum cinerariifolium u.a.**

Chrysanthemum parthenium → Tanacetum parthenium

Chrysanthemum vulgare → Tanacetum vulgare

Cichorium intybus L. · Gemeine Wegwarte

Familie: Cichoriaceae

Herkunft: Europa, Vorderasien.

Wegwartenwurzel, Cichorii radix, enthält in hoher Konzentration das Fructan Inulin, ferner auch freie Fructose, Sesquiterpenlacton-Bitterstoffe, Gerbstoffe sowie Cichoriumsäure (Dicaffeoylweinsäure). Verwendet wird auch das **Wegwartenkraut**, Cichorii herba. Als relativ schwache Bitterdroge fördert Cichorium die Magensaftsekretion und kann bei Appetitlosigkeit und dyspeptischen Beschwerden verwendet werden; Dosierung: 1 Teelöffel voll auf 1 Glas Wasser als Heißaufguss oder in Mischung mit Löwenzahn:

Rp. Wegwartenwurzel
　　 Löwenzahnwurzel   ana   25,0
　　 M.D.S. 1 Esslöffel auf 1 Tasse Wasser, 5 Minuten kochen, dann abseihen.

Im Tierversuch konnte durch orale Verabreichung von Zichorieninfus eine geringe Zunahme des Gallenflusses beobachtet werden. Kraut und/oder Wurzel sind Bestandteil einiger konfektionierter Teemischungen (Magen-, Leber/Galle-Tees).

Anhang: Durch Rösten inulinreicher Wurzeln von *Cichorium intybus* L. var. *sativum* DC., der Wurzelzichorie, gewinnt man als Kaffeesurrogat Cichorienkaffee. Auch die Wurzeldroge dürfte überwiegend von dieser Kulturform stammen.

Literatur: Schmidt, M.: Die Wegwarte – Wildkraut am Wegrand. PTA heute **14**(8), 34–36 (2000).

Cimicifuga racemosa (L.) Nutt. var. racemosa
Traubensilberkerze, Wanzenkraut

Familie: Ranunculaceae

Herkunft: Östliches N-Amerika.

Angewandter Pflanzenteil: Traubensilberkerzen-Wurzelstock, Cimicifugae racemosae rhizoma., der Wurzelstock mit den Wurzeln.

Inhaltsstoffe: Triterpenglykoside von Cycloartenoltyp wie Actein, 27-Desoxyactein, Cimifugosid und deren Aglyka; Flavonoide, Isoflavonoide in geringen Konzentrationen, Isoferulasäure und Hydroxyzimtsäureester, ferner Harzsubstanzen. Über die für die Wirkung der Droge verantwortlichen Substanzen (Triterpenglykoside? Phenolische Substanzen?) bestehen bisher keine eindeutigen Vorstellungen.

Wirkung: Extrakte der Droge zeigen östrogenartige, aber auch Östrogenantagonistische Wirkungen. Es konnte eine Besetzung von Östrogenrezeptoren und eine Suppression der LH-Ausschüttung nachgewiesen werden, zum anderen binden Cimicifuga-Inhaltsstoffe auch an Östrogenrezeptoren. Als Wirkmechanismus ist möglicherweise eine Selektive Estrogen Rezeptor Modulation (Phyto-SERM) anzunehmen. Mit Cimicifuga können prämenstruelle Beschwerden sowie psychische und neurovegetative Störungen während des Klimakteriums hormonfrei therapiert werden. Zahlreiche klinische Studien bestätigen die Besserung klimakterischer Beschwerden durch Cimicifuga-Präparate.

Anwendung und Verordnung: Als Droge nicht gebräuchlich, jedoch gelegentlich in Frauentees als Bestandteil enthalten.

Fertigarzneimittel: Mono-Präparate:

Cefakliman mono	2,675 mg TE(6,6–8,7:1)/Kps.
Cefakliman mono Lsg	20 g Tinktur(1:10)/100 ml (70% Ethanol)
CIMICIFUGA-ratiopharm	7 mg TE(4,1–6,5:1; EtOH 60%)/Filmtabl.
Cimicifuga AL	6,5 mg TE(4,5–8,5:1; EtOH 60%)/Filmtabl.

Entsprechend auch: Cimicifuga Stada, Femikliman uno, Feminon C Kaps., femi sanol, Natu fem Kps., Solcosplen C Cimicifuga.

Cimisan	6–10 mg TE(4,1–6,5:1; EtOH 60%)/Filmtabl.
Jinda	4,5 mg TE(7–12:1; EtOH 50%)/Tabl.
Klimadynon	1,66–2,86 mg TE(7–12:1; EtOH 58%) = 20 mg Droge/Filmtabl.
Remifemin	0,018–0,026 ml FE(0,78–1,14:1; Isopropanol)/Tabl.

Die Präparate sind nicht mehr auf Triterpenglykoside, berechnet als 27-Desoxyactein als Leitsubstanz standardisiert.

Unerwünschte Wirkungen: Gelegentlich Übelkeit, Magen-Darmbeschwerden, ansonsten bei bestimmungsgemäßem Gebrauch keine; entgegen der älteren Angabe in der Aufbereitungsmonographie (der ehem. Komm.E) über eine zeitlich beschränkte Anwendung dürfte nach neueren Arbeiten einer zeitlich unbegrenzten Medikation mit *Cimicifuga* nichts entgegenstehen.

Literatur: Beuscher, N.: Cimicifuga racemosa L. – Die Traubensilberkerze (Arzneipflanzenportrait). Z. Phytother. **16**, 301–310 1995). – Boblitz, N., E. Liske und P. Wüstenberg: Traubensilberkerze. DAZ **140**, 2833–38 (2000). – Löhning, A.: Beitrag zur pharmakologischen Charakterisierung von Zubereitungen aus Cimicifuga racemosa Nutt. Ranunculaceae. Dissertation, Münster 1999. – Liske, E. und Mitarb.: Therapie klimakterischer Beschwerden mit Cimicifuga racemosa, in: Rietbrock, N. (Hrsg.): Phytopharmaka VI, 247–57, Steinkopff Verlag, Darmstadt 2000. – N.N. (Ref.): Wirksamkeitsnachweis für Cimicifuga-Spezialextrakt. DAZ **143**(49), 6333–34 (2003). – Jarry, H.(Vortr.): Phytoestrogene als Alternative zur Hormonersatztherapie. DAZ **143**(23), 2814–15 (2003). – Fessler, B.(Ref.): Therapeutische Lücken mit der Traubensilberkerze schließen. DAZ **144**(35), 3893–94 (2004). – Brattström, A.: Dosisabhängige Überlegenheit eines neu entwickelten Cimicifuga-Extraktes. Eine doppelblinde, randomisierte und plazebokontrollierte klinische Studie bei menopausalen Beschwerden. Z. Phytother., Kongressband Phytopharmaka und Phytotherapie, 7 (2005). – Ahrndt, S.(Ref.): Cimicifuga – ein Weg aus der Krise? PTA heute **20**(2), 86–88 (2006).

Cinchona pubescens Vahl. · Chinarindenbaum
(*C. succirubra* Pavon)

Familie: Rubiaceae

Herkunft: Osthänge der Anden; Indonesien, tropisches Afrika.

Angewandter Pflanzenteil: Chinarinde, Cinchonae cortex Ph.Eur. (rote Chinarinde, Apothekerrinde), die getrocknete Zweig- und Stammrinde 10–12-jähriger Bäume.

Inhaltsstoffe: Chinolinalkaloide wie z.B. Chinin/Cinchonidin und deren Diastereomeren Chinidin/Cinchonin; ferner Indolalkaloide vom Cinchonantyp, insgesamt ca. 30 weitere Alkaloide; Catechingerbstoffe, an die die Alkaloide z.T. gebunden sind; glykosidische Bitterstoffe vom Triterpentyp (Chinovin); Chinasäure.

Wirkung: Zu unterscheiden ist zwischen der Droge und deren galenischen Zubereitungen sowie den Wirkungen der Reinalkaloide.
Chinarinde und galenische Zubereitungen sind im wesentlichen reine Bittermittel, wobei nicht nur der bittere Geschmack der Alkaloide (Bitterwert des Chinins z.B. 200 000), sondern auch derjenige der Triterpen-Bitterstoffglykoside zur Wirkung kommt.
Chinin ist ein allgemeines Zell- und Protoplasmagift, das zahlreiche enzymatische Prozesse hemmt und durch Komplexbildung mit DNA zu einer Blockierung der Nukleinsäuresynthese führt. Tierische und pflanzliche Mikroorganismen werden geschädigt, wobei die individuelle Empfindlichkeit gegenüber dem Alkaloid sehr unterschiedlich sein kann. Als Malariamittel wirkt es nur auf die erythrozytären Formen von *Plasmodium falciparum* (Blutschizontozid). Chinin wirkt antipyretisch durch Einschränkung der Wärmebildung (Hemmung oxidativer Prozesse), analgetisch, muskelrelaxierend und lokalanästhetisch; am Uterus steigert es die Erregbarkeit der Muskulatur gegenüber Ocytocin-artig wirkenden Substanzen, es führt zu einer Verlängerung der refraktären Phase der glatten Muskulatur; am Herzen hemmt es die Reizleitung, Erregbarkeit und Kontraktilität.
Chinidin gehört zu den membranstabilisierenden (Klasse IA-)Antiarrhythmika, die durch Blockade von Natriumkanälen die Ionenbewegungen durch die Zellmembran beeinflussen: Hemmung des Na^+-Einstroms und des K^+-Ausstroms; auch der Ca^{++}-Einstrom ist herabgesetzt, daher wird die Kontraktionskraft des Herzens gemindert (negativ inotrope Wirkung). Die Dauer des Aktionspotentials wird verlängert, die Gesamtrefraktärzeit erhöht.

Anwendung und Verordnung: Chinarinde wird als bitteres Stomachikum bei dyspeptischen Beschwerden, subaziden Gastritiden usw. genommen: ¹/₂ Teelöffel der feingeschnittenen Droge/Glas Wasser zum Heißaufguss, nach 10 Minuten abseihen, jeweils ¹/₂ Stunde vor den Mahlzeiten trinken. Bequemer sind die altbekannten Galenika einzusetzen: Tinctura Chinae (Einzeldosis 2,5 g), die zusammengesetzte Chinatinktur DAB (mit Extrakten von Enzianwurzel, Bitterorangenschale und Zimt – Einzeldosis 2,5 g), der Chinafluidextrakt (Einzeldosis 0,1) oder esslöffelweise Vinum Chinae.
Als Tinctura stomachica hat sich bewährt:

Rp. Tinct. Chinae compositae
Tinct. Zingiberis
Tinct. Rhei vinosae ana 10,0
M.D.S. 3-mal tgl. 30 Tropfen in Wasser zu nehmen
Vor Gebrauch schütteln.

Fertigarzneimittel: *Chinarinde* ist Bestandteil sogenannter Tonika oder Roborantien oder auch Stomachika. Die oftmals aus vielen Komponenten zusammengesetzten Präparate enthalten Chinaextrakt oder -tinktur, vielfach auch Chinarinde i.h.V. Die Chinarindenzubereitungen dienen hier neben anderen Bitterdrogen ausschließlich als Bittermittel, die anderen pharmakologischen Wirkungen der Alkaloide sind in den üblichen Dosierungen zu vernachlässigen. Amara-Tropfen Pascoe oder Sedovent sind Beispiele für derartige Präparate, die bei Appetitlosigkeit und dyspeptischen Beschwerden gegeben werden können. Soweit es sich um Tropfen handelt, ist der zumeist hohe Ethanolgehalt zu beachten.
Chinin Mono-Präparate (als Malariamittel, gegen nächtliche Wadenkrämpfe):

Chininum hydrochloricum Drg. 250 mg Chinin-HCl/Drg.
Limptar N Tabl. 200 mg Chininsulfat/Tabl.

Zur Sklerotherapie bei Hämorrhoidalleiden dient die Chinindihydrochlorid-Injektionslösung 20% nach NRF 5.4 (mit oder ohne Mepivacain).
Im Hinblick auf die zunehmende Resistenzentwicklung der Malariaerreger gegen Synthetika wie z.B. Chloroquin ist Chinin als Malariamittel weiterhin von Bedeutung; als die am schnellsten wirksame Substanz wird es vor allem in der Therapie der schweren und komplizierten Malaria mit Erfolg eingesetzt.

Analgetika und Grippemittel, in denen früher vielfach Chinin als Kombinationspartner enthalten war, sind inzwischen vom Markt verschwunden. Im so genannten tonic water findet sich allerdings auch heute noch Chinin in Mengen von 40–80 mg/Liter!

Chinidin dient zur Behandlung von symptomatischen und behandlungsbedürftigen tachykarden supraventrikulären Herzrhythmusstörungen (Vorhofflimmern, Vorhofflattern). Da diese Rhythmusstörungen meist mit Herzinsuffizienz einhergehen, muss zunächst diese kompensiert werden. Man muss sich immer daran erinnern, dass Chinidin, wie schon erwähnt, die Reizbarkeit der Muskulatur und des Reizleitungsbündels herabsetzt und eine ausgesprochen negativ inotrope Wirkung ausübt. Bei bestehender Herzschwäche kann durch diese zusätzliche Lähmung schwerste Verschlimmerung oder der Tod eintreten. Eine Chinidintherapie bedarf daher – dies gilt auch für andere Antiarrhythmika der Klassen I und III – einer sorgfältigen kardiologischen Überwachung (Änderung der Zulassung gemäß BGA-Mitteilung von 5.7.1993).

Als Antiarrhythmikum steht zur Verfügung:

Chinidinum-Duriles	250 mg Chinidinhydrogensulfat (= 200 mg Chinidinsulfat)/Retardtbl.

Unerwünschte Wirkungen: Beim Bestehen einer – nicht seltenen – Chininallergie ist schon in therapeutischen Dosen mit entsprechenden Reaktionen zu rechnen, insbesondere treten auch Hauterscheinungen (scharlachartiges Ekzem, Juckreiz o.ä.) auf. Auch bei Myasthenia gravis können schon kleine Dosen des Alkaloids eine gefährliche Verschlechterung des Muskelleidens bewirken. Ansonsten ist Chinin ein relativ schwach toxisches Alkaloid. In Dosen über 3 g können Übelkeit und Erbrechen, evtl. auch intravasale Hämolyse auftreten; schließlich kommt es zum Chininrausch, ein Erregungszustand verbunden mit Ohrensausen, Schwindelanfällen und Sehstörungen. Für die Erwachsenen beträgt die Dosis letalis 8–15 g, Kinder scheinen relativ empfindlicher zu sein.

Chinidin führt bei Überdosierung zu ähnlichen Intoxikationserscheinungen wie Chinin. Im Übrigen beeinträchtigt es, wie schon erwähnt, die Herzfunktion, sodass bei seiner therapeutischen Anwendung die Herzmuskulatur auf jeden Fall suffizient sein muss; auf die Risiken der Behandlung wurde vom BGA durch Mitteilung von 5.7.1993, verbunden mit einschränkenden Maßnahmen für die Anwendung der Antiarrhythmika der Klassen I und III hingewiesen. Auch gegenüber Chinidin ist mit allergischen (insbesondere auch photoallergischen) Reaktionen zu rechnen.

Anhang: Die **Calysaya-** oder **Gelbe Chinarinde** stammt von *Cinchona officinalis* L. (*Cinchona calysaya* Wedd.) und enthält wie die echte Chinarinde Chinolinalkaloide und Gerbstoffe. Der Alkaloidgehalt ist niedriger, der Anteil an Chinin im Alkaloidgemisch jedoch höher, sodass die Rinde zur industriellen Chiningewinnung dient.

Literatur: Stich, A. und K. Fleischer: Chinin – seit 3 Jahrhunderten unverzichtbar in der Malariatherapie. internist. praxis **37**, 765–72 (1997). – Eiden, F.: Chinin und andere Chinalkaloide. Pharm. i. u. Zeit **27**, 257–71(1998) u. **28**, 11–20; 74–86 (1999). – Hermann, J.:Chinarinde: Eine historische Reise um die Erde. PZ **146**, 1486–91 (2001). – Hermann, J.: Cinchona-Arten. Z. Phytother. **22**, 205–10 (2001).

Cinnamomum camphora (L.) J. S. Presl
Kampferbaum

Familie: Lauraceae

Herkunft: Taiwan, Japan, Südchina.

Angewandter Pflanzenteil: Campher, Camphora, der aus dem ätherischen Öl des Holzes sich abscheidende, feste Anteil.

Inhaltsstoffe: Natürlicher D-(+)-Campher (Ph.Eur.) ist ein bizyklisches Monoterpenketon. Der auch als Arzneistoff zugelassene synthetische Campher ist ein Racemat (ebenfalls Ph.Eur.).

Wirkung: Campher gehört zu den zentralen Analeptika, er wirkt anregend auf das Atem- und Vasomotorenzentrum, allerdings erst in Dosen, die den toxischen schon nahe kommen. Eine nur wenig verlässliche Beeinflussung von Herz und Kreislauf ist indirekt bzw. reflektorisch bedingt.
Im Organismus wird Campher durch die Nieren als gepaarte Camphoglukuronsäure im Harn ausgeschieden, die rasche Bildung dieser Verbindung erklärt die Flüchtigkeit der Campherwirkung. Ein kleiner Teil des Camphers wird mit der Atmungsluft exhaliert.

Äußerlich bringt Campher in höheren Konzentrationen (Externa mit mehr als 3%) auf intakter Haut Rötung, Reizung und schließlich schmerzhafte Entzündung hervor. Einreibungen mit Konzentrationen bis maximal 0,3% wirken dagegen lokalanästhetisch und analgetisch durch Hemmung sensibler Hautrezeptoren.

Anwendung und Verordnung: Campher wurde in der Aufbereitungsmonographie (ehem. Komm. E) eine kreislauftonisierende Wirkung zugesprochen und als Indikation bei innerlicher Anwendung hypotone Kreislaufregulationsstörungen genannt. Die Verwendung von Campher als Analeptikum ist jedoch nur noch wenig gebräuchlich. Seine innerliche Gabe z.B. als Bestandteil der sog. Schwedenbitter ist nicht zu empfehlen.

Äußerlich dienen mehrprozentige campherhaltige Zubereitungen als hyperämisierende Mittel beim rheumatischen Formenkreis, während Campher in geringen Konzentrationen Bestandteil von antipruriginösen Rezepturen sein kann. Als Galenika seien genannt der Campherspiritus (DAB), Spiritus camphoratus, Unguentum camphoratum, Linimentum saponato-camphoratum u.ä. Bei der Verwendung als Rubefaciens muss intensiv in die Haut eingerieben werden, da sonst eher ein kühlender Effekt auftritt.

Fertigarzneimittel: Campher ist noch in Kombinationspräparaten verschiedener Indikation enthalten:

Grippemittel, z.B.: Laryngsan   6,3 g Campher/100 g mit Pfefferminzöl 0,3 g

Antitussiva/Expektorantia zur äußerlichen Anwendung, mit Menthol und/oder ätherischen Ölen, z.B.:

Erkältungsbalsam STADA, Hevertopect Erkältungsbalsam, Mentholon Original N Salbe, Pulmotin Salbe, tetesept Erkältungsbalsam N mentholfrei, Transpulmin Balsam, Tumarol Creme, -N Balsam, Wick Vaporub Erkältungssalbe

Herz- und Kreislaufmittel:

Pectocor N Salbe	10% rac. Campher
Korodin Herz-Kreislauf-Tr.	2,5% Campher + Extr. Fruct. Crataegi (60% Ethanol)
Mulmicor Lösung	7,5 g D-Campher/100 g Ethanol 60%
Diacard Mischung	Camphora u.a. homöopath. Dilutionen (50% Ethanol)
Cor-Vel Truw Herzsalbe	Campher + Levomenthol + äth. Öle

Schließlich enthalten auch viele Antirheumatika neben anderen hyperämisierenden Stoffen Campher – oftmals auch das partialsynthetisch aus α-Pinen hergestellte Racemat –, so z.B. Camphoderm N Emulsion u.a.

Unerwünschte Wirkungen: Campher wird gut resorbiert. Bei leichteren Vergiftungen treten Übelkeit und Erbrechen auf, es kommt zu Atemschwäche, rauschähnlichen Zuständen und Tachykardie. Nach größeren Dosen führt die fortschreitend subkortikale Erregung zu heftigen epileptiformen Krämpfen. Für Kleinkinder liegt die minmale Letaldosis bei 1 g (oral), für Erwachsene bei 20 g. 6–10 g, als Haschischersatz eingenommen, führten bereits zu einer schweren Intoxikation mit Angstzuständen, Halluzinationen und Krämpfen.

Literatur: Franz, G. und B. Hempel: Natürlicher *D*-Campher. DAZ **140**, 1050–56 (2000). – Belz, G.G. und Mitarb.: Klinische Pharmakologie von *D*-Campher und Hempel, B.: Toxikologie von *D*-Campher, in: Rietbrock, N. (Hrsg.): Phytopharmaka VI, Forschung und klinische Anwendung, 21–28 und 29–37, Steinkopff Verlag, Darmstadt 2000.

Cinnamomum zeylanicum BLUME · Ceylonzimtbaum
(*Cinnamomum verum* J. S. PRESL)

Familie: Lauraceae

Herkunft: Sri Lanka, Indonesien, Philippinen, Madagaskar.

Angewandter Pflanzenteil: Zimtrinde, Cinnamomi cortex Ph.Eur., die geschälte, d.h. von den äußeren Schichten des Periderms und dem darunter liegenden Parenchym befreite Rinde jüngerer Zweige.

Inhaltsstoffe: Ätherisches Öl mit Zimtaldehyd als Hauptkomponente, Eugenol, u.a. Phenylpropanen und Terpenen (**Zimtöl**, Cinnamomi zeylanici corticis aetheroleum Ph.Eur); ferner Phenolcarbonsäuren, Diterpene, Schleim (Glucane, Arabinoxylane) und Gerbstoffe, darunter procyanidine Catechine, von denen ein Methylhydroxychalcon-Polymer (MHCP) als insulinmimetische Substanz in einem wässrigen Extrakt nachgewiesen wurde.

Wirkung: Anregung der Magensaftsekretion, motilitätsfördernd, das ätherische Öl auch antibakteriell, fungistatisch und wirksam gegen Mückenlarven der Gattung *Aedes aegypti*; blutzucker- (und lipid-)senkende

Effekte bei Typ-II-Diabetikern. Zur Frage der Wirksamkeit und der Abgrenzung von NEM, diätetischen Nahrungsmitteln und Arzneimitteln vgl. die Literaturangaben.

Anwendung und Verordnung: Mehr als Gewürz, nur in bescheidenem Umfang medizinisch und auch hier mehr als Korrigens denn als Therapeutikum bei dyspeptischen Beschwerden, Völlegefühl und Blähungen. Zimt ist Bestandteil der Tinctura aromatica (jeweils 10–20 Tropfen vor dem Essen zur Appetitanregung) und der zusammengesetzten Chinatinktur.
Zimtrinde ist auch Bestandteil des Magentee I nach NRF 6.11. (siehe auch *Citrus aurantium*).

Fertigarzneimittel: Das ätherische Öl von *C. zeylanicum* oder von *C. aromaticum*, dem chinesischen Zimt, ist in zahlreichen Präparaten als Geschmackskorrigens enthalten, manchmal werden auch Extrakte der Droge verwendet, so z.B. in den Sedovent Verdauungstropfen (neben Zimtrinde, Enzianwurzel, Schafgarbe und Bitterorangenschale). Traditionell angewendet zur Unterstützung der Verdauungsfunktion. Wegen der (schwach) hautreizenden Wirkungen, die dem Zimtöl wie ätherischen Ölen allgemein eigen sind, finden wir es auch in äußerlich anzuwendenden Zubereitungen wie z.B. Salviathymol u.a.
Auf Grund einiger Arbeiten zur blutzuckersenkenden Wirkung von Zimt bei Typ-II-Diabetikern sind Präparate als NEM, als „diätetische Lebensmittel" bzw. als „ergänzende bilanzierte Diät" in den Handel gebracht worden: z.B. Diabetruw Zimtkapseln mit einem Spezialextrakt, d.h. ohne ätherisches Öl, entsprechend 1 g Zimtpulver, ab 2005 auch Diabetruw Plus Zimtextraktkapseln (Spezialextrakt = 1,5 g Zimtrindenpulver + Chrom u. Zink + Vit. C und E); Alsidiabet (1 g Zimtpulver/Kps. + Chrom)und weitere Präparate. Es handelt sich also <u>nicht</u> um Arzneimittel, für die die erforderlichen pharmakologischen, klinischen und sicherheitsrelevanten Anforderungen erfüllt sind.

Unerwünschte Wirkungen: Bei bestimmungsgemäßem Gebrauch keine. Zimtöl in größeren Dosen führt zu Tachykardie, erhöhter Atemtätigkeit und Darmperistaltik, später auch zu zentraler Sedierung. Allergische Haut- und Schleimhautreaktionen sind nicht selten.

Cistus incanus

Anhang: Der Chinesische Zimt stammt von *Cinnamomum aromaticum* Nees (*C. cassia* Bl.). Das aus der Rinde destillierte **Cassiaöl**, Cinnamomi cassiae aetheroleum Ph.Eur., enthält ebenfalls bis zu 90% Zimtaldehyd, jedoch kein Eugenol. Da Zimtaldehyd allein herb und muffig riecht, fehlt diesem Öl das besondere Aroma des echten Zimtöls. **Zimtblätteröl** Ph.Eur. wird aus den Blättern von *C. zeylanicum* destilliert; es enthält neben wenig Zimtaldehyd überwiegend Eugenol und wird pharmazeutisch kaum verwendet.

Literatur: Galle-Hoffmann, U.: Im Zimtöl steckt der Duft der Tropen. PTA heute **11**, 125–28 (1997). – Krützfeld, K.: Zimt – der Duft des Paradieses. DAZ **142**(51/52), 6254–61 (2002). – Schmidt, M.: Zimt und Pharmazie. PTA heute **18**(12), 18–22 (2004). – Bertsche, T., U. Müller und M. Schulz: Zimt bei Diabetes (Kurzbewertung). PZ **149**(35), 2990–91 (2004). – Ammon, H.P.T.: Zimt als Antidiabetikum?(Stellungnahme der DDG). DAZ **145**(5), 581, (33), 4503 und (46) 6064 (2005). Dazu zahlreiche Stellungnahmen(Leserbriefe) in der pharm. Fachpresse. –

Cistus incanus L. u.a. Arten · Zistrose

Familie: Cistaceae

Herkunft: S-Europa, Mittelmeergebiet.

Zistrosenblätter enthalten ätherisches Öl, Harze und Balsame, ferner als Polyphenole Ellagitannine und kondensierte Gerbstoffe sowie Flavonoide. Das von *Cistus laurifolius* stammende Ladanum ist ein Balsam, der aus ätherischem Öl und einem Harzanteil mit verschiedenen Diterpenen besteht. Er spielt in der Kosmetik eine Rolle und ist Ausgangsmaterial für Essenzen. Neuerdings wird Zistrosentee (Kraut von *C. incanus* ssp. *creticus* oder ssp. *tauricus*) als Antidiarrhoikum oder zur äußerlichen Anwendung bei Hauterkrankungen – u.a. auch bei Neurodermitis – empfohlen. Wissenschaftliche Arbeiten zur Bestätigung der aus der *Volksheilkunde* abgeleiteten vielfältigen Anwendungen stehen noch aus. Über unerwünschte Wirkungen ist nichts bekannt.

Literatur: Richter, T.: Zistrose zur Pflanze Europas gekürt. DAZ **139**, 2587–89 (1999). – Blank, I.: Extrakt aus Cistrosen lindert Halsschmerzen. DAZ **145**(46), 6070–71 (2005).

Citrullus colocynthis (L.) Schrad. · Koloquinthe

Familie: Cucurbitaceae

Herkunft: Kleinasien, N-Afrika.

Koloquinthenfrüchte, Colocynthidis fructus, die geschälten Beerenfrüchte mit den Samen, enthalten ein Harz, aus dem tetrazyklische Triterpene, die frei oder glykosidisch gebunden vorkommen, isoliert werden können. Diese auch in anderen Kürbisgewächsen vorkommenden **Cucurbitacine** führen durch heftige Reizungen der Darmschleimhaut zu einer starken Flüssigkeitsabsonderung in den Darm. Koloquinthen sind daher ein starkes Abführmittel (Drastikum), das zu schmerzhaften flüssigen Stühlen führt. Die Droge ist deshalb zu Recht obsolet und inzwischen aus allen Laxantia und anderen Präparaten (früher auch in Cholagoga) herausgenommen worden. Es gibt aber noch eine Reihe von Präparaten, die *Citrullus colocynthis* in homöopathischen Dilutionen enthalten. Hom: Neuralgien, Neuritiden, Magen-Darm-Tenesmen und Koliken. Unerwünschte Wirkungen: Schon bei geringer Überdosierung kommt es leicht zu heftigen Gastro-Enteritiden, Hyperämie der Nieren bis zu einem Bilde einer Glomerulonephritis und Kollaps.

Citrus aurantium L. ssp. aurantium
Citrus aurantium L., ssp. *amara* Engl.
Pomeranze, Bitterorange

Familie: Rutaceae

Herkunft: Ursprünglich Südchina, Indien; vielfach in subtropischen Gebieten kultiviert, vor allem im Mittelmeergebiet und in Florida.

Angewandte Pflanzenteile: Bitterorangenschale, Aurantii amari epicarpium et mesocarpium Ph.Eur., die vom weißlich-schwammigen Gewebe des Mesokarps (Albedoschicht) teilweise befreite äußere Schale der

Citrus aurantium

Beerenfrüchte (früher: Pericarpium Aurantii); weitere Arzneibuchdrogen sind die **Bitterorangenblüten**, Aurantii amari flos Ph.Eur. sowie das **Bitterorangenblütenöl**, Aurantii amari floris aetheroleum Ph.Eur.; kaum noch genutzte Drogen sind die unreifen Früchte, Aurantii immaturi fructus und die Blätter der Bitterorange, Aurantii amari folium.

Inhaltsstoffe: Bitterorangenschale enthält wie auch die anderen Drogen ätherisches Öl in großen Exkreträumen und Bitterstoffe. Das ätherische Öl besteht überwiegend aus Terpenen mit (+)-Limonen als Hauptkomponente und häufig mit einem vorherrschenden Anteil an freien oder mit Essigsäure veresteren Terpenalkoholen (Linalool, Geraniol, Nerol). Charakteristische Geruchskomponenten sind Citral u.a. aliphatische Aldehyde sowie Anthranilsäuremethylester. Weitere (nichtflüchtige) Inhaltsstoffe sind lipophile methoxylierte Flavonoide, Cumarin- und Furanocumarinderivate, Pektin sowie als Bitterstoffe Neohesperidin und Naringin, d.h. Flavonoide mit Neohesperidose als Zuckerkomponente. In der Albedoschicht, soweit sie noch vorhanden ist, kommt wie auch in den unreifen Pomeranzenfrüchten das Triterpen Limonin als Bitterstoff vor.

Wirkung: Reflektorische Anregung der Magensaftsekretion, leichte spasmolytische und sedative(?) Wirkung.

Anwendung und Verordnung: Als appetitanregendes Mittel bei unspezifischen Gastralgien und dyspeptischen Beschwerden, auch als Geschmackskorrigens in leicht sedierenden Mischungen. Man nimmt 1 Teelöffel gut zerkleinerter Bitterorangenschale/Glas Wasser zum Heißaufguss, nach 10 Minuten abseihen und jeweils $1/2$ Stunde vor dem Essen trinken. Als Galenika können entsprechend 20 Tropfen Tinctura Aurantii oder 1 Teelöffel Sirupus Aurantii in Flüssigkeit genommen werden. Bitterorangenschalen oder auch die Blätter können als Bestandteil von Magentees z.B. mit Pfefferminze und Kamille gemischt werden.
Im Magentee I nach NRF 6.11. sind kombiniert:

Rp.		
	Enzianwurzel	20,0
	Bitterorangenschale	20,0
	Tausendgüldenkraut	25,0
	Wermutkraut	25,0
	Zimtrinde	10,0

Bei leichteren Magenbeschwerden und zur Appetitanregung eine Tasse frisch bereiteten Tee mäßig warm ½ Stunde vor den Mahlzeiten trinken. (2 Teelöffel der Teemischung mit 1 Tasse siedenden Wasser übergießen. 5–10 Minuten bedeckt stehen lassen, dann abseihen).
Auch in einigen konfektionierten Teemischungen sind Bitterorangenschalen oder Bitterorangenblüten enthalten.

Fertigarzneimittel: Drogenauszüge (meist aus Bitterorangenschalen) sind als Amarum aromaticum in Kombinationspräparaten aus den Gruppen Magen/Darmmittel, Tonika oder Roborantia enthalten, so z.B. in Carminativum Hetterich N Tropfen (34% Ethanol), Sedovent Verdauungstropfen (52% Ethanol) u.a.

Unerwünschte Wirkungen: In normalen Dosen keine.

Anhang: Aus verschiedenen anderen *Citrus*-Arten werden ätherische Öle gewonnen, die meist als Korrigentien gebraucht werden, so z.B. Limonis (Citri) aetheroleum Ph.Eur., aus frischen Zitronenschalen gepresst (*Citrus limon* BURM.f.; Droge: Citri pericarpium), mit ca. 90% Limonen und dem geruchsbestimmenden Citral. Süßorangenschalenöl, Aurantii dulcis aetheroleum Ph.Eur. stammt von *Citrus sinensis* (L.) OSBECK (= *C. aurantium* L. var. dulcis) und wird aus der frischen Fruchtschale gepresst. Süßorangenblüten sind im DAC monographiert.
Bergamottae aetheroleum, aus den frischen Fruchtschalen von *Citrus bergamia* RISS. et POIT. gepresst, mit Linalylacetat als charakteristischer Geruchskomponente, Limonen und dem photosensibilisierenden Furanocumarin Bergapten (verantwortlich für die Kölnisch-Wasser-Dermatitis). *Citrus x paradisi* MACFAD., der in Westindien entstandene Bastard von *C. maxima* und *C. sinensis* hat in jüngster Zeit in zweifacher Hinsicht pharmazeutisches Interesse gefunden:

1. Der aus den Früchten (Grapefruit) gepresste, als leicht bittersäuerliches Getränk geschätzte **Grapefruitsaft** zeigt Wechselwirkungen mit verschiedenen Arzneimitteln. Die Bioverfügbarkeit von Calciumantagonisten wie Nifedipin, Felodipin u.a. Dihydropyridinen war bei gleichzeitiger Einnahme von Grapefruitsaft deutlich erhöht. Auch für andere Arzneistoffe, z.B. Lovastatin wurde ein Hemmeffekt von Grapefruitsaft auf den

Metabolismus dieser Verbindungen in der Darmwand (first-pass-effect) beobachtet. Verantwortlich für diese Wirkungen ist hauptsächlich das im Grapefruitsaft nachgewiesene Furanocumarin 6',7'-Dihydroxybergamottin, welches ein Isoenzym der Cytochrom-P450-Familie, das CYP 3A4 hemmt, das die Metabolisierung von Arzneistoffen katalysiert. Ohne die Folgen der Wechselwirkung zwischen Grapefruitsaft und Arzneimitteln abschließend beurteilen zu können, erscheint es ratsam, vom Trinken von Grapefruitsaft bei gleichzeitiger Einnahme von Arzneimitteln abzusehen.

2. Vor einiger Zeit wurde in der Boulevardpresse **Grapefruitkernextrakt** (GKE), der aus Samen und Fruchtfleischmembranen gewonnen wird, die bei der Saftgewinnung als Nebenprodukt anfallen, als wertvolles Naturheilmittel angepriesen. GKE sollte ein potentes Mittel zur Oberflächendesinfektion, zur Behandlung von Bagatellerkrankungen an Haut und Schleimhäuten sein und wurde auch zur begleitenden Therapie von Magen- und Darmerkrankungen, zur Bekämpfung von Hefepilzinfektionen und zahlreichen weiteren Indikationen empfohlen. Schon kurze Zeit später wurde nachgewiesen, dass die als Nahrungsergänzungsmittel vertriebenen, aber meist als Arzneimittel beworbenen GKE-Produkte Konservierungsstoffe wie Benzethoniumchlorid, aber auch Triclosan und Methylparaben enthielten. Die antimikrobielle Wirkung der GKE-Präparate, z.B. Citricidal, war vor allem dem Benzethoniumchlorid zuzuschreiben, einer Substanz, die in Deutschland als Lebensmittelzusatzstoff nicht und in Kosmetika nur mit Einschränkungen zugelassen ist. GKE-Präparate ohne Konservierungsmittel zeigten keine antimikrobielle Wirkung. Somit ist ein Großteil der dem Grapefruitkernextrakt nachgesagten Heilwirkungen wohl nicht auf das Wirken eines Naturprodukts, eines „verborgenen Schatzes im Kern der Grapefruit" zurückzuführen.

Literatur: Uhlenbrock, S.: Grapefruitkernextrakt: natürlich gut für alles? PZ **141**, 3882–86 (1996). – AMK Dtsch. Apoth.: Information Grapefruitkernextrakte – nur Natur? DAZ **137**, 2754 (1997) und DAZ **138**, 2882 (1998). – Woodcock, B.G.: Wichtiges zur gleichzeitigen Einnahme von Grapefruitsaft und Arzneimitteln. internist. praxis **37**, 898–900 (1997). – Wunderer, H.: Wechselwirkungen: Nicht jeder Arzneistoff verträgt Grapefruitsaft. PZ **143**, 2467–77 (1998). – von Woedtke, T. und Mitarb.: Die wundersame Natur des Grapefruitkernextrakts. PZ **144**, 476–81 (1999). – Unger, M.(Ref.): Naturstoffe beeinflussen die Bioverfügbarkeit von Arzneistoffe. DAZ **145**(4), 470–72 (2005). – Schill, D.: CYP 3A4-hemmender Inhaltsstoff von Grapefruitsaft identifiziert. Med. Mo. Pharm. **28** (6), 210–11 (2005).

Claviceps purpurea (FRIES) TULASNE · Mutterkornpilz

Secale cornutum (handwritten)

Familie: Clavicipitaceae (Ascomycetes)

Herkunft: Parasit des Roggens und anderer Gräser.

Angewandter Pflanzenteil: Mutterkorn, Secale cornutum (die Sklerotien des Pilzes), gewonnen durch parasitischen Feldanbau oder mit Hilfe von Submerskulturen.

Inhaltsstoffe: 3 Alkaloidgruppen (Lysergsäurederivate): a) Ergotamin-Gruppe (Ergotamin, Ergosin), b) Ergotoxin-Gruppe (Ergocristin, Ergokryptin, Ergocornin), c) Ergometrin-Gruppe (Ergometrin = Ergobasin); ferner biogene Amine und Clavin-Alkaloide.

Wirkung: Mutterkorn ist ein „pharmakologisches Chamäleon": Die genuinen Lysergsäurederivate der Ergotamin-Ergotoxingruppe (Lysergsäure mit einem trizyklischen Peptidrest verknüpft = Peptidalkaloide) sind einerseits α-Adrenozeptoren-Antagonisten (α-Sympatholytika), haben aber auch eine agonistische Wirkkomponente. Sie ist beim Ergotamin besonders ausgeprägt und führt zur Vasokonstriktion; alle Verbindungen haben auch uteruskontrahierende Effekte. Per os verabreicht, ist die Resorptionsquote der Secale-Alkaloide schlecht, die Bioverfügbarkeit dementsprechend gering bzw. schwankend.
Durch partialsynthetische Abwandlung, insbesondere die Hydrierung der Doppelbindung im Lysergsäuremolekül, ist versucht worden, Verbindungen mit spezifischerem Wirkprofil darzustellen: Die Wirkung auf die glatte Muskulatur ist abgeschwächt, ebenso der uteruskontrahierende Effekt, die α-sympatholytische Wirkung tritt in den Vordergrund.
Ergometrin (hier ist die Lysergsäure mit 2-Aminopropanol amidartig verknüpft) unterscheidet sich von den Peptidalkaloiden: Die sympatholytische Wirkung fehlt, die Wirkung auf die Uterusmuskulatur ist stärker und führt zu rhythmischen Kontraktionen, in höherer Dosierung auch zur Dauerkontraktion (Tetanus uteri). Die Empfindlichkeit der Uterusmuskulatur ist stark vom Funktionszustand des Organs abhängig (am empfindlichsten in der Geburtsphase).

Pravidel (handwritten)

Claviceps purpurea

Bromocriptin, ein in 2-Position der Lysergsäure bromsubstituiertes **Ergocryptin** (ein Alkaloid der Ergotoxingruppe) zeichnet sich durch eine hohe **dopaminerge** Wirkung aus und wird deshalb a) als **Prolactinhemmer** und b) beim **Parkinsonsyndrom** als Therapeutikum versucht. *2,5 mg* (handwritten)
5–10 mg (handwritten)

Anwendung und Verordnung: Die Droge selbst oder galenische Zubereitungen sind wegen der unsicheren Wirkung (schwankender und während der Lagerung schnell abnehmender Gehalt) seit langem obsolet. Auch Präparate mit stabilisierten und standardisierten Extrakten gibt es seit einiger Zeit nicht mehr. In einer Reihe von Kombinationspräparaten ist aber Secale cornutum in homöopathischen Dilutionen enthalten. Verwendet werden die Reinalkaloide oder – vorwiegend – partialsynthetisch abgewandelte Derivate derselben.

Fertigarzneimittel: Gynäkologische Präparate: Während früher die Uteruswirkung des Mutterkorns das Bild der therapeutischen Anwendung prägte, ist sie heute gegenüber der α-sympatholytischen Wirkung zurückgetreten. Es gibt noch drei Präparate, die bei postpartalen Blutungen eingesetzt werden können:

Methergin = Methylergometrinhydrogenmaleat	als Injektionslösung, Tropflösung und Dragees
Methylergobrevin liquidum	Lösung
Methylergometrin-Rotaxmedia	Injektionslösung

Anmerkung: Wird Methylergometrin auch am Indolstickstoff methyliert, so entsteht ein starker Serotoninantagonist (5-HT_2), der zur Migräneprophylaxe eingesetzt werden kann: Methysergid (Präparat Deseril retard). Secale-Alkaloide als α-Adrenozeptor-Antagonisten (α-Sympatholytika): Es gibt zahlreiche Präparate, die im Einzelnen nicht aufgeführt werden sollen. Einige stichwortartige Angaben mögen genügen:

Ergotamintartrat:	ist Bestandteil von Migränemitteln, z.B. Ergo-Kranit acut 2 mg
Dihydroergotaminmesilat:	ist Bestandteil von Antihypotonika, z.B. Dihydergot, Dihytamin N, DET MS, Angionorm, Ergotam-CT
Dihydroergotoxin:	ist Bestandteil von Nootropika, z.B. DCCK, Hydergin, Ergodesit.

Bromocriptin (Präparat Pravidel und verschiedene Generika) wird in Tabletten zu 2,5 mg zur Senkung des Prolactinspiegels, in Kapseln zu 5 oder 10 mg als Antiparkinsonmittel eingesetzt.

Unerwünschte Wirkungen: Vergiftungsepidemien durch Beimengungen von Mutterkorn zum Getreide mit dem Erscheinungsbild des Ergotismus gangränosus (Ignis sacer) oder des Ergotismus convulsivus gehören der Vergangenheit an. Allerdings ist in jüngster Zeit wiederholt über Beimengungen von Mutterkörnern in Getreide aus alternativem Anbau berichtet worden. Über Intoxikationen liegt bisher eine Fallstudie vor.

Bei der akuten Vergiftung durch Aufnahme größerer Mutterkornmengen treten Übelkeit, Erbrechen, Schweißausbrüche, Durchfall und Parästhesien in den Extremitäten (Ameisenkribbeln) auf, der Tod kann durch Atem- oder Herzstillstand eintreten.

Die chronische Vergiftung kann sich durch epileptiforme Krämpfe, Lähmungen, zentralnervöse Störungen, Delirien auszeichnen (konvulsive Form), oder es treten arterielle Durchblutungsstörungen mit Parästhesien und später brennenden Schmerzen mit Gangrän auf (gangränöse Form).

Werden Secale-Alkaloide (auch die hydrierten) als Therapeutika eingesetzt, so können, wenn auch in schwächerer Form, einzelne Symptome des Ergotismus auftreten. Bei Überdosierung oder (unwissentlicher) gleichzeitiger Verordnung mehrerer Secale-Alkaloide ist daher ein iatrogener Ergotismus möglich.

Literatur: Luippold, G.: Pilze und ihre Inhaltsstoffe. DAZ **144**, 3988–94 (2004).

Cnicus benedictus L. · Benediktenkraut, Bitterdistel

Familie: Asteraceae

Herkunft: Mittelmeerraum.

Angewandter Pflanzenteil: (Kardo-)**Benediktenkraut**, Cnici benedicti herba DAC, die zur Blütezeit geernteten oberirdischen Pflanzenteile.

Inhaltsstoffe: Sesquiterpenlacton-Bitterstoffe mit dem Germacranolid Cnicin sowie Artemisiifolin und Salonitenolid; Lignanlactone wie Arctigenin, Trachelogin u.a.; wenig ätherisches Öl mit dem Polyin Dodeca-1,11-dien,3,5,7,9-tetrain, Terpenen (p-Cymen, Fenchon, Citral) und Phenylpropankörpern, z.B. Zimtaldehyd und Benzoesäure; ferner Flavonoide, pentazyklische Triterpene und Phytosterole.

Wirkung: Anregung der Speichel- und Magensaftsekretion, leichter choleretischer und cholagoger Effekt.

Anwendung und Verordnung: Als Amarum aromaticum bei dyspeptischen Beschwerden und Appetitlosigkeit. Die Droge wird gern in gemischten Tees eingesetzt, z.B. in Magentees oder z.B. auch in species cholagogae:

Rp.	Rhabarberwurzel	
	Kümmelfrüchte	ana 10,0
	Kardobenediktenkraut	
	Wermutkraut	
	Pfefferminzblätter	
	Mariendistelfrüchte	ana 20,0
	M.f. species	
	D.S. 1 Teelöffel auf 1–2 Tassen Wasser, kochend übergießen, 20 Minuten ziehen lassen, dann abseihen. 3 Tassen tgl.	

Fertigarzneimittel: Auszüge der Droge sind nur noch selten in Kombinationspräparaten (Stomachika, Cholagoga) enthalten.

Unerwünschte Wirkungen: In therapeutischen Dosen keine. Nicht anzuwenden bei Allergie gegen Korbblütler.

Coffea arabica L. u.a. Arten · Kaffeestrauch

Familie: Rubiaceae

Herkunft: M-Amerika, Brasilien, Kolumbien; auch trop. Afrika.

Coffea arabica

Angewandter Pflanzenteil: Kaffeesamen, Coffeae semen (Kaffeebohnen); **Kaffeekohle,** Coffeae carbo, die bis zur Verkohlung gerösteten grünen Samen, die anschließend zu einem feinen Pulver vermahlen werden.

Inhaltsstoffe: Coffein, z.T. an Chlorogensäure gebunden, wenig Theobromin und Theophyllin; Chlorogensäure u.a. Caffeoyl- und Feruloylchinasäuren; das Diterpenglykosid Atractylosid sowie mit Fettsäuren veresterte Diterpenalkohole; Trigonellin; im gerösteten Kaffee zahlreiche Aromastoffe.

Wirkung: Bei der Verwendung von Extractum Coffeae sowie beim Genuss von Kaffee, d.h. dem Heißaufguss von gerösteten und gepulverten Samen (ca. 80 mg Coffein/Tasse) kommt es im wesentlichen zu einer Coffeinwirkung. Chlorogensäure kann – wie auch Coffein – die Magensaftsekretion stimulieren.
Kaffeekohle kann wie Carbo medicinalis verwendet werden, enthält aber noch Coffein und zeichnet sich auch durch adstringierende Wirkungen aus.
Coffein, Ph.Eur. selbst wird aus dem Gastrointestinaltrakt rasch resorbiert; es entfaltet vielfältige Wirkungen im menschlichen Organismus, die durch eine Erhöhung der intrazellulären c-AMP Konzentration weitgehend erklärbar sind. Coffein kann dabei durch direkte Aktivierung der Adenylatcyclase, als kompetitiver Antagonist des Adenylatcyclasehemmstoffs Adenosin oder möglicherweise auch durch Hemmung der c-AMP abbauenden Phosphodiesterase wirksam werden; Lipolyse und Glukoneogenese können dadurch gesteigert, die periphere Glukoseverwertung auch gehemmt werden.
Coffein wirkt in mittleren Dosen (80–250 mg) erregend auf das ZNS und verbessert die psychomotorische Leistungsfähigkeit. Die Wirkung hängt von der Ausgangslage des Menschen ab und tritt besonders bei geistiger Erschöpfung und bei Müdigkeit in Erscheinung. Die Schlafdauer kann verkürzt und die Schlafqualität verschlechtert sein. Coffein hat auch kardiale (positiv inotrope, dromotrope, bathmotrope) und renale Effekte (diuretisch durch erhöhte glomeruläre Filtration), die therapeutisch nicht mehr genutzt werden, bei reichlichem Konsum coffeinhaltiger Genussmittel aber zu beachten sind.

Interaktionen: Coffein geht mit zahlreichen anderen Pharmaka Interaktionen ein; u.a. kann es die Wirkung zentraldämpfender Substanzen antagonisieren, zusammen mit Alkohol führt es zu verlängerten Reaktionszeiten.

Kontraindikationen für Coffein und Kaffee sind Tachyarrhythmien, Ulcus ventriculi und duodeni, Hyperthyreose, Hypertonie und einige neuropsychiatrische Erkrankungen.

Anwendung und Verordnung: Die rezepturmäßige Verordnung von Coffein ist weitgehend in den Hintergrund getreten.

Fertigarzneimittel:
Coffein als Analeptikum:

Coffeinum N 0,2 g Tabl.	200 mg Coffein/Tabl.
Halloo-Wach N Tabl.	30 mg Coffein/Tabl. + 182 mg Glukose

Coffein in Analgetika: Über eine Potenzierung der Wirkung von Analgetika bestehen unterschiedliche Auffassungen. Selbst wenn eine Wirkungssteigerung um den Faktor 1,4 zutrifft, rechtfertigt diese kaum die (immer noch) große Zahl von Kombinationspräparaten.
In einer Reihe von Kombinationspräparaten (gegen Schlafstörungen, bei Neuralgien) ist Coffea i.h.V. enthalten.

Kaffeekohle: Das Präparat Carbo Königsfeld kann bei unspezifischen, akuten Durchfallerkrankungen angewendet werden; Dosis: 4-mal tgl. 1 gestrichener Teelöffel Pulver mit oder ohne Flüssigkeit. Auch das Präparat Myrrhinil-Intest enthält Kaffeekohle neben Myrrhe und einem TE aus Kamillenblüten. Es dient zur Prophylaxe und Therapie unspezifischer Darminfektionen, ist aber auch bei durch Kost- und Klimawechsel bedingten intestinalen Störungen gut brauchbar.

Unerwünschte Wirkungen: In therapeutischen Dosen (bis 600 mg Coffein/die) können realtiv selten und individuell unterschiedlich ausgeprägt Tachykardie, gesteigerte Diurese und gastrointestinale Beschwerden auftreten. Dass Coffein wegen der zentralerregenden Wirkungen eine Substanz mit Abhängigkeitspotential ist, sollte – auch bei volkstümlich angepriesenen Mitteln zur Leistungssteigerung – stets bedacht werden.

In höheren Dosen kann es zu Erregungen, Muskelzittern, Herzklopfen und Pulsunregelmäßigkeiten, schließlich auch zu zentralen Krampfanfällen und Koma kommen. Todesfälle durch Coffein (letale Dosis 5–30 Gramm) werden durch akute zentrale oder kardiovaskuläre Wirkungen verursacht.
Ob das nur in geringer Menge im Kaffee enthaltene Atractylosid für starke Kaffeetrinker toxisch sein kann, ist nicht bekannt.

Literatur: Gleiter, Ch. H. und J. Deckert: Coffein, klinische Pharmakologie und Anwendung als Pharmakon. Med. Mo. Pharm. **15**(9), 258–68 (1992). – Schneider, A. und M. Schmidt: Kaffee und Koffein – Vom Zauber der braunen Bohne. PTA heute **7**(4), 222–30 (1993). – Adam, O. und W. Forth: Coffein. Dtsch. Ärztebl. **98**(43), C2242–44 (2001). – Pallenbach, E.: Kaffee, Cola und Coffeintabletten. DAZ **142**(22), 2707–15 (2002).

Cola acuminata Schott et Endl.
Cola nitida Schott et Endl. · Kolabaum

Familie: Sterculiaceae

Herkunft: Trop. westl. Afrika; vor allem in Nigeria, aber auch in anderen tropischen Gebieten angebaut.

Angewandter Pflanzenteil: Kolasamen, Colae semen Ph.Eur. Die fälschlich als Kolanuss bezeichnete Droge besteht aus den von der Samenschale befreiten Samenkernen, d.h. im Wesentlichen aus den Cotyledonen.

Inhaltsstoffe: Coffein und wenig Theobromin; Catechingerbstoffe, die während des Trocknungsvorgangs aus monomeren Vorstufen, z.B. Catechin und Epicatechin gebildet werden. Die nach weitergehender Polymerisation gebildeten Phlobaphene werden auch Kolarote genannt. Während im Frischzustand bzw. in stabilisierter Droge die Bindung Coffein – Gerbstoffvorstufen ausgeprägt ist, kommt es bei normaler Trocknung im Zusammenhang mit der Bildung der eigentlichen Gerbstoffe (Oxidationen, Polymerisation) offenbar zu einer weitgehenden Spaltung, sodass das Coffein dann frei vorliegt.

Wirkung: Im wesentlichen eine Coffeinwirkung; vgl. dazu die Ausführungen bei *Coffea*.

Anwendung und Verordnung: Gepulverte Kolasamen oder Extractum Colae dienen als Anregungsmittel bei Ermüdung und Abgespanntheit. Die galenischen Zubereitungen wie Extractum Colae (Einzeldosis 0,25 g), Extr. Colae fluidum (2,5 g), Tincturae oder Vinum Colae, als Roborantien in der Rekonvaleszenz empfohlen, finden nur noch wenig Anwendung, obwohl sie natürlich im Prinzip in gleicher Weise wie die industriell hergestellten Präparate geeignet sind.

Fertigarzneimittel: Cola-Extrakte (z.T. auch Cola i.h.V.) können als anregende Komponente in Tonika oder Roborantia enthalten sein; gelegentlich auch in sogenannten Aphrodisiaka, z.B. Repursan mit Potenzholz Tabl.

Unerwünschte Wirkungen: Siehe *Coffea*.

Colchicum autumnale L. · Herbstzeitlose

Familie: Colchicaceae

Herkunft: Auf nährstoffreichen, feuchten Wiesen in M-, S- und W-Europa.

Angewandter Pflanzenteil: Herbstzeitlosensamen, Colchici semen; homöopathische Zubereitungen auch aus den frischen, im Frühjahr gesammelten Knollen.

Inhaltsstoffe: Hauptalkaloid Colchicin, z.T. auch in glykosidischer Bindung als Colchicosid. Nebenalkaloid Demecolcin und weitere (ca. 20) Alkaloide.

Wirkung: Colchicin Ph.Eur. lindert die Symptome des akuten Gichtanfalls. Es senkt allerdings weder den Blutharnsäurespiegel noch fördert es die renale Harnsäureausscheidung und hat auch keine analgetische Wirkung. Infolge seiner Affinität zum Tubulin verhindert es die Ausbildung der Mikrotubuli (antimitotische Wirkung) und hemmt somit die Beweglichkeit der Phagozyten. Die zum akuten Gichtanfall führende Reaktionskette – u.a.

mit vermehrter Milchsäurebildung während der Phagozytose, pH-Abfall und dadurch bedingtes Auskristallisieren von Harnsäure – wird auf diese Weise unterbrochen. Colchicin ist also weder ein Urikostatikum noch ein Urikosurikum.

Durch Colchicin soll auch die Kollagensynthese gehemmt und die Kollagenaseaktivität erhöht werden (antifibrosierende Wirkung). Es könnte deshalb therapeutisch bei (primär biliärer und alkoholischer) Leberzirrhose zur Anwendung gelangen, wenn erste positive Ergebnisse einiger Studien sich bestätigen sollten.

Anwendung und Verordnung: Im akuten Gichtanfall ist Colchicin, obwohl letztlich nur symptomatisch wirkend, ein zuverlässiges Mittel, wird jedoch wegen der geringen therapeutischen Breite nicht mehr rezepturmäßig verordnet.

Fertigarzneimittel (als Gichtmittel):

Colchicum-Dispert	TE aus Samen(50–150:1;Dichlormethan) = 0,5 mg Gesamtalkaloide/Tabl.
Colchysat Bürger	Wässrig ethanolischer Presssaft aus frischen Blüten (1:15–25) 1 g = 0,5 mg Gesamtalkaloide, berechn. als Colchicin (24% Ethanol)

Als Zytostatikum ist Colchicin ebenso wie das Demecolcin für die praktische Anwendung nicht brauchbar; die therapeutische Breite ist zu gering.

Toxische Wirkungen: Bei Überdosierung ist Colchicin ein Kapillargift. Neben Übelkeit, Erbrechen und choleraähnlichen Durchfällen bemerkt man gerötete Augen und andere Gefäßwirkungen. Toxische Dosen zeigen eine zentrallähmende Wirkung; der Tod erfolgt durch Atemlähmung oder Kreislaufversagen.

Literatur: Saller, R.: Colchicin und Colchicum autumnale (Herbstzeitlose). In: Beiträge Z. Phytother. (Herausg. R. Saller u. Feiereis), S. 184–88, H. Marseille Verlag, München, 1993. – Schmidt, M.: Die Herbstzeitlose – Heilpflanze mit Tücken. PTA heute **10**, 1112–16 (1996).

Combretum micranthum G. Don

Familie: Combretaceae

Herkunft: Westafrika.

Combretumblätter, Combreti folium, enthalten reichlich kondensierte (Ellagi- und Catechin-)Gerbstoffe, Flavonoide, darunter Vitexin und Saponaretin, sowie Cholin. Die Droge wirkt adstringierend; sie soll auch leicht choleretisch wirken, die Pharmakodynamik ist nicht bekannt. Über unerwünschte Wirkungen gibt es keine Erkenntnisse.
In Rindenextrakten von *Combretum erythrophyllum* (Burch.) Sond. (Afrikanische Buschweide, S-Afrika) wurden Combretastatin u.a. bioaktive Stilbenderivate nachgewiesen. Ob deren in vitro beobachtete krebshemmende Wirkung therapeutisch genutzt werden kann, bleibt abzuwarten.

Literatur: Schwikkard, S. und Mitarb.: Bioactive compounds from Combretum erythrophyllum. J. Nat, Prod. **63**, 457–60 (2000). – N.N.: Neuer Naturstoff erfolgreich im Kampf gegen Krebs. Die Welt vom 18.6.2001, S. 35.

Commiphora molmol Engl. u.a. Arten
Myrrhenstrauch

Familie: Burseraceae

Herkunft: Arabische Halbinsel, Ostafrika, insbesondere Somalia.

Angewandter Pflanzenteil: Myrrhe, Myrrha Ph.Eur., das aus der Rinde ausgetretene, an der Luft zu braungelben Körnern oder Klumpen getrocknete Gummiharz.

Inhaltsstoffe: Ätherisches Öl mit überwiegendem Anteil an Sesquiterpenen, darunter die für Myrrha typischen Furano-Sesquiterpene; daneben auch Monoterpene, z.B. α-Pinen; eine Harzfraktion mit Diterpen- und

AD: Naloxon!

Commiphora molmol 163

Triterpensäuren sowie deren Alkohole und Ester; ferner die sogenannten Guggusterole, ein cholesterolähnliches Steroidgemisch. Bei dem aus Proteinen und Kohlenhydraten bestehenden wasserlöslichen Gummianteil handelt es sich um heterodisperse Gemische von Proteoglykanen. In dem über Hydroxyprolin mit dem Proteinanteil verknüpften Saccharidanteil finden sich neben Arabinose in langen, unverzweigten Ketten alternierend O-glykosidisch gebundene Galactose und 4-Methylglukuronsäure.

Wirkung: Desinfizierend und desodorierend durch das ätherische Öl; granulationsfördernd, schwach adstringierend (?). Für die neuerdings (wieder-)gefundene analgetische Wirkung der Myrrhe – sie galt in der Antike als Schmerzmittel – sind die Sesquiterpene Curzaren und Furanoeudesma-1,3-dien verantwortlich, die offensichtlich durch Interaktion mit Opiatrezeptoren im Gehirn wirken und durch den Opiat-Antagonisten Naloxon unwirksam werden.

Anwendung und Verordnung: Als Droge nicht gebräuchlich, aber z.B. in den Schwedenkräutermischungen enthalten. Sonst im wesentlichen äußerlich zur Behandlung von Stomatitis und Gingivitis in Form der *Myrrhentinktur*, Myrrhae tinctura Ph.Eur., oder in folgenden Mischungen: Tormentill-Adstringens NRF 7.1.

Rp.	Tormentilltinktur	
	Myrrhentinktur	ana 15,0

1- bis 3-mal tgl. mit der unverdünnten Zubereitung die betroffenen Stellen der Mundhöhle einpinseln oder 2- bis 3-mal tgl. mit einer Verdünnung von 10–20 Tropfen auf 1 Glas Wasser gurgeln.
Statt Tct. Tormentillae vielfach auch Tct. Ratanhiae.
Tinctura contra Gingivitim:

Rp.	Thymoli	0,05
	Tinct. Chinae	
	Tinct. Myrrhae	ana 5,0
	Spir. Menthae pip.	ad 20,0
	M.D.S. Zum Einpinseln des Zahnfleischs.	

Fertigarzneimittel: Myrrha ist als Desinfiziens und Desodorans in einer Reihe von Präparaten (Pinselungen, Salben, Mundwässer) zur äußerlichen Anwendung enthalten, vereinzelt auch in Präparaten zur innerlichen Anwendung, so z.B. im Kombinationspräparat Myrrhinil-Intest (neben Carbo Coffeae und Extr. Chamomillae). Zur Prophylaxe und Therapie unspezifischer Darminfektionen: 3–4 Dragees pro Tag. Myrrhentinktur gibt es auch als Präparat Inspirol P forte oder Maros Tinktur.

Unerwünschte Wirkungen: Bei bestimmungsgemäßem Gebrauch keine.

Literatur: Martinez, D., K. Lohs und J. Janzen: Weihrauch und Myrrhe. Kulturgeschichte und wirtschaftliche Bedeutung, Botanik, Chemie und Medizin. Wiss. Verl. Gesellsch., Stuttgart 1989. – Wiendl, R. M., und G. Franz: Myrrhe – neue Chemie einer alten Droge. DAZ **134**, 25–30 (1994). – Dolara, P. und Mitarb.: Analgesic effects of myrrh. Nature **379**, 29 (1996), Ref. in PZ **141**, 401 (1996) und Naturw. Rdsch. **50**, 61 (1997).

Anhang: Von anderen *Commiphora*-Arten stammt die falsche Myrrhe, auch Bdellium genannt. *C. africana* (Arn.) Engl. liefert afrikanisches Bdellium mit einem terpenreichen ätherischen Öl; von *C. mukul* (Hook) Engl. stammt das indische Bdellium. *C. erythraea* Engl. liefert die Bisabol-Myrrhe (süße Myrrhe). Als NEM deklariert, aber mit medizinischen Indikationen dekoriert, wird „das indische Gewürz Bedellium" neuerdings als „Schlankmacher" angepriesen.

Literatur: Martinez, D.: Die falsche Myrrhe: Afrikanisches und Indisches Bdellium. Z. Phytoter.. **14**, 34–36 (1993). – Schmidt, M.: Haben Sie Bedellium ? PTA heute **19**(3), 90–92 (2005).

Conium maculatum L. · Gefleckter Schierling

Familie: Apiaceae

Herkunft: Europa, N-Afrika; auch in anderen gemäßigten Klimazonen.

Im **Schierlingskraut**, Conii herba, vor allem aber in den unreifen Früchten sind Piperidin-Alkaloide wie Coniin, N-Methylconiin und γ-Conicein enthalten. **Coniin**, das von der Haut und den Schleimhäuten ausgezeichnet resorbiert wird, bewirkt erhöhte Erregbarkeit und dann eine aufsteigende Lähmung des Rückenmarks und der Medulla oblongata. Die Muskellähmung und die Wirkung auf die Ganglien des vegetativen Nervensystems ist nicotinähnlich. Innerliche Anwendung der Droge oder des Coniins sind obsolet. In einer Reihe von Präparaten findet sich Conium i.h.V. zur innerlichen oder äußerlichen Anwendung. Auch die Pesendorfer Salbe enthält Conium D 4 neben weiteren Dilutionen: Bei Muskel- und Gelenkrheuma sowie Arthrosen mehrmals täglich einreiben, anschließend warme Auflagen. Eine spezifische Lymphsalbe ist die Unguentum lymphaticum (Extractum Conii neben Extrakten aus *Colchicum, Digitalis, Calendula* u.a.). Indikation: Veränderungen im gesamten lymphatischen Bereich, Gefäßerkrankungen.

Unerwünschte Wirkungen: Sind bei den im Handel befindlichen Präparaten mit Coniin in homöopathischen Dilutionen nicht zu erwarten. Die letale Dosis für den Menschen beträgt 0,5–1 g Coniin p.o. Der Tod erfolgt unter zunehmender (aufsteigender) Lähmung der quergestreiften Muskulatur und bei vollem Bewusstsein durch Lähmung des Atemzentrums (Tod des Sokrates!). Auf der Haut können durch das Alkaloid stark juckende, papulöse Ausschläge entstehen.

Consolida regalis GRAY · Rittersporn, Ackerrittersporn (*Delphinium consolida* L.)

Familie: Ranunculaceae

Herkunft: Europa, in N-Amerika eingeschleppt.

Ritterspornblüten, Calcatrippae flos, enthalten Anthocyanfarbstoffe, darunter Delphin (Delphinidinglukosid), ferner Flavonoide (Kämpferol- und Quercetinglykoside). In den Blüten sollen auch bis zu 0,4 % Diterpenalkaloide vorkommen. Die früher als (schwaches) Diuretikum verwendete Droge spielt heute nur noch als Schönungsdroge in Teemischungen eine bescheidene Rolle.

Anhang: Auszüge aus den Samen von *Delphinium staphisagria* L. (Läusekörner, Stephanskörner) finden in der Homöopathie Verwendung: Die Samen enthalten Bis-Diterpenalkaloide, darunter Delphinin, eine aconitinähnlich wirkende Substanz. Es gibt einige Präparate mit homöopathischen Dilutionen.

Convallaria majalis L. · Maiglöckchen
Convallaria keiskei Miq.

Familie: Convallariaceae

Herkunft: Europa; sonstige gemäßigte Zonen; Ostasien (*C. keiskei*).

Angewandter Pflanzenteil: Maiglöckchenkraut, Convallariae herba DAB, die zur Blütezeit geernteten und schnell getrockneten oberirdischen Teile.

Inhaltsstoffe: Convallatoxin, Convallosid, Convallatoxol, Lokundjosid u.a. (ca. 35) Cardenolide; ferner Steroidsaponine vom Furostanoltyp, Flavonoide und Chelidonsäure.

Wirkung: Die herzwirksamen Glykoside entsprechen hinsichtlich ihres kardialen Effektes etwa dem κ-Strophanthin (s. dort). Bei kräftiger inotroper Wirkung haben sie kaum einen frequenzsenkenden Effekt, die Kumulation ist gering. Intravenös beträgt die Vollwirkdosis von Convallatoxin 0,4–0,6 mg, die Erhaltungsdosis 0,2–0,3 mg. Der Wirkungseintritt erfolgt bei intravenöser Injektion sehr rasch (3–10 Minuten); Die Abklingquote (täglicher Wirkungsverlust) beläuft sich auf ca. 50%. Die Resorptionsquote bei oraler Applikation ist sehr verschieden (oft gering) und von der Art der galenischen Zubereitung abhängig.

Anwendung und Verordnung: Die Verwendung der Droge bei leichter Herzinsuffizienz, Altersherz und chronischem Cor pulmonale ist ebenso wie die eines im DAB aufgeführten standardisierten Maiglöckchenpulvers (biologische Wertbestimmung, entsprechend 0,3% Convallatoxin) nicht empfehlenswert. Das gleiche gilt auch für die früher gebräuchliche Tinctura Convallariae.

Fertigarzneimittel: Mono-Präparate gibt es inzwischen nicht mehr. Kombinationspräparate enthalten Convallaria-Auszüge zusammen mit anderen Digitaloiden, z.B. *Adonis, Oleander* oder Meerzwiebel, mit *Crataegus,*

leichten Sedativa wie *Valeriana* oder anderen kreislaufaktiven Stoffen: z.B. Convallacor SL, Convastabil oder Miroton. Sie werden allesamt bei beginnender leichter Herz- und Kreislaufinsuffizienz (entsprechend Stadien I bis II nach NYHA), leichten Myocardschäden, Altersherzbeschwerden usw. empfohlen; ihr therapeutischer Wert ist umstritten.
Als Kardiaka werden auch zahlreiche Präparate angeboten, die Convallaria i.h.V. in Kombination mit weiteren homöopathischen Dilutionen enthalten.

Unerwünschte Wirkungen: Bei intravenöser Applikation entspricht die Toxizität etwa der des Strophanthins bzw. Digitoxins. Bei oraler Applikation sind in therapeutischer Dosis außer geringen Magen-Darmstörungen keine Nebenwirkungen zu befürchten.

Literatur: Schmersahl, P.: Das Maiglöckchen – Symbol des Arztes, der Maria und der Liebe. DAZ **140**, 2056-64 (2000).

Convolvulus arvensis L. · Ackerwinde

Familie: Convolvulaceae

Herkunft: Kosmopolit; in großen Teilen der Tropen und Australiens fehlend.

Ackerwindenkraut, Convolvuli herba, enthält Harzkomponenten mit den für die Familie charakteristischen, drastisch laxierend wirkenden Glycoretinen, ferner Gerbstoffe und Flavonoide. **Glycoretine** sind Glykoside von Hydroxyfettsäuren, bei denen OH-Gruppen der Saccharidkomponenten mit kurzkettigen organischen Säuren verestert sind.
Die früher als Laxans (Drastikum) eingesetzte Droge ist nicht mehr gebräuchlich und auch in konfektionierten Teemischungen nicht mehr enthalten. In höheren Dosen können als unerwünschte Wirkungen starke Reizwirkungen im Magen-Darmtrakt auftreten. Auch andere *Convolvulus*-Arten, deren Wurzeln als Drastika verwendet wurden (z.B: *Convolvulus scammonia*, die Purgierwinde), sind nur noch pharmaziehistorisch von Interesse; vgl. auch → *Ipomoea*.

Copaifera reticulata Ducke u.a. Arten · Kopaiva

Familie: Caesalpiniaceae

Herkunft: Brasilien (Amazonasgebiet).

Kopaivabalsam, Balsamum Copaivae, enthält ein ätherisches Öl mit Sesquiterpenkohlenwasserstoffen, darunter α- und β-Caryophyllen, Cadinen und Cadinol, im Harzanteil von ca. 20% sind verschiedene Harzsäuren vom Diterpentyp nachgewiesen. Ein Teil der Inhaltsstoffe wird durch den Urin ausgeschieden und hat vielleicht einen bakteriostatischen Effekt. Neuere Untersuchungen liegen nicht vor; die Droge ist obsolet und lediglich in wenigen Präparaten i.h.V. enthalten, so z.B. in Pascorenal N Tropfen; Unerwünschte Wirkungen sind nicht beschrieben, in größeren Dosen könnte der Balsam nierenreizend wirken.

Copernicia prunifera (Mill.) H. E. Moore
Carnaubapalme

Familie: Arecaceae

Herkunft: Nordbrasilien.

Angewandter Pflanzenteil: Carnaubawachs, Cera Carnauba Ph. Eur. ist der von den Fächerblättern der Carnaubapalme abgeklopfte und abgeschabte, gereinigte wachsartige Überzug. Das Wachs besteht überwiegend aus Cerotinsäuremyricylester sowie weiteren Wachsestern. Es ist ein sehr hartes Wachs, das zur Verfestigung weicherer Wachse und halbfester Zubereitungen verwendet werden kann. Carnaubawachs dient als Hilfsstoff beim Dragieren und Tablettieren und findet Verwendung in Salben, auch in kosmetischen Zubereitungen. Für zahlreiche Fertigarzneimittel als Hilfsstoff genannt.

Coriandrum sativum L. · Koriander

Familie: Apiaceae

Herkunft: Östliches Mittelmeer, S-Europa.

Angewandter Pflanzenteil: Koriander(früchte), Coriandri fructus Ph.Eur., die getrockneten reifen Früchte, nur selten in die Teilfrüchtchen (Achänen) zerfallen.

Inhaltsstoffe: Ätherisches Öl (**Korianderöl** Ph.Eur.) mit D-(+)-Linalool als Hauptkomponente und weiteren Monoterpenalkoholen und -kohlenwasserstoffen, z.B. γ-Terpinen, p-Cymen, Limonen und Campher; Phenolcarbonsäuren, Flavonoide, Cumarinderivate, Phthalide und Triterpenalkohole; ferner fettes Öl und Proteine.

Wirkung: Stomachikum: Anregung der Magensaftsekretion; karminative und leicht spasmolytische Wirkung. Das ätherische Öl wirkt auch antimikrobiell.

Anwendung und Verordnung: Als Gewürz, aber auch therapeutisch bei subazider Gastritis, dyspeptischen Beschwerden und Appetitlosigkeit. 2 Teelöffel gequetschte Früchte werden mit 1 Tasse heißem Wasser übergossen, 10 Minuten bedeckt stehen gelassen und dann abgeseiht. Mehrmals täglich 1 Tasse Tee zwischen den Mahlzeiten warm trinken.
Die Droge ist Bestandteil des species carminativae (neben *Foeniculum, Carum carvi, Angelica*). Man gibt 2 Teelöffel pro Tasse. Auch in weiteren konfektionierten Teemischungen ist Koriander enthalten.

Fertigarzneimittel: Korianderextrakt oder das ätherische Öl ist in einigen Magen-Darm-Mitteln enthalten.

Unerwünschte Wirkungen: Bei bestimmungsgemäßem Gebrauch keine.

Literatur: Galle-Hoffmann, U.: Fenchelöle, Korianderöl. PTA heute **11**, 769-74 (1997).

Corydalis cava (L.) SCHWEIGG. et KOERTE
Hohler Lerchensporn

Familie: Papaveraceae

Herkunft: Europa, N-Amerika.

Lerchenspornknollen, Corydalis tuber, enthalten Bulbocapnin, Corydalin, Tetrahydropalmitin und weitere Benzylisochinolin-Alkaloide. Der Gesamtextrakt hat leicht sedierende, tranquillizerartige Wirkungen. Bulbocapnin, früher zur Behandlung hyperkinetischer Zustände eingesetzt, wirkt über eine Beeinflussung des ZNS (Angriffspunkt: Mittelhirn?).
Extrakte der Droge sind nur noch selten in Präparaten enthalten.
Unerwünschte Wirkungen: Bulbocapnin als Reinsubstanz führt in höheren Dosen zu klonischen Krämpfen mit Tremor der Muskulatur. Bei bestimmungsgemäßem Gebrauch dürften die in den Fertigarzneimitteln enthaltenen Extraktmengen zu keinen Nebenwirkungen führen.

Coutarea latifolia → **Hintonia latiflora**

Crataegus laevigata (POIR.)DC. u.a. Arten · Weißdorn (*C. oxyacantha* L.)

Familie: Rosaceae

Herkunft: Europa.

Angewandter Pflanzenteil: Weißdornblätter mit Blüten, Crataegi folium cum flore Ph.Eur., die getrockneten, bis etwa 7 cm langen blühenden Zweigspitzen; für **Weißdornfrüchte**, Crataegi fructus Ph.Eur. und **Weißdornblüten**, Crataegi flos DAC, die ebenfalls als Drogen verwendet werden, fehlen gesicherte Kenntnisse zur Wirksamkeit.

Inhaltsstoffe: Oligomere Procyanidine, darunter die dimeren Verbindungen der A- ($C_{30}H_{24}O_{12}$) und B- ($C_{30}H_{26}O_{12}$) Gruppe sowie die Trimere (Gruppe C) und Tetramere (Gruppe D); als monomere Catechine (+)-Catechin und (−)-Epicatechin; die Flavonoide Hyperosid, Rutin u.a. Flavonol-O-Glykoside, Flavon-C-Glykoside wie Vitexin, Vitexin-2''-rhamnosid u.a.; ferner Hydroxyzimtsäurederivate (Ester mit China- bzw- Threonsäure), Triterpensäuren und in geringer Menge biogene Amine und Xanthinderivate.

Wirkung: Crataegusextrakte, in denen oligomere Procyanidine (OPC) und Flavonoide als Wirkstoffkomplex anzusehen sind, zeigen folgende Wirkungen:
- eine leichte Steigerung der Kontraktionskraft des Herzmuskels (positiv inotrop)
- Steigerung des koronaren Durchflusses, Verbesserung der Durchblutung des Myokards und verbesserte Toleranz gegenüber Sauerstoffmangel
- Verlängerung der Refraktärzeit, antiarrhythmische Wirkung
- antioxidative Wirkung
- leicht blutdrucksenkend durch Herabsetzung des peripheren Gefäßwiderstands

Insgesamt wird die Ökonomie der Herzarbeit verbessert.
Als Wirkungsmechanismen werden diskutiert:
- vermehrter Einstrom von Ca^{2+} in die Zelle bzw. vermehrte intrazelluläre Ca^{2+}-Freisetzung aus dem sarkoplasmatischen Retikulum, evt. durch Inhibition der Na^+/K^+-ATPase an der Zellmembran
- Hemmung der Phosphodiesterase (Steigerung der intrazellulären cAMP-Konzentration, bestimmte Crataegus-Extrakte wirken allerdings cAMP-unabhängig positiv inotrop)
- Hemmung des Angiotensin Converting Enzyms (ACE)
- Steigerung der Koronardurchblutung durch Endothel-abhängige Vasodilatation (erhöhte Freisetzung von NO)
- Radikalfängereigenschaften der Procyanidine senken die Bildung von oxygeniertem LDL und beugen damit Atherosklerose und koronarer Herzkrankheit vor

Anwendung und Verordnung: Weissdornextrakte aus Blättern mit Blüten sind zur Behandlung der Herzinsuffizienz im Stadium II nach NYHA

zugelassen. Sie sind weiterhin als Vorbeugungsmittel beim Altersherz, d.h. leichten Formen von Herzmuskelschwäche, Hypertonie, leichten Graden von Koronarinsuffizienz und Myokardschwäche anzusehen.
Die Droge Weißdornblätter mit Blüten findet sich nicht selten in entsprechenden Teemischungen (Herztees), wo sie im Gegensatz zu den Digitaloiddrogen durchaus ihren Platz hat. Sie kann auch als Mono-Droge zur Bereitung eines Tees verwendet werden.
1 Teelöffel Droge mit 1 Tasse heißem Wasser übergießen, nach 20 Min. abseihen; mehrmals täglich eine Tasse (kurmäßig über mehrere Wochen) trinken.

Fertigarzneimittel: Die Zahl der Mono-Präparate ist groß. Zu unterscheiden sind Trockenextrakt- und Fluidextraktpräparate, die beide aus der offizinellen Droge Weißdornblätter mit Blüten hergestellt sein sollen.

Trockenextraktpräparate: Neben der Angabe des Droge-Extrakt-Verhältnisses (DEV, in einer definierten Spannbreite) ist der Hinweis auf das Extraktionsmittel – Ethanol 45% oder Methanol 70% – erforderlich. Die wirksame Tagesdosis liegt zwischen 160 und 900 mg TE. Bei einigen Präparaten werden zusätzlich Angaben über den Gehalt an oligomeren Procyanidinen (OPC) oder Flavonoiden gemacht.

Fluidextraktpräparate: Die Extrakte werden mit Ethanol 70% hergestellt (DEV 1:1) und sollen 0,25–0,5% Flavonoide, berechnet als Hyperosid enthalten. FE werden in Relation zu dem monographiekonformen TE beurteilt; die der Tagesdosis von 160–900 mg TE entsprechenden Dosierungen werden von diesen Präparaten nicht immer erreicht.
Mono-Präparate (Auswahl):
TE (DEV 4–7:1 bzw. 4–6,6:1; Ethanol 45%):

Bomacorin N	450 mg/FTabl.
Chronocard N	80 mg/überzog. Tabl.
Cordapur novo	300 mg/FTabl.
Craegium 240	240 mg/Drg.
Craegium novo 450	450 mg/FTabl.
Crataegus STADA	240 mg/überzog. Tabl.
Crataegus STADA 450	450 mg/FTabl.
Crataegus VERLA COR	450 mg/FTabl.
Cratae-loges	200 mg/überzog. Tabl.

Esbericard novo	175 mg/überzog. Tabl.
Koro-Nyhadin	450 mg/FTabl.
Kytta-Cor f	200 mg/Drg.
Kytta-Cor novo	300 mg/FTabl.
Natucor 450	450 mg/FTabl.
Natucor 600	600 mg/FTabl.
Orthangin novo	145 mg/FTabl.
Protecor 450 novo	450 mg/FTabl.
Stenocrat mono	300 mg/FTabl.
Weissdorn-ratiopharm	240 mg/Drg.

ferner mit Standardisierung auf oligomere Procyanidine, berechnet als Epicatechin:

Crataegutt 80 mg	80 mg mit 12,5–17,5 mg OPC/FTabl.
Crataegutt 600 mg	600 mg mit 104–121 mg OPC/FTabl.
Crataegutt novo 450	450 mg mit 78–90,6 mg OPC/FTabl.
SE Weißdorn	300 mg mit 52–60,2 mg OPC/FTabl.

TE (DEV 4–7:1 bzw. 4–6,6:1; Methanol 70%):

Ardeycordal mono	150 mg/überzog. Tabl.
Regulacor-POS	200 mg/Hartkps.
Faros 300/600 mg	300/600 mg/überzog. Tabl.

Fluidextrakte: Auf OPC eingestellt: Crataegutt Tropfen; ferner Bomacorin Weißdorntropfen, Born Tropfen, Oxacant mono Tropfen.

Presssaft: florabio naturreiner Heilpflanzensaft Weißdorn (aus frischen Weißdornblättern mit Blüten)

Neben Mono-Präparaten gibt es immer noch Präparate, die *Crataegus* in Kombination mit anderen Drogen enthalten. In der Regel ist der Weißdornanteil gering, sodass eine präparatespezifische Wirkung nicht zu erwarten ist. Nicht mehr im Handel sind Kombinationen mit Cardenoliddrogen. Derartigen Präparaten lag die empirische Erfahrung zugrunde, dass bei einem Zusatz von Weißdorn die Dosierung herzwirksamer Glykoside vom Steroidlactontyp erniedrigt werden könnte. Aus heutiger Sicht ist jedoch die therapeutische Nutzung einer solchen, nicht sicher quantifizierbaren Wechselwirkung nicht zu vertreten. Warum in einigen Fällen auch auf die Früchte mit ihrem niedrigeren Gehalt an OPC und Flavonoiden zurückgegriffen wird, ist unklar.

Unerwünschte Wirkungen:. In therapeutischen Dosen keine. Im Gegensatz zu Digitalisglykosiden ist die therapeutische Breite groß.

Anhang: Während lange Zeit neben *Crataegus laevigata*, dem zweigriffligen Weißdorn nur noch *C. monogyna* Jaqu. (Lindm.), der eingrifflige Weißdorn als Stammpflanze genannt war, sind neuerdings (in einigen Pharmakopoen, z.B. Ph.Eur.) als Drogenlieferanten zugelassen: *C. pentagyna* Waldst. et Kit. ex Willd., der fünfgrifflige Weißdorn (östl. Mittelmeer, N-Balkan, S-Ukraine), *C. nigra* Waldst. et Kit. der schwarzfrüchtige Weißdorn (Balkan) und *C. azarolus* L., der Azaroldorn oder Italienische Mispel. Alle Arten haben ein ähnliches (nicht identisches) Inhaltsstoffspektrum, die herkömmliche Drogenprüfung wird erschwert z.B. durch die Tatsache, dass die Blätter von *C. nigra* und *C. azarolus* – im Gegensatz zu den Blättern der anderen Arten – dicht behaart sind. Für die Früchte sind nach Ph.Eur. nur *C. laevigata* und *C. monogyna* als Stammpflanzen zugelassen.

Literatur: (Auswahl) Ammon, H. P. T. und R. Kaul: Crataegus – Herz-Kreislauf-Wirkungen von Crataegusextrakten, Flavonoiden und Procyanidinen. DAZ **134**, Teil 1, 2433–36, Teil 2, 2521–2535, Teil 3, 2631–2636 (1994). – Schmidt, U. und Mitarb.: Hochdosierte Crataegus-Therapie bei herzinsuffizienten Patienten NYHA-Stadium I und II. Z. Phytother. **19**, 22–30 (1998). – Kaul, R.: Der Weißdorn – Botanik, Inhaltsstoffe, Qualitätskontrolle, Pharmakologie, Toxikologie und Klinik, 170 S., Wiss. Verlagsgesellsch. Stuttgart 1998. – Stuhlemmer, U.: Der Weißdorn – eine Pflanze nicht nur fürs Herz? Z. Phytother. **24**(3), 117–25 (2003). – Fintelmann, V.: Crataegus-Spezialextrakte bei Patienten mit chronischer Herzinsuffizienz. Z. Phytother. **Suppl.1**, S27–34 (2004). – Schulz,V. (Ref.): Weißdorn-Extrakt bei Herzinsuffizienz. Z. Phytother. **26**(1), 21–22 (2005). – Petereit, F. und A. Nahrstedt: Inhaltsstoffe offizineller Weißdorn-Drogen. Pharm.i.u.Z. **34**(1), 22–26 (2005); weitere Artikel zum Thema Crataegus in diesem Heft.

Crocus sativus L. · Safran

Familie: Iridaceae

Herkunft: Mittelmeerländer; Anbau in S-Spanien (Hauptlieferanten von Safran sind die Provinzen Alicante, Albacete, Murcia und La Mancha), S-Frankreich. Wiederbelebung einer alten Anbaufläche in Ilbesheim a.d. Weinstraße.

Angewandter Pflanzenteil: Safran (Crocus), Croci stigma DAC, die getrockneten, z.T. durch ein kurzes Griffelstück zusammengehaltenen Narbenschenkel.

Inhaltsstoffe: Gelbe, wasserlösliche Farbstoffe, darunter Crocin A, der Di-Gentiobiosylester des Apocarotinoids Crocetin, daneben auch geringe Mengen an Carotinoiden: α- und β-Carotin, Lycopin und Zeaxanthin; als Bitterstoff glykosidisch gebundenes β-Hydroxycyclocitral (= Picrocrocin), aus dem bei der Lagerung der Droge der charakteristische Geruchsstoff Safranal freigesetzt wird. Er ist neben anderen Spaltprodukten des Picrocrocins Hauptbestandteil des ätherischen Öls.

Wirkung: In kleinen Mengen indifferent, vielleicht geringe Anregung der Magensaftsekretion. Größere Dosen von Crocus wirken in situ als Erregungsmittel auf die glatte Muskulatur des Uterus. Crocus wurde daher von Laien immer wieder als Abortivum versucht.

Anwendung: Als Arzneidroge obsolet, desgleichen galenische Zubereitungen wie Tinctura Croci und Tinctura Opii crocata. Crocus ist häufig Bestandteil sogenannter Schwedenkrautermischungen, meist allerdings, da die Droge sehr teuer ist, nur in geringen Anteilen. Ansonsten Verwendung als Küchengewürz und Färbemittel von Backwaren („Safran macht den Kuchen gel") oder als Bestandteil von Magentonika.

Fertigarzneimittel: Lediglich einige Präparate, die *Crocus* i.h.V. enthalten.

Unerwünschte Wirkungen: In den als Gewürz-, Arznei- oder Färbemittel üblichen Dosen keine. Bei größeren Mengen – ab 3–5 Gramm; Dosis letalis ca. 20 g –, wie sie bei missbräuchlicher Verwendung als Abortivum eingenommen werden, treten toxische Wirkungen auf: Uterusblutungen, blutige Durchfälle, Hämaturie, Gelbfärbung von Haut und Schleimhäuten (Vortäuschung eines Ikterus).

Anmerkung: Safran ist ein sehr teures Produkt, das, vor allem in gepulverter Form zur Verfälschung oder Streckung reizt. Dafür bieten sich gefärbte Drogen wie Saflorblüten (→ *Carthamus tinctorius*), Ringelblumenblüten (→ *Calendula officinalis*) oder Tagetesblüten, aber auch gepulverte Paprikafrüchte (→*Capsicum annuum*), Gelbwurzel (→ *Curcuma longa*) oder Rotes Sandelholz (→ *Pterocarpus santalinus*) an. Saflorblüten als alleiniger Bestandteil werden auch als Ägyptischer oder Marokkanischer Safran angeboten. Eine sorgfältige Prüfung insbesondere des Safranpulvers ist unumgänglich.

Literatur: Rios, J. L. und Mitarb.: An update review of saffron and ist active constituents.Phytother. Res. **10**, 189–93 (1996). – Seidemann, J.: Safran auf marokkanisch. PZ **145**, 1278–80 (2000). – Wylegalla, R.: Safran – eine alte Kulturpflanze. DAZ **141**(7), 825–26 (2001). – Caesar, W.: Safran – das Königsgewürz. DAZ **142**(41), 5012–13 (2002).

Croton tiglium L. · Purgierkroton

Familie: Euphorbiaceae

Herkunft: Tropisches Asien.

Krotonöl, Crotonis oleum, ist das aus den Samen gepresste fette Öl mit einem Harzanteil von ca. 5%, aus dem sich toxische und cocarcinogene Diterpene, die sog. Phorbolester isolieren lassen. Das Öl wirkt drastisch laxierend und ist äußerlich ein starkes Hautreizmittel. Krotonöl ist als Laxans obsolet und wurde auch früher nur bei hartnäckiger Obstipation in Mischung mit Rizinusöl eingesetzt (1 Tropfen Krotonöl in 30 ml Rizinusöl: ¼–1 Esslöffel mit Kaffee). Als Bestandteil des sogenannten Baunscheidt'schen Öls wurde Krotonöl auch äußerlich als hautreizendes, entzündungserregendes Mittel verwendet (Baunscheidtieren ist ein gelegentlich von Heilpraktikern noch geübtes Verfahren, bei dem mit einem speziellen Gerät feine, oberflächliche Einstiche in die Haut vorgenommen werden und anschließend mit Baunscheidt'schem Öl eingerieben wird). Wegen der cocarcinogenen Wirkung der Phorbolester ist Krotonöl durch andere hautreizende Komponenten ersetzt. Toxische Wirkungen: Bereits 10 Tropfen bewirken heftigste Enteritiden, choleraähnliche Durchfälle, Nierenreizungen und Kollapserscheinungen. TPA, ein aus *Croton tiglium* isoliertes Phorbolderivat (Tetradecanoylphorbolacetat) hemmt das Wachstum von Prostatakrebszellen.

Literatur: Gross, M.: TPA aus Croton-Pflanze bei Prostatakrebs? Z. Phytother. **25**(6), 271 (2004); Ref. Aus Cancer Res. **64**, 1811–20 (2004).

Anhang: Von *Croton eluteria* BENN. stammt die **Cascarillrinde**, Cascarillae cortex, die volkstümlich bei dyspeptischen Beschwerden, äußerlich auch zur Mund- und Zahnpflege verwendet wurde, heute aber obsolet ist. Die Droge enthält neben ätherischem Öl mit Terpenen und Sesquiterpenen den Bitterstoff Cascarillin sowie Harz und Gerbstoffe.

Cucurbita pepo L. u.a. Arten · Kürbis
Arzneipflanze des Jahres 2005

Familie: Cucurbitaceae

Herkunft: Trop. Amerika; in Europa kultiviert.

Angewandter Pflanzenteil: Kürbissamen, Cucurbitae semen DAB (heute vor allem von weichschaligen Ölkürbis-Kulturvarietäten, insbesondere *C. pepo* L. convar. *pepo* NAUD., var. *styriaca* (syn. convar. *citrullina* GREB.) = Steirischer Ölkürbis

Inhaltsstoffe: Phytosterole (darunter Δ^5-, Δ^7- und Δ^8-Sterole), z.T. auch in glykosidischer Bindung, β- u. γ-Tocopherol, die (vermifug wirksame?) Aminosäure Cucurbitin, Spurenelement Selen; fettes Öl, Proteine, Saccharose.

Wirkung: Früher mit angeblicher Wirkung gegen Band- und Spulwürmer gebraucht. Heute werden Kürbissamen und entsprechende Präparate vor allem zur adjuvanten Therapie bei Miktionsstörungen (bei Reizblase oder Vorliegen einer benignen Prostatahyperplasie in den Stadien I und II nach Vahlensiek) eingesetzt. Als mögliche Wirkstoffe werden die Tocopherole und Selen mit antiphlogistischen und antioxidativen Wirkungen oder Δ^7-

Sterole diskutiert. Diese sollen die Konzentration von Dihydrotestosteron (DHT) erniedrigen und somit das DHT-induzierte Prostatawachstum verzögern. Der Einsatz von Kürbispräparatem muss vorerst wohl als letzlich empirisch begründet und als symptomatische Therapie angesehen werden. In einer Reihe von – z.T. placebokontrollierten – Studien konnten Besserungen klinischer Parameter (Uroflowrate, Restharnvolumen) beobachtet werden.

Anwendung und Verordnung: Als Wurmmittel wurden früher 200–400 g zerkleinerte Kürbissamen gegeben, eine Prozedur, „die weder dem Wurm noch dem Wirt behagte" (Hauschildt).
Bei Miktionsbeschwerden werden 1–2 gehäufte Esslöffel der zerkleinerten Samen, mit etwas Flüssigkeit verrührt, 2-mal täglich über längere Zeit (mehrere Wochen) eingenommen.

Fertigarzneimittel: Mono-Präparate (gepulverte Kürbissamen, Kürbiskernöl oder Extrakte):

Granu Fink Kürbiskerne	gepulverte Kürbissamen
Granu Fink Kürbiskern Granulat	gepulverte Kürbissamen, granuliert mit Saccharose
Granu Fink Kürbiskern Kps. N	400 mg gepulverte Kürbissamen + 300 mg Ol. Cucurbitae/Kps.
Cysto-Urgenin	585 mg Kürbiskernöl/Kps.
Uvirgan mono	122,5 mg TE (26–31:1)/Kps.
Vesiherb	152 mg TE (25–40:1)/Filmtabl.
Nomon mono	175 mg TE (20:1)/Kps.
Prosta Fink forte	500 mg TE (15–25:1)/Kps

Neben diesen Präparaten gibt es zahlreiche Kombinationen z.B. mit Brennesselwurzel- und/oder Sägepalmenfrucht-Extrakten.
Für alle Präparate, die als Prostatamittel empfohlen werden, gilt, dass eine Besserung der subjektiven Beschwerden erst nach längerer, kurmäßiger Anwendung zu erwarten ist. Der Hinweis auf der Gebrauchsinformation muss laut ehem. BGA lauten: Dieses Medikament bessert nur die Beschwerden bei einer vergrößerten Prostata, ohne die Vergrößerung zu beheben. Bitte suchen Sie daher in regelmäßigen Abständen ihren Arzt auf.

Unerwünschte Wirkungen: Bei bestimmungsgemäßem Gebrauch und wohl auch bei Überdosierung keine.

Literatur: Sökeland, J.: Kürbissamenhaltige Phytotherapeutika. internist. praxis **34**, 442–43 (1994). – Schilcher, H.: Stärkung der Blasenfunktion durch Kürbiskerne? Med. Mo. Pharm. **19**, 178–79 (1996). – Schiebel-Schlosser, G. und M. Friederich: Kürbissamen in der Phytotherapie der BPH. Z. Phytother. **19**, 71–76 (1998). – Strobl, M., B. Patz und F. Bracher: Kürbissamen bei Störungen der Blasenfunktion. DAZ **144**(37), 4110–14 (2004).

Cuminum cyminum L., Kreuzkümmel: → **Carum carvi**

Cupressus sempervirens L. · Echte Zypresse

Familie: Cupressaceae

Herkunft: Mediterrangebiet, Vorderasien.

Zypressenöl, Cupressi aetheroleum, das ätherische Öl der Blätter und jungen Zweige, enthält Terpene und Sesquiterpene: α-Pinen, Camphen, Terpineol, Cedrol (= Zypressenkampher) u.a.m. Es gilt als Expektorans, wird aber nur noch selten (auch in der Parfümerie und Kosmetik) verwendet.

Curcuma longa L. · Kurkumapflanze, Gelbwurzel
C. domestica VAL.

Familie: Zingiberaceae

Herkunft: Trop. Asien, auch in Afrika angebaut.

Angewandter Pflanzenteil: Curcumawurzelstock, Curcumae longae rhizoma DAC, die nach der Ernte gebrühten und getrockneten Wurzelstöcke.

Inhaltsstoffe: Gelbe Farbstoffe Curcumin, Mono- und Bisdesmethoxycurcumin (Dicinnamoylmethanderivate) und weitere Diarylheptane und -pentane; ätherisches Öl vorwiegend mit Sesquiterpenen, z.B. α- und β-Turmeron sowie *ar*-Turmeron, Zingiberen, β-Sesquiphellandren und weitere Verbindungen; die reichlich vorhandene Stärke ist verkleistert.

Wirkung: Choleretische und cholekinetische Effekte entsprechend *C. zanthorrhiza*; beide Curcuma-Drogen, die sich zwar im Gehalt an Curcuminoiden und ätherischem Öl unterscheiden, müssen als gleichwertig angesehen werden, nachdem sich die alte Angabe, dass Bisdesmethoxycurcumin choleresehemmend wirken soll, nicht bestätigt hat.
Für Curcumin, d.h. in der Regel das aus dem longa-Rhizom isolierte Curcuminoidgemisch, sind in den letzten Jahren eine Vielzahl von speziellen pharmakologischen Effekten beschrieben worden, u.a. antiinflammatorische (durch Hemmung der Prostaglandinsynthese?), hepato- und neuroprotektive, antimutagene und tumorhemmende sowie auch antimikrobielle und antivirale Wirkungen. Zumindest einem Teil dieser Wirkungen dürfte die antioxidative Wirksamkeit der Curcuminoide und der durch Metabolisierung daraus entstehenden Tetrahydroverbindungen zu Grunde liegen. Für die Verwendung der Droge sind diese sicherlich interessanten Befunde vorerst ohne Bedeutung.

Anwendung und Verordnung: Entsprechend Javanischer Gelbwurz, aber auch als Stomachikum, Gewürz und Farbstoffdroge, z.B. als eine wesentliche Komponente des Curry-Pulvers.

Fertigarzneimittel: Ein Mono-Präparat:

Curcu-Truw   81 mg TE (15–25:1; Ethanol 96%)/Kps.

Unerwünschte Wirkungen: Siehe *C. zanthorrhiza*.

Literatur: Ammon, H.P.T. and M.A. Wahl: Pharmacology of Curcuma longa. Planta Med. **57**, 1–7 (1991). – Srimal, R.C.: Turmeric: a brief review of medicinal properties. Fitoterapia LXVIII, 483–93 (1997). – Hänsel, W.: Die Gelbwurzel – Curcuma domestica Val., Curcuma xanthorrhiza Roxb., Portrait zweier Arzneipflanzen. Z. Phytother. **18**, 297–306 (1997). – Deters, M. und Mitarb.: Choleretic effects of curcuminoids on a acute cyclosporinin-duced cholestasis in the rat. Planta Med. **65**, 610–13 (1999). – Fintelmann, V. und T. Wegner: Curcuma longa – eine unterschätzte Heilpflanze. DAZ **141**, 3735–43 (2001).

Curcuma zanthorrhiza ROXB. · Temoe Lawak, (auch: *C. xanthorrhiza*) Javanische Gelbwurz

Familie: Zingiberaceae

Herkunft: Tropisches SO-Asien, auch in anderen tropischen Gebieten kultiviert.

Angewandter Pflanzenteil: Javanische Gelbwurz, Curcumae xanthorrhizae rhizoma Ph.Eur. (Temoe-Lawak-Wurzelstock), das in Scheiben geschnittene, knollig verdickte Hauptrhizom.

Inhaltsstoffe: Als gelbe, nicht wasserdampfflüchtige Farbstoffe Curcumin und Monodesmethoxycurcumin (Dicinnamoylmethanderivate) sowie weitere (nichtphenolische) Diarylheptanoide; ätherisches Öl mit Sesquiterpenen, z.B. dem für die Droge charakteristischen Xanthorrhizol sowie *ar*-Curcumen, β-Curcumen, Germacron und ca. 50 weiteren Komponenten. Die charakteristische Zingiberaceen-Stärke ist unverkleistert.

Wirkung: Eine choleretische Wirkung und cholekinetische Effekte sind nachgewiesen und wohl auf die Kombination beider wesentlicher Inhaltsstoffgruppen zurückzuführen; eine gewisse Anregung der Magensaftsekretion und anderer sekretorischer Drüsen macht auch die Anwendung als Stomachikum verständlich.
Die dem Curcumin bzw. Curcuminoidgemisch zugeschriebenen pharmakologischen Effekte sind bei *C. longa* genannt. Für einige aus dem ätherischen Öl isolierte Komponenten sind entzündungshemmende, antibakterielle oder insektizide Wirkungen beschrieben.

Anwendung und Verordnung: Zur Behandlung dyspeptischer Beschwerden sowie bei chronischer Cholezystitis und beim posthepatischen Syndrom mehrmals täglich 1 Tasse Teeaufguss: ½ Teelöffel fein zerkleinerte Droge mit heißem Wasser übergießen und nach 5 Minuten abseihen; auch ein Kaltmazerat (2 Stunden ziehen lassen) ist möglich. Nicht anzuwenden bei Verschluss der Gallenwege, bei Gallensteinleiden nur nach Rücksprache mit einem Arzt.

Sinnvoll sind Kombinationen mit anderen gallewirksamen Drogen wie Pfefferminze oder Schöllkraut; oder auch folgende Mischung:

Rp. Jav. Gelbwurz
Pfefferminzblätter
Kamillenblüten   ana ad 50,0
M.f.species
D.S. 2 Teelöffel auf 1 Tasse Wasser, Heißaufguss.

Fertigarzneimittel: Mono-Präparate:

Curcumen   23,3 mg TE (28,6:1)/Kps.
Infi-tract   100 mg TE (9–12:1)/Kps.
Pankreaplex mono   23,3 mg TE (20–50:1; Ethanol96%)/Kps.

Darüberhinaus gibt es Kombinationen mit den verschiedensten Cholagoga.

Unerwünschte Wirkungen: Bei Überdosierung oder länger dauernder Anwendung Reizwirkungen auf die Magenschleimhaut.

Literatur: Maiwald, L. und P.A. Schwantes: Curcuma zanthorrhiza Roxb. – Eine Heilpflanze tritt aus dem therapeutischen Schattendasein. Z. Phytother. **12**, 35–45 (1991). – Wichtl, M.: Curcuma xanthorrhiza – Moderne Forschung bestätigt die Signaturenlehre. Therapeutikon, Sonderheft Curcuma xanthorrhiza **10**, 17–20 (1991). – Hänsel, W.: Die Gelbwurzel – Curcuma domestica Val., Curcuma xanthorrhiza Roxb., Portrait zweier Arzneipflanzen. Z. Phytother. **18**, 297–306 (1997). – Deters, M. und Mitarb.: Choleretic effects of curcuminoids on an acute cyclosporin-induced cholestasis in the rat. Planta Med. **65**, 610–13 (1999).

Curcuma zedoaria Rosc. · Zitwer

Familie: Zingiberaceae

Herkunft: Indien, Sri Lanka.

Zitwerwurzel (-wurzelstock), Zedoariae rhizoma DAC enthält ätherisches Öl mit Sesquiterpenalkoholen und Monoterpenen; es sind auch Curcuminoide nachgewiesen. Eine Anregung der Magensaftsekretion oder ein leichter cholagoger Effekt sind entsprechend den Inhaltsstoffen denkbar, es fehlen jedoch gesicherte Kenntnisse, sodass eine Verwendung der Droge nicht zu vertreten ist. Sie ist Bestandteil der Tinctura amara und findet sich gelegentlich noch in Schwedenkräutermischungen und Kombinationspräparaten; als aromatisierender Zusatz zu Bitterlikören. Unerwünschte Wirkungen: Bei bestimmungsgemäßem Gebrauch keine.

Cusparia febrifuga Humb. ex DC. · Angostura

Familie: Rutaceae

Herkunft: Tropisches S-Amerika: Brasilien, Guayana.

Angosturarinde, Angosturae cortex, enthält Chinolinalkaloide (Cusparin, Galipin u.a.), 2 labile Bitterstoffe sowie ätherisches Öl u.a. mit dem Sesquiterpenalkohol Galipol. Sie ist ein Aromaticum amarum, das bei dyspeptischen Beschwerden eingesetzt werden kann. Neuere Arbeiten zur Wirksamkeit fehlen. Ein altes Rezept für einen bitteren Magentee lautet:

Rp. Angosturarinde
    Enzianwurzel
    Condurangorinde   ana ad   50,0
    D.S. 2 Teelöffel pro Tasse, kalt ansetzen.

Angostura ist nur in wenigen Präparaten i.h.V. enthalten, spielt aber in der Likörindustrie eine Rolle: Angosturabitter. In größeren Dosen können Angosturazubereitungen Übelkeit und Erbrechen hervorrufen.

Cyamopsis tetragonoloba (L.) Taub.
Indische Büschelbohne

Familie: Fabaceae

Herkunft: Indien, kultiviert in den Südstaaten der USA.

Angewandter Pflanzenteil: Guar, Cyamopsidis seminis pulvis Ph.Eur.; nach der Entfernung der Samenschale und des Keimlings wird das Endosperm des Samens feinst vermahlen. Das so gewonnen Pulver ist als Guarmehl oder Guargummi im Handel. Guargalactomannan Ph.Eur. ist ein partiell hydrolysiertes, wasserlösliches Produkt aus Guarmehl.

Inhaltsstoffe: Ca. 85% wasserlösliches Guaran, ein Galactomannan; 4–5% Protein, Triterpensaponine.

Wirkung: Guaran quillt in Wasser sehr stark unter Bildung eines viskösen Hydrokolloids.

Anwendung und Verordnung: Für arzneiliche Zwecke nur in Form von **Fertigarzneimitteln**: als Schlankheitsmittel, Kalorienblocker (nicht zu verwechseln mit den α-Amylasehemmern aus Bohnen) oder unter ähnlichen Bezeichnungen; soll – ähnlich wie z.B. Alginsäurepräparate – als Volumenfüller ein Sättigungsgefühl hervorrufen und dadurch die Nahrungsaufnahme verringern. Eine Störung der Gesamtnahrungsaufnahme im Sinne einer Malabsorption ist nicht zu erwarten, da die Resorption nur im oberen Bereich des Dünndarms behindert wird, der restliche Anteil des Dünndarms jedoch noch ausreicht.
Die verlangsamte Weitergabe eines durch Guarmehl verdickten Speisebreis vom Magen und die Behinderung der Resorption im oberen Dünndarmabschnitt wird auch zur unterstützenden Diabetestherapie ausgenutzt: Nach Guargabe wird der übermäßige postprandiale Anstieg der Blutglukosewerte beim Diabetiker gebremst. Eine geringe Senkung des Cholesterolspiegels im Serum und die Verminderung der Lipoproteine mit geringerer Dichte (LDL = low density lipoprotein) wird ebenfalls beobachtet.

Fertigarzneimittel: Guar Verlan: 6,65 g Guarmehl in 7 g (1 Beutel); auch als Medizinprodukt zur Körpergewichtsreduktion unter der Bezeichnung Figur-Verlan.
Guarmehl wird seit langem auch als Verdickungsmittel für technische Zwecke und in der Lebensmittelindustrie eingesetzt. Guargalactomannan dient als Stabilisator für Suspensionen und Emulsionen.

Unerwünschte Wirkungen: Bei der Einnahme von Guarmehl können abdominales Druckgefühl, Flatulenz (wohl infolge bakterieller Zersetzung des Guarans im Dickdarm) und Diarrhoe beobachtet werden. Ausreichende

Wasserzufuhr und eine ungestörte Funktion der Speiseröhre sind – wie bei allen Quellstoffen – unerlässliche Voraussetzung für die Einnahme (Gefahr einer Bolusobstruktion, vor allem bei gleichzeitigem Alkoholkonsum). Resorptionsverzögerungen anderer gleichzeitig eingenommener Pharmaka sind möglich, z.B. Oral-Penicilline, Sulfonylharnstoffe, evtl. hormonelle Kontrazeptiva.

Cyclopia-Arten, Honigbusch: → **Aspalathus**

Cymbopogon winterianus JOWITT · Citronellgras

Familie: Poaceae

Herkunft: Sri Lanka, Indonesien, S-China, Indien; vielfach in tropischen und subtropischen Gebieten kultiviert.

Citronellöl (Citronellaöl), Citronellae aetheroleum Ph.Eur., das durch Wasserdampfdestillation der oberirdischen Teile gewonnene ätherische Öl ist reich an Terpenen. Hauptkomponenten sind Citronellal und Geraniol neben Citronellol, Limonen, Geranial, Neral (z.T. mit Essigsäure verestert) u.a. Dem Öl wird ein leicht sedativer Effekt zugeschrieben, es dient in verschiedenartigen Zubereitungen als Aromatikum und soll auch als Insekten-Repellent wirksam sein. Pharmazeutisch ist es als Substitut (oder Verfälschung) des echten (und sehr teuren) Melissenöls von *Melissa officinalis* von Bedeutung z.B. als Komponente des Spiritus Melissae compositus, des Karmelitergeists. Als sog. Oleum Melissae indicum sind aber auch Öle anderer *Cymbopogon*-Arten, z.B. von *C. nardus*, *C. citratus*, *C. flexuosus* oder Mischungen derselben im Handel. Citronellöl ist Komponente des Kneipp Beruhigungsbad spezial.

Anmerkung: Das hier charakterisierte Öl ist (auch in der Parfümerie) als sog. Java-Typ das im Geruch höher bewertete Öl; im Geruch weniger frischzitronenartig ist das von *C. nardus* RENDLE stammende Öl vom Ceylon-Typ, das deutlich weniger Citronellal und Citronellol enthält.

Weitere, von *Cymbopogon*-Arten stammende ätherische Öle sind:

Lemongrasöl von *C. citratus* (DC.) Stapf, das in SO-Asien kultiviert wird. Es enthält hauptsächlich Citral, ferner Myrcen und weitere Monoterpene und dient als Aromatikum.

Palmarosaöl von *C. martinii*, var. *motia* Gupta wird in Indien und Java kultiviert und ist als Parfümöl von Bedeutung. Es enthält bis zu 90% Geraniol und wurde daher früher als Ostindisches Geraniumöl bezeichnet.

Literatur: Schultze, W. und Mitarb.: Melissenöle. DAZ **135**, 557–75 (1995). (Hier auch Informationen über Citronellaöle).

Cynara cardunculus L. ssp. flavescens Wikl. (*C. scolymus* L.). Artischocke

Familie: Asteraceae

Herkunft: Ursprünglich Äthiopien; ausschließlich Kulturpflanze und im Mittelmeerraum (Gemüsekulturen) oder M-Europa (Blattkulturen) angebaut. Die „Königsartischocke" stammt ursprünglich aus der Toscana.

Angewandter Pflanzenteil: Artischockenblätter, Cynarae folium, die vor dem Einsetzen des Blütenaustriebs geernteten, vollständig entwickelten grundständigen Blätter.

Inhaltsstoffe: Mono- und Dicaffeoylester der Chinasäure, z.B. Chlorogensäure und 1,5-O-Dicaffeoylchinasäure, aus der beim Trocknungsprozess und Extraktherstellung durch Umesterung Cynarin (1,3-O-Dicaffeoylchinasäure) entsteht; Flavonoide u.zw. Glykoside des Luteolins: Scolymosid, Cynarosid und Cynarotriosid; Sesquiterpenlacton-Bitterstoffe mit Cynaropikrin als Hauptkomponente; Inulin.

Wirkung: Choleretisch und cholekinetisch, hepatoprotektiv, antioxidativ und lipidregulierend (Cholesterol und Triacylglyzeride). Verantwortlich für diese in unterschiedlichen Versuchsanordnungen beobachteten Effekte

dürfte der Gesamtkomplex Caffeoylchinasäuren (CCs) + Flavonoide sein. Eine adjuvante Wirkung des Cynaropikrins ist bei der Verwendung von Frischblatt-Presssäften denkbar, nicht jedoch bei konfektionierten Extraktzubereitungen. Die Cholesterol-senkende Wirkung beruht auf
- einer Hemmung der gesteigerten intrahepatischen Cholesterolsynthese,
- einer vermehrten Cholesterolelimination infolge der gesteigerten Cholerese und
- einer Verhinderung der Oxidation zu LDL-Cholesterol.

Anwendung und Verordnung: Bei dyspeptischen Beschwerden (ehem. Komm. E), Funktionsstörungen im Bereich von Leber und Gallenblase; unterstützend zur Senkung erhöhter Blutfettwerte. Eine Verwendung als Teedroge ist ungebräuchlich, die Blätter sind jedoch gelegentlich in entsprechenden Teemischungen (Leber-Galle-Tees) enthalten. Frischblatt-Presssäfte sind bei den Fertigarzneimitteln aufgeführt.

Gegenanzeigen: Verschluss der Gallenwege. Bei Gallensteinleiden nur nach Rücksprache mit einem Arzt anwenden.

Fertigarzneimittel: Die im Handel befindlichen Mono-Präparate enthalten Trockenextrakte aus frischen oder aus getrockneten Artischockenblättern (=Droge). Vor- und Nachteile des unterschiedlichen Ausgangsmaterials werden kontrovers diskutiert. Auszugsmittel zur Herstellung der Extrakte ist in beiden Fällen Wasser. Als wirksame Tagesdosis gelten 6 g Drogenäquivalente (= ca. 30 g frische Blätter), d.h. 900 – 1300 mg TE. Präparate mit einem DEV 5,8–7,5:1, 3,8–5,5:1 oder 4–6:1, d.h. aus Droge, z.B.:

Hepagallin N	220 mg TE/Drg.
Cynacur ; Artischocke-ratiopharm	300 mg TE/Drg.
Hepar-SL forte	320 mg TE/Kps.
Hepar-POS	400 mg TE/Kps.
Cefacynar; Cynara AL; Lipei	400 mg TE/Hartkps.
Cholagogum Nattermann Artischocke	400 mg TE/Kps.
Cholagogum Nattermann Artischocke liq.	400 mg TE/10 ml
Ardey cholan Artischocke	400 mg TE/Hartkps.

Präparate mit einem FEV 25–35:1 bzw. 28–35:1, d.h. aus der Frischpflanze, z.B.:

cynara aar	150 mg TE/Drg.
aar gamma 300	300 mg TE/Drg.

Sonstige Präparate:

Artischocken-Tropfen V	ethanolischer Auszug aus frischen Blättern
florabio naturreiner Heilpflanzensaft Artischocke	Presssaft aus frischen Blütenknospen

Unerwünschte Wirkungen: Bei bestimmungsgemäßem Gebrauch keine. Allergische Erscheinungen wie auch bei anderen Korbblütlern möglich.

Literatur: Fintelmann, V. und H. G. Menssen: Artischockenblätterextrakt (Arzneiportrait). DAZ **136**, 1405–14 (1996). – Saller, R. und J. Reichling: Phytotherapeutika aus Artischockenzubereitungen, internist. praxis **38**, 140–45 (1998). – Wiedenfeld, H.: Artischockenpräparate: Getrocknet oder lieber frisch gepresst. PZ **144**, 118–24 (1999); dazu auch: PZ **144**, 440–43, 606, 685 (1999). – Brand, N.: Die Artischocke – eine Dekade interdisziplinärer Forschung. Z. Phytother. **20**, 292–302 (1999). – Schilcher, H. und Hj.Hagels: Presssaft aus Artischocken. DAZ **139**, 2725–29 (1999). – Häusler, M. et.al.: Artischocken-Präparate. DAZ **143**(14), 1604–11 (2003); dazu: Brand, N. und T. Wegener: DAZ **143**(19), 2295–96 (2003). – Van Rensen, I. und S. M. Wittemer: Cynara cardunculus subsp. flavescens (bisher Cynara scolymus) – die Artischocke. Z. Phytother. **24**(6), 267–76 (2003) u.weitere Arbeiten in diesem Heft. Fintelmann, V. (Ref.).: Artischocke – Mittel der ersten Wahl bei Dyspepsie. DAZ **143**(15), 1725–26 (2003). – Schenk, A.:Optimierung des Artischocken-Anbaus. DAZ **145**(34), 4591–92 (2005). – Matuschowski, P., A. Nahrstedt und H. Winterhoff: Pharmakologische Untersuchungen eines Frischpflanzenpresssaftes aus Cynara scolymus auf choleretische Wirkungen. Z. Phytother. **26**(1), 14–19 (2005).

Cynoglossum officinale L. · Hundszunge

Familie: Boraginaceae

Herkunft: Eurasien, N-Amerika.

Hundszungenkraut, Cynoglossi herba, und **Hundszungenwurzel**, Cynoglossi radix, enthalten Gerbstoffe, Schleim, Fruktane, Allantoin sowie Pyrrolizidin-Alkaloide (PA). Die Drogen sind in ihrer Wirkung dem Beinwell

(*Symphytum*) vergleichbar, d.h. wundheilend bei äußerlicher Anwendung; die Verwendung innerlich als Antidiarrhoikum ist obsolet. Extrakte aus Blättern und Wurzeln waren in Wundsalben (bei Distorsionen, Sport- und Unfallverletzungen) enthalten. Auf Grund der Negativmonographie der ehem. Komm. E sind derartige Präparate mit dem Bestandteil Cynoglossum nicht mehr zugelassen. Vom volksmedizinischen Gebrauch der Hundszunge und Zubereitungen aus den Drogen ist dringend abzuraten. Innerhalb der Boraginaceae ist *Cynoglossum* die Pflanze mit dem höchsten Gehalt an hepatotoxisch und kanzerogen wirkenden Pyrrolizidin-Alkaloiden!

Cytisus scoparius (L.) Link · Besenginster
Sarothamnus scoparius Wimmer

Familie: Fabaceae

Herkunft: M- und S-Europa; auch S-Afrika, USA.

Angewandter Pflanzenteil: Besenginsterkraut, Sarothamni scoparii herba DAC, die im Frühjahr oder Herbst geernteten oberirdischen Teile.

Inhaltsstoffe: (−)-Spartein u.a. Chinolizidin-Alkaloide, biogene Amine Tyramin und Dopamin, Flavonoide und Isoflavonoide; ferner Cumarine, Kaffeesäurederivate und Spuren von ätherischem Öl.

Wirkung: Die Gesamtdroge wurde als Kreislaufmittel und als Diuretikum (Flavonoide?) verwendet. Die biogenen Amine wirken sympathomimetisch und blutdrucksteigernd, in welchem Maße sie bei peroraler Gabe der Droge wirken, ist unklar.
Spartein ist ein Antiarrhythmikum, es hemmt die pathologisch beschleunigte Reizbildung im Vorhof, dämpft die gesteigerte Reiz- und Erregbarkeit im Reizleitungssystem, verbessert den venösen Rückfluss, die Diastole wird verlangsamt. Spartein führt auch zu einer Steigerung des Venentonus. Der isolierte Darm und der Uterus werden erregt. Die Tonuszunahme beim menschlichen Uterus ist nur in der Gravidität nachweisbar. Spartein wird sehr gut resorbiert, aber in unterschiedlichem Maße metabolisiert [Gute

und schlechte (5–7 % in Deutschland) Metabolisierer]. Es wird daher als Modellsubstrat zur Typisierung der Cytochrom-P450-Isoenzyme eingesetzt: Sparteintest.

Anwendung und Verordnung: Die Droge sollte wegen ihres wechselnden Alkaloidgehalts nicht verwendet werden (Mindestgehalt nach DAC 0,7 % Alkaloide).

Fertigarzneimittel: Als Mono-Präparat gibt es noch:

Spartiol   Tropfen FE (5–8:1; Ethanol 45 %; 1 ml = 1 mg Spartein)

Indikation entsprechend der Aufbereitungsmonographie: Funktionelle Herz- und Kreislaufbeschwerden.

Unerwünschte Wirkungen: In großen Dosen, die mit Drogenaufgüssen oder den im Handel befindlichen Präparaten kaum zu erreichen sind, erzeugt Spartein eine curareähnliche Lähmung der motorischen Nervenenden und Herzstillstand in Systole. Aufgrund des Tyramingehalts (in Blüten höher als im Kraut) kann es bei gleichzeitiger Behandlung mit MAO-Hemmstoffen zu einer Blutdruckkrise kommen.

Literatur: Seeger, R.: Spartein (DAZ-Giftlexikon). DAZ **132**, 1577–81 (1992). – Gresser, G.: Der Besenginster – Cytisus scoparius (L.). Link. (Arzneipflanzenportrait). Z. Phytother. **17**, 320–30 (1996). – Gresser, G.: Der Besenginster – Arznei- und Giftpflanze, Plantagenet und Teufelsbesen. DAZ **138**, 807–13 (1998).

Datura stramonium L. · Weißer Stechapfel

Familie: Solanaceae

Herkunft: Ursprünglich M-Amerika; weit verbreitete Ruderalpflanze im gemäßigten Klima.

Angewandter Pflanzenteil: Stramoniumblätter (Stechapfelblätter), Stramonii folium Ph.Eur., die getrockneten Blätter, manchmal auch mit blühenden oder gelegentlich Früchte tragenden Zweigspitzen. Stechapfelsamen, Stramonii semen werden zur Alkaloidgewinnung genutzt und sind als Rauschdroge bekannt.

Inhaltsstoffe: Tropinester-Alkaloide, vor allem Hyoscyamin (bzw. das Racemat Atropin) und Scopolamin; ferner Withanolide, Flavonoide und Cumarinderivate, z.B. Scopoletin.

Wirkung: Ähnlich der von *Atropa bella-donna* (s.d.).

Anwendung und Verordnung: Die Droge wird, auch wenn in Ph.Eur. ein eingestelltes Pulver (Stramonii pulvis normatus) mit einem Alkaloidgehalt zwischen 0.23 und 0.27% enthalten ist, praktisch nicht mehr verwendet. Als Räuchermittel bei Asthma bronchiale wurden die Folia Stramonii nitrata benutzt (Asthmazigaretten). Durch das im Rauch in fein verteilter Form aufgenommene Atropin sollte der Bronchialkrampf gelöst und der Anfall gelindert werden, eine genaue Dosierung war bei dieser Applikationsform allerdings nicht möglich. Um eine missbräuchliche Verwendung von „Stramonii folium et semen und deren Zubereitungen" zu verhindern, ist die Ausnahme von der Verschreibungspflicht für die Anwendung „zum Rauchen und Räuchern" Anfang 2005 aufgehoben worden.

Fertigarzneimittel: In wenigen Präparaten ist Stramoniumkraut i.h.V. enthalten.

Unerwünschte Wirkungen: Siehe *Atropa bella-donna.*

Anmerkung: Ähnlich wie die Samen von *Datura stramonium* dienen auch die Blätter und Blüten der Engelstrompete, *Datura suaveolens, -sanguinea* u.a. Arten (auch als Gattung *Brugmansia* aufgefasst) als Rauschdroge. Auf Grund des Gehalts an Tropanalkaloiden führt der unkontrollierte Konsum über die erwünschten halluzinogenen Effekte hinaus schnell zu den bekannten Intoxikationserscheinungen der Tropanalkaloide, die ohne entsprechende ärztliche Hilfe zum Exitus führen können.

Literatur: Schmidt, M.: Engelstrompete - Ökodroge mit Tücken. PTA heute **14**, 40–41 (2000).

Daucus carota L. ssp. sativus (Hoffm.) Schübl. et Mart. · Mohrrübe, Karotte

Familie: Apiaceae

Herkunft: Europa; vielfach angebaut in gemäßigten Zonen.

Die **Mohrrübe** oder **Karotte**, Dauci radix, ist die fleischig verdickte, gelbe bis orangerote Rübe der Kulturform, wahrscheinlich einer Kreuzung zwischen Wildmöhre und Riesenmöhre, *D. maximus*. Sie enthält Carotine, darunter auch β-Carotin (= Provitamin A), Pektin, ätherisches Öl mit Terpenen sowie in geringer Menge das Polyin Falcarinol (=Carotatoxin). Die Droge wurde volkstümlich auf Grund der vermifugen Wirkung des ätherischen Öls als Mittel gegen Oxyuren eingesetzt. Heute ist sie wegen des Gehalts an Pektin Bestandteil von Präparaten, die bei Ernährungsstörungen von Säuglingen empfohlen werden (Fertigzubereitungen von Alete oder Hipp). Für dermatologische Indikationen (Polymorphe Lichtdermatosen, Pigmentanomalien) werden β-carotinhaltige Fertigarzneimittel, z.B. Carotaben oder Carotinora Kps. verwendet; kosmetische Präparate werden zur künstlichen Bräunung empfohlen. Das Carotinoid Canthaxantin, das in *Daucus carota* allerdings nicht vorkommt, wird wegen möglicher Nebenwirkungen – Ablagerungen in der Retina – nicht mehr eingesetzt. Unerwünschte Wirkungen sind nicht bekannt; das Carotatoxin ist als Polyin zwar toxisch, doch ist der Gehalt in den Karotten sehr gering und die Substanz leicht zersetzlich.
Lt. Bescheid des BfArM vom 7.12.2005 wird die Zulassung von Arzneimitteln, die β-Carotin als Hilfsstoff enthalten und bei deren Anwendung mehr als 2 mg β-Carotin/die eingenommen werden, widerrufen, für Arzneimittel, die β-Carotin als Wirkstoff enthalten, sind Beschränkungen in der Anwendung vorgesehen, während die Verwendung von synthetischem β-Carotin in NEM davon nicht betroffen ist (EU-Richtlinie 2002/46/EG).

Literatur: AMKdA: Information zum BfArM-Bescheid zu Beta-Carotin. DAZ **146**(1), 11 (2006).

Delphinium consolida → Consolida regalis

Dictamnus albus L. · Weißer Diptam

Familie: Rutaceae

Herkunft: M- und S-Europa.

Weiße Diptamwurzel, Dictamni albi radix und **Weißes Diptamkraut**, Dictamni albi herba, enthalten Furochinolin-Alkaloide, z.B. Dictamnin in der Wurzel; Furanocumarine: Bergapten, Psoralen und Xanthotoxin (8-Methoxypsoralen); ferner Flavonoide (im Kraut), ätherisches Öl mit Mono- und Sesquiterpenkohlenwasserstoffen, Cumarinderivate, u.a. Umbelliferon sowie limonoide Bitterstoffe z.B. Fraxellinon in der Wurzel. Die Drogen gelten volkstümlich als Diuretika und Spasmolytika, die Wirksamkeit ist jedoch nicht belegt, ihre Verwendung nicht zu empfehlen. Sprachlich verunstaltet als Diotöm wird die Wurzel auch als Komponente von Schwedenkräutermischungen angegeben. Unerwünschte Wirkungen könnten Photosensibilisierungen durch die Furanocumarine sein.

Anmerkung: Der kretische Diptam ist das Kraut von *Origanum dictamnus* L., einer Pflanze aus der Familie der Lippenblütler, die vor allem ätherisches Öl mit Pulegon als Hauptkomponente enthält.

Literatur: Kubeczka, K.-H., V. Koch und E.M. Ney: Das Geheimnis des brennenden Buschs – Das ätherische Öl von Dictamnus albus und seine Akkumulationsstrukturen. DAZ **130**, 2181–85 (1990).

Digitalis lanata EHRH. · Wolliger Fingerhut

Familie: Scrophulariaceae

Herkunft: Südosteuropa, vielfach angebaut.

Angewandter Pflanzenteil: Digitalis-lanata-Blätter, Digitalis lanatae folium, die im Herbst geernteten Rosettenblätter des ersten Kulturjahres (die nicht wollig behaart sind!).

Digitalis lanata

Inhaltsstoffe: Als herzwirksame Steroidglykoside die genuinen Lanatoside A und C, ferner Glykoside der B, D und E Reihe; aus den acetylierten Primärglykosiden entstehen durch enzymatische Abspaltung der endständigen Glukose als Sekundärglykoside Acetyldigitoxin, β-Acetyldigoxin (DAC) und Acetylgitoxin. Durch weitere Abspaltung von Glukoseresten und der Acetylgruppe entsteht eine Schar von ca. 70 verschiedenen herzwirksamen Verbindungen, darunter das therapeutisch wichtige Digoxin (Ph.Eur.); ferner sind wie bei *D. purpurea* Digitanolglykoside, Steroidsaponine, Flavonoide und Anthrachinonderivate nachgewiesen.

Wirkung: Die Pharmakodynamik entspricht im wesentlichen der von *Digitalis purpurea*, die Kumulation ist jedoch geringer, ebenso der negativ chronotrope Effekt.
Für die orale Resorption der *Lanata*-Glykoside können folgende Anhaltswerte gegeben werden: Lanatosid A = 80%; Lanatosid C = 40%; Digoxin je nach galenischer Zubereitung stark schwankend: 50% (aus Tabletten) bis 90% (aus Lösungen = Tropfen). Der Wirkungseintritt für Digoxin liegt bei 20 Min. (i.v.) bzw. 6 Stunden (p.o.); die Abklingquote, also der Wirkungsverlust pro die beträgt etwa 20%.

Anwendung und Verordnung: Bei chronischer Herzmuskelinsuffizienz (NYHA Stadien II und III) und bei supraventrikulären Tachykardien werden isolierte Reinsubstanzen oder partiell abgewandelte Verbindungen wie Digoxin, α- und β-Acetyldigoxin oder Metildigoxin eingesetzt. *Digitalis-lanata*-Blätter selbst oder galenische Zubereitungen werden rezepturmäßig nicht verordnet.

Fertigarzneimittel: Präparate mit Digoxin (Einzeldosis 0,25 oder 0,125 mg):

Digacin 0,25 Tabl.
Digoxin R.A.N.0,25 = Digoregen Tabl.
Lanicor Tabl.
Lenoxin, -mite Tabl.
Lenoxin Liquidum Lösung (0,05 mg/ml)

Präparat zur Injektion:

Lanicor Ampullen

Auf Präparate mit partialsynthetisch abgewandelten Glykosiden (β-Acetyldigoxin, Metildigoxin), deren Resorption verbessert ist, ansonsten aber pharmakologisch gleichwertig zu beurteilen sind, soll im Rahmen dieses Arzneipflanzenlexikons nicht eingegangen werden

Unerwünschte Wirkungen: Siehe *Digitalis purpurea*, jedoch ist die Verträglichkeit, vor allem bei oraler Applikation, besser als bei den *purpurea*-Glykosiden.

Literatur: Luckner, M. und M. Wichtl: Digitalis, Handb. für Ärzte, Apotheker und andere Naturwissenschaftler, 352 S., Wiss. Verl.Gesellsch. Stuttgart 2000. – Jensen, D.: Ein guter Jahrgang für den Fingerhut. PZ **145**, 1098–1100 (2000).

Digitalis purpurea L. · Roter Fingerhut

Familie: Scrophulariaceae

Herkunft: W-Europa, vielfach in Kultur.

Angewandter Pflanzenteil: Digitalis-purpurea-Blätter, Digitalis purpureae folium Ph.Eur., die im Herbst geernteten Rosettenblätter des ersten Kulturjahres.

Inhaltsstoffe: Als genuine Steroide Purpureaglykosid A und B; in der Droge überwiegen Sekundärglykoside wie Digitoxin (Ph.Eur.), Gitoxin und Gitaloxin (E Reihe) sowie weitere ca. 30 herzwirksame Glykoside mit dem Cyclopentanoperhydrophenanthren-Grundgerüst. Ferner sind in geringerer Menge herzunwirksame Pregnanglykoside (Digitanolglykoside), Steroidsaponine vom Spirostanoltyp, z.B. Digitonin, sowie Flavonoide und Anthrachinonderivate nachgewiesen.

Wirkung: Förderung der Kontraktionskraft des Herzmuskels, wobei dieser positiv inotrope Effekt von der Kontraktionsamplitude des Herzmuskels abhängig ist.. Daher ist die Glykosidwirkung besonders beim insuffizienten Herzen ausgeprägt. Die systolische Wirkung äußert sich in einer schnelleren isometrischen Anspannung und einer ausgiebigen Austreibung. Trotz der verkürzten Anspannungszeit ist die absolute Kraft des Herzmuskels erhöht. Das systolische Herz überwindet größere Widerstände. Der diastolische Abfall ist steiler, die Erschlaffungsgeschwindigkeit erhöht. Die Diastole ist vertieft, ihr Volumen vergrößert bei gesenkter Anfangsspannung. Diese direkte Wirkung auf das Herz ist der eigentliche therapeutische Effekt der Herzglykoside. Da die kompensatorische Tachykardie nicht mehr erforderlich ist, wird eine Abnahme der Herzschlagfrequenz beobachtet (negativ chronotrope Wirkung), ferner wird die Erregungsleitung (im AV-Knoten) verlangsamt (negativ dromotrope Wirkung) und eine heterotope Erregungsbildung begünstigt (positiv bathmotroper Effekt). Digitalis führt im therapeutischen Bereich zu einer verbesserten Herzarbeit und damit zu einer Ökonomisierung der Herzleistung.

Zellulärer Wirkungsmechanismus ist eine Hemmung der K^+/Na^+-Membran-ATPase, die mit einem vermehrten Einstrom von Ca^{++}-Ionen in der Herzmuskelzelle verbunden ist. Auf weitere Einzelheiten kann im Rahmen eines Arzneipflanzenlexikons nicht eingegangen werden.

Die Resorption der Digitalisglykoside ist nach p.o. Applikation recht unterschiedlich, bei reinem Digitoxin beträgt sie 90–100%. Der Wirkungseintritt für Digitoxin schwankt zwischen 2 (i.v. Applikation) und 3 Stunden (p.o.), die Vollwirkung ist nach 9–12 (p.o.) Stunden erreicht. Die Kumulation ist beim Digitoxin hoch, d.h. die Abklingquote, also der Wirkungsverlust pro die beträgt nur ca. 7%. Die Phasen des Abbaus der Digitalisglykoside im Körper sind z.T. bekannt; 35% z.B. des Digitoxins werden mit dem Harn, 15% mit den Faeces unverändert ausgeschieden, der Rest unterliegt einem enterohepatischen Kreislauf und wird in der Leber metabolisiert.

Anwendung und Verordnung: Hauptindikation ist die chronische Herzinsuffizienz (Herzleistungsminderung). Eine Indikation für Digitalis ist auch das Auftreten supraventrikulärer Tachykardien sowie Vorhofflimmern bzw. -flattern. Die Dosierung der Digitalisglykoside ist nicht einfach, da Glykosidbedarf und Glykosidtoleranz besonders stark von der individuellen Reaktion des Herzkranken abhängig sind. Die Vollwirkdosis schwankt aufgrund der individuellen Empfindlichkeit zwischen der Hälfte und dem Doppelten der Normdosis. Die Droge und daraus hergestellte Galenika oder Rezepturen sind heute obsolet. Während über lange Zeit Digitalisglykoside zur Therapie der Herzinsuffizienz die Mittel der Wahl waren, stehen heute andere Medikamente (zur Verringerung der Vor- und Nachlast) im Vordergrund (ACE-Hemmer, β-Blocker, Diuretika).

Fertigarzneimittel: Digitoxin Monopräparate:

Digimed	Tabl. 0,07 mg
Digimerck	Tabl. 0,1 mg, minor 0,07 und pico 0,05 mg
Digitoxin AWD	Tabl. 0,07 mg
Digitoxin Bürger	0,01 g/100 ml Lösung

Präparate zur Injektion:

Digimerck 0,1 und 0,25 Ampullen
Digitoxin Philo Ampullen 0,25 mg/ml

Genannt seien in diesem Zusammenhang auch einige Ophthalmologika:

Augentonikum Stulln N	enthalten Digitalin (Glykosidgemisch aus den Samen)
Augentropfen Stulln Mono	enthalten Extractum Digitalis (0,5 mg Extrakt = 0,2 mg Digitoxin/10 ml) neben Aesculin

Die Digitalisglykoside sollen hier – vergleichbar ihrer Wirkung am Herzmuskel – die Kontraktionskraft des Ciliarmuskels erhöhen. Als Indikation für diese Präparate werden asthenopische Beschwerden genannt.

Unerwünschte Wirkungen: Die therapeutische Breite der Digitalisglykoside ist gering; schon bei therapeutischen Dosen können toxische Symptome auftreten. Als häufige Nebenwirkungen stören Übelkeit und Erbrechen die Digitalistherapie; in höheren Dosen oder bei zu lang dauernder Digitalismedikation sinkt die Pulsfrequenz bis auf 40; es treten Extrasystolen auf. Dieses Übergangsstadium geht sehr bald in das toxische Stadium über, welches durch einen plötzlich wieder raschen Puls eingeleitet wird. Als Folge der Schädigung des Reizleitungssystems und der Übererregbarkeit der Muskulatur treten bald starke Unregelmäßigkeiten (partieller bzw. totaler Block) ein, der Exitus wird meist durch Kammerflimmern ausgelöst. Bei beginnenden Vergiftungssymptomen ist jede Digitaliszufuhr sofort einzustellen, ebenfalls sind Calciumsalze, welche die bradykardische Wirkung steigern, wegzulassen.
Als Antidot steht bei schweren Intoxikationen Digitalis-Antidot zur Verfügung. Das Präparat enthält 80 mg Digitalis-Antitoxin vom Schaf pro Injektionsflasche (und zwar Digoxin-Fab Antikörperfragmente). Sie binden Digitoxinmoleküle mit höherer Affinität als die Rezeptoren am Herzen.

Literatur: Tröster, S. und H.-P. Schuster: Digitalis-Intoxikation und Fab-Antikörper. Dtsch. Med. Wschr. **117**, 865–68 (1992). – Bischoff, A.: Herzinsuffizienz: Digitalis reduziert die Letalität. PZ **142**, 58 (1997) – Luckner, M. und M. Wichtl: Digitalis – Geschichte, Biologie, Biochemie, Chemie, Physiologie, Molekularbiologie, Pharmakologie, Med. Anwendung, 352 S., Wiss. Verlagsgesellsch., Stuttgart 2000.

Dionaea muscipula ELLIS · Venusfliegenfalle

Familie: Droseraceae

Herkunft: Südosten von N-Amerika.

Der **Presssaft aus der ganzen frischen Pflanze**, Dionaeae herba recens, enthält Naphthochinonderivate, z.B. Plumbagin, Droseron, Flavonoide und (als carnivore Pflanze) proteolytische Enzyme. Die Zubereitung wurde als Phyto-Onkolytikum propagiert und als Präparat Carnivora zur parenteralen und peroralen Anwendung in den Handel gebracht. Die Zulassung zur Therapie von malignen Erkrankungen, wenn alle sonst verfügbaren konventionellen Therapien versagt haben war vom ehem. BGA mit der Auflage einer halbjährlichen Falldokumentation verbunden. Da die Wirksamkeit weder durch die Falldokumentation noch durch sonstige wissenschaftlich gesicherte Studien nachgewiesen werden konnte, statt dessen eine unzulässige Propagierung durch die Medien erfolgte und zunehmend über Nebenwirkungen berichtet wurde, ist die Zulassung widerrufen worden. Vereinzelt soll es noch eine rezepturmäßige Verordnung von *Dionaea*-Presssaft geben.

Unerwünschte Wirkungen: Überempfindlichkeit und das Auftreten anaphylaktischer Reaktionen gegen pflanzliches (artfremdes) Eiweiß enthaltende, nicht weiter gereinigte Extrakte ist nach wiederholter Anwendung möglich, eigentlich sogar zu erwarten. Vor allem bei der Zubereitung zur parenteralen Applikation traten entsprechend häufig Nebenwirkungen auf, z.T. mit so schwerem Verlauf, dass ärztliches Eingreifen erforderlich war. Auch bei der peroralen Darreichungsform wurden Gesichtsrötung, Kopfschmerzen, Atemnot, Übelkeit und Erbrechen als mögliche Nebenwirkungen genannt, die vermutlich auf Endotoxine zurückzuführen sind.

Drosera – Arten · Sonnentau

strenger Naturschutz

Familie: Droseraceae

Herkunft: Je nach Art Europa, O-Afrika, Madagaskar, Australien, auch Ostasien.

Angewandter Pflanzenteil: Sonnentaukraut, Droserae herba, die getrockneten oberirdischen Teile. Da die in M-Europa vorkommenden Arten wie *Drosera rotundifolia* L., *D. intermedia* HAYNE oder *D. longifolia* L. (*D. anglica* HUDS.), streng geschützte Pflanzen sind, besteht die im Handel angebotene Droge meist aus dem Kraut von *D. madagascariensis* DC (Madagaskar, Ostafrika), gelegentlich stammt sie auch von *D. peltata* SM.(ostasiatisch-australischer Raum). Die eine Zeit lang als Stammpflanze angegebene *D. ramentacea* BURCH. ex HARV. et SOND. (S-Afrika, Kapland) scheint als Drogenlieferant keine Rolle zu spielen.

Inhaltsstoffe: 1,4-Naphthochinonderivate, darunter Plumbagin, 7-Methyljuglon (Ramentaceon), Droseron und 8-Hydroxydroseron, z.T. als Glykoside vorliegend; ferner Flavonoide, z.B. Hyperosid, Quercetin u.a.; proteolytische Enzyme und Schleimstoffe. Das Spektrum an Naphthochinonen kann in Abhängigkeit von der Herkunft der Droge sehr unterschiedlich sein, die Konzentration in der Droge und entsprechenden Phytopharmaka ist meist gering.

Wirkung: Antitussive, insbesondere broncholytische, sekretolytische und spasmolytische, daneben auch antibakterielle Wirkungen sowie entzündungshemmende Effekte, für die im Wesentlichen die Naphthochinone, z.T. auch die Flavonoide verantwortlich gemacht werden. Neuere in-vivo-Untersuchungen fehlen.

Anwendung und Verordnung: Vor allem in der Pädiatrie bei Bronchitis und Keuchhusten als Extractum Droserae fluidum (Normdosis 0,5 g). Auch in Kombination mit Pimpinella, z.B.:

Rp. Extract. Droserae fluid. 8,0
Tinct. Pimpinellae ad 10,0
M.D.S. je nach Alter 2-mal tgl. 5–20 Tropfen.

Fertigarzneimittel: Mono-Präparate: Keine.

Sonnentauextrakte (auch Fluidextrakte, Tinkturen oder homöopathische Dilutionen) sind Bestandteil von Kombinationspräparaten, z.B. zusammen mit Thymian:

Drosithym N Bürger zusätzlich mit Primelwurzelextrakt.

Unerwünschte Wirkungen: Bei bestimmungsgemäßem Gebrauch keine.

Literatur: Schilcher, H. und M. Elzer: Drosera – der Sonnentau: ein bewährtes Antitussivum. Z. Phytother. **14**, 50–54 (1993). – Länger, R. und B. Kopp: Qualitätsprüfung von Sonnentaukraut, Teil 1: DAZ **135**, 657–64 (1995), Teil 2: Krenn, L., R. Länger und B. Kopp: DAZ **135**, 867–70 (1995). – Krenn, L. und Th. Kartnig: Sonnentau (Arzneipflanzenportrait). Z. Phytother. **26**(4), 197–202 (2005).

Dryopteris filix-mas Schott · Wurmfarn

Familie: Dryopteridaceae

Herkunft: Europa, auch N-Amerika.

Der **Wurmfarnwurzelstock**, Filicis rhizoma, bzw. der daraus hergestellte **Wurmfarnextrakt**, Filicis extractum, waren bis zur Entwicklung moderner synthetischer Wurmmittel das Mittel der Wahl zur Bekämpfung von Bandwürmern (Gattung *Taenia*). Wirksame Inhaltsstoffe des Wurmfarns sind **Acylphloroglucinole**, die sowohl auf die Muskulatur als auch das Nervensystem der Parasiten lähmend wirken. Durch nachfolgende Gabe eines Abführmittels erfolgte die Entfernung des Wurmes aus dem Darm. Wegen der Instabilität und der geringen therapeutischen Breite der wurmwirksamen Inhaltsstoffe ist die Verwendung des Wurmfarns obsolet.
Gleiches gilt für die ebenfalls Acylphloroglucinole enthaltenden früher gebräuchlichen Drogen **Kamala**, die Drüsen- und Büschelhaare der Früchte von *Mallotus philippinensis* (Lam.) Muell-Arg. (Euphorbiaceae) und die

Kosoblüten, Koso flos, von *Hagenia abyssinica* J.F.Gmel. (Rosaceae). Unerwünschte Wirkungen des Filixextraktes waren Übelkeit, Erbrechen und kollapsähnliche Zustände; als resorptive Vergiftungserscheinungen wurden Gelbsucht infolge einer Leberschädigung sowie häufig auch Sehstörungen beobachtet.

Echinacea purpurea (L.) Moench · Purpursonnenhut
Echinacea pallida (Nutt.) Nutt. Blassfarbener Sonnenhut
Echinacea angustifolia DC. Schmalblättriger Sonnenhut

Familie: Asteraceae

Herkunft: *E. purpurea*: Mittl. und östl. Teil der USA
E. pallida: Mittl. und östl. Teil der USA
E. angustifolia: Westl. Teil der USA; z.T. Anbau in Europa.

Angewandter Pflanzenteil: Purpursonnenhutkraut, Echinaceae purpureae herba, Zubereitungen meist aus dem frischen blühenden Kraut; **Purpursonnenhutwurzel**, Echinaceae purpureae radix; **Schmalblättriger Sonnenhut-Wurzel** Ph.Eur., Echinaceae angustifoliae radix, **Blasser Sonnenhut-Wurzel** Ph.Eur., Echinaceae pallidae radix. Arzneibuchmonographien für die oben genannten Pflanzenteile finden sich in Ph.Eur 5.2. bzw. sind in Arbeit. Weitere Echinacea-Drogen sind das Kraut von *E. angustifolia/E. pallida*, für die keine Positivmonographien vorliegen.

Inhaltsstoffe: Je nach Stammpflanze und Pflanzenorgan gibt es qualitative und quantitative Unterschiede:
Kraut von *E. purpurea*: Im Purpursonnenhutkraut wurden als niedermolekulare Verbindungen Alkamide, ferner Cichoriensäure u.a. Kaffeesäurederivate sowie Polyine; als hochmolekulare Verbindungen neben Inulin verschiedene Heteropolysaccharide sowie Arabinogalactan-Proteine nachgewiesen.
Wurzeln von *E. pallida*: In der Sonnenhutwurzel von *E. pallida* finden sich ebenfalls Kaffeesäurederivate, aber mit Echinacosid als Hauptkomponente, charakteristisch sind weiterhin labile Polyine (Ketoalkene und Ketoalkine),

als hochmolekulare Inhaltsstoffe wurden ein Arabinan sowie ein Arabinogalactan-Protein näher charakterisiert.

Das Inhaltsstoffspektrum der übrigen *Echinacea*-Drogen zeigt im Prinzip ähnliche Komponenten, wobei für *E. angustifolia* das Chinasäurederivat Cynarin charakteristisch ist. Bei älteren Angaben über Inhaltsstoffe von *Echinacea* ist oftmals nicht hinreichend geklärt, welche Art tatsächlich untersucht worden ist. Manche Angaben bezogen sich auch auf die häufig anzutreffende Verfälschung *Parthenium integrifolium*.

Wirkung: Echinacea wird eine Steigerung der körpereigenen Abwehrkräfte durch Stimulierung des unspezifischen Immunsystems zugeschrieben. In-vitro-Untersuchungen zeigen eine Steigerung der Phagozytoseleistung der Makrophagen und Granulozyten, tierexperimentell kann im Carbon-Clearance Test eine Erhöhung der Eliminationsrate von Kohlepartikeln festgestellt werden. In vitro ist die Freisetzung von Interleukin 1 und Interferon β_2 sowie des Tumor Nekrose Faktors α aus Makrophagen durch ein *Echinacea*-Arabinorhamnogalactan beobachtet worden. Für die Arabinogalactan-Proteine konnte in vitro u.a. eine Komplement-Aktivierung, eine Steigerung der Lymphozytenproliferation sowie eine Bindung an humane Leukozyten gezeigt werden. Nicht eindeutig geklärt ist die Frage der Resorption der hochmolekularen Verbindungen; es wird eine direkte Einwirkung der Wirksubstanzen auf das rachen- und darmassoziierte unspezifische Abwehrsystem des Körpers diskutiert. Neuere Untersuchungen zeigen, dass Echinacea-Alkamide an Cannabinoidrezeptoren binden können.

Anwendung und Verordnung: *E. purpurea*, Kraut: Zur unterstützenden Behandlung rezidivierender Infekte sowie Prophylaxe im Bereich der oberen Atemwege und der ableitenden Harnwege, äußerliche Anwendung bei schlecht heilenden, oberflächlichen Wunden (Monographien der ehem. Komm.E sowie der ESCOP). *E. purpurea*, Wurzel: Zur unterstützenden Behandlung rezidivierender Infekte sowie Prophylaxe im Bereich der oberen Atemwege (Monographie der ESCOP). *E. pallida*, Wurzel: Zur unterstützenden Behandlung rezidivierender Infekte sowie Prophylaxe im Bereich der oberen Atemwege und zur unterstützenden Therapie grippeartiger Infekte (Monographien der ehem. Komm.E sowie der ESCOP).

Gegenanzeigen: Progrediente Systemerkrankungen wie Tuberkulose, Leukosen, Kollagenosen, multiple Sklerose (innere Anwendung); Allergie gegen Korbblütler (auch bei äußerlicher Anwendung).
Echinacea-Präparate sollten nicht länger als 8 Wochen angewendet werden. Diese Beschränkung wird durch die Überlegung begründet, dass – wie bei anderen Immunstimulantia auch – nur eine jeweils begrenzte Stimulation des unspezifischen Immunsystems möglich ist.
Die Verwendung der Drogen ist ungebräuchlich.

Fertigarzneimittel: Mono-Präparate:
Frischpflanzenpresssaft aus Echinaceae purpureae herba, der mit 20% Ethanol stabilisiert wird; die Präparate enthalten also nur 80% Presssaft.
Das Verhältnis von Frischpflanze zu Presssaft beträgt 1,5 (1,7)–2,5:1.

Echan, Echinacea-ratiopharm Liquid, Echinacea STADA Classic, Echinacin Madaus Liquidum, Echinapur, Echinatur, Episcorit Tropfen, Esberitox mono Tropfen, Resistan mono

Durch Einengen des Frischpflanzenpresssafts gewonnener Trockenpresssaft aus Echinaceae purpurea herba. Das Verhältnis von Frischpflanze zu Trockenpresssaft sollte 31,5–53,6:1 betragen.

Echinacea Mega Kps. g.Erkältung	176 mg/Tabl. (20–25:1)
Echinacea-ratiopharm 100	100 mg/Tabl.
Echinacea-ratiopharm Liq.Alk.-frei	3,57 g/100 g Saft
Echinacea Stada Lutschtabl.	77 mg/Lutschtabl.
Echinacin Madaus Capsetten	88,5 mg/Lutschtabl.
Echinacin Madaus Tabletten	100 mg/Tabl.
Echinacin Saft Madaus	2,34 g/100 g Saft
Esberitox mono 100	100 mg/Tabl.
Pascotox purpurea	100 mg/Tabl.
Toxi-loges Saft	1,076 g/100 g Saft

Trockenextrakt-Präparate aus Echinaceae pallidae radix; DEV von 4–7:1 bis 7–11:1 :

aar vir	100 mg/Drg. (Auszugsmittel Methanol 30%)
Lymphozil	30 mg/LutschTabl. (Auszugsmittel Ethanol 50%)
Lymphozil pro	12 mg/Tabl. (Auszugsmittel Ethanol 50%)

Echinacea purpurea

Weitere Präparate:

Echinacea STADA Junior	Presssaft aus Purpursonnenhutkraut, alkoholfrei
Echinaforce V Tinktur	Tinktur aus frischem Purpursonnenhutkraut (1:12)
Florabio Heilpflanzensaft	Presssaft aus frischem Purpursonnenhutkraut, alkoholfrei

Präparate mit homöopathischer Urtinktur aus *E. angustifolia/purpurea* oder *pallida*:

Cefasept	18 mg/Tabl.
Echinacea Urtinktur Hevert	Urtinktur
Immudynal	Urtinktur
Palmisan Kindersaft N	4,5 g Urtinktur/100 ml
Palmisan Lösung	50 g Urtinktur/100 ml

Als Kombinationspräparat findet sich Esberitox N (*E. purpurea/pallida* mit *Thuja* und *Baptisia*) in Form von Tabletten und Lösung.

Unerwünschte Wirkungen: Frischpflanzenauszüge enthalten pflanzliches und somit artfremdes Eiweiß, daher sind bei parenteraler Anwendung dosisabhängig Schüttelfrost, kurzfristige Fieberreaktionen, Übelkeit und Erbrechen möglich. Es sind vereinzelt auch schwere allergische Reaktionen vom Soforttyp mit anaphylaktischem Schock, massiver Atemnot, Lidödem und Exanthem nach i.v. Injektionen beobachtet worden. Injektionspräparate sind daher vom Markt genommen worden. Auch über Zwischenfälle nach p.o. Applikation ist berichtet worden, wobei über den kausalen Zusammenhang mit der Einnahme von *Echinacea*-Präparaten kontrovers diskutiert worden ist.

Die in *Echinacea*-Arten gefundenen Pyrrolizidin-Alkaloide Tussilagin und Isotussilagin sind nur in sehr geringen Mengen vorhanden und gehören zu demjenigen Typ, dem keine leberschädigenden und karzinogenen Wirkungen zukommen.

Literatur: Bauer, R. und H. Wagner: Echinacea – Handbuch für Ärzte, Apotheker und andere Naturwissenschaftler. Wiss. Verl. Gesellsch. Stuttgart 1990. – Z. Phytother. **10**, 1989: Diverse Arbeiten zum Thema Echinacea. – Saller, R. und T. Berger: Echinacea purpurea (Roter Sonnenhut). internist. praxis **35**, 413-20 (1995). – AMK Information betr. Echinacea-Präparate. DAZ **136**, 1814-20 (1996); dazu Bauer, R: Echinacea: Kein Grund zur Panik. DAZ **136**, 1936-37 (1996). – Bauer, R.: Echinacea – Pharmazeutische Qualität und therapeutischer Wert. Z. Phytother. **18**, 207-14 (1997). – Fleischhacker, R.: Echinacea als Immunstimulans. DAZ **138**, 1850-53 (1998); dazu auch: Bauer, R.:

Falsche Schlussfolgerungen. DAZ **138**, 2545–46 (1998). – Classen, B., Witthohn, K. and W. Blaschek: Characterization of an arabinogalactan-protein isolated from pressed juice of Echinacea purpurea by precipitation with the ß-glucosyl Yariv reagent. Carbohydr. Res. **327**, 497–504 (2000). – Alban, S. et al.: Haemolytic complement assay for the differentiation between the complement modulating effects of an arabinogalactan-protein from Echinacea purpurea and heparin. Planta Med. **68**, 1118–24 (2002). – Bodinet, C. et al.: Influence of peroral application of a herbal immunomodulator on the antibody production of Peyer´s patches cells. Drug Res. **54**, No. 2, 114–18 (2004). – Classen, B. et al.: Monoclonal antibodies against an arabinogalactan-protein from pressed juice of Echinacea purpurea. Planta Med. **70**, 861–65 (2004). – Gertsch, J. et al.: Echinacea alkylamides modulate TNF-α gene expression via cannabinoid receptor CB2 and multiple signal transduction pathways. FEBS **577**, 563–69 (2004). – Classen, B. et al.: Arabinogalaktan-Proteine als Immunstimulanzien. DAZ **145** (1), 53–56 (2005). – Thude, S. and B. Classen: High molecular weight constituents from roots of Echinacea pallida: an arabinoglactan-protein and an arabinan. Phytochem. **66**, 1026–32 (2005). – Wölkart, K.: Über phytochemische und pharmakologische Untersuchungen von Echinacea angustifolia DC. Sowie klinische Studien und neue Erkenntnisse zu molekularen Wirkmechanismen. Dissertation, Graz (2005). – Thude, S. et al.: Binding studies of an arabinogalactan-protein from Echinacea purpurea to leucocytes. Phytomed., **13**(6), 425–27 (2006). – Classen, B. et al.: Immunomodulatory effects of arabinogalactan-proteins from Baptisia and Echinacea. Phytomedicine, im Druck.

Elettaria cardamomum (L.) Maton
Malabar-Kardamome

Familie: Zingiberaceae

Herkunft: Südindien, Sri Lanka.

Kardamomenfrüchte, Cardamomi fructus DAC., sind die dreifächrigen Kapselfrüchte mit den Samen. Verwendet werden die Samen, die 3–7 % terpenreiches ätherisches Öl mit den Hauptkomponenten α-Terpinylacetat bzw. Terpineol und 1,8-Cineol enthalten. Außer als Gewürz und Geschmackskorrigens dienen die Samen als Karminativum beim Roemheldschen Symptomenkomplex, am besten in Kombination mit Kümmel und Fenchel:

Rp. Kardomomen(samen)
Kümmelfrüchte
Fenchelfrüchte   ana ad 50,0

M.f. species (die Drogen quetschen)
D.S. 2 Teelöffel pro Tasse, nur kurz überbrühen, 10 Minuten ziehen lassen.

Oder in Form der Tinctura Cardamomi (40 Tropfen als Einzeldosis) bei dyspeptischen Beschwerden; ferner Bestandteil der Tinctura Rhei vinosa (mit Pomeranzen und Rhabarber; 25 Tropfen als Einzeldosis). Das ätherische Öl ist gelegentlich in Kombinationspräparaten enthalten, die den Indikationsgruppen Karminativa, Digestiva, Magentonika, oder auch Cholagoga zuzurechnen sind. Unerwünschte Wirkungen bei bestimmungsgemäßem Gebrauch keine.

Eleutherococcus senticosus MAXIM.
(*Acanthopanax senticosus* (RUPR. ET MAXIM.) HARMS)
Teufelsbusch, Taigawurzel, Sibirischer Ginseng

Familie: Araliaceae

Herkunft: O-Russland, N-China, auch Korea, Japan.

Angewandter Pflanzenteil: Taigawurzel, Eleutherococci radix Ph.Eur., die Wurzeln, z.T. mit Rhizomteilen und Stammstückchen.

Inhaltsstoffe: Phenylpropanderivate, z.B. Coniferylalkohol, Syringin (Eleutherosid B), auch Kaffeesäurederivate; Lignane, darunter Sesamin (Eleutherosid B_4) u.a.; Cumarinderivate, z.B. Isofraxidin-7-O-glukosid (Eleutherosid B_1). Weitere als Eleuteroside bezeichnete Substanzen sind Glykoside der Oleanolsäure und des β-Stigmasterols, die jedoch nur in geringer Konzentration vorkommen. Als immunmodulierende Verbindungen sind Heteropolysaccharide (neben Glukanen Glukuronoxylane) nachgewiesen. Ob die bislang bekannten Inhaltsstoffe – einzeln oder in Kombination – für die Wirkungen der Droge verantwortlich zu machen sind, ist bisher nicht eindeutig zu belegen.

Wirkung: Ähnlich Ginseng werden der Taigawurzel eine Steigerung der unspezifischen Immunabwehr, eiweißanabole Effekte sowie adaptogene (Antistress-)Effekte zugesprochen. Die Adaptogenwirkung soll Stressreaktionen reduzieren und eine Verzögerung des Erschöpfungsstadiums bewirken. Viele Untersuchungen zur Wirksamkeit stammen von russischen Forschern; die Beurteilung der Droge ist immer noch kontrovers.

Anwendung und Verordnung: Die Droge kann als Tonikum zur Stärkung und Kräftigung bei Müdigkeits- und Schwächegefühl, nachlassender Leistungs- und Konzentrationsfähigkeit sowie in der Rekonvaleszenz eingesetzt werden (Aufbereitungsmonographie). Taigawurzel stand wegen Ausfuhrbeschränkungen (gilt für die russische Ware) als Droge lange Zeit nicht zur Verfügung, wird aber jetzt im Drogenhandel angeboten. Handelsprodukt ist meist ein Extrakt, der in Form verschiedener Präparate konfektioniert wird.

Fertigarzneimittel: Mono-Präparate:

Eleu-Kokk Dragees	65 mg TE (15:1; Ethanol 38%)/Drg.
Eleu-Kokk Lösung	0,98 g FE (1:1)/5 ml
Eleu-Kokk M	0,98 g FE (1:1)/5 ml mit Moosbeerenkonzentrat

Indikationen: Erhaltung und Aktivierung der körpereigenen Widerstandskraft, besonders bei außergewöhnlichen körperlichen, seelischen und geistigen Belastungen. Mit ähnlichen Indikationsangaben werden als Tonika angeboten:

Eleu Curarina Tropfen	FE (1:1); 35% Ethanol
Energotin aktiv	120 mg TE (16–25:1)/Kps.
Konstitutin Kapseln forte	100 mg TE (15–18:1; Ethanol 36%)/Kps.
Lomavital	42 mg TE (17–25:1; Ethanol 30%)/ Filmtabl.
Eleutheroforce Kapseln	120 mg TE (15–18:1)/Kps.

Gegenanzeigen für alle Präparate: Bluthochdruck; nicht für Kinder unter 12 Jahren (keine Erfahrungen).

Unerwünschte Wirkungen: Bei bestimmungsgemäßem Gebrauch keine.

Literatur: Sprecher, E.: Eleutherococcus senticosus auf dem Weg zum Phytopharmakon. PZ **134**, 2773–79 (1989). – Blad, S., H. Wagner und W. S. Woo: Taiga-Wurzel. DAZ **130**, 1499–1508 (1990).– Aicher, B. und Mitarb.: Eleutherococcus senticosus – Therapie bei akuten grippalen Infekten. PZ **146**, 3575–82 (2001) – Betti, G.: Taigawurzel (Eleutherococcus senticosus) – das pflanzliche Adaptogen zur Steigerung der psychomotorischen, mentalen und physischen Leistungsfähigkeit. J. Pharmakol. Ther. **11**(6), 167–78 (2002). – Willuhn, G.: Eleutherococcus senticosus: Lieferant der Taigawurzel (Arzneipflanzenportrait). Z. Phytother. **24**(6), 299–306 (2003).

Elymus repens (L.) Gould
(*Agropyron repens* (L.) P. Beauv.)
Gemeine Quecke, Knotengras

Familie: Poaceae

Herkunft: Gemäßigte Zonen der nördlichen Erdhälfte.

Angewandter Pflanzenteil: Queckenwurzelstock, Graminis rhizoma Ph.Eur. (Agropyri repentis rhizoma).

Inhaltsstoffe: Polysaccharide, vor allem das Fructan Triticin, Zuckeralkohole u.a. Mannitol und Inositol, Schleimstoffe, lösliche Kieselsäure und Silikate; wenig ätherisches Öl (mit Terpenkomponenten und dem Polyinkohlenwasserstoff Agropyren), p-Hydroxyzimtsäurealkylester. Welche Komponenten für Wirkungen der Droge verantwortlich sind, ist unklar.

Wirkung: Leicht diuretisch, reizlindernd bei Bronchialkatarrh (Wirkung des Schleimes?).

Anwendung und Verordnung: 2–3 Teelöffel geschnittene Droge mit 150 ml Wasser kalt ansetzen und langsam zum Sieden erhitzen, dann abseihen; mehrmals tgl. 1 Tasse trinken: Zur Durchspülung bei entzündlichen Erkrankungen der ableitenden Harnwege und als Vorbeugung bei Nierengrieß (ehem. Komm. E).
Die Droge ist nur noch wenig in Gebrauch und findet sich vereinzelt noch in Fertigteemischungen.

Fertigarzneimittel: Ein Mono-Präparat (mit einer etwas unglücklichen, durch die Herkunft des Präparates bedingten) Namensgebung sind die Acorus-Tropfen (Fluidextrakt aus dem Wurzelstock, Ethanol 20%), die als „Phyto-Urologikum" zur Behandlung von Beschwerden bei Harnwegsinfektionen und Reizblase angeboten werden: 3-mal tgl. 1 Teelöffel in warmem Wasser vor dem Essen. Wegen des Fructangehalts sind Extrakte der Droge auch in entsprechenden Diätetika für Diabetiker zu finden.

Unerwünschte Wirkungen: Bei bestimmungsgemäßem Gebrauch keine.

Literatur: Hautmann, C. und K. Scheithe: Fluidextrakt aus Agropyron repens bei Harnwegsinfektionen oder Reizblase (Anwendungsbeobachtung). Z. Phytother. **21**, 252–55 (2000).

Ephedra sinica STAPF u.a. Arten
Ma Huang, Meerträubel

Familie: Ephedraceae

Herkunft: N-China, Mongolei, andere Arten auch in Indien, Pakistan.

Angewandter Pflanzenteil: Ephedrakraut, Ephedrae herba DAB, die jungen, im Herbst gesammelten Rutenzweige.

Inhaltsstoffe: L-Ephedrin und ähnliche Protoalkaloide, ferner Flavonoide und Gerbstoffe.

Wirkung: Ephedrin Ph.Eur. ist ein indirektes Sympathomimetikum, d.h. es führt durch Freisetzung von Noradrenalin aus den Speichergranula – gleichzeitig wird auch die Wiederaufnahme gehemmt – zu einer erhöhten Noradrenalinkonzentration an den Rezeptoren. Ephedrin wirkt bronchodilatorisch, führt zu lokaler Vasokonstriktion (damit auch zu einer länger anhaltenden Blutdrucksteigerung) und hat, da es die Blut-Hirnschranke gut überwinden kann, auch zentralstimulierende Eigenschaften. Im Gegensatz zum Adrenalin ist es chemisch stabil und kann deshalb auch oral eingesetzt werden; seine Resorption ist gut. Bei länger andauernder Anwendung lässt die Wirkung infolge Verarmung der Noradrenalinspeicher nach: Tachyphylaxie.

Gegenanzeigen (gilt für Ephedrin und Ephedrakraut, soweit es noch verwendet wird): Angst- und Unruhezustände, Bluthochdruck, Engwinkelglaukom, Hirndurchblutungsstörungen, BPH mit Restharnbildung, Phäochromozytom, Thyreotoxikose (Komm. E).

Anwendung und Verordnung: Die Droge selbst ist nicht mehr gebräuchlich. Als Bestandteil von Rezepturen und Fertigarzneimitteln wurde seit langem die Reinsubstanz Ephedrin (in der Regel das synthetische – weniger wirksame – Racemat) verwendet. In der neugefassten Bewertung von Ephedrin (ehem. Komm. B6 vom 3.8.1994) wird das Risiko/Nutzenverhältnis negativ beurteilt und die Verwendung bei den beanspruchten Indikationsgebieten abgelehnt. Die in früheren Auflagen genannten Rezepturen sind daher nicht wieder aufgenommen worden.

Fertigarzneimittel: Ephedrin ist nur noch vereinzelt Bestandteil von Kombinationspräparaten, z.B. im Wick Medinait Erkältungssaft für die Nacht.

Unerwünschte Wirkungen: Schlaflosigkeit, motorische Unruhe, Reizbarkeit, Kopfschmerzen, Übelkeit, Erbrechen, Miktionsstörungen, Tachykardien, in höherer Dosierung auch: drastischer Blutdruckanstieg, Herzrhythmusstörungen, Entwicklung einer Abhängigkeit.

Anmerkung: Nachdem in den USA Ephedrakraut vermehrt als Aphrodisiakum, als Anabolika-Ersatz und als legale Droge unter der Bezeichnung Herbal Ecstasy, Cloud 9 oder Ultimate Xphoria angepriesen (und als Nahrungsergänzungsmittel angeboten) wird, wurde von der AMKdA gewarnt, die Droge im Handverkauf abzugeben. Ab 2006 sind Ephedra-Arten und deren Zubereitungen (auch homöopathische Zubereitungen bis D1) der Verschreibungspflicht unterstellt worden. In den USA wurden Todesfälle nach unkontrollierter Einnahme Ephedra-haltiger Produkte beobachtet. In der hiesigen Szene heißt die Droge auch Mormonentee.

Literatur: Thesen, R., M. Schulz und R. Braun: Ganz oder teilweise negativ bewertete Arzneistoffe: Ephedrin. PZ **140**, 498–99 (1995). – Mitt. AMK: Ephedrakraut – Abgabe im Handverkauf? DAZ **138**, 3354–56 (1998). – Bastigkeit, M.: Ephedra-Tee macht Lust auf Sex … und Männer impotent. Ärztl. Praxis Nr. 65/66 vom 14.8.2001, S. 7. – Info von BfArM und BgV (Bundesinstitut für gesundheitlichen Verbraucherschutz und Veterinärmedizin): Schwere Gesundheitsschäden durch Ephedra-Kraut. DAZ **142**, 1832–33, 1845 (2002). – AMKdA: Änderungen in der Verschreibungspflicht zum 1. April 2006. DAZ **146** (13), 1350 (2006).

Epilobium parviflorum SCHREBER u.a. kleinblütige Arten · Kleinblütiges Weidenröschen

Familie: Onagraceae

Herkunft: Europa.

Im **Weidenröschenkraut**, Epilobii herba, sind als Flavonoide Derivate des Myricetins, Quercetins und Kämpferols, z.B. Myricitrin nachgewiesen, ferner makrozyklische Ellagitannine und Sterolester. Der Droge wird volkstümlich eine protektive und curative Wirkung bei benigner Prostata-Hyperplasie und dadurch bedingten Miktionsstörungen zugesprochen. Zur Frage der Wirksamkeit und der dafür verantwortlichen Wirkstoffe liegt eine Arbeit vor, in der in-vitro eine Hemmwirkung der Ellagitannine Oenothein A und B auf die Enzyme Aromatase und 5-α-Reductase (die vermutlich bei der Pathogenese der BPH eine Rolle spielen) festgestellt wurde. Inwieweit dieser Befund klinische Relevanz haben könnte, bedarf weiterer Untersuchungen. Für den Teeaufguss werden 2 Teelöffel Droge mit 1 Tasse kochendem Wasser übergossen und nach 10 Minuten abgeseiht; mehrmals täglich 1 Tasse. – Keine Fertigarzneimittel. Über unerwünschte Wirkungen ist nichts bekannt.

Anhang: Antiphlogistisch wirksam sind Auszüge aus *E. angustifolium*, einer großblütigen Weidenröschen-Art. Von den auch in dieser Art nachgewiesenen Flavonoiden hat sich Myricetin-3-O-β-D-glukuronid als besonders wirksam erwiesen.

Literatur: Ducrey, B. und Mitarb.: Inhibition of 5α-Reductase and Aromatase by the ellagitannins Oenothein A and B from Epilobium species. Planta Med. **63**, 111–14 (1997, Ref. in Z. Phytother. **18**, 285 (1997).

Equisetum arvense L. · Ackerschachtelhalm

Familie: Equisetaceae

Herkunft: Europa, auch andere Zonen mit gemäßigtem Klima.

Angewandter Pflanzenteil: Schachtelhalmkraut, Equiseti herba Ph.Eur. (die sterilen Sommersprosse).

Inhaltsstoffe: Flavonoide (Quercetin, Kämpferol und Luteolin als Aglyka); Kaffeesäurederivate, darunter als für *E. arvense* charakteristische Verbindung Dicaffeoyl-*meso*-Weinsäure; Eqisetolsäure (eine Dicarbonsäure); neben Kalium- und Aluminiumchlorid reichlich Kieselsäure, z.T. in löslicher Form.

Wirkung: Leicht diuretisch; im wesentlichen eine Wasserdiurese. Die Verwendung als Kieselsäuredroge bei Lungentuberkulose ist obsolet. Äußerlich unterstützend zur Behandlung schlecht heilender Wunden.

Anwendung und Verordnung: Das Kraut vor allem als Diuretikum zur Durchspülungstherapie bei bakteriellen und entzündlichen Erkrankungen der ableitenden Harnwege. Abkochungen äußerlich für Bäder (Dekubitus, rheumatische Beschwerden); Teezubereitung: 2 Teelöffel geschnittene Droge mit 1 Tasse kochendem Wasser übergießen, 10 Minuten ziehen lassen, dann abseihen. Es kann auch ein Kaltextrakt (über Nacht stehen lassen) angesetzt werden. Zur äußerlichen Anwendung 10 g Droge auf 1 Liter Wasser als Dekokt.
Equisetum ist häufiger Bestandteil von Teemischungen, so z.B. im species urologicae NRF 9.1.:

Rp.		
	Mateblätter	10,0
	Orthosiphonblätter	10,0
	Bärentraubenblätter	20,0
	Bohnenhülsen	20,0
	Schachtelhalmkraut	20,0
	Birkenblätter	20,0
		100,0

Einen gehäuften Teelöffel der Teemischung mit 0,5 Liter kochendem Wasser übergießen, 15 Minuten bedeckt stehen lassen und abseihen. Bei leichten Harnwegsinfekten 3–5 Tassen des Tees über den Tag verteilt trinken (soweit nicht vom Arzt anders verordnet).

Schachtelhalmkraut ist häufig in konfektionierten Teemischungen enthalten, wobei die Spanne der Indikationsbereiche von spec. urologicae oder spec. pulmonariae bis zum Asthma- oder Rheumatee reicht. Der Anteil an Equisetum ist meist gering.

Fertigarzneimittel: Mono-Päparate (Diuretika):

Lomaren	200 mg TE (8–10:1; Ethanol70%)/Filmtabl.
Nieron E Kapseln	185 mg TE (4–7:1; Wasser)/Kps.
Redaxa fit	272 mg TE (5,5:1)/Drg.

Viele Kombinationspräparate enthalten Schachtelhalmkraut oder den Extrakt. Die Indikationen reichen wie bei den Tees von Urologika, Pulmonaria, z.B. Equisil Saft über Antiasthmatika bis hin zu Laxantien oder „Blutreinigungsmitteln". Oftmals ist der Anteil an Schachtelhalmkraut so gering, dass die Droge kaum einen wesentlichen Beitrag zur Gesamtwirkung leisten dürfte.

Unerwünschte Wirkungen: Keine bekannt.

Anmerkung: Der unlösliche Anteil der Kieselsäure ist in Form von Kristallen abgelagert. Darauf beruht die frühere Verwendung der Droge zum Putzen von Zinngeschirr: Zinnkraut.

Literatur: Joachimsthaler, S.: Schachtelhalm. PTA heute, Sonderheft Interpharm, 38–9 (2006).

Eriodictyon californicum (Hooker et Arnott) Torrey

Familie: Hydrophyllaceae

Herkunft: USA, Brasilien.

Im **Santakraut**, Eriodictyonis herba, sind Homoeriodictyol, Eriodictyol u.a. Flavonoide nachgewiesen; ferner wenig ätherisches Öl; Gerbstoffe (?). Der Droge wird ein geringer diuretischer Effekt zugesprochen, außerdem hebt sie die Geschmacksempfindung für bitter auf. Eine Tinctura Eriodictyonis kann unverdünnt zur Pinselung im Mund/Rachenraum verwendet werden, um bei empfindlichen Patienten in der Mundhöhle den Bittergeschmack mancher Pharmaka zu paralysieren.

Santakraut ist nur noch vereinzelt in Fertigarzneimitteln zu finden, z.B. i.h.V. in den Lomabronchin N Tropfen neben weiteren homöopathischen Dilutionen. Unerwünschte Wirkungen sind nicht bekannt.

Erysimum cheiri (L.) CRANTZ · Goldlack
(Cheiranthus cheiri L.)

Familie: Brassicaceae

Herkunft: Europa (Östliches Mittelmeer), N-Afrika, W-Asien.

Goldlackkraut, Cheiranthi cheiri herba und **Goldlacksamen**, Cheiranthi cheiri semen, enthalten Cheirotoxin, Erysimosid und andere herzwirksame Digitaloidglykoside. Der Gehalt beträgt in den Samen ca. 0,5%, im Kraut ist er deutlich geringer, des weiteren sind Bitterstoffe und Senfölglukoside nachgewiesen. Ein dem Gehalt an Digitaloiden entsprechender herzwirksamer Effekt wird therapeutisch nicht genutzt, die behauptete choleretische Wirkung (auf Grund des Bitterstoffgehalts?) ist nicht durch neuere Arbeiten belegt. Goldlackextrakte sind nur in wenigen Präparaten aus der Gruppe der Cholagoga enthalten.

Unerwünschte Wirkungen sind nicht bekannt, da die Drogen nicht verwendet werden; ansonsten wären Digitaloidintoxikationen zu erwarten.

Erysimum diffusum EHRH. · Graublättriger Hederich, Grauer Schöterich

Familie: Brassicaceae

Herkunft: Zentralasien, z.T. auch Europa.

Hederichkraut, Erysimi herba, enthält Steroidglykoside mit κ-Strophanthidin als Aglykon (Erysimosid, Helveticosid), ferner Glukosinolate. Die Droge hat einen strophanthinähnlichen Effekt, wobei im Gegensatz zum Strophanthin Erysimosid zu ca. 30% resorbiert wird. Die Abklingquote liegt bei 40%. Die Kumulationsneigung ist gering. Eine therapeutische Bedeutung hat Hederichkraut nicht mehr.

Erythroxylum coca LAM. · Kokastrauch

Familie: Erythroxylaceae

Herkunft: Peru, Bolivien, Kolumbien an den Ostabhängen der Anden; auch Java.

Angewandter Pflanzenteil: Kokablätter, Cocae folium.

Inhaltsstoffe: Als Hauptkomponente (−)-Cocain und weitere Ecgonin-Alkaloide; Derivate des Tropins, z.B. Tropacocain; Hygrin und Cuskhygrin; ferner Gerbstoffe und Flavonoide; wenig ätherisches Öl mit Methylsalicylat.

Wirkung: Cocain ist einerseits ein Lokalanästhetikum, andererseits hat es zentral stimulierende Effekte, deretwegen es schnell zur Sucht führt. Die lokalanästhetische Wirkung beruht auf einer Herabsetzung der Membranpermeabilität für Natriumionen, deren depolarisierender Einstrom gehemmt wird; dadurch kommt es zu einer örtlich begrenzten und reversiblen Hemmung der Erregungsleitung in den sensiblen Nervenfasern. In höheren Dosen sind auch die motorischen Nervenfasern betroffen und werden gelähmt. Die zentrale Wirkung des Cocains wird im Abschnitt toxische Wirkungen mit abgehandelt.

Anwendung und Verordnung: Cocain war strukturelles Vorbild für die Entwicklung einer Reihe synthetischer Lokalanästhetika, ist selbst aber als Arzneimittel obsolet. Lediglich in der Ophthalmologie findet es noch in Form 2%iger Augentropfen sehr selten Anwendung. Cocain führt im Verlaufe von 3–4 Minuten zu einer Anästhesierung von Konjunktiva und Cornea, etwas später zu einer mittleren Pupillenerweiterung und hat zugleich vasokonstriktorische Wirkungen, wodurch die Anästhesie länger anhält. Am normalen Auge wird der intraokulare Druck herabgesetzt. Bei der Verschreibung sind die genau einzuhaltenden Bestimmungen der Betäubungsmittel-Verschreibungs-Verordnung zu beachten. Cocain darf nur noch für den Praxisbedarf eines Arztes (Tierarztes – nicht Zahnarztes) zu Eingriffen an Auge, Kehlkopf, Nase, Ohr, Rachen oder Kiefer als Lösung bis 20%ig oder Salbe (bzw. Augentablette mit 2%ig) in einer Tageshöchstmenge von 1000 mg (gilt nicht für den Stationsbedarf) verschrieben werden.

Toxische Wirkungen: Cocain ist eine relativ toxische Substanz. Dosen von 0,2 bis 0,3 g s.c. können bereits die letale Dosis sein. Während akute Vergiftungen durch Cocain als Arzneimittel wegen der begrenzten Verwendung kaum mehr zu erwarten sind, können diese beim Cocainschnupfen durchaus auftreten, da die Resorption des Alkaloids von der Nasenschleimhaut aus gut ist. Sie führen zu zentraler Erregung, lebhaften Halluzinationen, Tachykardie und später durch fortschreitende Lähmung des Atemzentrums zu unregelmäßiger Atmung und schließlich zum Kollaps, in dem der Tod durch Kreislaufversagen und Atemstillstand eintritt.
Die zentralen Wirkungen des Cocains versetzen den Benutzer in eine euphorisch-vitale Stimmung. Als indirektes Sympathomimetikum führt Cocain zu einer Verstärkung der noradrenergen Aktivität in der Großhirnrinde.
Der Cocainismus ist in N-Amerika und Europa verbreitet, der illegale Konsum in den letzten Jahren gestiegen. Beim *Kauen der Kokablätter*, der ursprünglichen Anwendung der Droge bei den Indios, kommen weniger die Wirkungen des Cocains, als vielmehr die weckaminartigen Wirkungen des Ekgonins zum Tragen. Es entsteht beim Kauen des Cocabissens (den Blättern ist Kalk beigemischt) durch Verseifung des Esteralkaloids Cocain. Die Wirkung des Cocakauens ist also von der der Reinsubstanz Cocain z.B.

nach Aufnahme durch die Nasenschleimhaut deutlich verschieden und führt auch nicht in dem Maße zu den chronischen Vergiftungserscheinungen und Suchtgefahren wie beim Cocainmissbrauch, die sich in weitgehendem Persönlichkeitszerfall dokumentieren.

Literatur: Täschner, K.-H.: Cocain – kein Schnee von gestern. DAZ **129**, 1955–59 (1989). – Hoffmann, K.-D.: Von der heiligen Inka-Pflanze zur illegalen Droge. PZ **140**, 34–42 (1995). – Balik, M.J. und P.A. Cox: Drogen, Kräuter und Kulturen. Spektrum Akad. Verlag, Heidelberg, Berlin, Oxford, S. 187 (1997).

Eschscholzia californica A. CHAM.
Kalifornischer Mohn, Schlafmützchen

Familie: Papaveraceae

Herkunft: Kalifornien, in M-Europa kultiviert.

Kalifornisches Mohnkraut, Eschscholziae herba, enthält Cryptopin, Allocryptopin, Protopin und andere Benzylisochinolin-Alkaloide. Nach älteren Angaben hat die Droge einen geringen spasmolytischen und analgetischen Effekt. In Tierversuchen konnten mit der Tinktur durch Bariumchlorid verursachte Spasmen verhindert werden (Jejunum der Ratte). Nach i.p. Gabe der Tinktur trat bei Mäusen eine Reduzierung der Spontanmotilität auf, und der durch Pentobarbital induzierte Schlaf wurde verlängert. Ärztliche und/oder klinische Berichte oder sonstiges medizinisches Erfahrungsmaterial zur Wirkung der Droge liegen nicht vor, sodass eine therapeutische Verwendung nicht empfohlen werden kann. Extrakte der Droge sind Bestandteil nur noch weniger Fertigarzneimittel, die bei Schlaf- und Einschlafstörungen empfohlen werden: In den Requiesan Tropfen mit *Avena sativa* kombiniert. Unerwünschte Wirkungen sind bei bestimmungsgemäßem Gebrauch nicht bekannt.

Eucalyptus globulus LABILL. 1,8-Cineol
Eukalyptus, Blaugummibaum

Familie: Myrtaceae

Herkunft: Heimisch in Australien, vielfach in subtropischen Gebieten angebaut.

Angewandter Pflanzenteil: Eucalyptusblätter, Eucalypti folium Ph.Eur., die getrockneten sichelförmigen Folgeblätter von älteren Ästen der Pflanze. **Eukalyptusöl**, Eucalypti aetheroleum Ph.Eur., kann auch von anderen cineolreichen *Eucalyptus*-Arten stammen: z.B. *E. smithii* R.T. BAK., *E. polybractea* R.T. BAK.

Inhaltsstoffe: Ätherisches Öl mit der Hauptkomponente Eukalyptol (=1,8-Cineol Ph.Eur.) und weiteren Mono- und Sesquiterpenen; Phenolcarbonsäuren, als Gerbstoffe sowohl Ellagitannine als auch Proanthocyanidine, Flavonoide (Quercetinderivate u.a.), Triterpensäuren und terpenoide Phloroglucinderivate. Für die arzneiliche Verwendung des ätherischen Öls müssen durch Rektifikation niedermolekulare, schleimhautreizende Aldehyde entfernt werden.

Wirkung: Das ätherische Öl wird nach der Einnahme p.o. zum Teil über die Lunge ausgeschieden und wirkt dort sekretomotorisch, schwach spasmolytisch, lokal hat es eine hyperämisierende Wirkung. Cineol wirkt auch antiinflammatorisch.

Anwendung und Verordnung: Bei Erkältungskrankheiten der Atemwege, als Expektorans bei Bronchitiden. Man nimmt 2 Teelöffel der Droge zum heißen Aufguss mit 2 Glas Wasser, tagsüber trinken. Eukalyptus-Tinktur wird einzeln (Normdosis 2,5 g) oder auch in Mischung mit Liquor Ammonii anisatus verwendet:

Rp Liqu. Ammonii anisat.   5,0
    Tinct. Eucalypti   ad 20,0
    M.D.S. 3- bis 4-mal tgl. 20 Tropfen in heißer Milch.

Beliebt ist auch die Inhalation des ätherischen Öls:

Rp. Aetherolei Eucalypti 10,0
S. 20 Tropfen mit heißem Wasser inhalieren.

Oder als Inhalatio bronchialis spirituosa:

Rp. Mentholi 0,5
Aetherolei Pini pumil. 2,0
Aetherolei Eucalypti 5,0
Spiritus 10,0
M.D.S. Zur Inhalation.

Weiterhin ist die percutane Anwendung in Form von Balsamen, Linimenten und sonstigen Einreibungen möglich.

Gegenanzeigen: Eukalyptuszubereitungen sollten bei Kleinkindern und Säuglingen nicht im Gesichtsbereich (Nase!) angewendet werden. Sie sind auch bei Lebererkrankungen oder entzündlichen Erkrankungen des Magen-Darmtrakts und der Gallenwege nicht anzuwenden.

Fertigarzneimittel: Eukalyptusblätter sind nur noch selten in Fertigteemischungen enthalten. In einigen Präparaten finden sich Extrakt oder Tinktur, so z.B. in den Optipect N Tropfen (Tinktur jedoch nur als Hilfsstoff deklariert). Die weitaus größte Zahl der Fertigarzneimittel enthält in Einreibungen, Inhalationen, Schnupfensalben, Lutschtabletten oder -bonbons, Badezusätzen oder Raumsprays das ätherische Öl.

Mono-Präparate:

Exeu Kapseln	200 mg Eukalyptusöl/Kps.
Aspecton Eukaps	100 mg Eukalyptusöl/Kps.
Schnupfenkapseln tetesept	200 mg Eukalyptusöl/Kps.
Pulmotin Inhalat, Retterspitz Erkältungsöl	Eukalyptusöl
Tussidermil N Emulsion	10 g Eukalyptusöl/100 g Emulsion
Broncho-Truw Erkältunngsbalsam	1 g Eukalyptusöl/ 10g

Kombinationspräparate enthalten Eukalyptusöl z.B. neben Kiefernnadelöl (Sanopinwern Inhalat, Pinimenthol Erkältungsinhalat) oder Kajeputöl (Liniplant Inhalat).

Cineol-Mono-Präparate: Die Hauptkomponente des ätherischen Öls ist im Soledum Balsam sowie in den Soledum Kapseln (100 mg) enthalten, die bei

Bronchitis, Sinusitis, Husten und Grippalinfekt sowie als Zusatztherapie bei Asthma bronchiale zur Einsparung oraler Corticoide empfohlen werden. Auch in einigen Kombinationspräparaten ist an Stelle des ätherischen Öls Cineol eingesetzt.

Unerwünschte Wirkungen: In seltenen Fällen können Eukalyptuszubereitungen, insbesondere das ätherische Öl, Übelkeit, Erbrechen und Diarrhoen hervorrufen. Die Wirkung von anderen Arzneimitteln kann durch Eukalyptusöl abgeschwächt werden (Induktion eines fremdstoffabbauenden Enzymsystems in der Leber durch Cineol).

Literatur: Saller, R. und D. Hellenbrecht: Eucalyptus globulus (Eukalyptusblätter, Eukalyptusöl). In: Beiträge zur Phytotherapie, 172–75. – Saller, R., A. Hellstern und D. Hellenbrecht: Klinische Pharmakologie und therapeutische Anwendung von Cineol (Eukalyptusöl) und Menthol als Bestandteile ätherischer Öle. In: Beiträge zur Phytotherapie, 126–36 und 133–38, Hrsg. R. Saller u. H. Feiereis, H. Marseille Verl. München (1993). – Meyer-Chlond, G.: Cineol bei entzündlichen Atemwegserkrankungen (Ref.). DAZ **142**, 479–81 (2002).

Eupatorium perfoliatum L.
Wasserhanf, Wasserdost

Familie: Asteraceae

Herkunft: N-Amerika.

Wasserhanfkraut, Eupatorii perfoliati herba, die oberirdischen Teile blühender Pflanzen, enthält Flavonoide, bitter schmeckende Sesquiterpenlactone, Polysaccharide und wenig ätherisches Öl. Die Droge gilt volkstümlich als Amarum und Diaphoretikum, die Polysaccharide sollen körpereigene Abwehrkräfte stimulieren. In der Homöopathie ist sie als Mittel gegen Grippe und fieberhafte Erkrankungen gebräuchlich und findet sich daher in Fertigarzneimitteln i.h.V. (Contramutan, Infludo, Gripp Heel, Nisylen, u.a.m.). Hepatotoxische und kanzerogene Pyrrolizidin-Alkaloide sind in *E. perfoliatum* (im Gegensatz zu anderen *Eupatorium*-Arten) nicht nachgewiesen.

Anmerkung: Auch für das Kraut und die Wurzel von *E. cannabinum* L. werden ähnliche Indikationen genannt und Extrakte in Phytopharmaka als unspezifisches Immunstimulans eingesetzt.

Literatur: Woerdenbag, H.J., R. Bos und H. Hendriks: Eupatorium perfoliatum L. – der durchwachsene Wasserhanf. Z. Phytother. **13**, 134–39 (1992).

Euphrasia officinalis L., ssp. rostkoviana (HAYNE) TOWNS. u.a. Arten. Augentrost

Familie: Scrophulariaceae

Herkunft: Europa.

Angewandter Pflanzenteil: Augentrostkraut, Euphrasiae herba DAC., die getrockneten, während der Blütezeit geernteten oberirdischen Teile.

Inhaltsstoffe: Aucubin, Euphrosid u.a. Iridoidglykoside; Phenolcarbonsäuren, Flavonoide, Lignane, Gerb- und Bitterstoffe, wenig ätherisches Öl.

Wirkung: Evtl. ein adstringierender Effekt? Für die Verwendung als Ophthalmologikum liegen keine Daten zur Pharmakologie und Toxikologie oder zur therapeutischen Anwendung vor.

Anwendung und Verordnung: Äußerlich bei Blepharitis und Konjunktivitis. *Volkstümlich* wird dazu eine Abkochung von 3 Teelöffeln der Krauts auf 2 Glas Wasser zu warmen Augenbädern hergestellt. Aus hygienischen Gründen kann allerdings die Anwendung einer derartigen Drogenzubereitung am Auge nicht befürwortet werden.
Beim Gerstenkorn (Hordeolum) kann man heiße Umschläge mit Augentrost machen:

Rp.   Augentrostkraut   50,0
    D.S. 5 Esslöffel mit ¼ Liter kochendem Wasser übergießen, 10 Minuten ziehen lassen,
    Den Brei so heiß wie möglich auf das Gerstenkorn legen.

Fertigarzneimittel: Extrakte, Tinktur oder homöopathische Dilutionen finden sich nur vereinzelt in Kombinationspräparaten. Der Anteil an Augentrost ist dabei gering, sodass man – zumindest bei Ophthalmologika – wohl eher an eine Zugabe im Sinne der Signaturenlehre denken muss.

Unerwünschte Wirkungen: Keine bekannt.

Literatur: Saller, R., C. Kreck und D: Hellenbrecht: Euphrasia officinalis (Augentrost). internist. praxis **33**, 843–44 (1993).

Fagopyrum esculentum M<small>OENCH</small> · Buchweizen, Heidenkorn

Familie: Polygonaceae

Herkunft: M-, O-Asien, vielfach angebaut.

Angewandter Pflanzenteil: Buchweizenkraut, Fagopyri herba Ph.Eur., die während der frühen Blütezeit vor der Fruchtbildung geernteten oberirdischen Teile.

Inhaltsstoffe: Flavonoide, vor allem Rutosid (Rutin), in geringen Mengen auch Hyperosid und Quercitrin; Caffeoylchinasäureester und Hydroxybenzoesäurederivate, z.B. Gallussäure, auch als 3-O-glykosid, Salicylsäure u.a.; das Naphthodianthron Fagopyrin vor allem in jungen Blüten.

Wirkung: Kapillarabdichtend, antiödematös und ödemprotektiv, venentonisierend. Die Wirksamkeit ist durch neuere Untersuchungen belegt.

Anwendung und Verordnung: Zur unterstützenden medikamentösen Behandlung der chronisch-venösen Insuffizienz (CVI), bei Mikrozirkulationsstörungen verschiedener Genese in Form des Fagorutin Buchweizen-Tees; auch als Fertigarzneimittel Fagorutin Buchweizen-Tabletten (Buchweizenkraut 500 mg + Troxerutrin 30 mg). Fagorutin Ruscus Kapseln enthalten Ruscusextrakt!

Unerwünschte Wirkungen: In therapeutischen Dosen keine. Das Fagopyrin hat photosensibilisierende Eigenschaften, ist aber in wässrigen Auszügen nicht nachweisbar.

Literatur: Koscielny, J. und Mitarb.: Fagorutin-Tee bei chronisch venöser Insuffizienz (CVI). Z. Phytother. **17**, 147–59 (1996). – Müller, A. und G. Schiebel-Schlosser (Hrsg.): Buchweizen, Botanik, Inhaltsstoffe, Analytik, Pharmakologie, Toxikologie, Klinik. Wiss. Verlagsgesellsch., Stuttgart 1998. – Friederich, M., G. Schiebel-Schlosser und C. Theurer: Buchweizenkraut, ein pflanzliches Venentherapeutikum. DAZ **139**, 723–28 (1999).

Ferula assa-foetida L. u.a. Arten · Stink-Asant

Familie: Apiaceae

Herkunft: Iran, Afghanistan.

Asant, Asa foetida (Teufelsdreck), ist ein Gummiharz, das nach Verletzung als Balsam aus den unterirdischen Teilen der Pflanzen austritt und an der Luft erhärtet. Im ätherischen Öl sind schwefelhaltige Verbindungen, darunter Propenylisobutyldisulfid enthalten, ferner Umbelliferon und Vanillin. Die Droge wurde früher als Karminativum bei kolikartiger Flatulenz empfohlen und spielte als Mittel gegen Hysterie eine gewisse Rolle. Bei Colon irritabile sollen mit einer 0,1 %igen alkoholischen Lösung bzw. mit einer homöopathischen Dilution D3 gute Erfolge erzielt worden sein. Neuere Arbeiten zur Wirksamkeit der Droge fehlen.

Anmerkung: Von *Ferula gummosa* Boiss. stammt **Galbanum**, ein früher in Pflastern zur unspezifischen Reiztherapie verwendetes Gummiharz mit einem ätherischen Öl, das Mono- und Sesquiterpene enthält. Es spielt heute in der Parfümindustrie, aber auch als Gewürz und Geschmacksverstärker eine Rolle; das Aroma ist geprägt von stark riechenden Verbindungen wie monozyklischen Pyrazinderivaten, einem Undecatrien und dem schwefelhaltigen Butylmethyl-2-butenthioat.

Literatur: Martinez, D. und K.H. Lohs: Asa foetida – Heilmittel der asiatischen Volksmedizin. Pharmazie **43**, 720–22 (1988).

Ficus carica L. · Echter Feigenbaum

Familie: Moraceae

Herkunft: Östliches Mittelmeer, vielfach in warmen, gemäßigten Zonen angebaut.

Feigen, Caricae, sind die getrockneten Steinfruchtverbände der Essfeige. Sie enthalten Invertzucker, Pektine sowie Carotinoide, Flavonoide und Vitamine; durch Behinderung der Flüssigkeitsresorption sind Feigen ein mildes Laxans. Im Erg.-B. DAB 6 war ein zusammengesetzter, in erster Linie aus Feigen und Senna bestehender Sirup aufgeführt.
Feigen oder Feigenpaste sind Grundlage einiger Abführpräparate, die aber neben Pulpa Tamarindorum oder ähnlichen, den Feigen im Wirkprinzip entsprechenden Bestandteilen, in der Regel auch Sennes-Auszüge und somit Anthranoide enthalten. Da die Wirkung der Caricae wissenschaftlich nicht ausreichend belegt ist (Aufbereitungsmonographie), wird Feigenpaste daher z.B. in den Neda-Früchtewürfeln nur noch als „Weiterer Bestandteil" aufgeführt (abends $1/2$ bis 1 Würfel; nur zur kurzfristigen Anwendung!). Unerwünschte Wirkungen sind bei bestimmungsgemäßem Gebrauch nicht zu erwarten.

Filipendula ulmaria (L.) Maxim.
Spierstaude, Mädesüß

Familie: Rosaceae

Herkunft: Europa, N-Amerika.

Angewandter Pflanzenteil: Mädesüßkraut, Filipendulae ulmariae herba Ph.Eur. und Spierstaudenblüten (Mädesüßblüten), Spiraeae flos DAC, die gerebelten Blüten enthalten Phenolglykoside, aus denen beim Trocknen (wenig) ätherisches Öl mit Salicylaldehyd, daneben Phenylethyl- und

Benzylalkohol, Anisaldehyd und Methylsalicylat freigesetzt wird; ferner Flavonoide, darunter Spiraeosid = Quercetin-4-glukosid und Gerbstoffe (Ellagitannine). Die Drogen gelten volksmedizinisch als leichtes Adstringens, Antirheumatikum und Diaphoretikum. Aufgrund des geringen Gehalts an Salicylsäurederivaten ist eine Salicylatwirkung allerdings kaum zu erwarten. Spierstaudenblüten sind Bestandteil der species diaphoreticae des Erg.-B. 6 (neben Holunder- und Lindenblüten sowie Birkenblättern u.a.); man gibt 2 Teelöffel zum Aufguss pro Tasse. Die Blüten sind auch Bestandteil einiger Fertigteemischungen. Über unerwünschte Wirkungen ist nichts bekannt.

Foeniculum vulgare Mill. ssp. vulgare · Fenchel

Familie: Apiaceae

Herkunft: Mittelmeergebiet; in vielen Ländern mit gemäßigtem Klima angebaut.

Angewandter Pflanzenteil: Fenchel, Bitterer, Foeniculi amari fructus Ph.Eur.; **Fenchel, Süßer,** Foeniculi dulcis fructus Ph.Eur. Fenchelfrüchte sind die ganzen Früchte (Achänen) oder Teilfrüchte, entweder von der var. *vulgare* (Bitterer Fenchel) oder von der var. *dulce* (Süßer Fenchel). Fenchel in der pharmazeutischen Praxis ist immer Bitterer Fenchel!

Inhaltsstoffe: Ätherisches Öl mit trans-Anethol und Fenchon sowie weiteren Phenylpropanen und Monoterpenen; ferner Flavonoide, Phenolcarbonsäuren und Cumarine sowie fettes Öl und Proteine. Das ätherische Öl des Bitterfenchels ist **Bitterfenchelöl,** Foeniculi amari aetheroleum Ph.Eur., welches 60 % Anethol und mind. 15 % Fenchon enthalten soll. Der Gehalt an Estragol (Methylchavicol) darf höchstens 5 % betragen. Das ätherische Öl des Süßfenchels zeichnet sich durch einen höheren Anethol- und einen sehr niedrigen Fenchongehalt aus und ist geruchlich kaum vom Anisöl zu unterscheiden.

Wirkung: Fenchel ist ein Sekretomotorikum, es beschleunigt den Schlag der Flimmerepithelien in den Atemwegen, hinzu kommt ein leichter karminativer und spasmolytischer Effekt. Das ätherische Öl wirkt bakteriostatisch.

Foeniculum vulgare

Anwendung und Verordnung: Als mildes Expektorans; bei dyspeptischen Beschwerden mit Völlegefühl und Meteorismus und sonstigen leichten Magen-Darmstörungen. Zur Herstellung eines Tees sollte die Ganzdroge vor dem Gebrauch zerstoßen oder gequetscht werden: 1–2 Teelöffel Droge werden mit 1 Tasse heißen Wassers übergossen, 10 Min. bedeckt stehen gelassen und abgeseiht. Die Verwendung von Filterbeuteln ist weniger zweckmäßig; wenn der Inhalt aus grobgepulverter Droge besteht, verflüchtigt sich das ätherische Öl, aus ganzen Früchten wird nur wenig Öl in den Aufguss übergehen.

Bei leichten Verdauungsstörungen der Kleinstkinder wird ungesüßter Fencheltee (in der Flasche) verabreicht, bei größeren ist Sirupus Foeniculi (2 Teelöffel als Einzeldosis) zweckmäßig. Auch Mel Foeniculi, Fenchelhonig, ist eine in der Kinderpraxis beliebte Zubereitung.

Die Droge selbst ist häufig in konfektionierten Tees enthalten (Magen-Darmmittel, Pulmonaria, Laxantia u.a.m.). Bei Instanttees ist den sprühgetrockneten der Vorrang zu geben vor den sog. Granulattees mit ihrem hohen Zuckergehalt von über 95%. Roha Fencheltee tassenfertig ist z.B. ein sprühgetrockneter Extrakt. Fenchel ist auch in den NRF Tees 4.10.; Brust- und Hustentee VI und VII, im Abführtee NRF 6.9. und in den Magen- und Darmtees NRF 6.12. Nr II bis IX enthalten.

Aqua Foeniculi (z.B. Aqua ophthalmica Romershausen) wird *volkstümlich* bei Erkrankungen der Konjunktiva und der Lider verwendet, eine wissenschaftliche Begründung dafür gibt es nicht.

Wegen der dem reinen Fenchelöl eigenen erregenden Wirkung auf die glatte Muskulatur ist der Zusatz von Fenchel zu Laxantien zweckmäßig, da der durch Abführmittel leicht herbeigeführen Atonie entgegengearbeitet wird. So ist Fenchel z.B. in den species laxantes und im früher gebräuchlichen Kinderpulver (Pulvis Magnesiae cum Rheo; 1 Teelöffel als Einzeldosis) enthalten.

Oft wird Fenchelöl auch tropfenweise säurebindenden Magenpulvern zugesetzt, z.B. in folgender Rezeptur:

Rp. Extract. Belladonnae 0,5
Bismuti subnitrici 10,0
Aetherolei Foeniculi gtt. V
Calcii carbon. praecip. ad 50,0
M.D.S. 3-mal tgl. eine Messerspitze voll zu nehmen.

Fertigarzneimittel: Fenchelhonig wird in konfektionierter Form von verschiedenen Firmen angeboten. In manchen Präparaten sind auch Fenchelextrakte enthalten. Noch größer ist die Zahl derjenigen Präparate, die Fenchelöl enthalten. Sie entstammen den gleichen Indikationsgruppen wie schon erwähnt. Oftmals dürfte das Öl wegen seines geringen Anteils an der Gesamtkomposition lediglich die Funktion eines Geschmacks- und Geruchskorrigens haben.

Unerwünschte Wirkungen: Bei bestimmungsgemäßem Gebrauch keine; in Einzelfällen allergische Reaktionen der Haut und der Atemwege.

Anmerkung: *Foeniculum vulgare* MILL. ssp. *vulgare* var. *azoricum* ist der (Knollen-, Zwiebel- oder) Gemüsefenchel, dessen fleischige Unterblätter (Blattscheiden) eine oberirdische Zwiebel bilden, deren Geschmack durch den Gehalt an anetholreichem ätherischen Öl bedingt ist.

Literatur: Parzinger, R.: Fenchel – Unterschiede der beiden offizinellen Varietäten. DAZ **136**, 529-30 (1996). – Galle-Hoffmann. U.: Fenchelöle, Korianderöl. PTA heute **11**, 769-74 (1997). – Schröder, E.-M.: Multitalent Fenchel. PTA heute **13**, 501-03 (1999). – Binder, G. und W.A. König: Ätherische Öle. DAZ **140**, 4205-10 (2000).

Fragaria vesca L. · Wald-Erdbeere

Familie: Rosaceae

Herkunft: Gemäßigte Zonen Europas und Asiens.

Erdbeerblätter, Fragariae folium DAC (von verschiedenen Arten), enthalten kondensierte Gerbstoffe und Ellagitannine, Flavonoide, Leucoanthocyane und ätherisches Öl in Spuren. Auf Grund des Gerbstoffgehalts wirken Erdbeerblätter mild adstringierend. Der Teeaufguss kann als (wohl nur bescheidenes) Antidiarrhoikum genutzt werden: 1 Teelöffel geschnittene Droge mit 1 Tasse heißem Wasser übergießen, nach 10 Minuten abseihen, mehrmals täglich 1 Tasse. Erdbeerblättertee wird auch gern als Haustee getrunken, meist in Mischung mit ähnlichen Drogen wie z.B. Brombeerblätter. Unerwünschte Wirkungen sind nicht bekannt; bei bestehender Erdbeerallergie ist auch gegenüber den Blättern Vorsicht geboten.

Frangula alnus MILL. · Faulbaum
(*Rhamnus frangula* L.)

Familie: Rhamnaceae

Herkunft: Europa, NW-Asien, N-Amerika.

Angewandter Pflanzenteil: Faulbaumrinde, Frangulae cortex Ph.Eur., die von Stamm und Ästen geschälte, mindestens ein Jahr gelagerte oder durch mehrstündiges Erhitzen auf 80–100° künstlich gealterte Rinde (Oxidation von Anthronen zu Anthrachinonen). Der eingestellte **Faulbaumrindentrockenextrakt** Frangulae corticis extractum siccum normatum Ph.Eur. soll mindestens 15 und höchstens 30% Glukofranguline, berechnet als Glukofrangulin A enthalten.

Inhaltsstoffe: Anthranoide vom O-Glykosidtyp: Glukofrangulin A und B, Franguline A und B und Frangulaemodinglykoside; Cyclopeptidalkaloide, Naphthalenderivate und Gerbstoffe.

Wirkung: Dickdarmwirksames Laxans. Während die frische Rinde stark reizend und brechenerregend wirkt, ist die Droge Cortex Frangulae ein zuverlässig wirkendes Abführmittel. Wie bei allen Anthraglykosiddrogen kommt es zu einer antiabsorptiven und hydragogen Wirkungen im Dickdarm: Die Resorption von Wasser und Natriumionen aus dem Darmlumen wird gehemmt, der Einstrom von Wasser und Ionen wird gefördert, dadurch kommt es zu verstärkter Darmfüllung, einem entsprechenden Dehnungsreiz auf die Darmwand, verstärkter Peristaltik und schnellerer Passage des Darminhalts. Die Defäkation tritt 6–10 Stunden nach der Einnahme ein. Laxierend wirksam sind die Anthrone, die aus den Anthranoidglykosiden (Prodrugs, die im oberen Darmtrakt nicht resorbiert werden) erst durch Spaltung und Reduktion im Dickdarm entstehen.

Anwendung und Verordnung: Zur Darmentleerung vor Operationen; als Laxans, wenn eine leichte Defäkation und weicher Stuhl erwünscht sind (Hämorrhoiden, Analfissuren), jedoch nicht zum Dauergebrauch (d.h. nicht länger als 1-2 Wochen). Eine über die kurzdauernde Anwendung hinausgehende Einnahme kann zu einer Verstärkung der Darmträgheit führen.

Gegenanzeigen: Ileus; akut-entzündliche Erkrankungen des Darmes, z.B. Reizdarmsyndrom; abdominale Schmerzen unbekannter Ursache; Kinder unter 12 Jahren; Schwangerschaft.

Zum Aufguss genügen 2 g Droge pro Tasse, die galenischen Zubereitungen Extractum Frangulae fluidum und Elixier Frangulae sind kaum noch gebräuchlich.
Obwohl Faulbaumrinde nicht zur Behebung der chronisch-habituellen Obstipation eingesetzt werden sollte, ist sie vereinzelt noch in konfektionierten Teemischungen enthalten.

Fertigarzneimittel: Mono-Präparate: Keine. In Kombinationspräparaten zusammen mit Sennesblätterextrakt.

Unerwünschte Wirkungen: Bei bestimmungsgemäßem Gebrauch und nur kurzfristiger Anwendung (von einer möglichen, harmlosen Rotfärbung des Urins abgesehen) keine. Wie bei allen laxierend wirkenden Anthranoiddrogen ist bei chronischem Gebrauch (Laxantien-Abusus) mit Störungen im Elektrolythaushalt, insbesondere Kaliumverlust, zu rechnen. Die Obstipation kann dadurch verstärkt werden. Möglich ist auch eine Pigmenteinlagerung in die Darmmukosa: Pseudomelanosis coli. Nachdem für das (synthetische) Danthron = 1,8-Dihydroxyanthrachinon (früher als Präparat Istizin im Handel) und für die *Rubia*-Anthranoide bzw. deren Metaboliten genotoxische und auch kanzerogene Effekte nachgewiesen wurden, stehen seit einiger Zeit auch die Inhaltsstoffe der laxativ wirkenden Anthranoiddrogen (*Aloe, Senna, Frangula, Rheum*) in der Diskussion: Während für Sennoside offensichtlich bei in vitro/in vivo Untersuchungen keine genotoxischen Effekte erkennbar waren, ließen sich solche für andere Anthranoide, insbesondere Emodin, Aloe-Emodin, aber auch Faulbaumglykoside in verschiedenen in vitro-Testsystemen nachweisen. Ob aus diesen Befunden eine kanzerogene Wirkung der Anthranoid-Drogen bei ihrer Verwendung als Laxantien am Menschen abgeleitet werden kann, wird z.Zt. kontrovers diskutiert. Auf jeden Fall muss, solange eine Entscheidung noch nicht herbeigeführt ist, umso mehr darauf geachtet und im Patientengespräch darauf hingewiesen werden, dass die Anthranoid-Drogen nur bei akuter Obstipation *kurzfristig* eingesetzt werden dürfen. Auch für die Hersteller gilt, dass nicht indirekt für eine Langzeitanwendung entsprechender Präparate („zur Darmpflege", „für die tägliche pünktliche Entleerung", als Schlankheitsmittel) geworben werden sollte.

Literatur: Helmholtz, H., A. Ruge, A. Piasecki, S. Schröder und J. Westendorf: Genotoxizität der Faulbaumrinde. PZ **138**, 3478–80 (1993). – Westendorf, J.: Pharmakologische und toxikologische Bewertung von Anthranoiden. PZ **138**, 3891–3902 (1993). – Dazu auch: Loew, D. und K. Überla: Anthranoide (letter). PZ **138**, 4168 (1993).

Frangula purshiana J. G. Cooper
(*Rhamnus purshianus* DC.)
Amerikanischer Faulbaum, Cascara sagrada

Familie: Rhamnaceae

Herkunft: N-Amerika.

Angewandter Pflanzenteil: Cascararinde, Rhamni purshiani cortex Ph.Eur.(Amerikanische Faulbaumrinde), die von Stamm und Ästen geschälte und in gleicher Weise wie Faulbaumrinde gelagerte oder künstlich gealterte Rinde.

Inhaltsstoffe: Ein Gemisch verschiedener Anthranoide: Cascaroside (O-C-Glykoside), C-Glykoside vom Alointyp (Aloin, 11-Desoxyaloin), O-Glykoside mit Aloe- und Frangulaemodin als Aglykon.

Wirkung: Siehe *Frangula alnus*; die Wirkung ist stärker und ähnelt eher derjenigen von Aloe (ähnliches Inhaltsstoffspektrum).

Anwendung und Verordnung: Als Droge 1 Teelöffel pro Tasse (Heißaufguss. Vereinzelt ist Cascararinde in Teemischungen enthalten.

Gegenanzeigen: siehe *Frangula alnus.*

Fertigarzneimittel: Mono-Präparate zur kurzfristigen Anwendung bei Obstipation:

Legapas Tabletten	57–108 mg TE (4,2–5,6:1; Ethanol 52%) = 20 mg Hydroxyanthracen-Glykoside, berechn. als Cascarosid A/Filmtabl.
Legapas Tropfen	500 mg FE (1:1–1,2; Ethanol 30%) = 20 mg Hydroxyanthracen-Glykoside, berechn. als Cascarosid A/1 g

Unerwünschte Wirkungen: Siehe *Frangula alnus*.

Fraxinus excelsior L. · Esche

Familie: Oleaceae

Herkunft: Europa, N-Asien.

Eschenblätter, Fraxini folium Ph.Eur. und **Eschenrinde**, Fraxini cortex, enthalten Flavonoidglykoside, wenig ätherisches Öl und Mannitol. Der Rinde werden fiebersenkende und tonisierende Effekte, den Blättern antirheumatische, laxierende und harntreibende Wirkungen zugesprochen. Die Wirksamkeit der Drogen bei den beanspruchten Anwendungsgebieten ist wissenschaftlich nicht belegt. *Volkstümlich* nimmt man bei Obstipation mehrmals täglich 1 Teelöffel Eschenblätter auf 1 Tasse heißen Wassers und lässt 5 Minuten ziehen. Die Rinde wird kurz aufgekocht (gleiche Dosierung).

Fertigarzneimittel: Fraxinus ist Bestandteil der Phytodolor Tinktur (neben Auszügen aus Zitterpappelrinde und -blättern und Goldrutenkraut; 45% Ethanol). Als Adjuvans beim rheumatischen Formenkreis gibt man 3- bis 4-mal täglich 20–30 Tropfen. Unerwünschte Wirkungen sind nicht bekannt.

Fraxinus ornus L. · Mannaesche

Familie: Oleaceae

Herkunft: S-Europa, Australien.

Manna (DAC) ist der getrocknete Siebröhrensaft, der im Herbst durch Anritzen der Rinde 8–20 Jahre alter Bäume gewonnen wird. Die Droge besteht aus gelblichen, feinkristallinen, süßlich schmeckenden Stückchen und besteht überwiegend aus D-Mannitol, daneben Stachyose u.a. Zucker. D-Mannitol wird als Zuckeralkohol im Darm schlecht resorbiert und ist daher ein mildes, osmotisch wirksames Laxans. Der florabio Manna-Feigen-Sirup enthält 14,5 g Manna/100 ml neben 37,5 g wasserlöslichen Bestandteilen aus Feigen. Manna ist Bestandteil diverser Schwedenkräuterelixiere oder Schwedenkräuter-Ansatzmischungen (diese auch als Rezepte zum Mischen in der Apotheke). Unerwünschte Wirkungen sind nicht bekannt.

Anmerkung: D-Mannitol (Mannazucker) ist ein wichtiger galenischer Hilfsstoff. I.v. appliziert führt er zu einer starken Vermehrung der Harnausscheidung und wird als Osmodiuretikum bei drohendem Nierenversagen und zur beschleunigten Diurese bei Intoxikationen eingesetzt.

Fucus vesiculosus L. · Blasentang

Familie: Phaeophyceae

Herkunft: Küsten des Atlantischen und Stillen Ozeans.

Angewandter Pflanzenteil: Fucus vel Ascophyllum, Tang Ph.Eur, die getrockneten Thalli (auch von *Fucus serratus* und/oder *Ascophyllum nodosum*).

Inhaltsstoffe: Iod, z.T. an Protein gebunden; Diiodtyrosin; Schleimstoffe, darunter Alginsäure, Laminarin sowie Fucoidane (Polysaccharide mit sulfatierter, 1,2-α-glykosidisch verknüpfter L-Fucose als Baustein) mit antiviraler und blutgerinnungshemmender Aktivität; das braune Xanthophyll Fucoxanthin.

Wirkung: Die Wirkung der Droge beruht auf dem Iodgehalt. Für die Biosynthese der iodhaltigen Thyreoidhormone wird das Angebot an Iod erhöht, dadurch soll es zu einer Stoffwechselsteigerung kommen, wegen des schwankenden Gehalts der Droge allerdings in unkontrollierbarer Weise.

Anwendung und Verordnung: Die Droge wurde früher bei Schilddrüsenunterfunktion verordnet. Die heute noch gelegentlich propagierte Anwendung bei Adipositas geht von der Überlegung aus, dass durch eine Aktivierung der Schilddrüsentätigkeit der Grundumsatz erhöht wird. Ein Schlankheitsmittel, das über eine Beeinflussung des Thyreoidstoffwechsels wirken soll, dürfte allerdings im Hinblick auf mögliche Nebenwirkungen im modernen Arzneischatz fehl am Platze sein. Völlig unsinnig, von Zeit zu Zeit aber immer wieder einmal in populären Rezepten propagiert, ist die äußerliche Anwendung: gepulverter Blasentang als Badezusatz „zum Schlankbaden". Fucus ist immer noch Bestandteil einiger Schlankheits- oder Entfettungstees (obwohl ihre Verwendung nicht mehr zu verantworten ist: Negativmonographie!). Fucoidane können zur Thromboseprophylaxe eingesetzt werden.

Fertigarzneimittel: Es gibt immer noch (oder immer wieder) Präparate, die vornehmlich über Laienreklame als Schlankheitsmittel angepriesen werden und mit qualitativ und quantitativ unsinnigen Zusätzen versehen sind. Wenn durch derartige Präparate dem Organismus mehr als 150 µg Iod/die zugeführt werden, sind sie als bedenklich einzustufen (s.u.), bei weniger als 150 µg ist eine Beeinflussung des Schilddrüsenstoffwechsels nicht zu erwarten; sie wären also unwirksam. Leider fehlen bei den angebotenen Präparaten Angaben zum Iodgehalt, in der Regel dürfte er allerdings gering sein.

Unerwünschte Wirkungen: Durch Zubereitungen mit einer Tagesdosis von mehr als 150 µg Iod kann es zu einer Induktion oder Verschlimmerung einer Hyperthyreose und Symptomen wie Herzklopfen, Unruhe und Schlaflosigkeit kommen. In seltenen Fällen sind Überempfindlichkeitsreaktionen unter dem Bild einer schweren Allgemeinreaktion beobachtet worden. Für (unwirksame) Zubereitungen mit einer Tagesdosis unter 150 µg Iod sind derartige Risiken nicht bekannt.

Literatur: Mauray, S. und Mitarb.: Venous antithrombotic and anticoagulant activities of a fucoidan fraction. Thromb. Haemost. **74**, 1280–85 (1995); dazu auch: Kubisch, U.: Fucoidine verhindern Thrombosen. DAZ **142** 1144–45 (2002). – Volk, R.-B.: Tang (Fucus) (Arzneipflanzenportrait). Z. Phytother. **25**(1), 46–54 (2004); dazu auch: Volk, R.-B.: Tang: Geänderte Grenzwerte für Schwermetalle. Z. Phytother. **25**(2), 66 (2004).

Fumaria officinalis L. · Erdrauch

Familie: Fumariaceae

Herkunft: Mittelmeergebiet und auch übriges Europa, Asien.

Angewandter Pflanzenteil: Erdrauchkraut, Fumariae herba DAB, die getrockneten oberirdischen Teile der Pflanze (gelegentlich auch mit Blüten oder Früchten).

Inhaltsstoffe: Verschiedene Benzylisochinolinalkaloide mit dem Hauptalkaloid Protopin, aber auch Spiro-Benzylisochinoline wie das Fumarilin; daneben Phenolcarbonsäuren und Flavonolglykoside sowie in relativ hoher Konzentration Hydroxyzimtsäure-Äpfelsäureester und freie Äpfelsäure. Die Alkaloide sind an verschiedene Säuren, darunter auch Fumarsäure, gebunden.

Wirkung: Für Erdrauchkraut sind leicht spasmolytische Effekte im oberen Verdauungstrakt, insbesondere im Bereich der Gallenwege, erwiesen (tierexperimentelle Befunde). Der Droge zugeschriebene schwach diuretische oder laxierende Wirkungen sind ebenso wenig wissenschaftlich belegt wie die volkstümliche Anwendung bei Hautkrankheiten.

Anwendung und Verordnung: Die Droge wird bei leichten krampfartigen Beschwerden im Bereich der Gallenwege und der Gallenblase sowie des oberen Magen-Darmtraktes angewendet. Für den Teeaufguss werden 2 Teelöffel geschnittenes Erdrauchkraut mit 1 Tasse heißen Wassers übergossen und nach 10 Minuten abgeseiht; mehrmals tgl. 1 Tasse zu den Mahlzeiten. Die Verwendung der Droge ist allerdings kaum noch gebräuchlich, sie findet sich auch nur noch selten als Bestandteil von Teekombinationen.

Fertigarzneimittel: Ein Mono-Präparat:

Bilobene   250 mg TE (4–6:1)/Filmtablette

Unerwünschte Wirkungen: Keine bekannt.

Anhang: Mono- und Dialkylester der Fumarsäure (Synthetika) sind innerlich wie äußerlich zur Therapie der Psoriasis vulgaris eingesetzt worden. Nach Anwendung per os wurden unerwünschte Wirkungen wie Übelkeit, Erbrechen und Fieber, aber auch Nierenfunktionsstörungen beobachtet. Wegen fehlendem klinischem Wirkungsnachweis und wahrscheinlicher Nephrotoxizität sind die Alkylfumarsäureester von der Komm. B 7 des ehem. BGA negativ bewertet worden. Neuerdings wurde über Behandlungserfolge mit Fumaderm initial/Fumaderm berichtet. Die Präparate enthalten Dimethylfumarat und Ethylhydrogenfumarat.

Literatur: Strubelt, O.: Fumarsäure, Pharmakologie, Toxikologie und therapeutische Wirksamkeit. DAZ **129**, 2633–35 (1989). – Lock, G. und A. Holstege: Fumariapräparate. intern. praxis **34**, 143–45 (1994). – Hentschel, C., S. Dressler und E.G. Hahn: Fumaria officinalis (Echter Erdrauch) – klinische Anwendung. Fortschr. Med. **113**, 291–92 (1995). – Wasielewski, S.: Hautärzte behandeln mit Fumarsäure-Estern (Kongr. Ber.). DAZ **139**, 4625–26 (1999). – Sterry, W.(Ref.): Erdrauch gegen Schuppenflechte. Z. Phytother. **24**(3), 105 (2003).

Galanthus woronowii A. Los.
Kaukasisches Schneeglöckchen

Familie: Amaryllidaceae

Herkunft: Kaukasus.

Das aus dem Kaukasischen Schneeglöckchen und der Osterglocke, *Narcissus pseudonarcissus* L. gewonnene Amaryllidaceenalkaloid **Galant(h)amin** hemmt reversibel die Acetylcholinesterase und moduliert darüberhinaus präsynaptische nicotinerge Acetylcholinrezeptoren im Gehirn, was zu einer erhöhten Freisetzung von Acetylcholin führt. Die Substanz wird als Präparat Reminyl (Filmtabletten mit 4/8/12 mg und Lösung 4 mg/ml) zur Behandlung der leichten bis mittelschweren Demenz vom Alzheimer-Typ eingesetzt. Als Retardpräparat steht jetzt „Reminyl 1x täglich" zur Verfügung: Hartkapseln mit 8/16/24 mg.

Literatur: Gensthaler, B.M.: Alkaloid aus Schneeglöckchen hilft beiAlzheimer-Demenz. PZ **146**, 568–69 (2001). – Hellwig, B.: Neue Therapiemöglichkeiten mit Galantamin (Ref.). DAZ **141**, 914–16 (2001). – Peruche, B. und M. Schulz: Galantamin zur Behandlung des Morbus Alzheimer. PZ **147**, 490–95 (2002). – Mielke, R.: Galantamin (Kurzbewertung). internist. praxis **42**(4), 849–52 (2002). – Mack, H.: Galantamin bei Alzheimer Demenz. DAZ **144**(12), 1322–25 (2004). – Weber-Fina, U. (Ref.): Galantamin vereinfacht die Therapie. DAZ **145**(6), 688–89 (2005).

Galega officinalis L. · Geißraute

Familie: Fabaceae

Herkunft: M-, S- und O-Europa.

Geißrautenkraut, Galegae herba, enthält neben Flavonoiden und Gerbstoffen das Guanidinderivat Galegin. Diese als Glukokinin bezeichnet Substanz wirkt im Tierexperiment leicht hypoglykämisch. Ob Geißrautenkraut deswegen merklich blutzuckersenkende Effekte hat, ist fraglich. Als Bestandteil sogenannter pflanzlicher Antidiabetika ist die Droge ebenso problematisch wie die Präparate selbst. Vor einer Verwendung von Geißrautetee als Schlankheitsmittel wurde gewarnt.
Unerwünschte Wirkungen sind, im Gegensatz zu den synthetischen blutzuckersenkenden Guanidinderivaten, von der Droge kaum zu erwarten.

Literatur: N.N.: Geißraute-Tee als Schlankheitsmittel? Z. Phytother. **25**(1),10 (2004).

Galeopsis segetum NECK. · Saat-Hohlzahn

Familie: Lamiaceae

Herkunft: M-, S-Europa.

Das als Droge verwendete, heute obsolete **Hohlzahnkraut**, Galeopsidis herba, enthält Kieselsäure, z.T. in löslicher Form, Lamiaceen-Gerbstoffe, Iridoide, Flavonoide und wenig ätherisches Öl. Die Droge wurde, wie auch andere Kieselsäuredrogen, als Mittel bei Lungentuberkulose empfohlen. Diese Indikation ist obsolet, wenn auch Kieselsäure einen günstigen Einfluss auf zirrhotische Bindegewebsprozesse haben könnte. Durch den Gerbstoffgehalt wirkt die Droge schwach adstringierend. Hohlzahnkraut kann als bescheidenes Adjuvans bei Bronchitiden verwendet werden: 3 Teelöffel Droge/150 ml Heißaufguss. Unerwünschte Wirkungen sind nicht bekannt.

Galium odoratum (L.) SCOP. · Waldmeister

Familie: Rubiaceae

Herkunft: Europa, W-Asien, N-Afrika.

Waldmeisterkraut, Galii odoratae herba (Herba Asperulae), enthält neben Cumarin (in der frischen Pflanze als Melilotosid) Iridoidglykoside, z.B. Asperulosid, ferner in geringer Menge Anthrachinon- und Naphthalinderivate, Kaffeesäure und Gallussäure. Der Droge werden auf Grund des Cumaringehalts antiphlogistische, antiödematöse, spasmolytische und lymphokinetische Wirkungen zugeschrieben. Es muss allerdings bezweifelt werden, ob die Droge mit ihrem relativ geringem Gehalt an Cumarin einen therapeutischen Effekt hat.
Unerwünschte Wirkungen dürften bei Verwendung der Droge nicht zu erwarten sein. Bei reichlichem Gebrauch von Waldmeisterkraut zur

Herstellung von Waldmeisterbowle sind Cumarinnebenwirkungen wie Benommenheit oder Kopfschmerzen möglich. Zur Herstellung dieses Getränks dürfen daher nicht mehr als 3 g frisches Waldmeisterkraut/Liter genommen werden, sodass der Grenzwert von 5 ppm Cumarin nicht überschritten wird. In Langzeit-Tierversuchen beobachtete Cumarinwirkungen wie Leberschädigungen oder karzinogene Wirkungen sind für die Droge nicht relevant.

Anhang: Über andere *Galium*-Arten, die volksmedizinisch gegen verschiedenartigste (u.a. Krebs-)Leiden angepriesen werden, liegen keine wissenschaftlichen Erkenntnisse vor. *Galium verum* L., das echte (gelbblühende) Labkraut (DAC) enthält Flavonoide, Iridoidglykoside und in Spuren Anthrachinonderivate. Es gilt als Diuretikum und Spasmolytikum und wird auch äußerlich bei Hautverletzungen empfohlen.

Durch einen hohen Gehalt an Cumarin zeichnen sich die **Tonkabohnen**, Fabae Tonco, aus, die fermentierten Samen von *Dipteryx odorata* (AUBL.) WILLD. (*Coumarouna odorata* AUBL.) und *D. oppositifolia* WILLD. (Fabaceae). Die obsolete Droge diente u.a. zum Parfümieren von Spirituosen und Zigarettentabak. In jüngster Zeit erfolgte Empfehlungen, Tonkabohnen zum Würzen von Speisen zu verwenden sind im Hinblick auf den hohen Cumaringehalt als fragwürdig anzusehen.

Galphimia glauca (POIR.) CAV.
Thryallis glauca (POIR.) O. KUNTZE

Familie: Malpighiaceae

Herkunft: Mexiko bis Panama.

Das **Galphimia-Kraut** (Blätter mit Blüten) enthält Flavonolglykoside, Ellagsäure, Protocatechusäure sowie verschiedene Derivate der Gallussäure, darunter Tetragalloylchinasäure. Diese Verbindung erwies sich im Tierversuch als antiallergisch und antiasthmatisch wirksames Prinzip. Therapeutisch eingesetzt insbesondere bei Heuschnupfen werden homöopathische Dilutionen D4 bzw. D6.

Literatur: Neszmelyi, A. und Mitarb.: Tetragalloylquinic acid, the major antiasthmatic principle of Galphimia glauca. Planta Med. **59**, 164–67 (1993). – Wasielewski, S.: Galphimia glauca D4 bei Heuschnupfen. PZ **135**, 3195 (1995); Ref. d. Arbeit von Wiesenauer, M und R. Lüdtke in Phytomedicine **2**, 3–6 (1995).

Garcinia cambogia Desr. · Malabar Tamarind

Familie: Hypericaceae (Guttiferae)

Herkunft: Ostindien.

Extrakte aus den Früchten werden wegen ihres Gehalts an Hydroxyzitronensäure als „Fettblocker" und Schlankheitsmittel angepriesen. Hydroxyzitronensäure wirkt als kompetitiver Hemmstoff der ATP-Citratlyase, die für die de-novo-Lipogenese von Bedeutung ist. Die Vorstellung, dadurch eine Gewichtsreduzierung erreichen zu können, hat sich jedoch nicht bestätigen lassen. Entsprechende, meist als Nahrungsergänzungsmittel angebotene Präparate zur Adipositasbehandlung sind unwirksam.

Anmerkung: *Garcinia hanburyi* Hook. f., der ostasiatische Gummi-Guttibaum, liefert das rötliche, heute obsolete Gummiharz **Gutti**, das früher als drastisches Laxans gebraucht wurde. Von *Garcinia mangostana* L., der Mangostane, einem in Malaysia wachsenden Baum, werden die fleischigen, cremefarbenen Arilli (Samenmantel) als wohlschmeckende Gebilde geschätzt.

Literatur: AMK-Information: Garcinia-cambogia-Extrakte (Hydroxycitronensäure). DAZ **139**, 244 (1999), darin Hinweis auf eine Arbeit in JAMA 280, 1596–1600 (1998).

Gaultheria procumbens L.
Nordamerikanisches Wintergrün, Niederliegende Scheinbeere

Familie: Ericaceae

Herkunft: Atlantische Staaten N-Amerikas.

Wintergrünblätter, Gaultheriae procumbentis folium enthalten Monotropitosid (= Salicylsäuremethylester-Primverosid), aus dem durch enzymatische Glykosidspaltung **Wintergrünöl**, Gaultheriae aetheroleum (im wesentlichen Methylsalicylat) entsteht, das eine starke Hyperämisierung bei topischer Anwendung bewirkt. Die Therapie mit der Droge bzw. ätherischem Wintergrünöl ist in den Hintergrund getreten, da der wirksame Inhaltsstoff Methylsalicylat (Methylis salicas Ph.Eur) heute viel billiger synthetisch hergestellt werden kann. Man findet Wintergrünöl vereinzelt als Bestandteil von Einreibungen oder Badezusätzen, z.B. im Kneipp Rheuma-Bad spezial. Unerwünschte Wirkungen: Bei empfindlichen Personen sind starke Hautreizungen möglich.

Gelidium amansii LAMOUR. u.a. Arten

Familie: Rhodophyceae

Herkunft: Küsten Japans, Kaliforniens, Südafrikas und Mexikos.

Angewandter Pflanzenteil: Agar Ph. Eur., der gereinigte, gebleichte und nach dem Trocknen in Fäden geschnittene Schleimextrakt aus den Thalli; auch als hochgereinigtes Pulver im Handel.

Inhaltsstoffe: Die linearen Galactane (Agaroide) Agarose und Agaropektin, ein Gemisch saurer Polysaccharide mit vielen Sulfatgruppen.

Wirkung: Agar wird im menschlichen Verdauungstrakt nicht abgebaut und regt als Quellstoff im Darm durch Volumenreiz die Peristaltik an (Füllungsperistaltikum).

Anwendung und Verordnung: Als mildes Laxans. Zur rezepturmäßigen Verordnung eignet sich Agar-Agar nicht; man verwendete Fertigarzneimittel, die mit dickflüssigem Paraffin o.ä. kombiniert waren. Die Kombination von Paraffinum mit Agar ermöglichte eine innige Durchdringung und Erweichung des Darminhalts. Entsprechende Präparate, z.B. Agarol, sind aber inzwischen vom Markt verschwunden. Agar dient auch zur Herstellung kalorienreduzierter Diätetika und ist als galenischer Hilfsstoff (Tablettensprengmittel) sowie in der Mikrobiologie als Nährbodenmedium von Bedeutung.

Anmerkung: Außer *Gelidium*-Arten werden weitere Rotalgen, z.B. *Ahnfeltia* spec., *Pterocladia* spec., *Gracilaria* spec. zur Agargewinnung genutzt.

Unerwünschte Wirkungen: Bei bestimmungsgemäßem Gebrauch keine.

Gelsemium sempervirens (L.) J. St.-Hil.
Gelber Jasmin

Familie: Loganiaceae

Herkunft: Südliche Staaten N-Amerikas, Mexiko, Guatemala.

Gelsemiumwurzel(-stock), Gelsemii rhizoma, enthält Gelsemin, Sempervirin u.a. Indolalkaloide. Gelsemin zeigt eine strychninartige Krampfwirkung, für andere Gelsemiumalkaloide sind teils atropinartige, teils curareartige Effekte beschrieben worden. Zur therapeutischen Wirksamkeit von Drogenauszügen (Tinktur, Extrakte) liegt kein gesichertes wissenschaftliches Erkenntnismaterial vor. Gebräuchlich sind derzeit nur homöopathische Dilutionen in Rheuma-, Grippe- und Schmerzmitteln.
Unerwünschte Wirkungen: Bei Überdosierung typischer Tetanus, Tod durch Atemlähmung. Die therapeutische Breite der Gelsemium-Alkaloide und -Auszüge ist gering; daher waren Intoxikationen früher häufig.

Genista tinctoria L. · Färberginster

Familie: Fabaceae

Herkunft: M-Europa.

Färberginsterkraut, Genistae herba DAC, die zur Blütezeit geernteten oberirdischen Teile des Halbstrauchs, enthält Flavonoide und Isoflavone, Cytisin, N-Methylcytisin u.a. Alkaloide vom Sparteintyp sowie in geringer Menge Gerbstoffe und flüchtige Stoffe. Die Droge wird *volkstümlich* als Diuretikum oder auch Antirheumatikum verwendet. Die Isoflavone sind Phyto-Oestrogene, die am Oestrogenrezeptor z.B. von humanen Brustkrebszellen binden können. Über die Droge selbst liegen keine neueren Arbeiten vor. Unerwünschte Wirkungen: Evtl. Durchfall.

Gentiana lutea L. · Großer (Gelber) Enzian

Familie: Gentianaceae

Herkunft: Frankreich, Spanien, Balkanländer; in Deutschland geschützt. In einigen Ländern Anbau in bisher begrenztem Umfang.

Angewandter Pflanzenteil: Enzianwurzel, Gentianae radix Ph.Eur., die möglichst rasch getrockneten unterirdischen Teile der Pflanze.

Inhaltsstoffe: Glykosidische Bitterstoffe der Secoiridoidreihe, vor allem Gentiopikrosid (Gentiopikrin) neben Swerosid und Swertiamarin; in geringer Menge das Acylglykosid Amarogentin (mit hohem Bitterwert); zuckerfreie (z.B. Gentisin) oder glykosidierte (z.B. Gentiosid) Xanthonderivate; verschiedene Saccharide, darunter das Trisaccharid Gentianose und die durch Abspaltung des Fructoseanteils gebildete, bitterschmeckende Gentiobiose; ferner Pektin, Phytosterole und ein in geringer Menge vorkommendes ätherisches Öl.

Wirkung: Erregung der Geschmacksnerven und reflektorisch Vermehrung der Magensaftsekretion durch die Bitterstoffe; Beeinflussung vor allem der kephalischen Phase der Sekretion, aber auch direkte Wirkungen auf die gastrale Mukosa. Appetitanregend und als Roborans und Tonikum. Es werden auch sekretolytische Wirkungen beschrieben. Der Bitterwert der Droge soll mindestens 10000 betragen, der Extraktgehalt 33 %.

Anwendung und Verordnung: Als Amarum bei Dyspepsie und chronischen Gastritiden mit Subazidität und bei Gärungsdurchfällen. Man lässt $^1/_2$ Teelöffel voll Enzianwurzel mit 2 Glas Wasser 8 Stunden kalt ziehen und trinkt den Auszug $^1/_2$ Stunde vor den Mahlzeiten. Praktischer in der Darreichungsform sind Enziantinktur Ph.Eur.(30 Tropfen)oder enzianhaltige Galenika wie z.B. Tinctura amara (Enzian, Tausendgüldenkraut, Bitterorangenschale, Ingwer) oder Tinctura aromatica amara (Mischung aus Tinctura aromatica und Tinctura amara).

Die Droge ist in einigen Teemischungen enthalten. Auch die Magentees Nr. I, IV, V und VI nach NRF 6.11. enthalten Enzianwurzel, z.B. Magentee Nr. IV:

Rp.		
	Enzianwurzel	20,0
	Löwenzahnkraut mit -wurzeln	35,0
	Tausendgüldenkraut	20,0
	Fenchelfrüchte	5,0
	Korianderfrüchte	5,0
	Pomeranzenblüten	5,0
	Brombeerblätter	5,0
	Ringelblumenblüten	5,0

2 Teelöffel voll Tee mit einer Tasse siedendem Wasser übergießen, 5–10 Minuten bedeckt stehen lassen und abseihen. Mehrmals tgl. 1 Tasse frisch bereiteten Tee mäßig warm $^1/_2$ Stunde vor den Mahlzeiten trinken.
Bei leichteren Magenbeschwerden und zur Appetitanregung.

Gegenanzeigen: Magen- und Zwölffingerdarmgeschwüre.

Fertigarzneimittel: Mono-Präparate:

Sern-SL Tinktur	Enzianwurzel-Tinktur
Sern-SL Kapseln	120 mg TE (4,5–5,5:1; Ethanol 53 %)/Kapsel

Durch eine Verabreichung in Kapselform findet eine Wirkung über Erregung der Geschmacksnerven nicht statt; denkbar ist die direkte Beeinflussung der gastralen Mukosa.

In einer Reihe von Kombinationspräparaten – Magenpulver, Magentabletten, Leber-Gallemittel, Karminativa – sind Droge, Tinktur oder Extrakt enthalten.Einige Präparate enthalten auch Enzianwurzel i.h.V. (aus frischer Wurzel).

Unerwünschte Wirkungen: Bei bestimmungsgemäßem Gebrauch keine. In höherer Dosierung können gastrointestinale Reizungen auftreten.

Literatur: Wegener, T.: Anwendung eines Trockenextrakts aus Gentianae luteae radix bei dyspeptischem Symptomenkomplex. Z. Phytother. **19**, 163–64 (1998). – Seitz, R., D. Lange und Chl. Franz: Gelber Enzian (Arzneipflanzenportrait). Z. Phytother. **26**(3), 143–50 (2005).

Geranium robertianum L.
Ruprechtskraut, Stinkender Storchschnabel

Familie: Geraniaceae

Herkunft: Europa, auch sonst in Gebieten mit gemäßigtem Klima.

Ruprechtskraut, Geranii robertiani herba, enthält Bitterstoffe, z.B. Geraniin sowie Gerbstoffe. Die Droge (mit leicht adstringierendem Effekt) ist obsolet. Volksmedizinische Anpreisungen – Storchschnabelabsud bei Schuppenflechte oder, von einem Kräuterpfarrer bzw. unlängst wieder in einem Fernsehbeitrag gegen Kinderlosigkeit (!) angepriesen – seien als Kuriositäten erwähnt.

Unerwünschte Wirkungen: Keine bekannt.

Anmerkung: Flavonoide und Gerbstoffe (Ellagitannine) enthält auch das Kraut von *Geranium sanguineum* L., dem Blutroten Storchschnabel, dem antivirale Wirkungen zugesprochen werden.

Literatur: Latte´, K. P.: Geranium sanguineum L. – der Blutrote Storchschnabel (Arzneipflanzenportrait). Z. Phytother. **24**(3), 143–49 (2003).

Geum urbanum L. · Nelkenwurz

Familie: Rosaceae

Herkunft: Europa, M-Asien, N-Amerika.

Nelkenwurz, Benediktinerwurzel, Gei urbani radix (alte Bezeichnung Radix Caryophyllatae) besteht aus den Wurzeln und Wurzelstöcken und enthält überwiegend Gerbstoffe vom Gallotannintyp sowie Gein, ein Vicianosid des Eugenols, aus dem durch Glykosidspaltung ätherisches Öl mit Eugenol als Hauptkomponente entsteht. Die Droge mit leicht adstringierendem Effekt ist nicht mehr gebräuchlich. Auf Grund des Gehalts an ätherischem Öl dient die Droge auch als Aromatisierungsmittel (z.B. Benediktinerlikör). Unerwünschte Wirkungen: Keine bekannt.

Literatur: Vollmann, C. und W. Schultze: Nelkenwurz – Untersuchungen an Geum urbanum und der Handelsdroge Gei urbani radix. DAZ **135**, 1238–48 (1995).

Ginkgo biloba L. · Ginkgobaum, Fächerblattbaum

Familie: Ginkgoaceae

Herkunft: Heimisch in China, Japan; Kulturen in S-Frankreich und USA (Carolina).

Angewandter Pflanzenteil: Ginkgoblätter, Ginkgo bilobae folium Ph.Eur., daraus hergestellt: **Ginkgotrockenextrakt, eingestellter,** Ginkgo extractum siccum normatum DAB (entspricht dem Spezialextrakt EGb 761).

Inhaltsstoffe: Flavonoide, darunter (Mono-, Di- und Tri-)Glykoside des Quercetins, Isorhamnetins und Kämpferols, Flavonoidglykosidcumarylester und Biflavone wie Amentoflavon, Ginkgetin u.a.; Terpene u. zw. Ginkgolide (Diterpene) und Bilobalid, ein Sesquiterpen, zusammengefasst als Terpenlactone; weitere Inhaltsstoffe, die wohl nicht zu den Wirkstoffen gehören, sind Proanthocyanidine, alicyclische Säuren und Ginkgolsäuren (Kontaktallergene).

Wirkung: Zur Frage der Ginkgowirkungen gibt es eine umfangreiche Literatur, die sowohl pharmakologische Untersuchungen am Versuchstier als auch klinische Studien umfasst. Neben älteren Arbeiten, die gelegentlich als anedoktische Berichte über günstige Wirkungen apostrophiert werden, gibt es neuere, kontrolliert und doppelblind durchgeführte Studien, die modernen biometrischen Anforderungen entsprechen. Da fast alle wesentlichen Arbeiten mit dem Spezialextrakt EGb 761 durchgeführt worden sind, beziehen sich die Aussagen strenggenommen nur auf Präparate, die diesen Extrakt enthalten. Untersuchungen zu bestimmten Komponenten des Inhaltsstoffgemischs – Flavonoide, Terpenlactone – liegen nur vereinzelt vor. So ist z.b. das Ginkgolid B ein PAF-Antagonist (PAF = Plättchen-aktivierender Faktor) und den Flavonoiden von Ginkgo wird eine Wirkung als Radikalfänger zugesprochen. Bilobalid hemmt den Abbau zellulärer Membranen, der mit neurodegenerativen Erkrankungen verbunden ist und vermag die Aktivierung der Phospholipase A_2 zu hemmen, die Phosphatidylcholin zu Cholin abbaut. Weitere Wirkungen, so z.b. eine Erhöhung der Hypoxietoleranz, Steigerung der peripheren Durchblutung, Verbesserung der rheologischen Eigenschaften des Blutes können z.Zt. nur dem Gesamtwirkstoffkomplex zugeschrieben werden, wobei auch mit synergistischen Effekten zu rechnen ist. Für den Ginkgoextrakt können somit aufgrund tierexperimenteller und klinischer Studien antihypoxische, antiischämische, durchblutungsfördernde, neuroprotektive und hirnödemhemmende Eigenschaften wahrscheinlich gemacht werden oder sind eindeutig belegt.

Anwendung und Verordnung: Die Blätter werden als Droge nicht verwendet. Der anerkannte wissenschaftliche Kenntnisstand wurde mit den beiden Spezialextrakten EGb 761 und LI 1370 erarbeitet. Zum Einsatz kommen ausschließlich Fertigpräparate mit den gemäß Aufbereitungsmonographie festgelegten Indikationen: Hirnleistungsstörungen, periphere arterielle Durchblutungsstörungen mit erhaltener Durchblutungsreserve (Stadium II, Claudicatio intermittens), zur unterstützenden Behandlung eines infolge Zervikalsyndroms beeinträchtigten Hörvermögens. Die Indikation Hirnleistungsstörungen mit ihrer vielschichtigen Symptomatik ist nicht näher spezifiziert.

Fertigarzneimittel: Die Mehrzahl der Präparate enthält einen Trockenextrakt, der durch folgende Parameter gekennzeichnet ist: DEV 35–67:1; Auszugsmittel Aceton 60%, standardisiert auf 22–27% Flavonoidglykoside und 5–7% Terpenlactone, davon 2,8–3,4% Ginkgolide A, B und C sowie 2,6–3,2% Bilobalid. Der Gehalt an Ginkgolsäuren soll unter 5 ppm liegen. Diese Bedingungen erfüllen (jeweils 40 mg TE/Filmtablette bzw. 40 mg TE/ml Lösung):

Duogink 3000, Gingiloba, Gingium, Gingobeta, Gingopret, ginkgo 40 von ct, Ginkgo Heumann, Ginkgo Stada, Ginkobil-N ratiopharm, Ginkodilat, Ginkopur, Isoginkgo, Rökan, SE Ginkgo, Tebonin forte, ginkgo-ISIS 50 mg

Höher dosiert sind:

Rökan plus, Tebonin spezial, Gingium spezial 80, Ginkobil 80   80 mg
Rökan Novo, Tebonin intens, Gingium intens 120, Ginkobil 120, Kaverin 120   120 mg

Homöopathische Mono-Präparate, die Ginkgo als Urtinktur oder D1 Dilution enthalten, dürften sich aufgrund der gemäß HAB genau festgelegten, andersartigen Herstellung im Inhaltsstoffspektrum von den allopathischen Extraktpräparaten unterscheiden.

Als NEM im Internet angebotene Produkte enthalten häufig nur gepulverte Ginkgoblätter. Für sie können, da der Gehalt an Ginkgolsäuren vielfach deutlich über dem für den monographiekonformen Extrakt geltenden Wert von 5 ppm liegt, gesundheitliche Risiken nicht ausgeschlossen werden.

Unerwünschte Wirkungen: Sehr selten Kopfschmerzen, Schwindel, Magen-Darm-Beschwerden und allergische Hautreaktionen. Bei der parenteralen Darreichungsform ist es bei Patienten, die schon früher mit Ginkgoextrakten behandelt wurden, zu Kreislaufregulationsstörungen (Blutdruckabfall, Schwindel, bis hin zum Schock) gekommen; die Zulassung für parenterale Zubereitungen ruht z. Zt. Über *Verdachtsfälle* von UAW (Unerwünschten Arzneimittelwirkungen) seit 1990 vgl. AMK-Mitt. 2000. Für monografiekonforme Ginkgo-Zubereitungen scheint kein erhöhtes Blutungsrisiko zu bestehen.

Literatur (Auswahl): Schmid, M. und H. Schmoll gen. Eisenwerth: Ginkgo, Ur-Baum und Arzneipflanze, Mythos, Dichtung und Kunst. 2.A., Wiss. Verl. Gesellsch., Stuttgart 2001. – Volz, H.-P. und R. Hänsel: Ginkgo biloba – Grundlagen und Anwendung in der Psychiatrie. Psychopharmakotherapie **1**, 70–76 (1994). – Hejda, A.: Ein lebendes Fossil. PTA heute **11**, 202–11 (1997). – Hori, T. und Mitarb. (Eds.): Ginkgo biloba – A global

treasure from biology to medicine. 427 S., Springer Verlag, Tokyo, Berlin, Heidelberg 1997.
– Van Beek, T.A.: Ginkgo biloba L. (Review). Fitoterapia LXIX, 195–244 (1998). – Pöppel,
E. und A. Cieza: Ginkgo, Goethe und das Gehirn. DAZ **139**, 4844–48 (1999). –AMK:
Information der AMKdÄ über Ginkgo-Präparate: Nebenwirkungsprofil. Ref. aus Dtsch.
Ärzteblatt v. 25.2.2000. DAZ **140**, 1023–24 (2000). – Kubisch, U.: Ginkgo verbessert
kognitive Leistungen auch bei Gesunden (Ref.). DAZ **142**, 356–58 (2002) – Stuhlemmer,
U.: Ginkgo biloba: Mythos und Medizin. Z. Phytother. **23**, 89–98 (2002). – Kressmann, S.,
H. H. Blume und W. E. Müller: Ginkgo-Präparate. DAZ **143**(18), 2175–85 (2003). – Kraft,
K. et al.: Ginkgo biloba und Blutungsrisiko: Bewertung von publizierten Kasuistiken und
von Fallmeldungen in Datenbanken. Z. Phytother., Kongressband Phytopharmaka und
Phytotherapie, 12 (2005). – Meins, J., M. Ihrig und M. Schubert-Zsilavecz: Ginkgo-Produkte aus dem Internethandel? DAZ **145**(44), 5858–59 (2005).

Glechoma hederacea → siehe Anmerkung bei **Hedera helix**

Glycine max (L.) Merr. · Sojabohne

Familie: Fabaceae

Herkunft: Ursprünglich Ostasien, China; heute weltweit angebaute Kulturpflanze, (wohl aus der Wildform *Glycine soja* Sieb. et Zucc. domestiziert).

Aus den eiweißreichen **Samen** der Sojabohne wird Sojaöl sowie als Nebenprodukt bei der Raffination des Öles Sojalecithin = Lecithinum vegetabile gewonnen. **Sojaöl**, Sojae oleum Ph.Eur. zeichnet sich durch einen hohen (>50%) Anteil an Linolsäure sowie ca. 8% α-Linolensäure, einer ω3-Fettsäure aus. Es kann pharmazeutisch als Suspension zur parenteralen Ernährung eingesetzt werden und ist auch Bestandteil von Balneotherapeutika: Balneum Hermal, Ölbad Cordes oder Balneovit Öl.
Entöltes **Sojalecithin**, Sojae lecithinum desoleatum DAB, besteht zur Hauptsache aus Phosphatidylcholin neben Phosphatidylethanolamin und -inositol. Es ist ein guter Emulgator und dient als Ausgangsmaterial zur Herstellung von Liposomen. Lecithin wird bei leichter Hypercholesterolämie, Leberschäden und chronischer Hepatitis eingesetzt und gilt *volkstümlich* als Nervennahrung. In Fertigarzneimitteln wird auch das Kürzel EPL (Essenzielle Phospho-Lipide) verwendet. Präparate sind z.B. Buerlecithin, Lipopharm Kapseln, Lipostabil 300 forte Kapseln oder neuerdings buerlecithin „Cho-

lesterin Balance", Kautabletten mit 1,5 g Phospholipiden aus Sojabohnen als „pflanzlicher Cholesterinsenker für die Selbstmedikation". Interessante Inhaltsstoffe der Sojabohne sind die **Isoflavone**, die als Phytoestrogene und Radikalfänger pharmazeutisch von Bedeutung sind und als NEM angeboten werden, z.B. Femi-Flavon Kapseln mit 50 mg Soja-Isoflavonen gegen Wechseljahres-Beschwerden der Frau.

Literatur: Metz, G.: Vielseitige Hormone aus Soja und Lein. PZ **145**, 3039–46 (2000).
– Metz, G.: Power aus Fernost (Soja). PZ **145**, 3426-30 (2000).

Glycyrrhiza glabra L. · Süßholz

Familie: Fabaceae

Herkunft: Mittelmeergebiet, Westasien, z.T. kultiviert in europäischen Ländern.

Angewandter Pflanzenteil: Süßholzwurzel, Liquiritiae radix Ph.Eur., die getrockneten Wurzeln und unterirdischen Ausläufer; **Süßholzsaft**, Liquiritiae succus (Lakritze); offizinell sind auch ein eingestellter ethanolischer Fluidextrakt (Ph. Eur.) und ein standardisierter Süßholz Trockenextrakt DAC.

Inhaltsstoffe: Glycyrrhizin, das Kalium-, Calciumsalz der Glycyrrhizinsäure (Aglykon: Glycyrrhetinsäure) und weitere Triterpensaponine; Flavonoide und Isoflavonoide, z.B. Liquiritin (Aglykon = Liquiritigenin), Isoliquiritin und Licoricidin; 6-prenylierte Cumestan-Derivate; Herniarin, Umbelliferon u.a. Cumarinderivate; flüchtige Aromastoffe, Phytosterole und saure Polysaccharide.

Wirkung:
a) Sekretolytisch-expektorierender Effekt, der vermutlich auf die Oberflächenaktivität der Saponine zurückzuführen ist.
b) antiphlogistische, spasmolytische und antiulcerogene Wirkung bei Gastritis und Magengeschwüren durch Glycyrrhizin- bzw. Glycyr-

rhetinsäure; Ulkusprophylaktikum, dabei mineralocorticoide Effekte. PAF-Hemmung durch Licoricidin.

c) antivirale Wirkungen der Glycyrhizinsäure (in Japan Behandlung der chronischen Hepatitis mit Glycyrrhizinsäure i. v. – Hemmung der Proteinkinase C?)

Gegenanzeigen sind: Cholestatische Lebererkrankungen, Hypertonie, Hypokaliämie, schwere Niereninsuffizienz und Schwangerschaft.

Wechselwirkungen: Kaliumverluste durch andere Arzneimittel (Schleifendiuretika) können verstärkt werden; durch Kaliumverluste nimmt die Empfindlichkeit gegen Digitaloide zu.

Anwendung und Verordnung: Zu a) Hier wird vielfach noch die Droge selbst oder als Bestandteil entsprechender Teemischungen eingesetzt, ferner auch als Succus Liquiritiae in so bekannter Mischung wie z.B. der Mixtura solvens:

Rp.	Ammonii chlorati		
	Succi Liquiritiae depurati	ana	5,0
	Aquae dem.	ad	200,0
	M.D.S. 2-stündlich 1 Esslöffel voll.		

Bereitung eines Tees: 1 Teelöffel geschnittene Droge mit 1 Tasse kochendem Wasser übergießen, 5 Minuten ziehen lassen, dann durch ein Teesieb abseihen; jeweils nach den Mahlzeiten 1 Tasse trinken. Der Brusttee (species pectorales) enthält Süßholzwurzel neben Eibisch- und Veilchenwurzel, Wollblumen und Anis.

Auch in Tropfenform kann Süßholz verordnet werden, z.B. (neben Ammoniak, Fenchelöl und Anisöl) in der Zubereitungsform Elixier e Succo Liquiritiae (Dänische Brusttropfen): 4-mal täglich 25 Tropfen.

Zahlreiche konfektionierte Teemischungen enthalten Süßholz: Dies gilt nicht nur für Pektoralia wie z.B. Heumann Bronchialtee Solubifix N, sondern auch für verschiedenartigste andere Indikationsbereiche, wobei Süßholz dann oftmals nur noch eine geschmacksverbessernde Komponente darstellt. In species laxantes wird Liquiritiae radix gern zugesetzt, weil infolge der Oberflächenaktivität der Saponine und daraus resultierender besserer Benetzbarkeit des Darminhalts die Wirkung von Anthranoiddrogen verstärkt wird.

Fertigarzneimittel: Keine Monopräparate; es gibt jedoch viele Kombinationspräparate mit den – wie schon bei den Teemischungen erwähnt – unterschiedlichsten Indikationen. In manchen Präparaten ist Süßholzextrakt jetzt nur noch als „Weiterer Bestandteil" deklariert.

Zu b) Hier ist weniger die Droge als vielmehr der konzentrierte Extrakt, d.h. Succus Liquiritiae von Bedeutung. Die Frage, inwieweit Glycyrrhizin bzw. das Aglykon Glycyrrhetinsäure allein oder in Kombination mit anderen Wirkstoffen, z.B. den spasmolytisch wirksamen Flavonoidaglyka, wirksam ist, bedarf noch weiterer Klärung. Bei der Verwendung von *Glycyrrhiza* als Anti-Ulkusmittel ist zu beachten, dass oft schon nach 2–3 Tagen Schmerzfreiheit besteht, die Heilung des Ulkus wird anscheinend nicht signifikant verkürzt. Bei einer mittleren Tagesdosis von 1,5 bis 3 g sollte die Dauer der Anwendung ohne ärztlichen Rat 4–6 Wochen nicht überschreiten.

Fertigarzneimittel: Mono-Präparate: Keine mehr.

Präparate zur Gastritis- und Ulkustherapie sind Kombinationen mit antiphlogistischen (z.B. Azulen oder Kamillenextrakt), säurebindenden (Wismut-, Aluminium-, Magnesium-Salze) oder spasmolytischen Komponenten. Genannt seien Liquirit N Kautabletten oder rabro N Tabletten.

Zu c) Außer dem japanischen Präparat SNMC (Stronger Neo-Minophagen C) gibt es das in der Bundesrepublik nicht zugelassene Versuchspräparat Remefa S.

Anmerkung: Der eingedickte Saft ist in Form von Lakritzstangen oder -scheiben eine viel gebräuchliche Konfektionierung, bei der die Grenzen zwischen Husten-, Magen- oder Genussmittel fließend sind.

Unerwünschte Wirkungen: Glycyrrhizinsäure bzw. das Aglykon Glycyrrhetinsäure sind Substanzen, die in den Corticosteroidmetabolismus eingreifen. Während zunächst angenommen wurde, dass sie durch Besetzung von Aldosteronrezeptoren der Niere wirksam seien, geht man heute davon aus, dass sie durch Interaktion mit den Steroid-metabolisierenden Enzymen $\Delta 5$-β-Reduktase und 11-Hydroxy-Steroidhydrogenase wirken. Die Halbwertszeit von Cortisol wird verlängert, es wird in der Niere angereichert, wo es wie Aldosteron an die Mineralocorticoidrezeptoren bindet und diese stimuliert. Als Folge wird ein Pseudo-Hyperaldosteronismus beobachtet, der mit Symptomen wie Hypokaliämie, Bluthochdruck und Ödemen verbunden ist.

Bei der Verwendung von Süßholzwurzel und Succus Liquiritiae als Kombinationspartner in Pektoralia ist deren Menge in der Regel gering, sodass unerwünschte Wirkungen kaum zu befürchten sind.

Anders sieht es bei den Ulkus-Präparaten aus, bei denen größere Mengen an Süßholzextrakt zum Einsatz kommen. Gleiches gilt darüber hinaus auch für das Genussmittel Lakritze, das bei chronisch-exzessivem Gebrauch zum Auftreten der oben genannten Symptome führen kann. Während bei den Magenpräparaten Warnhinweise für Risikogruppen wie Hypertoniker, Diabetiker, Herz-Kreislauf-Kranke sowie Schwangere zu finden sind, fehlen sie bisher bei Lakritzpräparaten, die als Genussmittel im Handel sind. Es sollen aber künftig jedenfalls Hinweise zum Verzehr gemacht werden: Für Lakritzwaren mit einem Gehalt von mehr als 0,2 g Glycyrrhizinsäure/100 g (Starklakritz) gilt: 0,2–0,4 g/100 g: Nicht mehr als 10 g Lakritz/Tag; und mehr als 1 g/100 g: Nur zum gelegentlichen Verzehr! (Anmerkung: Piratos Haribo enthalten 0,5 g Glycyrrhizinsäure/100 g).

Literatur: Quinke, S.: Lakritz-induzierter Bluthochdruck. Med. Mo. Pharm. **15**, 220–21 (Ref.) (1992). – Steffe, A.M.: Neue Therapieansätze bei Zirrhosekranken. Z. Allgem. Med. **65**, 781–82 (1989). – Bielenberg, J.: Die Süßholzwurzel – Wirkungen und Anwendungen unter dem Aspekt neuer pharmakologischer Erkenntnisse. Z. Phytother. **19**, 197–208 (1998). – N.N.: Vorsicht beim Verzehr von Lakritze! DAZ **139**, 596–97 (1999). – Bielenberg, J.: Vergiftung durch Lakritze. DAZ **139**, 3282–89 (1999); dazu auch: Werner, D.: Süßwarenhersteller sind sich ihrer Verantwortung bewusst; und: Siegers, C.-P.: Apotheker müssen Risikogruppen warnen. DAZ **139**, 3461–62 (1999). – Bielenberg, J.: Isoflavonoide als Mediatoren antiinflammatorischer und antiallergischer Wirkungen der Süßholzwurzel. Z. Phytother. **22**, 289–93 (2001). Statti, G. et al.: Variability in the content of active constituents and biological activity of Glycyrrhiza glabra. Fitoterapia **75** (3–4), 371–74 (2004).

Grindelia robusta Nutt. u.a. Arten · Grindelia

Familie: Asteraceae

Herkunft: N-Amerika.

Grindeliakraut, Grindeliae herba, die während der Blütezeit geernteten Stängelspitzen und Blätter, enthält Grindeliasäure u.a. Diterpensäuren, Triterpensaponine, Flavonoide und Polyine, darunter Matricariaester sowie wenig ätherisches Öl; ferner Phenolcarbonsäuren, Gerbstoffe und Phytosterole. Der Droge werden expektorierende und spasmolytische Effekte zugeschrieben und ihre Anwendung als Expektorans und Antiasthmatikum empfohlen. Neuere Untersuchungen zur Wirksamkeit liegen nicht vor. Drogenextrakte hemmen die leukozytäre Elastase und könnten so bei entzündlichen Erkrankungen der Atemwege von Nutzen sein. Extrakte oder die Tinktur sind nur noch selten in Kombinationspräparaten, meist Pulmonaria oder Antiasthmatika, enthalten. Unerwünschte Wirkungen: Bei bestimmungsgemäßem Gebrauch keine.

Literatur: Gehrmann, B.und M. F. Melzig: Grindeliakraut. DAZ **142**(46), 5633–37 (2002).

Guajacum officinale L. · Pockholz, Blauholz
Guajacum sanctum L.

Familie: Zygophyllaceae

Herkunft: Westindische Inseln, Nordküste von S-Amerika.

Guajakholz, Guajaci lignum, enthält Triterpensaponine im (hellen) Splintholz sowie ätherisches Öl mit Guajol (aus dem Guajazulen entstehen kann) u.a. Sesquiterpenalkoholen und ein Harz vor allem im Kernholz. Im **Guajakharz** sind Lignane verschiedenen Typs nachgewiesen, darunter (−)-Guajaretsäure und Nordihydroguajaretsäure (NDGA) sowie Furolignane.

Guajakholz hat geringe diuretische und stoffwechselanregende Effekte und war früher als Antisyphilitikum bekannt (Franzosenholz). Extrakte der Droge werden zur unterstützenden Therapie rheumatischer Beschwerden eingesetzt; neuere Arbeiten zur Wirksamkeit fehlen. Als Adjuvans bei rheumatischenBeschwerden gibt es Cefadolor Filmtabletten (200 mg TE 5:1/Tabl.) und Cefadolor Tropfen (60 g FE 1:5/100 g). Guajakharz dient als Antioxidans und als Reagenz auf oxidierende Stoffe: Die Oxidation von α-Guajakonsäure zu Guajakblau ist Grundlage des Hämokkulttests zum Nachweis von okkultem Blut im Stuhl.

Literatur: Vöttiner-Pletz, P.: Lignum sanctum. Zur therapeutischen Verwendung des Guajak vom 16. bis 20. Jahrhundert. Govi-Verlag, Frankfurt/M. 1990.

Gypsophila paniculata → **Saponaria officinalis**

Hagenia abyssinica → siehe bei **Dryopteris filix mas**

Hamamelis virginiana L. · Virginische Zaubernuss

Familie: Hamamelidaceae

Herkunft: Östliches N-Amerika.

Angewandter Pflanzenteil: Hamamelisblätter, Hamamelidis folium Ph.Eur.; **Hamamelisrinde**, Hamamelidis cortex DAC.

Inhaltsstoffe: In der Rinde Hamamelitannine (Gallotannine mit Hamamelose als Zuckerkomponente), daneben auch oligomere Proanthocyanidine und geringe Anteile von Flavonoiden und wasserdampfflüchtigen Substanzen. In den Blättern überwiegen Catechingerbstoffe (Proanthocyanidine) neben Hamamelitanninen; ferner sind Flavonoide, organische Säuren z.B. Chinasäure, Kaffee- und Gallussäure sowie ätherisches Öl nachgewiesen, das u.a. verschiedene Carbonylverbindungen enthält (Hamamelisketone).

Wirkung: Adstringierend, schwach antiseptisch, entzündungshemmend und lokal hämostyptisch; auch antiviral (Proanthocyanidine) und antioxidativ (Hamamelitannin). Der Hamamelis scheint auch eine spezielle venentonisierende Wirkung zuzukommen.
Während die Wirkungen der nichtflüchtigen, polyphenolischen Hamamelisinhaltsstoffe bekannt sind und die Anwendung entsprechender Präparate sinnvoll erscheint, ist unklar, in welcher Weise Hamameliswasser o.ä. durch Wasserdampfdestillation gewonnene Zubereitungen bei den angegebenen Indikationen wirken sollen.

Anwendung und Verordnung: Hamamelis wird äußerlich als Mittel bei Venenerkrankungen, z.B. Varizen, Ulcus cruris, Hämorrhoiden, Phlebitis angewendet, ferner bei lokalen Entzündungen der Haut und Schleimhäute, bei leichten Verletzungen und zur Linderung von Symptomen der trockenen Altershaut. Hamameliswasser, das auch in kosmetischen Zubereitungen gern verwendet wird, kann unverdünnt zu Umschlägen bei den genannten Leiden verwendet werden.
Vorschrift für Hämorrhoidalsalbe und -zäpfchen:

Rp.	Extract. Hamamelidis fluid.	5,0
	Ungt. mollis	ad 30,0
	D.S. Äußerlich.	

Rp.	Extract. Hamamelidis	0,5
	Balsami peruviani	0,1
	Mass. supp.	ad 2,0
	M.f. supp.	
	D. tal. Dos. Nr. XII	
	S. Hämorrhoidalzäpfchen zum Einführen; morgens und abends 1 Stück.	

Ob Hamameliszubereitungen bei Neurodermitis hilfreich sind, wird unterschiedlich beurteilt; eine Verbesserung der Symptomatik scheint aber möglich zu sein.

Fertigarzneimittel: Mono-Präparate (meist aus Rinde und Blättern):

Hamamelis-Salbe N LAW	5 g FE (1:1; Ethanol 45%)/100 g Salbengrundlage
Hametum Wund- u. Heilsalbe	6,25 g Destillat (1:1,6)/100 g Salbengrundlage
Hametum Creme	5,35 g Destillat (1:1,6)/100 g Cremegrundlage
Hametum Extrakt	25 g Destillat (1:1,6)/100 g Flüssigkeit

Als Hämorrhoidenmittel:

Haenal Hamamelis Zäpfchen	66 mg TE (5-7,7:1;ethanol 30%)/Zäpfchen
Hametum mono	400 mg TE (1:2; Ethanol60%)/ Zäpfchen
Posterine Salbe	0,2 g FE (0,5:1; Ethanol 60%)/1 g Salbengrundlage
Posterine Zäpfchen	0,4 g FE (0,5:1; Ethanol 60%)/Zäpfchen

Unerwünschte Wirkungen: Bei bestimmungsgemäßem Gebrauch keine.

Literatur: Laux, P. und R. Oschmann: Die Zaubernuss – Hamamelis virginiana. Z. Phytother. **14**, 155–66 (1993). – Erdelmeier, C.A.J. und Mitarb.: Antiviral and antiphlogistic activities of Hamamelis virginiana bark. Planta Med. **62**, 241–45 (1996). – Krauß, H.-J.: Heilende Zaubernuss. PTA heute **14**, 36–37 (2000). – Kaul, R.: Hamamelisblätter. DAZ **141**, 587–92 (2001). – Welzel, J. et al.: Hamamelis-Salbe in der Pflege der trockenen Altershaut. Z. Phytother. **25**(1), 6–13 (2005).

Harpagophytum procumbens (Burch.) DC.
Harpagophytum zeyheri Decne.
Teufelskralle

Familie: Pedaliaceae

Herkunft: S-Afrika, Namibia (Savannen der Kalahari). Da der Bestand an Wildpflanzen gefährdet ist, gibt es erste erfolgreiche Anbauversuche in S-Afrika und Namibia.

Angewandter Pflanzenteil: Teufelskrallewurzel, Harpagophyti radix Ph.Eur., die sekundären Speicherwurzeln (= Knollen der Seitenwurzeln), die noch im Frischzustand für die Verwendung als Droge zerkleinert und dann getrocknet werden.

Inhaltsstoffe: Iridoidglykoside mit Harpagosid (Zimtsäureester des Harpagids) als Hauptkomponente, ferner Procumbid, Harpagid und 8-O-p-Cumaroylharpagid (vor allem in *H. zeyheri*); Verbascosid u.a. Phenylethanoidglykoside; hoher Anteil an wasserlöslichen Kohlenhydraten.

Wirkung: Aufgrund der stark bitteren Iridoide regt die Droge die Magensaftsekretion an; sie ist ein kräftiges Amarum purum. Darüberhinaus sind

in tierexperimentellen Untersuchungen antiphlogistische, analgetische, antiödematöse und antiproliferative Effekte beobachtet worden. Durch den wässrigen Gesamtextrakt wie auch z.T. durch Harpagosid werden spezielle Enzyme der Leucotrien- und der Thromboxanbiosynthese und damit die Bildung von Entzündungsmediatoren gehemmt.
Durch einige neuere klinische Studien mit validem Studiendesign konnten über die älteren offenen Studien und Anwendungsbeobachtungen hinaus schmerzlindernde Wirkungen von Teufelskralleextrakten bei chronischen Rückenschmerzen und chronisch-degenerativen Gelenkerkrankungen bestätigt werden.

Anwendung und Verordnung: Teeaufguss von der geschnittenen oder grob gepulverten Wurzel: 1 Teelöffel Droge (1,5 g) mit 2 Tassen heißen Wassers übergießen, den Ansatz über Nacht stehen lassen, dann abseihen; in 3 Portionen über den Tag verteilt trinken. – Als bitteres Stomachikum bei Appetitlosigkeit und dyspeptischen Erkrankungen. Als Adjuvans bei degenerativen Erkrankungen des Bewegungsapparats sollte die Dosis für den Teeaufguss 4,5 g (1 Esslöffel) betragen. Teufelskralletee wird von verschiedenen Firmen auch in Filterbeuteln angeboten; auf entsprechende Dosierung (s.o.) ist zu achten.

Gegenanzeigen: Magen- und Zwölffingerdarmgeschwüre; bei Gallensteinleiden nur nach Rücksprache mit einem Arzt verwenden.

Fertigarzneimittel: Mono-Präparate:
Es werden TE-Präparate mit unterschiedlichem DEV und Extraktionsmittel (Ethanol 30%, 60%, Wasser) angeboten. Als wirksame Tagesdosis gelten etwa 4,5 g Drogenäquivalente; das entspricht ca. 950–1500 mg der ethanolischen oder 2200 mg der wässrigen Extrakte.
DEV 4,4–5,0:1; Ethanol 60%:

Allya (240 mg/Filmtabl.), Cefatec (480 mg/Brausetabl.), flexiloges (480 mg/Filmtabl.), Jucurba forte (480 mg/Filmtabl.), Rivoltan (480 mg/Filmtabl.), Sogoon (480 mg/Filmtabl.), Teltonal 480 FT (480 mg/Filmtabl.), Teltonal dispers (480 mg/Brausetabl.), Teufelskralle dura 480 mg, Teufelskralle-ratiopharm (480 mg/Filmtabl.; entsprechend auch von STADA).

DEV 3,1–3,5 bzw. 2,6–3,1:1; Ethanol 30%:

Ajuta (450 mg/Filmtabl.), Arthrosetten H (200 mg/Kapsel), Dolo-Arthrosetten H (400 mg/Kapsel).

DEV 2:1 bzw. 1,5–2,5:1; Wasser:

Arthrotabs (410 mg/Filmtabl.), Doloteffin (400 mg/Filmtabl.), Harpagoforte (375 mg/Kapsel), Rheuferm Phyto Pulver zum Einnehmen (115 mg/Btl.), Rheuma-Sern (400 mg/Kapsel).

Nicht apothekenpflichtige Präparate sind oftmals unterdosiert mit niedrigem Harpagosidgehalt und unzureichend deklariert (Extraktionsmittel?).

Unerwünschte Wirkungen: Selten gastrointestinale Beschwerden, ansonsten bei bestimmungsgemäßem Gebrauch keine.

Anmerkungen: 1) Ob *H. zeyheri* als zweite drogenliefernde Stammpflanze anzusehen oder als Verfälschung aufzufassen ist, wird unterschiedlich beurteilt. Auf jeden Fall ist der Gehalt an Harpagosid niedriger, der an 8-O-p-Cumaroylharpagid höher. Mittels HPLC kann das Verhältnis beider Substanzen zueinander ermittelt und daraus auf die Herkunft geschlossen werden. Im Handel befindliche Droge bzw. Extrakte scheinen oftmals Mischungen beider Herkünfte zu sein, für die eine makro- bzw. mikroskopische Unterscheidung nicht möglich ist.
2) Durch die steigende Nachfrage nach der Arzneidroge Teufelskrallewurzel ist der Wildbestand der Pflanzen gefährdet. Über einen Antrag, *Harpagophytum* unter das Washingtoner Artenschutzabkommen zu stellen, ist noch nicht entschieden. Die Bemühungen um eine Schonung der Wildbestände erstrecken sich auf a) die Einführung einer kontrollierten, nachhaltigen Wildsammlung und b) Versuche zum Anbau der Pflanze, über die erste vielversprechende Ergebnisse vorliegen. Über den besten Weg zum Erhalt der Teufelskralle wird derzeit kontrovers diskutiert.
3) Unsere einheimische Teufelskralle, Gattung *Phyteuma*, gehört zu den Campanulaceen und hat mit der Droge Teufelskrallewurzel nichts zu tun!

Literatur: Loew, D., O. Schuster und J. Möllerfeld: Stabilität und biopharmazeutische Qualität. Voraussetzung für Bioverfügbarkeit und Wirksamkeit von Harpagophytum procumbens, in: Loew, D. und N. Rietbrock (Hrsg.): Phytopharmaka II, Forschung und klinische Anwendung, 83–93, Steinkopf, Darmstadt 1996; hier auch weitere Arbeiten zu Harpagophytum. –Hansen, C.: Die Afrikanische Teufelskralle (Arzneistoffportrait): DAZ **140**, 153–57 (2000)..– v. Willert, D. und E. Schneider: Teufelskralle – Anbau und Wildsammlung. Dtsch.Apoth. Ztg. **141**, 683–88 (2001). – Caesar, W.(Symposiumsber.): Teufelskralle zur Therapie der Osteoarthritis. DAZ **141**, Beilage zu Nr. 24, S. 1–5 (2001). – Berg, C. und B.M. Gensthaler: Rheumamittel im Kalahariasand. PZ **146**, 1990–95 (2001). – Wegner, T. und H. Winterhoff: Zubereitungen aus der südafrikanischen Teufelskralle. Dtsch. Apoth. Z. **141**, 5613–21 (2001). – Richter, T.: Teufelskralleextrakt bei chronischen Rückenschmerzen. DAZ 142(41), 5017–19 (2002). – Chrubasik, S. und S. Pollak: Teufelskrallewurzelextrakt bei schmerzhafter Arthrose und Rückenschmerzen. Z. Phytother. **23**(5), 210–15 (2002). – Schulte, A. Teufelskralle im kontrollierten Anbau. Z. Phytother. **25**(4), 202–03 (2004). – Schmidt, A.H. und U. Schiemann: Teufelskralle aus dem Drogeriemarkt oder aus der Apotheke? DAZ **146**(4), 356–59 (2006).

Harungana madagascariensis LAM. ex POIR.
(*Haronga madagascariensis*) · Harongabaum

Familie: Hypericaceae, Guttiferae

Herkunft: Madagaskar, auch in anderen tropischen Gebieten Afrikas.

Angewandter Pflanzenteil: Harongarinde, Harongae cortex; **Harongablätter**, Harongae folium.

Inhaltsstoffe: Anthranoide, darunter Chrysophansäure, hypericinähnliche Verbindungen (in den Blättern), Leucoanthocyane, Flavonolglykoside, in den Blättern wenig ätherisches Öl mit der Hauptkomponente α-Pinen.

Wirkung: Stimulierender Effekt auf die gestörte und verminderte exkretorische Pankreasfunktion. Steigerung der Magensaft- und -säureproduktion, Steigerung des Gallenflusses (Vermehrung der Bilirubin- und Diastasewerte nach duodenaler Applikation von Haronga). Röntgenologisch ließ sich durch Verkleinerung der Gallenblase ein cholekinetischer Effekt erkennen. Neuere Untersuchungen zur Wirksamkeit der Droge und zur Frage der dafür verantwortlichen Inhaltsstoffe scheinen nicht vorzuliegen.

Anwendung und Verordnung: Die Droge ist nicht im Handel und steht nur als

Fertigarzneimittel Harongan zur Verfügung:

Harongan Tabl.	2,5 mg TE (3–5:1; Ethanol 60 % aus Rinde und Blättern)/Tabl.
Harongan Tropfen	1,88 mg TE (3–5:1; Ethanol 60 % aus Rinde und Blättern)/ 1,88 g = 40 Tropfen

Gegenanzeigen: Akute und chronisch-rezidivierende Pankreatitis, Cholelithiasis, Ileus.

Unerwünschte Wirkungen: Bei bestimmungsgemäßem Gebrauch keine. Der Hinweis auf eine mögliche Photosensibilisierung durch die hypericinähnlichen Verbindungen, die bei empfindlichen, hellhäutigen Personen auftreten könnte, ist wohl eher theoretischer Natur.

Literatur: Krauß, H.-J.: Der Harongabaum. PTA heute **13**, 1348–49 (1999).

Hedera helix L. · Gewöhnlicher Efeu

Familie: Araliaceae

Herkunft: W-, M- und S-Europa.

Angewandter Pflanzenteil: Efeublätter, Hederae folium Ph.Eur., die im Frühjahr geernteten Blätter.

Inhaltsstoffe: Triterpensaponine mit Hederagenin und Oleanolsäure als Aglyka, darunter Hederacosid C und das durch Glykosidspaltung daraus entstehende α-Hederin sowie weitere Hederacoside; ferner Flavonoide, Kaffeesäurederivate, wenig ätherisches Öl mit Mono- und Sesquiterpenen sowie in frischen Blättern Falcarinol u.a. Polyine.

Wirkung: Expektorierende, sekreto- bzw. mukolytische und bronchospasmolytische Effekte, für die wohl im wesentlichen die Saponine, insbesondere das α-Hederin verantwortlich sein dürften. α-Hederin erhöht die $β_2$-adrenerge Ansprechbarkeit von Lungenepithelzellen und Bronchialmuskulatur und steigert dadurch Sekretolyse und Bronchospasmolyse.

Anwendung und Verordnung: Die Droge selbst ist nicht gebräuchlich, zur symptomatischen Behandlung chronisch-entzündlicher Bronchialerkrankungen und bei Katarrhen der Luftwege werden Efeublätterextrakte (aus den frischen Blättern) eingesetzt.

Fertigarzneimittel: Mono-Präparate:
Es werden Trockenextrakt- und Fluidextraktpräparate angeboten. Das DEV ist unterschiedlich; als Extraktionsmittel dient Ethanol von 30 bis 70%. Als wirksame Tagesdosis gelten 0,3 g Drogenäquivalente, d.h. ca. Extraktmengen von 45–70 mg TE je nach DEV. Vom Fluidextrakt (1:1) sind 300 mg, vom Fluidextrakt (1:10) sind 3 g erforderlich. Alkoholfreie flüssige Zubereitungen müssen 3fach höher dosiert werden.

Hustensäfte:

Bronchoforton	0,25 g TE (4–8:1; Ethanol 30%)/100 g
Bronchostad Sirup	0,33 g TE (4–8:1; Ethanol 30%)/100 ml
Hedelix Hustensaft	2 g spissum E (1.1; Ethanol 45%)/100 ml
Prospan Hustensaft	0,7 g TE (5–7,5:1; Ethanol 30%)/100 ml
Sedotussin Efeu Saft	0,792 g TE (6–7:1)/100 g
Sinuc Saft	0,018 g TE (6–7:1; Ethanol 40%)/2 ml

Inzwischen gibt es von weiteren Firmen Efeu-Hustensäfte

Hustentropfen:

Bronchilon	0,99 g TE (6–7:1; Ethanol 40%)/50 g;
Bronchostad	1,98 g TE (6–7:1; Ethanol 40%)/100 g; enthalten Alkohol
Hedelix	0,94 g FE (1:10; Ethanol 45%)/1 ml; enthalten Alkohol 45%
Hedelix s.a.	0,1 g spissum E (1:1; Ethanol 45%)/1 ml (ohne Alkohol)
Naranopect P	1,5 g FE (1:1; Ethanol 70%)/10 ml enthalten Alkohol 48%
Prospan	2 g TE (5–7,5:1; Ethanol 30%)/100 ml enthalten Alkohol 47%
Sinuc	0,021 g TE(6–7:1; Ethanol 40%)/1 ml enthalten Alkohol
Tuma Hustenlöser	1,98 g TE (6–7:1; Ethanol 40%)/100 g

Es gibt auch Lutschtabletten, Brausetabletten (Prospan), Tabletten (Prospan Hustentabletten) und Zäpfchen (Prospan Hustenzäpfchen).
In einigen Kombinationspräparaten sind Efeuextrakt oder auch Efeu i.h.V. (aus frischen Efeusprossen nach HAB) enthalten, so z.B. in Monapax als Urtinktur.

Unerwünschte Wirkungen: Bei bestimmungsgemäßem Gebrauch keine. Das in den frischen Blättern (und möglicherweise auch in Frischblattextrakten) enthaltene Falcarinol ist ein potentes Allergen.

Anmerkung: Der in dem Präparat Gallith enthaltene Extractum Herb. Hederae terrestris stammt von *Glechoma hederacea*, dem Gundermann. Das Kraut (Gundelrebenkraut DAC) enthält Rosmarinsäure u.a. Phenolcarbonsäuren, Flavonoide, Triterpensäuren und wenig ätherisches Öl. Über eine Auflösung von Cholesterolgallensteinen durch diese Droge liegen keinerlei Kenntnisse vor.

Literatur: Meyer-Wegener, J. und Mitb.: Efeu versus Ambroxol bei chronischer Bronchitis. Z. Allg. Med. **68**, 61–66 (1992). –Landgrebe, H., R. Matusch, F. Runkel und M. Hecker: Wirkung und Anwendung einer alten Heilpflanze (Efeuextrakte). PZ **144**, 2723–27 (1999). – Jahn, E. und B. Müller: Efeublättertrockenextrakt. DAZ **140**, 1349–52 (2000). – Schlenger, R. (Ref.): Wirkmechanismus von Efeuextrakt entschlüsselt. DAZ **143**(49), 6278–79 (2003). – Kraft, K.: Verträglichkeit von Efeublättertrockenextrakt im Kindesalter. Z. Phytother. **25**(4), 179–81 (2004). –

Helianthus annuus L. · Sonnenblume

Familie: Asteraceae

Herkunft: Heimat Mexiko, als Ölpflanze in Europa und auch anderen Kontinenten vielfach angebaut.

Sonnenblumenöl, Helianthi annui oleum, ist das aus den Achänen durch Pressung oder Extraktion gewonnene fette Öl; offizinell ist **Sonnenblumenöl, raffiniertes**, Helianthi annui oleum raffinatum Ph.Eur. Linolsäure mit 20–75% und Ölsäure mit 15–60% sind die Hauptfettsäuren der Triacylglyzeride des Öls, das als fettendes Öl Verwendung in der Dermatologie findet sowie als Speiseöl und Diätetikum geschätzt wird. Sonnenblumenöl ist gelegentlich in Fertigarzneimitteln enthalten, wird jedoch in der Regel als „Weiterer Bestandteil" deklariert.

Anhang: Eine Dilutio D 1 aus den Topinamburknollen von *Helianthus tuberosus* L. mit hohem Inulin- und Kaliumgehalt ist in den Elian Tropfen enthalten, die als Adjuvans bei Diabetes und als Mittel gegen Adipositas, Obstipation und Morbus Roemheld angeboten werden. Die Helianthus comp. Tabletten enthalten neben 200 mg D1 noch 50 mg Petroselinum D1.

Helichrysum arenarium (L.) Moench
Gelbes Katzenpfötchen, Sandstrohblume

Familie: Asteraceae

Herkunft: M-, O- und S-Europa, Vorder- und Mittelasien.

Katzenpfötchenblüten, Stoechados citrinae flos (Ruhrkrautblüten, Helichrysi flos DAC), die kurz vor dem vollständigem Aufblühen geernteten Blüten, enthalten Flavonoide, darunter das Chalcon Isosalipurposid, wenig ätherisches Öl, Phthalide und Asteraceen-Bitterstoffe. Der Droge wird ein geringer choleretischer und spasmolytischer(?) Effekt zugesprochen; neuere Untersuchungen fehlen. Sie diente früher bei chronischen Cholezystitiden als bescheidenes Adjuvans: 2 Teelöffel der Droge mit 1 Tasse kochendem Wasser übergießen, nach 10 Minuten abseihen, mehrmals täglich 1 Tasse trinken. Heute werden die gelben Blüten gern als Schmuckdroge Teemischungen hinzugefügt. So finden sich Katzenpfötchenblüten in konfektionierten Teemischungen, z.T. Leber-Galle-Tees, meist jedoch nur als Schönungsdroge; Extrakte der Droge auch in wenigen Präparaten (Cholagoga). Unerwünschte Wirkungen: Keine bekannt.

Anhang: Als Katzenpfötchenblüten werden auch die Blüten von *Antennaria dioica* (L.) Gartn. (Asteraceae) bezeichnet, die in Teemischungen gelegentlich als Schmuckdroge zu finden sind. Die Wirksamkeit der Droge bei Darmerkrankungen ist nicht belegt.

Literatur: Willuhn, G.: Helichrysum arenarium (L.) Moench – Die Sandstrohblume. Z. Phytother. **25**(6), 309–14 (2004).

Helleborus niger L. · Schwarze Nieswurz, Christrose

Familie: Ranunculaceae

Herkunft: M- und S-Europa.

Nieswurzwurzelstock, Hellebori rhizoma, enthält Helleborin u.a. Steroidsaponine sowie Bufadienolide, z.B. Hellebrin, Desglucohellebrin u.a. Während Helleborin als Saponin schleimhautreizend wirkt und zum Niesen reizt (Name!), hat Hellebrin einen digitalisähnlichen Effekt und wirkt analgetisch und spasmolytisch. Die Droge ist seit langem ungebräuchlich, lediglich homöopathische Dilutionen sind in einigen Präparaten enthalten. Unerwünschte Wirkungen sind sowohl durch Hellebrin als auch durch die Saponine möglich.

Literatur: Schmidt, M.: Die Christrose – Helleborus niger. PTA heute **14**(12), 6–7 (2000).

Heracleum sphondylium L. · Wiesen-Bärenklau

Familie: Apiaceae

Herkunft: Ganz Europa; W- und N-Asien, N-Afrika.

Das **Wiesen-Bärenklaukraut**, Heraclei sphondylii herba, enthält ätherisches Öl mit n-Octylacetat und photosensibilisierende Furanocumarine (Psoralene): Xanthotoxin (=Methoxsalen, 8-Methoxypsoralen, 8-MOP), Bergapten, Imperatorin. Die Droge ist nicht mehr gebräuchlich, ein früher postulierter expektorierender Effekt ist wissenschaftlich nicht belegt. Unerwünschte Wirkungen: Die frische Pflanze kann auf Grund des Furanocumaringehalts eine Wiesendermatitis (Phytophotodermatitis, PPD) hervorrufen.

Anmerkung: Methoxsalen wird in Form des Präparates Meladinine (Tabletten, Lösungskonzentrat) zusammen mit UV A Bestrahlung zur Behandlung der Psoriasis eingesetzt (PUVA-Therapie).

Herniaria glabra L. · Kahles Bruchkraut
Herniaria hirsuta L. · Behaartes Bruchkraut

Familie: Caryophyllaceae

Herkunft: Gemäßigte Zonen von Europa, Asien.

Angewandter Pflanzenteil: Bruchkraut, Herniariae herba DAC, die während der Blüte gesammelten oberirdischen Teile (Wildsammlung).

Inhaltsstoffe: Mono- und bisdesmosidische Triterpensaponine (Aglykon: Medicagensäure), insbesondere Herniariasaponin I; ferner Flavonoide, darunter Hyperosid, Cumarinderivate wie Herniarin und Umbelliferon sowie geringe Mengen an Gerbstoffen.

Wirkung: Geringe diuretische und spasmolytische Wirkungen sind auf Grund des Gehalts an Saponinen bzw. Flavonoiden und Cumarinderivaten zu erwarten, aber nicht hinreichend belegt.

Anwendung und Verordnung: Der Teeaufguss als leichtes Diuretikum: 2 Teelöffel der Droge mit 1 Tasse heißen Wassers übergießen, nach 10 Minuten abseihen; mehrmals täglich 1 Tasse. *Herniaria* ist noch vereinzelt in species urologicae zu finden.

Fertigarzneimittel: Extrakte der Droge, früher häufiger Bestandteil von Urologika, sind nur noch in wenigen Kombi-Präparaten enthalten.

Unerwünschte Wirkungen: Bei bestimmungsgemäßem Gebrauch keine.

Hibiscus sabdariffa L. · Afrikanische Malve, Roselle

Familie: Malvaceae

Herkunft: Ursprung im Gebiet der Nigerquellen? Weltweit in den Tropen kultiviert.

Angewandter Pflanzenteil: Hibiscusblüten, Hibisci sabdariffae flos Ph.Eur., die fleischigen, roten Kelche und Außenkelche der Blüte.

Inhaltsstoffe: Zitronen-, Äpfel-, Weinsäure u.a. Pflanzensäuren; Hibiscussäure = (+)-Allohydroxyzitronensäurelacton, Anthocyanfarbstoffe; Schleimpolysaccharide.

Wirkung: Angenehm säuerlicher Geschmack. In größeren Dosen aufgrund der schwer resorbierbaren Säuren schwach laxierend.

Anwendung und Verordnung: Als Erfrischungsgetränk, Frühstückstee, oft zusammen mit Hagebutten, Brombeerblättern o.ä. Drogen. Malventee wird auch in Filterbeuteln angeboten; in Teemischungen als Schönungsdroge, die außerdem dem Teeaufguss einen angenehmen Geschmack und eine rötliche Färbung verleiht.

Fertigarzneimittel: Keine.

Unerwünschte Wirkungen: Keine bekannt.

Literatur: Müller, B.M. und G. Franz: Hibiskusblüten – eine Schleimdroge? DAZ **130**, 329–33 (1990).

Hintonia latiflora BULLOCK
(*Coutarea latifolia* SESSE et MOC.)

Familie: Rubiaceae

Herkunft: Mexiko, Guatemala, Kolumbien.

Copalchirinde, Hintoniae latiflorae cortex, enthält Neoflavonoide und Neoflavonoidglykoside, darunter Coutareosid (Aglykon: Coutareagenin, ein 4-Phenyl-Cumarinderivat); ferner Catechingerbstoffe, Phenolcarbonsäuren und Cucurbitacine. Für das Coutareagenin wurde im Tierversuch ein geringer blutzuckersenkender Effekt nachgewiesen; bei einem kleinen Patientenkollektiv ergab ein wässrig-alkoholischer Extrakt der Rinde eine Reduktion des postprandialen Blutzuckers, des Nüchternzuckers und des HbA_1C-Wertes sowie eine Gefäßerweiterung, die auch in Tierversuchen nachgewiesen und näher charakterisiert werden konnte. Die *Droge* selbst ist als obsolet einzustufen; der Fluidextrakt aus Cortex Copalchi (1:5, 20% Ethanol) wird als Adjuvans bei Altersdiabetes („diätetisches Lebensmittel für besondere medizinische Zwecke") in Form des Fertigpräparates Sucontral D angeboten; Dosierung: 3-mal tgl. 30 Tropfen vor den Mahlzeiten. Unerwünschte Wirkungen sind bei bestimmungsgemäßem Gebrauch nicht bekannt.

Literatur: Gensthaler, B.M.(Ref.): Pflanzenextrakte bei Diabetes. PZ **150**(13), 1190 (2005), dazu auch: Z. Phytother. **27**(1), 35 (2006). – Vierling, C.: Zum vasodilatierenden Effekt des antidiabetisch wirkenden Hintonia-latiflora-Extrakts: In-vitro- und in-vivo-Messungen. Dissertation München (2005).

Hippophae rhamnoides L. · Sanddorn

Familie: Elaeagnaceae

Herkunft: Ganz Europa, Vorderasien.

Sanddornbeeren, Hippophae rhamnoides fructus (Scheinfrüchte) enthalten Ascorbinsäure, Carotinoide, Flavonoide, Vitamin E, fettes Öl und Mannitol.

Das fette Öl (der Samen, aber auch des Fruchtfleischs) fördert die Wundheilung und Epithelisierung. Die frischen Früchte dienen zur Bereitung Vitamin C-haltiger Konzentrate, Säfte oder Sirupe. Das fette Öl, Hippophae oleum, wird in Russland bei äußerlicher Anwendung als Prophylaktikum und Therapeutikum bei Strahlenschäden der Haut (Röntgenstrahlen, Sonnenbrand) und zur Wundbehandlung eingesetzt. Unerwünschte Wirkungen sind nicht bekannt.

Humulus lupulus L. · Hopfen

Familie: Cannabaceae

Herkunft: Anbau der weiblichen Pflanzen in gemäßigtem Klima.

Angewandter Pflanzenteil: Hopfenzapfen, Lupuli flos Ph.Eur. (Strobuli Lupuli), die weiblichen Blütenstände; **Hopfendrüsen**, Glandulae Lupuli, die durch Absieben von den Hopfenzapfen gewonnenen Drüsenhaare.

Inhaltsstoffe: Bitterstoffe, die im frischen Hopfen als Acylphloroglucinole vorkommen: die sog. α-Säuren mit Humulon und β-Säuren mit Lupulon. Im Hopfenharz überwiegen durch Oxidation und Polymerisation der genuinen Verbindungen entstandenen Folgeprodukte; ätherisches Öl mit Mono- und Sesquiterpenen, z.B. Myrcen, Humulen, Caryophyllen; ferner Proanthocyanidine, Flavonoide mit dem hopfenspezifischen prenylierten Chalcon Xanthohumol, weiteren Xanthohumolen B bis E und Xanthogalenol. 2-Methyl-3-buten-2-ol als eine sedative Komponente, die durch Spaltung und Oxidation von Humulon und Lupulon entsteht, ist in Hopfenzubereitungen jedoch nur in sehr geringer Menge enthalten.

Wirkung: Beruhigend, schlaffördernd, insgesamt aber nur ein milder sedativer Effekt. Xanthohumol wirkt zytotoxisch und kann die Proliferation bestimmter humaner Karzinomzelllinien hemmen.

Anwendung und Verordnung: Als (schwaches) Sedativum bei Befindensstörungen wie Unruhe und Angstzuständen; bei Schlafstörungen versuchsweise, ehe man auf stärker wirksame Substanzen zurückgreift. 2 gehäufte Teelöffel Hopfenzapfen – auch mit Baldrianwurzel gemischt – werden mit 1 Tasse heißem Wasser übergossen, 2–3 Stunden stehen gelassen und dann abgeseiht; vor dem Schlafengehen oder auch tagsüber trinken. Hopfenzapfen werden auch als konfektionierter Tee angeboten und sind Bestandteil zahlreicher Teemischungen. *Volksmedizinisch* gelten sie auch als Inhalt sogenannter Hopfenkissen als Einschlafhilfe.

Fertigarzneimittel: Die in pharmazeutischen Zubereitungen enthaltenen wässrig-alkoholischen Trockenextrakte enthalten die hopfenspezifischen Stoffe meist nur noch in geringer Menge; es wird die Extraktion mit überkritischem CO_2 empfohlen.
Mono-Präparate: Keine. In einer Vielzahl von Präparaten ist Hopfen jedoch in Kombination mit anderen pflanzlichen Sedativa – Baldrian, Passiflora, Melisse, Avena o.ä – enthalten. Wenn man sich vergegenwärtigt, dass beim Hopfen die Frage nach den wirksamen Inhaltsstoffen und der wirksamen Dosierung noch immer nicht befriedigend beantwortet werden kann, so muss bezweifelt werden, ob bei vielen Kombinationen die oft nur in geringer Menge enthaltene Komponente Hopfen einen nennenswerten Beitrag zur Gesamtwirkung leistet.
Einige Kombinationen (Auswahl):

Mit Baldrian:
Ardeysedon Tabl., -Nacht Drg., Avedorm duo Drg., Baldrian-Dispert Nacht Tabl., Boxocalm Drg., Kneipp Gute Nacht Drg., Luvased Drg., Nervenkapseln ratiopharm, Selon Drg.
Mit Baldrian und Passiflora:
Dormoverlan Kps., Kytta-Sedativum Drg., Moradorm S Filmtabl., Vivinox Day Beruhigungsdragees
Mit Baldrian und Melisse:
Pascosedon Tabl./Tropfen, Sedacur forte Drg., Sedaselect D Drg.

Abzulehnen sind Kombinationen von Hopfen mit stärker wirksamen synthetischen Sedativa, bei denen die pflanzliche Komponente nur als werbewirksamer Zusatz anzusehen ist.

Anmerkung: Auf XAN, das Xanthohumol-reiche „Gesundheitsbier" der Bayerischen Staatsbrauerei Weihenstephan sei hingewiesen.

Unerwünschte Wirkungen: Soweit bekannt keine.

Literatur: Fintelmann, V.: Klinisch-ärztliche Bedeutung des Hopfens. Z. Phytother. **13**, 165–68 (1992). In diesem Heft weitere Artikel zum Thema Hopfen. – Schiedermair, W.: Hopfen. Dem Phlegma zugeordnete Pflanze. Z. Phytother. **20**, 315–19 (1999); auch in: Dtsch. Apoth. Ztg, Beilage Geschichte der Pharmazie, 4/2000, 15–21 (2000). – Caesar, W.: Gesundheitsbier. DAZ, Beilage Student und Praktikant v. 6.11.2001, 50; – auch: Marschall, L. DAZ **142**, 1219–21 (2002).– Wichtl, M.: Hopfen (Arzneipflanzenportrait). Z. Phytother. **24**(2), 93–98 (2003); weitere Arbeiten in diesem Heft. – N.N.: Weihenstephaner „Gesundheitsbier" jetzt auf dem Markt. DAZ **144**(24), 2751–52 (2004).

Hunteria eburnea PICHON

Familie: Apocynaceae

Herkunft: Tropisches W-Afrika.

Hunteriawurzel, Hunteriae radix und **Hunteriarinde**, Hunteriae cortex enthalten verschiedene Indol-Alkaloide, z.B. Akuammin, Akuammigin und Vinburnin (=Eburnamonin). Akuammin verringert die Herzfrequenz und beschleunigt die Erregungsausbreitung innerhalb des Herzens. Akuammigin ist ein blutdrucksenkendes Alkaloid (vermutlich mit dem Raubasin der Rauvolfia identisch). Fertigarzneimittel werden lediglich von ausländischen Herstellern angeboten, die Viburnaminphosphat als Vasodilatator enthalten, z.B. Cervoxan, Eburnal oder Tensiplex. Unerwünschte Wirkungen: Bei bestimmungsgemäßem Gebrauch keine; im Übrigen vgl. *Rauvolfia*.

Hydrastis canadensis L. · Kanadische Gelbwurzel

Familie: Ranunculaceae

Herkunft: Östliche Staaten von N-Amerika.

Gelbwurzel (-wurzelstock), Hydrastidis rhizoma (Kanadische Gelbwurz Ph.Eur.), enthält die Benzylisochinolinalkaloide Hydrastin, Berberin und Canadin. Die Droge besitzt ähnlich wie die Mutterkornalkaloide (jedoch schwächer) eine erregende Wirkung auf den Uterus. Ob die Auslösung der Uteruskontraktionen durch Reizung des im Rückenmark gelegenen Zentrums geschieht oder der Ausdruck vasomotorischer Einflüsse ist, ist nicht bekannt. Die in den USA viel verwendete Droge ist in Europa wenig gebräuchlich. Hydrastisextrakt ist nur in wenigen Präparaten enthalten, ein Mono-Präparat ist Gingivitol N Lösung (8,78 mg spissum-Extrakt/1 g). Bei Stomatitis, Gingivitis, Herpes labialis, Zahnextraktionswunden oder Prothesendruckstellen mehrmals tgl. unverdünnt auftragen. In einigen Präparaten ist Hydrastis i.h.V. enthalten.

Unerwünschte Wirkungen: Hydrastin bewirkt leicht eine Verlangsamung der Herztätigkeit als Ausdruck der Sympathikuslähmung. In großen Dosen wirkt es lähmend auf das Zentralnervensystem und ruft eine allgemeine schlaffe Lähmung der Muskulatur hervor. Bei den im Handel befindlichen Präparaten ist bei bestimmungsgemäßem Gebrauch wohl nicht mit Nebenwirkungen zu rechnen.

Hydrocotyle asiatica → **Centella asiatica**

Hyoscyamus niger L. · Schwarzes Bilsenkraut

Familie: Solanaceae

Herkunft: Europa, W-Asien; auch sonst in gemäßigtem Klima.

Angewandter Pflanzenteil: Hyoscyamusblätter, Hyoscyami folium, die getrockneten Blätter, bisweilen mit blühenden oder fruchttragenden Zweigspitzen; **Bilsenkrautsamen**, Hyoscyami semen.

Inhaltsstoffe: Hauptalkaloide (−)-Hyoscyamin und (−) Scopolamin sowie weitere Tropanol-Esteralkaloide.

Wirkung: *Hyoscyamus* wirkt aufgrund des Gehalts an Hyoscyamin (bzw. des Racemats Atropin) parasympatholytisch. Es kann hier auf *Atropa belladonna* verwiesen werden. Der höhere Scopolaminanteil führt eher zu einer sedierenden als zu einer exzitierenden (halluzinogenen) Wirkung, wenn die Droge in höheren Dosen verwendet wird.

Anwendung und Verordnung: Die Droge wird, auch wenn in Ph. Eur. ein eingestelltes Pulver (Hyoscyami pulvis normatus) aufgeführt ist, nicht mehr verordnet; gleiches gilt wegen des schwankenden Alkaloidgehalts auch für den Extrakt. Die Samen sind ebenfalls obsolet und spielen höchstens in der Szene als (nicht ungefährliches) Rauschmittel eine Rolle (in gleicher Weise auch die Blattdroge als sog. „Traumtee" von *Hyoscyamus muticus* mit höherem Alkaloidgehalt).

Oleum Hyoscyami, ein mit fettem Öl bereiteter Auszug aus den Blättern, wird gelegentlich noch als Einreibung bei rheumatischen Schmerzen verwendet.

Fertigarzneimittel: Hyoscyamusextrakte sind nur in wenigen Kombinationspräparaten enthalten, so z.B. in der Ungt. lymphaticum Salbe; in einigen Präparaten auch als homöopathische Dilution (aus der frischen Ganzpflanze), z.B. in Monapax.

Auch Oleum Hyoscyami ist nur noch selten Bestandteil von Salben, z.B. in der Kelosoft-Narbensalbe, die 0,5 g Öl in 1 g Salbe enthält. Jeden Abend wenig Salbe mindestens 1 Minute in die gespannte Narbe einmassieren; Behandlungsdauer 6–12 Monate.

Scopolamin: Obwohl der Scopolamingehalt in *Hyoscyamus* höher ist als in *Atropa bella-donna*, wird das Reinalkaloid aus anderen Solanaceen (*Datura metel*, *Duboisia*-Arten) gewonnen. Zwar ist Scopolamin in gleicher Weise wie Hyoscyamin/Atropin ein Parasympatholytikum, doch gibt es qualitative Unterschiede: Während die spasmolytische Wirkung schwächer ist, sind die mydriatische und die sekretionshemmende stärker. Wichtig ist vor allem die beim Scopolamin stärker ausgeprägte lähmende Wirkung auf das Zentralnervensystem. Sie bedingte auch die in Verbindung mit Opiaten früher gebräuchliche Anwendung als Basisnarkotikum (zur Narkosevorbereitung). Zur antiemetischen Wirkung (Scopoderm-Pflaster) siehe bei *Atropa*. Boro-Scopol N Tropfen sind ein Ophthalmologikum, das 3 mg Scopolamin-HBr/1 g enthält und als Mydriatikum eingesetzt wird.

Unerwünschte Wirkungen: Die niedrigste toxische Dosis liegt etwa bei 5 mg Scopolamin, es kommt bereits nach 10 Minuten zu Verwirrung und

Unruhe; die Pupillen sind weit und starr, das ganze Verhalten ist das eines Betrunkenen. Nach 1/2 Stunde tritt dann tiefer Schlaf ein. Noch größere Dosen bewirken in wenigen Minuten völlige Bewusstlosigkeit, nach mehreren Stunden tritt dann allmählich Erholung ein. Die Dosis letalis dürfte bei 100 mg liegen.

Anmerkung: Das für die Synthese von N-Butylscopolaminiumbromid (Buscopan) benötigte Scopolamin wird von *Duboisia*-Kulturen in Australien und Brasilien gewonnen.

Literatur: Schärli, A.F.: Kelosoft Narbencreme (Bilsenkrautölhaltig). In: Beitr. Z. Phytother., 166–67, Herausg. R. Saller und H Feiereis, H. Marseille Verlag München (1993).

Hypericum perforatum L.
Johanniskraut, Tüpfelhartheu

Familie: Hypericaceae (Guttiferae)

Herkunft: Europa, W-Asien; Anbau z.B. in Ostthüringen.

Angewandter Pflanzenteil: Johanniskraut, Hyperici herba Ph.Eur., die kurz vor der Blüte geernteten oberirdischen Teile (Zweigspitzen).

Inhaltsstoffe: Naphthodianthrone, z.B. Hypericin und Pseudohypericin; Phloroglucinderivate, insbesondere Hyperforin; Flavonoide, z.B. Hyperosid, Rutin und Isoquercitrin und auch Biflavone, z.B. Amentoflavon. Des weiteren Phenylpropane, Xanthonderivate, Catechingerbstoffe (oligomere Procyanidine) und wenig ätherisches Öl mit Mono- und Sesquiterpenen sowie aliphatischen Kohlenwasserstoffen.

Wirkung: Zubereitungen aus Johanniskraut gehören zu den führenden Arzneimitteln zur Behandlung leichter bis mittelschwerer Depressionen. Trotz umfangreicher pharmakologischer Testungen von Inhaltsstoffen kann momentan keine der biologisch aktiven Verbindungen allein für die zweifelsfrei nachgewiesene Wirksamkeit des Gesamtextraktes verantwortlich gemacht werden.

Eine MAO-Hemmung durch Hypericine scheint entgegen früherer Anschauung nicht oder nicht alleinige Ursache dieser Wirkung zu sein. Sie ist vielmehr durch eine Hemmung der synaptosomalen Wiederaufnahme von Neurotransmittern – neben Serotonin auch von Noradrenalin, Dopamin, GABA und L-Glutamat – zu erklären. Dabei dürfte dem Hyperforin eine wichtige, wenn auch nicht alleinige Rolle zuzukommen. Möglicherweise sind auch die Biflavonoide an der antidepressiven Wirkung beteiligt. Flavonoide, für die in vitro MAO-A-hemmende Eigenschaften gezeigt werden konnten, und Procyanidine führen zu einer signifikanten Erhöhung der Plasmaspiegel von Hypericin. Der Gesamtextrakt sollte daher z.Zt. als das wirksame Prinzip angesehen werden. Hypericumextrakte zeigen auch antibiotische (Hyperforin), antiphlogistische (Flavonoide) und antivirale (Hypericine) Wirkungen. Ob die antiretrovirale Aktivität von Hypericin (und Pseudohypericin) therapeutisch genutzt werden kann, wird unterschiedlich bewertet.

Wechselwirkungen: In Einzelfällen wurden bei Einnahme von Extraktpräparaten Wechselwirkungen, die zu einer Abschwächung der therapeutischen Wirksamkeit führen, mit folgenden Mitteln festgestellt: Antikoagulantia vom Cumarintyp; Immunsuppressiva, z.B. Ciclosporin; Digoxin; Anti-HIV-Arzneimittel(Indinavir, Nevirapin), Zytostatika wie Imatinib, Irinotecan; Aminotriptylin u.a. trizyklische Antidepressiva; hormonelle Kontrazeptiva; Verapamil; Simvastatin; Midazolam; Theophyllin (Induktion des für die Metabolisierung von Fremdstoffen wichtigen Cytochrom-P450-Isoenzyms CYP 3A4? wahrscheinlich durch Hyperforin bzw. im Falle des Digoxins eine Beeinflussung der p-Glykoprotein-Aktivität?).

Gegenanzeigen: Hypericumextrakt-Präparate dürfen nicht gleichzeitig mit den unter Wechselwirkungen genannten Arzneimitteln eingenommen werden und sind nicht anzuwenden bei schweren endogenen Depressionen.

Anwendung und Verordnung: Johanniskrauttee war und ist ein traditionell angewandtes Mittel bei nervösen Störungen. Zur Bereitung eines Teeaufgusses werden 1–2 Teelöffel geschnittenes Johanniskraut mit 1 Tasse siedendem Wasser übergossen, nach 10 Minuten abgeseiht; 2-mal täglich 1 Tasse. Anwendung über einen längeren Zeitraum (mindestens 6 Wochen).

Die Droge wird von verschiedenen Firmen als Mono-Tee angeboten und ist Bestandteil zahlreicher konfektionierter Teemischungen (species nervinae, aber auch verschiedenartigste sonstige Indikationen).

Oleum Hyperici (Rotöl), ein Auszug aus der ganzen blühenden Pflanze mit fettem Öl (z.B. Weizenkeimöl) dient als Wundheilmittel, zur Behandlung und Nachbehandlung von Verletzungen, auch bei Verbrennungen 1. Grades (Gerbstoffe, Flavonoide, Hyperforin als Wirkstoffe?).

Gemäß Aufbereitungsmonographie werden als Anwendungsgebiete für die innerliche Anwendung psychovegetative Störungen, depressive Verstimmungszustände sowie Angst und/oder nervöse Unruhe genannt. Die zugelassene Indikation lautet z.Zt.: Leichte vorübergehende depressive Störungen. Präparate, für die präparatespezifisch die Indikation erweitert wurde (Leichte bis mittelschwere vorübergehende depressive Störungen [depressive Episoden]), müssen eine Zulassungsnummer aufweisen; gilt z.Zt. für Jarsin 300, Laif 900 und Neuroplant aktiv. Bei Präparaten, die nach § 109a als traditionell angewendete (nicht apothekenpflichtige) Arzneimittel im Handel sind, finden sich Indikationsangaben wie „Zur Besserung des Befindens bei nervlicher Belastung" o.ä. Formulierungen.

Fertigarzneimittel: Basierend auf der positiven Aufbereitungsmonographie sind in der letzten Zeit eine Vielzahl von hochdosierten Trockenextraktpräparaten in den Handel gekommen. Die Angaben zum DEV schwanken zwischen 2,5–5 und 5–8;1; als Extraktionsmittel dient Ethanol 60%, 50% oder Methanol 80%. Mit Datum vom 10.10.2005 wurden vom BfArM ausführliche Änderungen der Produktinformationen (Betr. Gegenanzeigen, Wechselwirkungen mit anderen Mitteln, Besondere Warnhinweise, Nebenwirkungen und den Abschnitt Pharmakokinetik) angeordnet. Sie betreffen Präparate, bei denen mehr als 0,2 g Droge bzw. Drogenäquivalent/Tag bei maximaler Dosierung in den Körper gelangen; dies gilt auch für Präparate, bei denen die Endkonzentration höher ist, als es einer homöopathischen Dilution von D1 entspricht.

Mono-Präparate (Auswahl):
Auszugsmittel Ethanol 80%:

Laif 900, 900 mg/Tabl.

Auszugsmittel Ethanol 60%:

Aristo 350 mg/Kps., Aristoforat, 180 mg/Kps., Cesradyston, 425 mg/Kps., dysto-lux, 180 mg/Drg., Esbericum,71–84 mg/Kps., Felis 425, 425 mg/Kps., Felis 650, 650 mg

(Filmtabl., 425 mg/Kps., Helarium 425, 425 mg/Kps., Hewepsychon uno 425 mg/Dr., Hyperforat 250, 250 mg/Filmtabl., Hyperimerck 425 mg, 425 mg/Kps., Neuroplant 1x1, 600 mg/Filmtabl., Neurovegetalin 425, 425 mg/Kps, Tonizin 425, 425 mg/Kps.

Auszugsmittel Ethanol 50%:

Esbericum forte, 250 mg/Drg., Laif 600, 612 mg/Tabl., Psychotonin 300, 306 mg/Kps., Remotiv, 250 mg/Filmtabl.

Auszugsmittel Methanol 80%:

Jarsin 300, 300 mg/Drg., Jarsin 450 mg/750 mg, 450/750 mg/überzog. Tabl., Kira 300, 300 mg/Drg., Neuroplant 300 N, 300 mg/Filmtabl.,Texx 300, 300 mg/Filmtabl.

Flüssige Zubereitungen wie Tropfen, Presssäfte oder Präparate, die gepulvertes Johanniskraut oder Johanniskrautöl zur innerlichen Anwendung enthalten, sind nicht berücksichtigt worden.

Präparate zur äußerlichen Anwendung von Johanniskrautöl als Wundheilmittel:

Joanniskraut Rotöl (Jukunda) oder Kombinationspräparate wie z.B. Befelka-Oel u.a. Eine auf 1,5% Hyperforin standardisierte Zubereitung (CO_2-Extrakt) wird zur Behandlung der Neurodermitis bei Kindern erprobt (Bedan Creme, Bedan Lotion).

Unerwünschte Wirkungen: Selten können gastrointestinale Beschwerden, allergische Reaktionen, Müdigkeit oder Unruhe auftreten. Die Hypericine haben photosensiblisierende Eigenschaften (Lichtkrankheit von Weidetieren nach dem Fressen von hypericumhaltigem Heu). Untersuchungen belegen, dass bei der üblichen Dosierung Hypericum-Extrakte für den Menschen nicht phototoxisch sind. Der Hinweis, dass hellhäutige Personen während der Therapie Solarien und extrem starke Sonneneinstrahlung meiden sollten, erscheint jedoch sinnvoll.

Anmerkung: Wenn einerseits Johanniskrautpräparate als wirksame Antidepressiva anerkannt sind, für die nicht unerhebliche Wechselwirkungen und Gegenanzeigen genannt sind, sie andererseits nach § 109a AMG zur Besserung des Befindens bei nervlicher Belastung als Mittel zur traditionellen Anwendung außerhalb der Apotheken frei verkäuflich sind, so dürfte hier Handlungsbedarf für den Gesetzgeber bestehen.

Literatur: (Auswahl) Müller, W.E., A. Singer und M. Wonnemann: Johanniskraut – Vom Nerventee zum modernen Antidepressivum. DAZ **139**, 1741-50 (1999). – Saller, R., O.

Kristof und J. Reichling: Hypericum perforatum – Echtes Johanniskraut. internist. praxis **39**, 153–63 (1999). –Kaul, R.: Johanniskraut – Botanik, Inhaltsstoffe, Qualitätskontrolle, Pharmakologie, Toxikologie und Klinik, 187 S., Wiss. Verlagsgesellsch. Stuttgart 2000. – AMK: Johanniskrauthaltige Humanarzneimittel zur innerlichen Anwendung, Hinweise auf Änderungen der Gebrauchsinformation (Gegenanzeigen, Warnhinweise, Wechselwirkungen, Unerwünschte Wirkungen). DAZ **140**, 1537–42(2000). – Wurglics M. und Mitarb.: Johanniskrautpräparate. DAZ **140**, 3904–10 (2000). – Schulz, V.: Häufigkeit und klinische Relevanz der Interaktionen und Nebenwirkungen von Hypericumpräparaten, in: Rietbrock, N. (Hrsg..): Phytopharmaka VI, Forschung und klinische Anwendung, 41–53 (und weitere Arbeiten). Steinkopff Verlag, Darmstadt 2000. – Nöldner, M.: Johanniskraut und Arzneimittelinteraktionen. DAZ **141**, 3627–30 (2001). – Rychlik, R. und Mitarb.: Johanniskrautextrakt WS 5572 bei leichten bis mittelschweren Depressionen. Fortschr. Med. **119**, 119–28 (2001). – Westerhoff, K. und Mitarb.: Johanniskrautextrakt-Präparate. DAZ **142**, 203–207 (2002). – Wurglics, M. und Mitarb.: Aktuelle Johanniskrautforschung. DAZ **142**, 1153–75 (2002). – Butterweck, V. und A. Nahrstedt: Was ist bekannt über Johanniskraut? Phytochemie und Pharmakologie. Pharm.i.u.Z. **32**(3), 212–19 (2003); weitere Arbeiten in diesem Heft. – Wurglics, M. et al.: Rationale und traditionelle Johanniskraut-Präparate. DAZ **143**(13), 1454–58 (2003). – Tschupp, Ch.: Johanniskraut.Veröfftl. Schweiz. Gesellsch. Geschichte der Pharmazie, Bd 26, 547 S. – AMK-Information betr. Änderung der Zulassung für Hypericum-haltige Arzneimittel. DAZ **145**(45), 5926–28 (2005).

Hypoxis rooperi L. · Sternengras

Familie: Hypoxidaceae

Herkunft: S-, SW-Afrika.

Hypoxisknollen, Hypoxidis tuber, enthalten β-Sitosterol, z.T. in glykosidischer Bindung. Über eine Hemmung der Prostaglandin-Biosynthese kann die Droge (möglicherweise?) prophylaktisch gegen die benigne Prostatahypertrophie (BPH) in den Stadien I und II eingesetzt werden; evtl. auch eine antirheumatische Wirkung. Als Fertigarzneimittel werden angeboten: Als BPH-Mittel Harzol, Sitosterin Prostata Kps., Triastonal jeweils Kapseln mit 10 mg Phytosterol, Azuprostat Kapseln sind mit 65 mg/Kps. höher dosiert. Wenn man bedenkt, dass mit der Nahrung täglich etwa 160–360 mg Phytosterole aufgenommen werden und andererseits die Resorptionsquote von Sitosterol (β oder γ) nur ca. 5% beträgt, muss die Wirksamkeit der Präparate bezweifelt werden. Unerwünschte Wirkungen: Keine bekannt.

Literatur: Bauer, H. W.: Der Stellenwert von Phytosterol in der BPH-Therapie. Z. Phytother. **24**(5), 222–24 (2003).

Hyssopus officinalis L. · Ysop

Familie: Lamiaceae

Herkunft: S-Europa, M-Asien.

Ysopkraut, Hyssopi herba, enthält ätherisches Öl mit Limonen, α- und β-Pinen, Pinocamphon und Isopinocamphon; Gerbstoffe und das Flavonoidglykosid Diosmin. Nach älteren Angaben wirkt die Droge leicht expektorierend, sekretionsfördernd und krampflösend. Neuere Untersuchungen zur Wirkung der Droge liegen offenbar nicht vor. Das ätherische Öl bewirkt bei Ratten bei i. p. Gabe in einer Dosierung von 0,13 g/kg Körpergewicht klonische Spasmen und tonisch-klonische Krämpfe. Andererseits wurden auch muskelrelaxierende Effekte, insbesondere von der Hauptkomponente des ätherischen Öls, Isopinocamphon, beobachtet. Ysopkraut wird meist als Gewürz und kaum mehr als Arzneidroge verwendet.

Unerwünschte Wirkungen: Bei bestimmungsgemäßem Gebrauch keine, bei einer Zumischung von nicht mehr als 5 % zu Teemischungen als Geschmackskorrigens oder als Gewürz keine. Intoxikationen durch Einnahme des ätherischen Öls (klonische bzw. tonisch-klonische Krämpfe) sind bereits bei 10–30 Tropfen für Erwachsene oder 2–3 Tropfen (6-jähriges Kind) beobachtet worden.

Iberis amara L. · Bittere Schleifenblume

Familie: Brassicaceae

Herkunft: M-, S-Europa.

Schleifenblumenkraut, Iberidis herba, die oberirdischen Teile der blühenden Pflanze enthält Glukosinolate, stark bittere Cucurbitacine (deren

Gesamtheit früher als Bitterstoff Ibamarin bezeichnet wurde), vor allem in den Samen. Die Droge ist ein Amarum, regt die Magensaftsekretion an und hat wohl auch einen (bescheidenen) choleretischen Effekt. Ein Kombinationspräparat, das zur Anwendung bei funktionellen und motilitätsbedingten Magen-Darm-Störungen, Gastritis, Magen- und Darmspasmen sowie bei Ulcus ventriculi et duodeni empfohlen wird (präparatespezifische Indikation), ist Iberogast Tinktur (Ethanol 31 %). Es enthält neben einem alkoholischen Frischpflanzenauszug aus *Iberis amara* alkoholische Drogenauszüge aus Angelikawurzel, Kamillenblüten, Kümmel, Mariendistelfrüchten, Melissenblättern, Pfefferminzblättern, Schöllkraut und Süßholzwurzel. 3 mal tgl. 20 Tropfen in Flüssigkeit zu den Mahlzeiten (Erwachsene). Unerwünschte Wirkungen: Bei bestimmungsgemäßem Gebrauch keine.

Literatur: Gundermann, K.J. et al.: Wirksamkeit eines pflanzlichen Kombinationspräparates bei funktioneller Dyspepsie. MMW-Fortschr. Med. **146,** 571–76 (2004).– Schulz, V.(Ref.): Iberogast: Welche Komponenten sind essenziell? Z. Phytother. **26**(3), 128–29 (2005) – Schneider, E.: Iberis amara, die bittere Schleifenblume. Z. Phytother. **27**(2), 58–67 (2006).

Ilex paraguariensis St.-Hilaire · Matebaum

Familie: Aquifoliaceae

Herkunft: S-Brasilien, Paraguay, Uruguay, Bolivien, N-Argentinien.

Angewandter Pflanzenteil: Mateblätter, Mate folium, die nach kurzzeitigem Erhitzen (Zapekieren) getrockneten Blätter. Nach DAC gibt es geröstete Blätter, Mate folium tostum und grüne Blätter, Mate folium viride.

Inhaltsstoffe: Coffein, wenig Theobromin, Spuren von Theophyllin; Chlorogensäure u.a. Caffeoylchinasäuren sowie Dicaffeoylchinasäurederivate mit Gerbstoffeigenschaften; Flavonoide, Triterpensaponine, Vitamine und Mineralstoffe.

Wirkung: Zentral anregend, diuretisch, glykogenolytische und lipolytische Effekte (des Coffeins); im Übrigen vgl. *Coffea.*

Anwendung und Verordnung: Geröstet oder ungeröstet als Genusstee sowie bei körperlicher und geistiger Erschöpfung; auch in einigen Teemischungen enthalten, so z.B. im Blasen- und Nierentee NRF 9.1. zusammen mit Orthosiphon-, Bärentrauben- und Birkenblättern, Bohnenhülsen und Schachtelhalmkraut: 1 gehäufter Teelöffel voll mit 0,5 l kochendem Wasser übergießen, 15 Minuten bedeckt stehen lassen, dann abseihen. Bei leichteren Harnwegsinfekten 3–5 Tassen über den Tag verteilt trinken.

Matetee wird in der Laienreklame des öfteren auch als Schlankmacher angepriesen.

Fertigarzneimittel: In Kombinationspräparaten, vornehmlich aus der Gruppe der Urologika, ist gelegentlich Mateblattextrakt enthalten, wobei wohl die diuretische Wirkung des Coffeins zur Geltung kommen soll.

Unerwünschte Wirkungen: Bei bestimmungsgemäßem Gebrauch keine; vgl. auch *Coffea*.

Anhang: Wenige Homöopathika enthalten Dilutionen aus den frischen Blättern der bei uns heimischen (coffeinfreien) Stechpalme, *Ilex aquifolium* L.

Literatur: Ohem, N. und J. Hölzl: Der Mate – eine Genuss- und Heilpflanze aus dem mittleren Südamerika.PZ **135**(41), 2737–46 (1990). – Ohem, N.: Mate. Naturw. Rdschau. **49**, 259–61 (1996). – Frohne, D.: Mate – Ilex paraguariensis St.-Hil. (Arzneipflanzenportrait). Z. Phytother. **20**, 53–58 (1999). – Knöss, W. und M. Haaf: Mate, von der Tradition zur Gegenwart. Z. Phytother. **26**(2), 94–98 (2005) – Schröder, E.-M.: Mate – das grüne Gold der Indios. DAZ **146**(23), 2473–74 (2006).

Illicium verum Hook. f. · Sternanis

Familie: Illiciaceae

Herkunft: China, Vietnam, Japan, Philippinen.

Angewandter Pflanzenteil: Sternanis, Anisi stellati fructus Ph.Eur., die Balgfrüchte mit den Samen. Die sehr ähnlich aussehenden Früchte des japanischen Sternanis (Shikimifrüchte) enthalten toxische Sesquiterpenlactone, z,B, Anisatin und kein Anethol im ätherischen Öl.

Inhaltsstoffe: Ätherisches Öl (Sternanisöl Ph.Eur.) mit trans-Anethol als Hauptkomponente, ferner Methylchavicol, Anisaldehyd und Foeniculin sowie α-Pinen, Limonen, Linalool u.a. Terpen-Kohlenwasserstoffe; Flavonoide, Phenolcarbonsäuren und Gerbstoffe.

Wirkung: Expektorierend und bronchosekretolytisch (durch Förderung des Bronchial-Flimmerepithels), leicht spasmolytisch, karminativ.

Anwendung und Verordnung: Die Droge wird meist als Gewürz verwendet und findet sich nur vereinzelt in Teemischungen; sie dient im Übrigen zur Gewinnung des Sternanisöls, das auch als Anisöl, Anisi aetheroleum Ph.Eur. offizinell ist. Im Handel wird meist das (im Vergleich zum ätherischen Öl von *Pimpinella anisum*) billigere Sternanisöl angeboten.

Fertigarzneimittel: Keine Mono-Präparate, auch sonst nur vereinzelt als Aromastoff genannt.

Unerwünschte Wirkungen: Bei bestimmungsgemäßem Gebrauch keine. Das ätherische Öl hat unverdünnt – wie andere ätherische Öle auch – lokal hautreizende Wirkungen.

Literatur: Zänglein, A. und W. Schultze: Illicium verum – Sternanis. Z. Phytother. **10**(6), 191–202 (1989). – Zänglein, A., W. Schultze und K.-H. Kubeczka: Sternanis und Shikimi, Teil I. DAZ **129**, 2819–29 (1989); Teil II: Schultze, W. und Mitarb.: DAZ **130**, 1194–1201 (1990). – Galle-Hoffmann, U.: Anisöle und Sternanisöle. PTA heute **11**, 447–52 (1997).

Inula helenium L. · Alant

Familie: Asteraceae

Herkunft: S-, O-Europa, aus China importiert, Anbau auch in Bayern.

Alantwurzelstock, Helenii rhizoma, besteht aus dem Wurzelstock sowie den Wurzeln und Nebenwurzeln. Die Droge enthält ätherisches Öl mit dem als Alantkampfer oder Helenin bezeichneten Gemisch verschiedener Alantolactone (Sesquiterpenlactone) sowie Sesquiterpenkohlenwasserstoffen und Polyinen; des weiteren kommen Sesquiterpenlacton-Bitterstoffe vor, Triterpene und Phytosterole und ein hoher Gehalt an Inulin. Nach älteren Angaben soll die Droge karminativ, cholagog und diuretisch wirken und wird als antiseptisch wirkendes Expektorans bei Bronchialkatarrhen und Keuchhusten empfohlen. Die Wirksamkeit bei den beanspruchten Anwendungsgebieten ist nicht hinreichend belegt, neuere Untersuchungen fehlen; Alantolacton hat auch eine vermifuge Wirkung.

Als Expektorans zur traditionellen Anwendung bei Bronchitis 1 Teelöffel fein geschnittene Droge mit 1 Tasse heißem Wasser übergießen, nach 10 Minuten abseihen; mehrmals täglich 1 Tasse trinken. Die Droge ist vereinzelt in Teemischungen, der Extrakt in wenigen Kombinationspräparaten aus der Gruppe der Expektorantia sowie in Leber-Galle- oder Magenmitteln enthalten. Größere Gaben der Droge führen Erbrechen herbei, allergische Reaktionen sind aufgrund des Gehalts an Sesquiterpenlactonen möglich, sodass wegen dieses Risikos und der nur bescheidenen Wirkung der Droge eine therapeutische Anwendung nicht befürwortet werden kann.

Ipomoea orizabensis (Pellet.) Led. ex Steudel
Orizabawinde

Familie: Convolvulaceae

Herkunft: Mexiko.

Die **Mexikanische Skammoniawurzel**, Scammoniae mexicanae radix, enthält ein Harz (Resina Scammoniae) mit charakteristischen Esterglykosiden von Hydroxyfettsäuren (Glykoretine), das als Drastikum einen kräftig laxierenden Effekt auf Dünn- und Dickdarm ausübt. Die Droge ist ebenso wie die Wurzeln und Harze anderer Convolvulaceen, z.B. von *Ipomoea purga* Hayne (Jalapenwurzel bzw. -harz) oder *Operculina turpethum* (L.)

Silva Manso wegen der starken Schleimhautreizungen der Darmwand, die mit Koliken und Leibschmerzen verbunden sind, obsolet.
Über *Ipomoea violacea* (*I. tricolor*) siehe bei → *Argyreia nervosa*.

Iris germanica L. u.a. Arten · Iris, Schwertlilie

Familie: Iridaceae

Herkunft: Mittelmeergebiet.

Veilchenwurzel, Iridis rhizoma, der von anhaftenden Wurzeln befreite und geschälte Wurzelstock 2–4jähriger Pflanzen enthält ein ätherisches Öl halbfester Konsistenz (Irisbutter) mit Myristicinsäure, Acetovanillon, aromatischen Aldehyden und Ketonen sowie einem Gemisch verschiedener Irone (Geruchsträger für den Veilchenduft), die erst nach der Ernte postmortal gebildet werden; ferner Flavonoide, insbesondere Isoflavone, Iridale (spirozyklische Triterpenoide), z.B. Irigermanal; Gerbstoffe, Stärke und Schleimstoffe. Der Droge wird ein geringer expektorierender Effekt zugeschrieben, neuere Untersuchungen liegen nicht vor. Veilchenwurzel ist im Brusttee, species pectorales neben Eibischwurzel, Süßholz, Königskerzenblüten und Anis enthalten. Von einer Verwendung gedrechselter Stücke als Kaumittel für zahnende Kinder ist aus hygienischen Gründen abzuraten (in feuchtem Zustand Nährboden für Mikroorganismen).

Anhang: Homöopathische Dilutionen aus *Iris versicolor* L. sind Bestandteil einiger Kombinationspräparate, z.B. der Rephalgin Tabletten oder der Mastodynon Tropfen.

Isatis tinctoria L. · Waid, Färberwaid

Familie: Brassicaceae

Herkunft: Europa, W-Asien, N-Afrika, vielfach eingeschleppt.

Die Pflanze enthält zahlreiche Indolderivate, z. B. Isatin A und B und andere Vorstufen der Indigofarbstoffe Indigo und Indirubin. Weitere Inhaltsstoffe sind Glukosinolate, z.B. das Glucoraphanin, sowie Isoprenoide, Flavonoide und Anthranoide.

Bis in das 18. Jhd. wurde die Pflanze in Europa hauptsächlich zur Verwendung als Indigofarbstoff angebaut. Aktuelle Untersuchungen zeigen in vivo entzündungshemmende Eigenschaften eines Dichlormethan-Extraktes aus den Blättern, für die verschiedene Inhaltsstoffe verantwortlich zu sein scheinen.

Literatur: Hamburger, M.: Isatis tinctoria – from the rediscovery of an ancient medicinal plant towards a novel anti-inflammatory phytopharmaceutical. Phytochem. Rev. **1**, 333–44 (2002). – Recio, M.-C. et al.: Anti-inflammatory and antiallergic activity in vivo of lipophilic Isatis tinctoria extracts and Tryptanthrin. Planta Med **72**(6), 539–46 (2006).

Jateorhiza palmata (LAM.) MIERS

Familie: Menispermaceae

Herkunft: SO-Afrika, Madagaskar, auf Sri Lanka kultiviert.

Kolombowurzel, Colombo radix, enthält Benzylisochinolinalkaloide vom Protoberberintyp mit Palmatin als Hauptalkaloid sowie Columbamin und Jateorhizin; ferner Diterpenbitterstoffe, z.B. Columbin; Hydronaphthalinderivate, Schleimstoffe und Spuren flüchtiger Substanzen. Die Droge, früher in Form eines Decoctum Colombo bei Gärungs- und Fäulnisdyspepsie eingesetzt, spielt auch als Amarum heute keine Rolle mehr. Den Alkaloiden kommt eine narkotische Wirkung zu; diese könnte vielleicht ohne Beeinflussung der Peristaltik die mit einem Darmkatarrh verbundenen unangenehmen Erscheinungen günstig beeinflusst haben.

Juglans regia L. · Walnuss

Familie: Juglandaceae

Herkunft: SO-Europa, Kleinasien, vielfach kultiviert.

Angewandter Pflanzenteil: Walnussblätter, Juglandis folium DAC, die von den Blattspindeln befreiten Fiederblätter.

Inhaltsstoffe: Gerbstoffe (Ellagitannine), Flavonoide, vor allem O-Glykoside des Quercetins und Kämpferols; Phenolcarbonsäuren, wenig ätherisches Öl mit Germacren D als Hauptkomponente, relativ viel Ascorbinsäure (in den frischen Blättern); die Naphthochinonderivate Juglon und Hydrojuglon finden sich (als Glykoside) nur in den frischen Blättern, in der Droge allenfalls in Spuren.

Wirkung: Auf Grund des Gerbstoffgehalts adstringierend.

Anwendung und Verordnung: Als Adstringens in Form von Bädern oder Umschlägen zur externen Anwendung bei leichten, oberflächlichen Entzündungen der Haut, bei übermäßiger Schweißabsonderung, versuchsweise als Adjuvans bei Hauterkrankungen verschiedener Ätiologie wie Ekzemen, Pyodermien oder Akne. Dazu werden Abkochungen von 4–5 Teelöffeln Droge mit 200 ml Wasser verwendet. Volksmedizinisch auch innerlich bei Magen-Darmkatarrhen. Walnussblätter sind Bestandteil einiger Teemischungen (Blutreinigungstees, Stomachika).

Fertigarzneimittel: Der Extrakt ist nur vereinzelt Bestandteil von Kombinationspräparaten, z.B. Tonsilgon Tropfen; die gepulverten Blätter sind in den Tonsilgon Dragees enthalten.
HOM.: Tumoglin H Tropfen bzw. Tabletten enthalten Juglans regia D2 („Zur unterstützenden Behandlung bei Lymphknotenentzündung").

Unerwünschte Wirkungen: Bei bestimmungsgemäßem Gebrauch keine.

Juniperus communis L. · Wacholder

Familie: Cupressaceae

Herkunft: Europa, N-Asien, N-Amerika.

Angewandter Pflanzenteil: Wacholderbeeren, Juniperi pseudo-fructus Ph. Eur., die reifen, getrockneten Beerenzapfen (Scheinfrüchte).

Inhaltsstoffe: Ätherisches Öl mit α- und β-Pinen, sowie weiteren Terpenen, darunter Terpinen-4-ol, α-Terpineol: **Wacholderöl**, Juniperi aetheroleum Ph.Eur.; Catechingerbstoffe, Flavonoide und Biflavone sowie reichlich Invertzucker.

Wirkung: Wacholderbeeren wirken diuretisch. Das ätherische Wacholderöl führt zu einer Reizung und damit verbundenen Mehrdurchblutung des Nierenparenchyms. Darüberhinaus wird eine spasmolytische Wirkung angenommen.

Anwendung und Verordnung: Traditionell als Diuretikum z.B. in der Mischung species diureticae:

Rp. Wacholderbeeren
Liebstöckelwurzel
Hauhechelwurzel
Süßholzwurzel   ana 25,0
M.f. species
D.S. 2 Teelöffel pro Tasse.

In der Aufbereitungsmonographie sind lediglich dyspeptische Beschwerden als Anwendungsgebiet genannt worden. Die Tagesdosis beträgt 2 bis maximal 10 g Droge, entsprechend 20 bis 100 mg ätherischem Öl. Die Verwendung als Diuretikum ist bei Pinen-armen ätherischen Ölen mit höheren Anteil an Terpinen-4-ol zu vertreten, da vor allem die Pinene für eine stärkere Nierenreizung in Frage kommen.
Wacholderbeeren sind Bestandteil konfektionierter Teemischungen (vor allem Urologika, aber auch Stomachika oder Karminativa).

Fertigarzneimittel: Mono-Präparate:

Roleca Wacholder extra stark   100 mg Wacholderbeeröl/Kps.
Wacholderbeer-Öl-Kapseln   20 mg Wacholderbeeröl/Kps.

Es gibt ferner Kombinationspräparate, in denen der Anteil an Wacholderbeeröl allerdings meist gering ist.
Das ätherische Öl findet sich wegen seiner hautreizenden Eigenschaften (des Pinens u.a. Terpene) auch als Bestandteil von Einreibungen, Salben oder Linimenten.
Unerwünschte Wirkungen: Bei bestimmungsgemäßem Gebrauch (nicht länger als 6 Wochen) keine zu erwarten. Bei längerer Anwendung oder in höheren Dosen kann Wacholderbeeröl, vor allem, wenn der Gehalt an α- und β-Pinen hoch ist, zu Nierenreizungen, evtl. Nierenschäden führen. Während der Gravidität ist Wacholder unbedingt zu vermeiden, desgleichen sind akute Nephritiden eine Kontraindikation.

Anhang: In gleicher Weise wird auch das **Wacholderholz**, Juniperi lignum, bzw. das daraus destillierte ätherische Öl, Oleum Juniperi e ligno, angewendet. Komponenten des Öls sind vor allem Sesquiterpene, im Holz finden sich darüberhinaus Catechingerbstoffe und Lignane. Wacholderholzöl ist neben Wintergrünöl im Kneipp Rheuma-Bad spezial enthalten. Von dem flüssigen Badekonzentrat werden 10 ml für ein Vollbad genommen.
Anmerkung: Wacholder ist der Baum des Jahres 2002.

Literatur: Schilcher, H. und B.M. Heil: Nierentoxizität von Wacholderbeerzubereitungen. Z. Phytother. **15**, 205-13 (1994). –Schilcher, H. und F. Leuschner: Untersuchungen auf mögliche nephrotoxische Wirkungen von ätherischem Wacholderbeeröl. Arzneimittelforschg. **47**, 855-58 (1997). – Schulte, U.: Baum des Jahres 2002 – Der Wacholder. DAZ **142**, 378-380 (2002).

Juniperus sabina L. · Sadebaum, Stink-Wacholder

Familie: Cupressaceae

Herkunft: M-, S.Europa, M-Asien.

Sadebaumspitzen, Sabinae summitates, enthalten 3–5% ätherisches Öl mit Sabinylacetat, Sabinen und β-Thujon als Hauptkomponenten u.a. Terpenen; ferner Podophyllotoxine und andere Lignane und Cyclolignane. Die gepulverte Droge wirkt äußerlich auf Haut und Schleimhäute stark reizend und bewirkt innerlich eine starke Hyperämie der Beckenorgane. Die (Cyclo-)Lignane haben antineoplastische und z.T. auch antivirale Effekte. Die Droge diente früher zur Behandlung der Condylomata acuminata (Feigwarzen), innerlich ist sie bereits in Dosen von wenigen Gramm ein gefährliches Abortivum (DL ca. 20 g). Vorsicht beim Hantieren mit der gepulverten Droge.

Justicia adhatoda L. · Malabar-Nuss
(*Adhatoda vasica* Nees)

Familie: Acanthaceae

Herkunft: Ostindien, indomalayischer Raum.

Vasicablätter, Adhatodae folium, enthalten ätherisches Öl und verschiedene Alkaloide, darunter das Chinazolinalkaloid Vasicin (=Peganin). Die der Ayurveda-Medizin entstammende Droge besitzt leicht expektorierende, bronchodilatorische und spasmolytische Effekte, ist bei uns jedoch nicht in Gebrauch. Extrakte der Blätter sind in nur wenigen Kombinationspräparaten enthalten. Von Interesse ist, dass Vasicin strukturelle Ausgangssubstanz für die Entwicklung der heute viel gebräuchlichen synthetischen Mucolytika Bromhexin bzw. Ambroxol war.

Das Präparat Klosterfrau Allergin gegen Heuschnupfen enthält als Wirkstoff Adhatoda vasica D2.

Literatur: Schneider, E.: Adhatoda vasica – eine Ayurveda-Droge in der Phytotherapie. Z. Phytother. **9**, 29–32 (1988).

Krameria lappacea (Domb.) Burd. et Simp.
(Krameria triandra Ruiz et Pav.)
Ratanhia, Peru-Ratanhia

Familie: Krameriaceae

Herkunft: Höhere Lagen der Anden Boliviens und Perus.

Angewandter Pflanzenteil: Ratanhiawurzel, Ratanhiae radix Ph.Eur., die getrockneten unterirdischen Teile der Pflanze (Hauptwurzel und Nebenwurzeln).

Inhaltsstoffe: Catechingerbstoffe (Proanthocyanidine mit 5–10 Flavaneinheiten) und die durch weitergehende Polymerisation entstandenen Phlobaphene (Gerbstoffrote); ferner Neolignane, Nor-Neolignane und Benzofuranderivate; N-Methyltyrosin.

Wirkung: Adstringens; auch antibakteriell wirksam.

Anwendung und Verordnung: Zur lokalen Behandlung leichterer Entzündungen im Mund-Rachenraum dient meist die Ratanhiatinktur Ph.Eur.; als Zusatz zu Mundwässern oder als adstringierende Zahnfleischpinselung oft zusammen mit Myrrhentinktur:

Rp. Tinct. Ratanhiae
    Tinct. Myrrhae   ana 10,0
    M.D.S. Unverdünnt zum Pinseln.

Die interne Anwendung der Ratanhiawurzel als Antidiarrhoikum ist heute kaum mehr gebräuchlich.

Fertigarzneimittel: Ein Mono-Präparat ist die ratiosept Mund- und Rachentinktur (= Ratanhiatinktur; 65% Ethanol). Zum Pinseln oder als Gurgellösung bei Gingivitiden und Stomatitiden oder Prothesendruckstellen; auch Komponente des Repha-Os Mundspray und Bestandteil medizinischer Zahnpasten, z.B. Parodontax.

Unerwünschte Wirkungen: Bei bestimmungsgemäßem Gebrauch keine. In der älteren Literatur ist ein Fall von Ratanhiaüberempfindlichkeit beschrieben (Schwellung der Lippen und Gingivalschleimhaut, Knötchenekzem).

Literatur: Daems,W.F.: Radix Ratanhiae, die Droge mit einer gesicherten Geschichte. DAZ **121**, 56–52 (1981). – Simpson, B. B.: The past and present uses of Rhatany (Krameria, Krameriaceae). Economic Botany **45**, 397–409 (1991). – Scholz, E. und H. Rimpler: Phytochemie der Gerbstoffdrogen der deutschsprachigen Arzneibücher. Öster. Apoth. Ztg. **48**, 138–40 (1994). – Carini, M. et al.: Antioxidant and photoprotective activity of a lipophilic extract containing neolignans from Krameria triandra roots. Planta Med. **68** (3), 193–97 (2002).

Kunzea ericoides → siehe bei **Melaleuca alternifolia**

Lactuca virosa L. · Giftlattich

Familie: Asteraceae

Herkunft: M- und S-Europa.

Nach dem Abschneiden blühender Zweigspitzen ein- oder zweijähriger Pflanzen tritt ein weißlicher, sich an den Luft bräunlich verfärbender Milchsaft aus. Das eingetrocknete Produkt ist **Lactucarium**, ein schon in der Antike wegen sedativer, analgetischer und hustenreizstillender Eigenschaften geschätztes Produkt. Lactucarium enthält Lactucin, Lactucopikrin, Lactusid A u.a. Sesquiterpenlacton-Bitterstoffe sowie Triterpenalkohole. Wegen unsicherer Wirkung ist die Droge seit langem obsolet.
In jüngster Zeit scheint sie in einschlägigen Kreisen als Opiumersatz (man beachte die ähnliche Gewinnung) interessant geworden zu sein und wird u.a. im Internet als Rauschdroge angepriesen. Über einen Vergiftungsfall nach i.v. Injektion einer *Lactuca*-Zubereitung wurde ebenso berichtet wie über Untersuchungen zum Nachweis der analgetischen Wirkung der Droge. Zwar konnte unter Verwendung von Extrakten keine direkte Bindung am Opioidrezeptor beobachtet, aber eine Hemmung der Aktivität einer Neu-

tralen Endopeptidase (NEP) festgestellt werden, die am Abbau der Enkephaline beteiligt ist. Damit konnte zumindest eine analgetische Wirkung, nicht jedoch rauscherzeugende Effekte dokumentiert werden.

Literatur: Mullins, M. E. und B. Z. Horowitz: The case of the salad shooters: Intravenous injektion of wild lettuce extract. Vet. Hum Toxicol. **40**, 290–91 (1998). – Funke, I. und Mitarb.: Lactuca virosa L. und Lactucarium. Z. Phytother. **23**, 40–45 (2002).

Laminaria digitata (HUDS.) LAMOUR. u.a. Arten
Fingertang

Familie: Laminariaceae

Herkunft: Küsten der Nordsee und des N-Atlantik.

Verschiedene *Laminaria*-Arten, aber auch *Macrocystis*-Arten und weitere Braunalgen (Phaeophyceae) sind Ausgangsmaterial zur Gewinnung von Alginsäure, einer für Braunalgen charakteristischen Zellwandsubstanz. Es handelt sich um ein Phycokolloid, das aus einem Gemisch linearer Polyuronide mit den beiden Komponenten D-Mannuronsäure und L-Guluronsäure besteht; des weiteren kommen in den Algenthalli Laminarin, Mannitol und Phlorotannine vor.

Alginsäure Ph.Eur. findet als lösliches Natriumalginat oder als unlösliches Calciumalginat vielfältige pharmazeutische Verwendung: Als Antacidum (z.B. Präparat Gaviscon), als Appetitzügler (Präparat Recatol Algin (Lemon) zusammen mit Carmellose-Na), als galenischer Hilfsstoff zur Viskositätserhöhung und Emulsionsstabilisierung oder als Tablettensprengmittel. Zur Wundauflage dienen Kompressen aus (künstlichen) Calciumalginatfasern. Im Kontakt mit dem Wundsekret entsteht durch den Austausch von Na^+ (der Gewebeflüssigkeit) mit den Ca^{++}-Ionen des Alginats ein Wundgel, das Keime und Reste von zerfallenem Gewebe aufnimmt, die beim Verbandwechsel dann entfernt werden. Calciumalginat fördert aber auch die Granulation und Epithelisierung. Bei Brand- und Schürfwunden, Ulcus cruris, Decubitus-Ulcus oder infizierten Wunden können Präparate wie z.B. Algosteril, Comfeel-Alginatkompresse u.a. eingesetzt werden.

Lamium album L. · Weiße Taubnessel

Familie: Lamiaceae

Herkunft: Europa, Asien.

Angewandter Pflanzenteil: Taubnesselblüten, Lamii albi flos DAC, die getrockneten Kronblätter mit anhaftenden Staubblättern; **Taubnesselkraut**, Lamii albi herba DAC.

Inhaltsstoffe: Iridoid- und Secoiridoidglykoside; Rutosid u.a. Flavonoide, Hemiterpene und Phenylpropanderivate. Nach älteren Angaben auch Triterpensaponine, Gerbstoffe, Betaine, Schleimstoffe und Spuren flüchtiger Substanzen.

Wirkung: Mucilaginosum und evtl. schwaches Expektorans. Ältere Arbeiten über Erzielung von Kontraktionen am isolierten Uterus durch Dekokte bedürfen sicherlich ebenso der Nachprüfung wie die volksmedizinische Indikation Fluor albus für die Verwendung der Droge.

Anwendung und Verordnung: Bei Katarrhen der oberen Luftwege: 2 Teelöffel der Droge mit 1 Tasse heißem Wasser übergießen, nach 5 Minuten Abseihen, mehrmals tgl. 1 Tasse; zur traditionellen Anwendung auch als bescheidenes Adjuvans bei Dysmenorrhoe, zweckmäßig zusammen mit Gänsefingerkraut:

Rp.	Taubnesselblüten	10,0
	Kamillenblüten	
	Gänsefingerkraut	ana ad 50,0
	M.f. species	
	D.S. 1 Teelöffel pro Tasse zum Heißaufguss.	

Zur äußerlichen Anwendung bei leichten oberflächlichen Entzündungen der Haut werden 5 g Droge (mit 500 ml heißem Wasser extrahieren) für ein Sitzbad genommen.

Fertigarzneimittel: Z. Zt. keine.

Unerwünschte Wirkungen: keine bekannt.

Larix decidua MILL. · Europäische Lärche

Familie: Pinaceae

Herkunft: Europa, besonders in den höheren Lagen der Alpen.

Lärchenterpentin, Terebinthina laricina, der aus dem Stamm austretende Balsam besteht aus einem Harzanteil mit Harz-(Diterpen-)säuren und einer ätherisch-Ölkomponente mit α-Pinen, Borneol, Bornylacetat u.a. Terpenen. Die Droge wirkt äußerlich hyperämisierend und diente früher in Einreibungen als Mittel gegen rheumatische Beschwerden. Vgl. auch unter *Pinus silvestris* (Terpentin).
Bei bestimmungsgemäßem Gebrauch (äußerliche Anwendung) können gelegentlich stärkere Hautreizungen auftreten.

Larrea divaricata CAV. · Kreosotbusch
(*Larrea tridentata* COV.)

Familie: Zygophyllaceae

Herkunft: Südl. USA, Mexiko.

Kreosotbuschkraut, Palo ondo herba, die getrockneten Blätter und Zweigspitzen, enthalten neben Flavonoiden und Triterpenen vor allem Lignane, darunter als Hauptkomponente Nordihydroguajaretsäure (NDGA). Herba Palo ondo, auch als Chaparral-Tee bekannt, gilt als Adjuvans bei rheumatischen Beschwerden. Vor einer Verwendung der Droge ist dringend abzuraten, da Leberschädigungen nach längerer Einnahme von Teeaufgüssen oder gepulverter Droge in Kapseln (in den USA üblich) in neuerer Zeit beschrieben worden sind. NDGA ist ein wirksames Antoxidans, das zur Haltbarmachung von oxidationsempfindlichen Arzneimitteln oder Salbengrundlagen verwendet wird.

Literatur: Gordon, D.W. und Mitarb.: Chaparral ingestion. J. Am. Med. Assoc. **273**, 589–90 (1995); Ref. E. Carls in: DAZ **135**, 1671 (1995). – N.N.: Potenzielles Krebsmittel aus der Wüste. DAZ **144**(35), 3860 (2004).

Laurus nobilis L. · Lorbeer

Familie: Lauraceae

Herkunft: Mittelmeergebiet.

Angewandter Pflanzenteil: Lorbeerblätter, Lauri folium; **Lorbeerfrüchte**, Lauri fructus, die getrockneten, reifen, beerenartigen Steinfrüchte.

Inhaltsstoffe: In Blättern und Früchten ätherisches Öl mit 1,8-Cineol und weiteren Monoterpenen; ferner Sesquiterpenlactone: Costunolid, Dehydrocostuslacton, Eremanthin; in den Früchten auch Glyzeride der Laurin-, Myristicin- und Ölsäure.

Wirkung: Äußerlich hyperämisierend.

Anwendung und Verordnung: Die Früchte und Blätter als Stomachikum und Gewürz, das ätherische Öl äußerlich als Hautreizmittel, ebenso auch das Oleum Lauri expressum, ein durch Auspressen der Früchte gewonnenes Gemisch von fettem und ätherischem Öl von salbenartiger Konsistenz: Lorbeerbutter (wurde früher auch als Furunkelsalbe verwendet, in der Veterinärmedizin als Eutersalbe).

Fertigarzneimittel: Z. Zt. keine.

Unerwünschte Wirkungen: Bei empfindlichen Personen Hautreizungen möglich. Es sind auch schwere Überempfindlichkeitsreaktionen bei der Anwendung von Lorbeeröl beschrieben worden, sodass vor der – neuerdings wieder propagierten – Verwendung von Lorbeeröl als Einreibungsmittel (gegen Geschwüre und Geschwülste; bei rheumatischen Beschwerden) dringend gewarnt werden muss. Verantwortlich für die allergischen Reaktionen sind die Sesquiterpenlactone.

Lavandula angustifolia Mill. · Echter Lavendel

Familie: Lamiaceae

Herkunft: Mittelmeergebiet, Anbau u.a. in der Provence.

Angewandter Pflanzenteil: Lavendelblüten, Lavandulae flos Ph.Eur., die kurz vor der vollen Entfaltung gesammelten Blüten. **Lavendelöl**, Lavandulae aetheroleum Ph.Eur., ist das aus den Blüten durch Wasserdampfdestillation gewonnene ätherische Öl.

Inhaltsstoffe: Ätherisches Öl mit R(−)-Linalylacetat, (−)-Linalool und weiteren Monoterpenen; Lamiaceen-Gerbstoffe, vor allem Rosmarinsäure sowie Flavonoide.

Wirkung: Äußerlich ist Lavendelöl ein Hautreizmittel. Innerlich wird der Droge eine leichte sedative Wirkung zugesprochen, für die Linalool und Linalylacetat verantwortlich sein dürften. Für mögliche cholagoge und karminative Effekte können z.Zt. keine wirksamen Komponenten benannt werden.

Anwendung und Verordnung: Lavendelblüten sind häufiger Bestandteil konfektionierter Teemischungen. Über die sicherlich nur schwache sedative, cholagoge oder entblähende Wirkung hinaus dürften sie wohl eher als Aromatikum z.B. in Kräuterkissen und als Schönungsdroge eine Rolle spielen. Bei funktionellen Kreislaufstörungen werden als Badezusatz 20 bis 100 g Droge für 20 Liter Wasser empfohlen.

Fertigarzneimittel: Extrakte aus den Blüten und vor allem das ätherische Öl sind gelegentlich in Präparaten, überwiegend zur äußerlichen Anwendung, innerlich als Bestandteil von Cholagoga, Sedativa oder in Präparaten, die bei funktionellen Oberbauchbeschwerden empfohlen werden, enthalten. Neben den hautreizenden Wirkungen, die in der Balneotherapie zur adjuvanten Behandlung von funktionellen Kreislaufbeschwerden herangezogen werden, dürfte das Öl wohl vor allem als Geruchskorrigenz von Interesse sein.

Unerwünschte Wirkungen: Bei bestimmungsgemäßem Gebrauch keine. In größeren Dosen (über 1 g) ruft das ätherische Öl Somnolenz hervor.

Anhang: Spiköl (von *Lavandula latifolia* MEDIK.) und Lavandinöl (von der Hybride *L. hybrida* REV.) sind Lavendelöle, die hauptsächlich in der Parfümindustrie und somit in kosmetischen Präparaten Verwendung finden. Sie enthalten ebenfalls Linalylacetat und Linalool als Hauptkomponenten, daneben andere Monoterpene in höheren Anteilen, z.B. 1,8-Cineol im Spiköl oder Campher im Lavandinöl. Ein Mono-Präparat sind die Tussamag Kapseln: 150 mg Ol. Spicae/Kps., zur Unterstützung der Schleimlösung im Bereich der Atemwege.

Literatur: Galle-Hoffmann, U.: Lavendel in der Provence. DAZ **137**, 3986-89 (1997). – Binder, G. und W.A. König: Ätherische Öle. DAZ **140**, 4205-10 (2000).

Lawsonia inermis L. · Hennastrauch

Familie: Lythraceae

Herkunft: Mittelmeerländer, Vorderer Orient, Indien.

Hennablätter, Hennae folium, enthalten Lawson u.a. Farbstoffe vom Naphthochinontyp, ferner hydroxylierte Naphthalinderivate und Gerbstoffe. Eine medizinische Verwendung ist in Europa nicht üblich, auch wenn Henna eine antimykotische Wirkung gegen *Trichophyton*-Arten und Hefepilze besitzt. Die gepulverte Droge (Henna) dient als Haarfärbemittel; in der Kosmetik verwendetes Hennapulver gibt es rotfärbend, schwarz und neutral (nicht färbend). Letzteres soll das Haar glänzend machen und die natürliche Farbe erhalten. Zu Erzielung temporärer Tattoos wird in verschiedenen afrikanischen, arabischen und asiatischen Ländern (speziell auch Indien) – und neuerdings auch bei uns – Hennapulver mit einem besonderen ätherischen Öl zu einer Paste verarbeitet. Dieses Öl (Mehndi-Öl) kann aus verschiedenen ätherischen Ölen, z.B. Lemongras-, Nelken- oder Eukalyptusöl bestehen. Die Paste wird auf die Haut aufgetragen und muss einige Stunden einwirken, bis die gewünschten Muster erzielt sind, die dann einige Wochen die Haut zieren.

Unerwünschte Wirkungen: Infolge vermehrter Anwendung von Henna auch in Europa ist wiederholt über Überempfindlichkeitsreaktionen sowohl vom Soforttyp (evtl. auch Auslösung von Asthma) als auch vom Spättyp, d.h. Kontaktdermatitiden berichtet worden. Während Lawson selbst keine sensibilisierende Wirkung hat, können Henna-Rohextrakte und vor allem zur Farbvertiefung zugesetztes (und meist nicht deklariertes) p-Phenylendiamin (PPD) Ursache der z.T. schweren Kontaktallergien sein.

Literatur: Reichling, J. und Mitarb.: Temporäre Henna-Tattoos. DAZ **139**, 3121–25 (1999). – Hausen, B.M. und Mitarb.: Henna/p-Phenylendiamin-Kontaktallergie. Dtsch. Ärztebl. **98**, 1822–25 (2001). – Schneider, B.: Erst auf die Schnelle tätowiert, dann im Eiltempo allergisch. Ärztl. Praxis, Nr.32, 7 (2004).

Ledum palustre L. · Sumpfporst

Familie: Ericaceae

Herkunft: N-Europa, N-Asien.

Sumpfporstkraut, Ledi palustris herba, enthält ätherisches Öl mit Ledol (=Porstkampfer) und Palustrol (Sesquiterpenalkohole), ferner Gerbstoffe. Nach älteren Angaben soll die Droge expektorierende, evtl. narkotische (durch die Sesquiterpenalkohole?) Effekte besitzen. Neuere Untersuchunge fehlen, sodass von der Verwendung des Sumpfporstkrauts und des ätherischen Öls (auch als Abortivum) abzuraten ist. Als Extrakt nur in wenigen Präparaten enthalten, meist als Ledum i.h.V. (aus frischen Porstsprossen). In höherer Dosierung kann es durch das ätherische Öl zu heftigen Reizerscheinungen im Magen-Darmtrakt und auch zu Erregungs- und Rauschzuständen kommen.

Leontopodium alpinum Cass., ssp. *alpinum* · Edelweiß

Familie: Asteraceae

Herkunft: Alpen, Karpaten, Pyrenäen (bis 3000 m); Anbau in der Schweiz.

Inhaltsstoffe der Pflanze (Kraut und Wurzel) sind u.a. Sesquiterpene vom Bisabolantyp, trizyklische Sesquiterpene, Cumarine sowie Lignane. Neben antibakteriellen konnten für lipophile Extrakte antiinflammatorische sowie antioxidative Effekte nachgewiesen werden. Die Edelweiß-Säure, ein komplexes Glucarsäurederivat, zeigt in vitro antioxidative sowie DNA-protektive Eigenschaften. Aufgrund des antioxidativen Potentials sind Edelweißextrakte in verschiedenen Hautpflegeprodukte sowie Sonnencremes enthalten, z.B. Weleda Edelweiß Sonnencreme.

Literatur: Dobner, M. et al.: Antibacterial activity of Leontopodium alpinum (Edelweiß). J. Ethnopharm. **89**, 301–03 (2003). – Dobner, M. J.: Anti-inflammatory activity of Leontopodium alpinum and ist constituents. Planta Med. **70**(6), 502–08 (2004). – Stuppner, H. (Ref.): Edelweiß mit antioxidativem Potenzial. DAZ **144**(43), 4894 (2004). – Schwaiger, S. et al.: Leontopodic acid – a novel highly substituted glucaric acid derivative from Edelweiss (Leontopodium alpinum Cass.) and its antioxidative and DNA protecting properties. Tetrahedron **61** (19), 4621–30 (2005).

Leonurus cardiaca L. · Herzgespann

Familie: Lamiaceae

Herkunft: Europa.

Angewandter Pflanzenteil: Herzgespannkraut, Leonuri cardiacae herba Ph.Eur., die zur Blütezeit geernteten oberirdischen Teile.

Inhaltsstoffe: Diterpen-Bitterstoffe, z.B. Leocardin; Iridoidglykoside, Flavonoide, Betaine, insbesondere Stachydrin, Kaffeesäurerutinosid, Triterpene, Spuren flüchtiger Substanzen.

© H. Zell

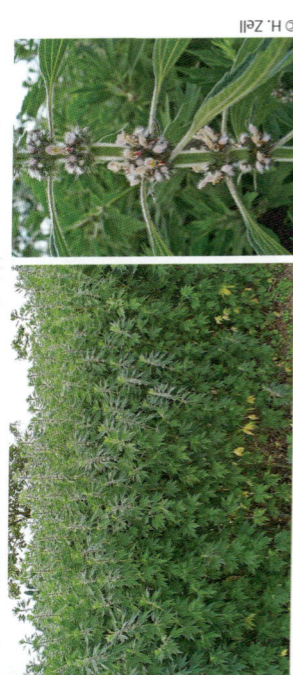

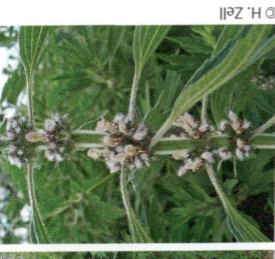

Echtes Herzgespann (*Leonurus cardiaca* L.) im Anbau. Die frischen, zur Blütezeit gesammelten oberirdischen Teile werden primär in der Homöopathie verwendet. Das pflanzliche Kombinationsarzneimittel Oxacant sedativ enthält einen ethanolischen Auszug. Die volkstümliche Anwendung bei nervösen Herzbeschwerden konnte von den Leipziger Forschern Rauwald, Dhein und Mitarbeitern in einem physiologischen Modell bestätigt werden.

Poster Zeitschrift für Phytotherapie 2012; 33 (Suppl. 1)

petigo, Candidose, Intertrigo, Neurodermitis und Juckreiz bewährt.

[1] Werner M, von Braunschweig R. Praxis Aromatherapie. Stuttgart: Haug; 2006: 120–121
[2] Letizia CS, Cocchiara J, Lalko J, Api AM. Food Chem Toxicol 2003; 41: 943–964
[3] Casetti F, Wölfle U, Schempp CM. Z Phytother 2012; 33: 43–46
[4] Casetti F, Bartelke S, Biehler K et al. Phytother Res 2012; 26: 420–424

Wirkung: Dem Herzgespannkraut werden leichte kardiale (negativ chronotrope) sowie schwach blutdrucksenkende und sedative Effekte zugesprochen. Neuere Untersuchungen zur Wirkung der Droge fehlen, wären aber dringend erwünscht.

Anwendung und Verordnung: Bei nervösen Herzbeschwerden, auch als Adjuvans bei Schilddrüsenüberfunktion (zusammen mit *Lycopus*); die Droge selbst (mittlere Tagesdosis 4,5 g) wird kaum verwendet, ist jedoch in einigen Teemischungen (Herztees) enthalten.

Fertigarzneimittel: *Leonurus* findet sich gelegentlich in Kombination mit anderen herzwirksamen oder sedativ wirkenden Komponenten, so z.B. in den Oxacant sedativ Tropfen (neben *Crataegus, Melissa* und *Valeriana*): Bei funktionellen Herzrythmusstörungen 3-mal tgl. 20–30 Tropfen vor dem Essen.
In einigen Präparaten, die bei leichteren Hyperthyreosen, thyreogen bedingten Kreislaufstörungen und Formen der vegetativen Dystonie empfohlen werden, ist *Leonurus* auch mit *Lycopus* kombiniert; Mutellon Tropfen (40 % Ethanol) enthalten außer Extrakten dieser beiden Drogen noch *Valeriana* (3-mal tgl. 30 Tropfen).

Unerwünschte Wirkungen: Bei bestimmungsgemäßem Gebrauch keine.

Lepidium meyenii WALP. · Macapflanze

Familie: Brassicaceae

Herkunft: Peru, Bolivien; in höheren Lagen der Anden.

Die **Macawurzel**, eine bis 8 cm groß werdende Wurzelknolle, wird in Zentralperu als Nahrungsmittel geschätzt. Findige Importeure propagieren sie (via Internet und in Zeitschriften der Yellow press) als „pflanzliches Viagra" und bieten die gepulverte Wurzel als Maca andina in Kapseln an. Über Inhaltsstoffe der Wurzel wird in den Internetangeboten reichlich fabuliert; konkrete Untersuchungen scheinen nicht vorzuliegen. Entsprechend unseren Kenntnissen über die Gartenkresse, *Lepidium sativum* L. wäre mit Glukosinolaten zu rechnen.

Leptospermum scoparium J. R. et G. Forst · Manuka

Familie: Myrtaceae

Herkunft: Neuseeland, Australien.

Aus den frischen Blättern und Triebspitzen des Neuseeländischen Teebaums wird durch Wasserdampfdestillation **Manukaöl** gewonnen. Neben Mono- und Sesquiterpenen sind die Phloroglucinolderivate Flaveson, Leptospermon und Isoleptospermon (β-Triketonkomplex) charakteristische Komponenten des ätherischen Öls. Manukaöl ist besonders gegen Grampositive Bakterien und Dermatophyten wirksam und ist z.B. in der Gehwol med Fußdeo-Creme enthalten.

Literatur: Christoph, F., P.-M. Kaulfers and E. Stahl-Biskup: Comparative study of the in vitro antimicrobial activity of tea tree oils s.l. with special reference to the activity of β-triketones. Planta Med. **66**, 556–60 (2000).

Lespedeza capitata Michx. · Buschklee

Familie: Fabaceae

Herkunft: N-Amerika, in Europa kultiviert.

Buschkleekraut, Lespedezae herba, enthält Flavonoid-C-Glykoside, darunter Orientin und Iso-Orientin und Proanthocyanidine. Die Droge soll die Plasmakonzentration von Reststickstoff und anderen harnpflichtigen Substanzen senken und diuretisch wirken. Neuere Untersuchungen zur Wirksamkeit der Droge liegen nicht vor. Die oligomeren Proanthocyanidine sind (mäßig starke) ACE-Hemmer.

Levisticum officinale W. D. J. Koch · Liebstöckel

Familie: Apiaceae

Herkunft: S-Europa, W-Asien; in Europa kultiviert.

Angewandter Pflanzenteil: Liebstöckelwurzel, Levistici radix Ph.Eur., die getrockneten Wurzeln und Wurzelstöcke.

Inhaltsstoffe: Ätherisches Öl mit Alkylphthaliden, darunter 3-Butylphthalid, *cis*- und *trans*-Butylidenphthalid (=Ligusticumlacton) und weiteren Phthaliden als den charakteristischen Geruchskomponenten (Maggiwurzel) sowie α- und β-Phellandren, Citronellal u.a. Monoterpenen; ferner Hydroxycumarine, Furanocumarine sowie kurzkettige flüchtige Säuren; das Polyin Falcarinol.

Wirkung: Auf Grund des ätherischen Öls diuretisch, vorwiegend wohl eine Wasserdiurese.

Gegenanzeigen: Nicht bei akuten entzündliche Erkrankungen des Nierenparenchyms oder bei eingeschränkter Nierenfunktion anwenden. Keine Durchspülungstherapie bei Ödemen infolge eingeschränkter Herz- oder Nierenfunktion.

Anwendung und Verordnung: Zur Durchspülungstherapie als Vorbeugung gegen Nierengrieß, traditionell auch als Stomachikum und Karminativum. 1–2 Teelöffel der geschnittenen Droge werden mit 1 Tasse heißem Wasser übergossen, 10 Minuten bedeckt stehen gelassen und dann abgeseiht; mehrmals tgl. 1 Tasse frischbereiteten Tee zwischen den Mahlzeiten trinken. Liebstöckelwurzel ist Bestandteil der species diureticae (Zusammensetzung siehe unter *Juniperus communis*) und einiger Blasen- und Nierentees des Handels.

Fertigarzneimittel: Die gepulverte Droge ist in wenigen Präparaten (vornehmlich Diuretika) enthalten, so z.B. in den Canephron Dragees/Tropfen.

Auch die flüssige Kombination Nephroselekt M enthält einen Extrakt der Droge neben anderen Pflanzenauszügen. Bei Otitis media kann gemäß der anthroposophischen Therapierichtung das Levisticum H 10% Öl eingesetzt werden.

Unerwünschte Wirkungen: Bei bestimmungsgemäßem Gebrauch keine. Bei der Verwendung der frischen Wurzel als Gewürz ist die Toxizität des Falcarinols zu beachten, evtl. ist auch mit photosensibilisierenden Wirkungen zu rechnen.

Literatur: Vollmann, C.: Levisticum officinale – Der Liebstöckel. Z. Phytother. **9**(4), 128–32 (1988). – Majchrzak, M. und E. Kaminski: Flavor compounds of lovage (Levisticum officinale) cultivated in Poland. Herba Pol. **50** (1), 9–14 (2004).

Limonia acidissima L. · Elefantenapfel, Thanaka-Baum

Familie: Rutaceae

Herkunft: Indien, Sri Lanka, Myanmar (Burma).

In Myanmar wird die fein vermahlene Rinde des Thanaka-Baums zur Herstellung einer hautschützenden Salbe verwendet. Thanaka Gel und –Hautöl werden als Kosmetika mit hautpflegenden, vor UV-Strahlen schützenden Eigenschaften angeboten. Über wirksame Inhaltsstoffe ist bisher nichts bekannt.

Linum usitatissimum L. · Lein, Flachs

Familie: Linaceae

Herkunft: Als alte Kulturpflanze weltweit in gemäßigtem und subtropischem Klima angebaut.

Angewandter Pflanzenteil: Leinsamen, Lini semen Ph.Eur.; Natives **Leinöl,** Lini oleum virginale Ph.Eur.

Inhaltsstoffe: Schleim- und Ballaststoffe (in der Samenschalenepidermis); fettes Öl mit hohem Anteil an ungesättigten Fettsäuren: vor allem α-Linolensäure (ω-3-Fettsäure), Linol- und Ölsäure; cyanogene Glykoside, z.B. die Diglukoside Linustatin und Neolinustatin; ferner Lignanglykoside, zyklische Octa- und Nonapeptide sowie Proteine und Mineralstoffe. Der Schleim besteht aus verzweigten Rhamnogalacturonanen (2 saure Fraktionen) und einem Arabinoxylan (neutrale Fraktion).

Wirkung: Innerlich verabreicht, wird infolge des Quellungsvermögens des Leinsamens und des Rohfasergehalts der Samenschale die Masse des Darminhalts vermehrt und durch den Dehnungsreiz die Peristaltik gefördert. Bei Verwendung gequetschter Samen wird die Schleimwirkung durch das als Gleitmittel wirkende Öl noch verstärkt, andererseits aber das fette Öl zumindest teilweise gespalten und resorbiert (zusätzliche Kalorienaufnahme!). Äußerlich wirkt Leinsamen (als Kataplasma) schleimhautschützend. Tumorprotektive Effekte von Leinsamen werden auf die Lignanglykoside zurückgeführt, aus denen durch Bakterien der Darmflora die Lignane Enterodiol und Enterolacton gebildet werden. In Tierversuchen konnte eine protektive, antikanzerogene Wirkung dieser Verbindungen nachgewiesen werden.

Anwendung und Verordnung: Bei habitueller Obstipation oder durch Arzneimittelmissbrauch geschädigtem Dickdarm; auch bei Reizdarmsyndrom und Divertikulitis. Am einfachsten wird der ganze Leinsamen (etwas gestoßen) morgens und abends als Laxans mit reichlich Wasser esslöffelweise genommen. Als Mucilaginosum bei Gastritis und Enteritis sowie bei funktionellen Oberbauchbeschwerden kann auch ein Leinsamenschleim verwendet werden, der aus zerkleinerten Leinsamen hergestellt wird: 2–3 Esslöffel mit $^1\!/_2$ Liter Wasser über Nacht einweichen, dann kurz aufkochen und die Samen durch Mull abtrennen. Den Schleim über den Tag verteilt einnehmen. Äußerlich: 30–50 g Leinsamenmehl für eine feuchtheiße Kompresse bei lokalen Entzündungen. Dafür wird auch der bei der Ölgewinnung anfallende Presskuchen (Placenta seminis lini) verwendet.

Fertigarzneimittel: Leinsamen wird konfektioniert von verschiedenen Firmen angeboten z.B. Linusit Darmaktiv oder Linusit Creola (gelbfarbenen Samen von Kultursorten, die beim Bundessortenamt eingetragen sind mit einer Quellungszahl von mindestens 5 nach dem Arzneibuch. Bei Gastritis und Enteritis als Schleimzubereitung: 2 Esslöffel Leinsamen mit $^1/_2$ l Wasser aufkochen, abseihen und den Schleim angewärmt über den Tag verteilt trinken oder in Getränken.

In Magenpulvern gibt es auch noch die Kombination mit Wismutsalzen, z.B.

Duoventrin   40 g Lini semen, 8 g Bas. Wismutnitrat und 52 g Lactose

Das Präparat wird bei funktionellen und organischen Magen-Darm-Erkrankungen und gastrocardialem Symptomenkomplex eingesetzt.

Leinöl hat für die Dermatologie keine größere Bedeutung: eine Mischung von Oleum Lini und Aqua Calcariae diente früher unter dem Namen Linimentum Calcariae (Brandliniment) als Mittel bei Verbrennungen.

Unerwünschte Wirkungen: Bei Beachtung der Dosierungsanleitung, d.h. vor allem bei genügender Flüssigkeitszufuhr (1:10) keine. Ansonsten können Blähungen, Bolusobstruktionen oder sogar ein Ileus auftreten. Eine Behinderung der Resorption anderer Arzneimittel ist – wie bei anderen Mucilaginosa auch – möglich.

Intoxikationen infolge Freisetzung von Blausäure aus den cyanogenen Glykosiden sind bei bestimmungsgemäßem Gebrauch nicht möglich, da erstens die Spaltung im Magen-Darmbereich unter den gegebenen pH-Bedingungen unvollständig ist und zum anderen der körpereigene Entgiftungsmechanismus die entstehenden Mengen an Cyanid schnell zu Rhodanid metabolisiert.

Literatur: Grützner, K, A. Müller und H.P. Schöllig: Wirksamkeit einer Schleimzubereitung aus Leinsamen bei funktionellen Oberbauchbeschwerden. Z. Phytother. **18**, 263–69 (1997). – Willuhn, G.: Der Lein oder Flachs – Linum usitatissimum L. (Arzneipflanzenportrait). Z. Phytother. **20**, 120–26 (1999). – Schmidt, M.: Der Lein, eine vielseitige Pflanze. PTA heute **19**(1), 56–60 (2005). – Krist, S. et al.: Analysis of volatile compounds and triacylglycerol composition of fatty seed oil gained from flax and false flax.Eur. J. Lipid Science Techn. **108** (1), 48–60 (2006).

Lippia dulcis Trev. · Aztekisches Süßkraut

Familie: Verbenaceae

Herkunft: M-Amerika

Die oberirdischen Teile der Pflanze (Lippiae dulcis herba) enthalten bis zu 0,8 % ätherisches Öl mit Mono- und Sesqiterpenen, darunter sesquiterpenoide Süßstoffe vom Bisabolentyp, z. B. Hernandulcin und 4β-Hydroxyhernandulcin. Hernandulcin hat einen Süßwert von 1000. Der Extrakt bzw. die isolierte Reinsubstanz hat sich trotz Patentierung bisher als Süßungsmittel nicht durchgesetzt.

Literatur: Nayal, R. und M. F. Melzig: Lippia dulcis Trevis (Arzneipflanzenportrait). Z. Phytother. **26**(1), 42–46 (2005).

Lobelia inflata L. · Aufgeblasene Lobelie

Familie: Lobeliaceae

Herkunft: N-Amerika.

Lobelienkraut, Lobeliae herba, enthält das N-Methylpiperidinalkaloid Lobelin und diesem verwandte Nebenalkaloide. Lobelin wirkt reflektorisch über die Chemorezeptoren des Glomus caroticus auf das Atemzentrum und wurde früher als Atemanaleptikum gebraucht, ist aber wegen unzuverlässiger Wirkung obsolet. Enthalten ist es noch gelegentlich in sogenannten Raucherentwöhnungsmitteln. Da es in seinen Eigenschaften dem Nicotin ähnelt, soll es beim Rauchen additiv zu unangenehmen Erscheinungen, z.B. zum Brechreiz führen Auch die Droge oder Zubereitungen – früher als Antiasthmatika in Gebrauch (Wirkung der Nebenalkaloide?) – spielen heute keine Rolle mehr im Arzneischatz. Es gibt lediglich noch einige Präparate mit Lobelia i.h. V. (aus Lobelienganzpflanze), so z.B. Angioton S DHU (zusammen mit Urtinkturen herzwirksamer Pflanzen). In der „Szene" ist Lobelienkraut als Teufelstabak oder Indianertabak bekannt. Es kann sich evtl. auch um die Blätter von *Lobelia tupa* L. handeln, die von den Mapuche-Indianern als Halluzinogen geraucht werden. Über entsprechende Inhaltsstoffe ist nicht bekannt.

Lycopodium clavatum L. · Keulen-Bärlapp

Familie: Lycopodiaceae

Herkunft: In gemäßigten und kälteren Klimazonen allgemein vorkommend.

Bärlappkraut, Lycopodii herba, enthält Lycopodin und weitere Alkaloide verschiedener Struktur, ferner Flavonoide, Kaffeesäure und Triterpene. Die Droge gilt *volkstümlich* als Diuretikum und als Mittel bei Blasen- und Nierenleiden. Die Wirkung ist nicht belegt, eine therapeutische Verwendung im Hinblick auf mögliche toxische Wirkungen nicht zu vertreten. Neuere in vitro-Untersuchungen weisen auf eine mögliche Acetylcholinesterase-hemmende Wirkung einzelner Inhaltsstoffe hin. **Bärlappsporen**, Lycopodium, sind pharmakologisch indifferent und dienten früher als Conspergens (Streumittel) bei der Pillenherstellung. Homöopathische Dilutionen werden bei Leber- und Galleleiden, auch bei Tonsillitis und Rachenkatarrhen eingesetzt und sind häufig im Komplexmitteln enthalten. Beim Kraut sind auf Grund der schleimhautreizenden Wirkungen der Alkaloide Intoxikationen möglich.

Literatur: Rollinger, J.M. et al.: New insights into acetylcholinesterase inhibitory activity of Lycopodium clavatum. Planta Med. **71** (11), 1040–43 (2005). – Schmidt, M.: Bärlauch, Bärlapp und Bärentraube. PTA heute, Sonderheft Interpharm, 40–1 (2006).

Lycopus europaeus L. · Wolfstrapp, Wolfsfuß
Lycopus virginicus L.

Familie: Lamiaceae

Herkunft: Europa, N-Amerika (*L. europaeus*); N-Amerika (*L. virginicus*).

Angewandter Pflanzenteil: Wolfstrappkraut, Lycopi herba, die kurz vor der Blüte geernteten oberirdischen Teile.

Inhaltsstoffe: Phenolcarbonsäuren: Hydroxyzimt- und Kaffeesäurederivate, darunter Rosmarinsäure (=Lamiaceen-Gerbstoff), Lithospermsäure; Flavonoide, Diterpene, sehr wenig ätherisches Öl mit Monoterpenen.

Wirkung: Antigonadotrop, antithyreotrop (über eine Hemmung der Schilddrüsenaktivität?), Hemmung der extrathyreoidalen Dejodierung von T_4 und/oder des TCE (Thyroxin-Converting-Enzym)?, Senkung des Prolactinspiegels (weitgehend tierexperimentelle Befunde mit intraperitonealer Applikation hoher Dosen?). Als wirksame Komponenten sind die phenolischen Inhaltsstoffe, Phenolcarbonsäuren wie auch Flavonoide, anzusehen.

Klinische Arbeiten zur Wirksamkeit von *Lycopus*-Präparaten – offene Studien oder Anwendungsbeobachtungen – sind meist älteren Datums; die Relevanz dieser Studien ist zweifelhaft, sodass neuerdings der Wert von *Lycopus* als Thyreostatikum in Frage gestellt wird.

Anwendung und Verordnung: Nur in Form von **Fertigarzneimitteln** bei leichteren Hyperthyreosen, thyreogen bedingten Kreislaufstörungen, vegetativer Dystonie mit thyreoider Beteiligung, auch bei prämenstrueller Mastodynie.

Für die genannten Indikationen gibt es als Mono-Präparate:

Thyreogutt mono Tabl.	0,825 mg TE (7,5–11:1; Ethanol 30%)/Tabl.
Thyreogutt mono Tropfen	0,825 mg TE (7,5–11:1; Ethanol 30%)/0.435 g Lösung
thyreo-loges Tabl.	20 mg Wolfstrappkraut/Tabl.

Eine Kombination mit *Leonurus* sind die Mutellon Tropfen (40% Ethanol, enthalten zusätzlich noch *Valeriana*). Lycopus i.h.V. ist auch Bestandteil mehrerer homöopathischer Kombinationspräparate, z.B. Lycoactin, Thyreo Pasc N u.a.

Gegenanzeigen: Unterfunktion der Schilddrüse; Schilddrüsenvergrößerung ohne Funktionsstörung.

Unerwünschte Wirkungen: Bei bestimmungsgemäßem Gebrauch keine. Bei einer Langzeittherapie und sehr hoch dosierter *Lycopus*-Medikation sind in seltenen Fällen Vergrößerungen der Schilddrüse möglich. Plötzliches Absetzen von *Lycopus*-Präparaten kann zu einer Verstärkung des Beschwerdenkomplexes führen.

Literatur: Kartnig, Th.: Lycopus europaeus L – Wolfsfuß oder Wolfstrapp. Z. Phytother. **10**(1), 31–34 (1989). – Bär, B. und Mitarb.: Wolfstrapp, ein pflanzliches Thyreostatikum. DAZ **140**, 707–14 (2000). – Biller, A.: Wolfstrappkraut – eine Alternative zu synthetischen Thyreostatika? (Vortr.). Z. Phytother. **25**(5), 248–49 (2004) – Vonhoff, C. u. H. Winterhoff: Kardiale Effekte von Lycopus europaeus L. im Tierexperiment. Z. Phytother. **27**(3), 110–119 (2006).

Lysimachia nummularia L.
Pfennigkraut, Münzkraut

Familie: Primulaceae

Herkunft: Europa, Kaukasus, im atlantischen N-Amerika eingeschleppt.

Pfennigkraut, Lysimachiae herba, enthält Flavonolglykoside, z.B. Rutosid und Hyperosid und freie Flavonole, Triterpensaponine und Gerbstoffe. Die obsolete Droge wirkt leicht adstringierend, evtl. schwach expektorierend (?). Sie ist Bestandteil des Präparates Dermatodoron (Salbe, Tropfen – neben *Solanum dulcamara*); Indikationen gemäß der anthroposophischen Therapierichtung: Akute und chronische Ekzeme, vorwiegend im Kindesalter.

Lythrum salicaria L. · Blutweiderich

Familie: Lythraceae

Herkunft: Europa, Asien N-Afrika.

Blutweiderichkraut, Lythri herba Ph. Eur., die zur Blütezeit geernteten oberirdischen Teile, enthält Gerbstoffe (vorwiegend Gallotannine), Flavonoide und Phenolcarbonsäuren. Die Droge findet – vor allem in Frankreich – als Antidiarrhoikum oder *volkstümlich* auch als Adstringens bei Entzündungen der Magen- und Darmschleimhaut Verwendung. Über unerwünschte Wirkungen gibt es keine Angaben. Die Droge ist aus der französichen Pharmakopoe in Ph.Eur. übernommen worden.

Macadamia integrifolia MAID. et BETSCHE · Queenslandnuss (*Macadamia ternifolia* F.v.MUELL.)

Familie: Proteaceae

Herkunft: Australien, weltweit in trop. und subtrop. Klima angebaut.

Raffiniertes Macadamia-Öl DAC ist das aus den reifen Samen durch Pressung gewonnene und anschließend raffinierte fette Öl, dem zur Haltbarkeit ein geeignetes Antoxidans zugesetzt werden kann. Vorherrschende Fettsäuren sind Ölsäure und Palmitoleinsäure (zusammen über 80%). Pharmazeutisch spielt es als Lipidkomponente in halbfesten und flüssigen Zubereitungen zur kutanen Anwendung eine Rolle, ist aber auch als Diätetikum (mit cholesterolsenkender und antioxidativer Wirkung?) ein geschätztes Speiseöl.

Macrocystis pyrifera u.a. Braunalgen → siehe unter **Laminaria digitata**

Mahonia aquifolium (PURSH.) NUTT. · Mahonie

Familie: Berberidaceae

Herkunft: Pazifisches N-Amerika, in Europa vielfach als Zierpflanze kultiviert.

Angewandter Pflanzenteil: Mahoniarinde, Mahoniae cortex (Ast- und Zweigrinde und die Zweigspitzen).

Mahonia aquifolium

Inhaltsstoffe: Berberin u.a. Protoberberinalkaloide, Bisbenzylisochinolinalkaloide wie Berbamin und Oxycanthin, das Aporphinalkaloid Magnoflorin, phenolische Inhaltsstoffe.

Wirkung: Antiproliferative, antiphlogistische und antimikrobielle Effekte; antipsoriatisch bei topischer Anwendung. Für die Wirkungen konnten z.T. einzelne Alkaloide verantwortlich gemacht werden, z.B. Berberin (antimikrobiell, antiproliferativ durch Interkalation mit DNA), Berbamin (antiphlogistisch durch Blockierung der Phospholipase A_2-Aktivierung). Andererseits zeigten ethanolische Extrakte bzw. die Urtinktur Effekte, die über die einzelner Alkaloide hinausgingen.

Anwendung und Verordnung: Als Droge nicht gebräuchlich.

Fertigarzneimittel: In Form homöopathischer Zubereitungen mit der Indikation „Trockene Hautausschläge"; als Präparat Rubisan zur Behandlung der Psoriasis zwischen den akuten Schüben. Die Salbe/Creme enthält 10% der Mahonia-Urtinktur und soll zur Langzeitbehandlung und Intervalltherapie eingesetzt werden. Aufgrund der relativ hohen Alkaloidkonzentration in der Urtinktur könnte man das Präparat als Phytotherapeutikum mit homöopathischer Zulassung (=Registrierung) bezeichnen.

Unerwünschte Wirkungen: Bei bestimmungsgemäßem Gebrauch keine.

Literatur: Hänsel, R.: Mahonia aquifolium – ein pflanzliches Antipsoriatikum. DAZ **132**, 2995–97 (1992).– Galle, K., S. Bladt und H. Wagner: Mahonia. DAZ **134**, 4883–92 (1994). – Augustin, M.: Mahonia aquifolium bei Psoriasis. Z. Phytother. **17**, 44 (1996). – Wiesenauer, M. und R. Lüdtke: Mahonia aquifolium bei Patienten mit Psoriasis vulgaris: eine intraindividuelle Studie. Phytomedicine **3**, 231–35 (1996). – Lampert, M.L., C. Andenmatten und W. Schaffner: Mahonia aquifolium (Pursh). Nutt.(Arzneipflanzenportrait). Z. Phytother. **19**, 107–18(1998). – Hajnicka, V. et al.: Effect of Mahonia aquifolium active compounds on interleukin-8 production in the human monocytic cell line THP-1. Planta Med. **68** (3), 266–68 (2002).

Malpighia glabra L. · Barbadoskirsche, Acerolakirsche
(*Malpighia punicifolia* L.)

Familie: Malpighiaceae

Herkunft: Mittelamerika, Westindische Inseln; in den Tropen und Subtropen kultiviert.

Acerolakirschen, Malpighiae glabrae fructus, sind kirschenartige, aus 3 Fruchtblättern gebildete rote Steinfrüchte. Sie zeichnen sich durch einen ungewöhnlich hohen Gehalt an Ascorbinsäure aus und enthalten ferner Fruchtsäuren, Glukose und Fruktose. Als Droge nicht gebräuchlich. Aus den frischen Früchten werden Fruchtsaftkonzentrate hergestellt, die als Säfte, Sirupe oder nach Sprühtrocknung auch als Tabletten mit natürlichem Vitamin C angeboten werden.

Malus domestica BORKH. ssp. domestica
Apfelbaum

Familie: Rosaceae

Herkunft: In zahlreichen Kultursorten in gemäßigtem Klima kultiviert

Äpfel, (Apfelschnitzel), Mali fructus (siccati) enthalten Pektine, Saccharose, Fruchtsäuren, Chlorogensäure, Gerbstoffe sowie Vitamine und Mineralsalze.
Pektine sind Polyuronide, d.h. Polymere, die überwiegend aus Uronsäureresten aufgebaut sind; sie quellen in wässrigem Milieu zu einem Sol, das auch in den (halbfesten) Gelzustand übergehen kann. Als Quellstoffe können sie den postprandialen Anstieg der Blutglukose verzögern, durch ihr hohes Wasserbindungsvermögen zu einer Zunahme des Chylusvolumens und allgemein zu einer Konsistenzverbesserung des Stuhles führen. Pektine werden von den Verdauungsenzymen nicht angegriffen, im

Dickdarm aber von bakteriellen Enzymen abgebaut. Worauf die leichte antidiarrhoische Wirkung von Äpfeln bzw. Apfelpektin letztlich beruht, ist unklar. Bei leichten Formen von Dyspepsie und Diarrhoe wird empfohlen, mehrmals am Tag geriebene Äpfel essen; als Haus- oder Gesundheitstee finden auch die **Apfelschalen** Verwendung (alte Bezeichnung: Cortex Piri mali fructus), die von nicht gespritzten oder gewachsten Äpfeln stammen sollten.

Fertigarzneimittel: Als Antidiarrhoika seien genannt: Diarrhoesan, Flüssigkeit zum Einnehmen enthält Apfelpektin neben Kamillenextrakt. In der Kaoprompt H Suspension ist Kaolin mit Pektin kombiniert. Ein Apfelpräparat ist auch Aplona Granulat, ein Beutel enthält 4,9 g getrocknetes Apfelpulver. Von Zeit zu Zeit in reißerischer Aufmachung angepriesene Schlankheitsmittel – Bio-Gelee u.a. – sind oftmals (stark überteuerte) Pektinpräparate, die durch ihre Quellwirkung im Magen ein Sättigungsgefühl hervorrufen und dadurch das Bemühen um eine Reduzierung der Nahrungsaufnahme (FDH) unterstützen sollen. Unerwünschte Wirkungen, soweit die Pektinpräparate mit reichlich Flüssigkeit eingenommen werden: Keine.

Für den ebenfalls als Wundermittel beworbenen **Apfelessig** liegen keine wissenschaftlichen Erkenntnisse über besondere Wirkungen, die über die eines normalen Essigs hinausgehen, vor. In Apfelessig-Kapseln ist kein Apfelessig mehr enthalten!

Malva sylvestris L. · Wilde Malve, Käsepappel
Malva neglecta Wallr. · Wegmalve

Familie: Malvaceae

Herkunft: Europa.

Angewandter Pflanzenteil: Malvenblätter, Malvae folium DAC; **Malvenblüten**, Malvae sylvestris flos Ph.Eur.

Inhaltsstoffe: Überwiegend saure Schleimpolysaccharide, im wesentlichen verzweigte Galacturonorhamnane; ferner geringe Mengen an Gerbstoffen, in den Blüten Anthocyanfarbstoffe, in den Blättern Flavonoide, darunter auch Flavonoidsulfate.

Wirkung: Als Hustenlinderungsmittel haben Schleimdrogen in den Fällen eine gewisse Bedeutung, in denen durch ständiges Husten Schleimhautreizungen auftreten; auch als Reizlinderungsmittel bei Gastritis. Volkstümliche Anpreisungen, Käsepappeltee bei Schuppenflechte oder bei Kehlkopfkrebs (!) zu trinken, entbehren jeglicher Grundlagen.

Anwendung und Verordnung: Bei Katarrhen der oberen Luftwege, insbesondere bei Laryngitis und Pharyngitis meist zusammen mit milden Expektorantien, z.B.

Rp. Malvenblätter 10,0
    Fenchelfrüchte
    Anisfrüchte ana 5,0
    M.f. species
    D.S. 2 Teelöffel zum heißen Aufguss.

Malvenblüten sind häufiger Bestandteil von Brust- und Hustentees, so z.B. im Brust- und Hustentee NRF 4.10., Nr. II oder VII. In anderen Teemischungen sind Malvenblüten oft auch nur als Schmuckdroge zugesetzt. Schließlich sollen die Malvenblätter noch als Bestandteil der species emollientes (Erweichende Kräuter) nach EGB 6 erwähnt werden. Diese Mischung zur äußerlichen (traditionellen) Anwendung in Form von Kataplasmen besteht zu gleichen Teilen aus grob gepulverten Eibischblättern, Malvenblättern, Steinklee, Kamillen und Leinsamen.

Fertigarzneimittel: Keine im Handel.

Unerwünschte Wirkungen: Bei bestimmungsgemäßem Gebrauch keine.

Literatur: Classen. B., F. Amelunxen und W. Blaschek: Malva sylvestris. DAZ **134**, 3597–602 (1994). – Classen, B. und W. Blaschek: High molecular weight acidic polysaccharides from Malva sylvestris and Alcea rosea. Planta Med. **64**, 640–44 (1998).

Mandragora officinarum L. · Alraune

Familie: Solanaceae

Herkunft: Östliches Mittelmeergebiet.

Drogen sind sowohl das **Alraunkraut**, Mandragorae herba, als auch die **Alraunwurzel**, Mandragorae radix. Beide enthalten Tropanalkaloide wie (–)-Hyoscyamin, (–)-Scopolamin und Mandragorin. Ihre arzneiliche Verwendung ist nicht mehr gebräuchlich, als „bewusstseinserweiternde" Pflanze ist *Mandragora* jedoch durchaus bekannt. Wirkung und Nebenwirkungspotential entsprechen *Atropa bella-donna*. In Fertigarzneimitteln sind Extrakte nicht mehr enthalten, zumal für sie inzwischen Rezeptpflicht besteht. Für einige Präparate ist Mandragora i. h. V. (Urtinktur aus dem frischen Kraut) als Komponente angegeben.

Marrubium vulgare L. · Weißer Andorn

Familie: Lamiaceae

Herkunft: Ursprünglich S-Europa, aber jetzt allgemein verbreitet; in den USA eingeschleppt.

Angewandter Pflanzenteil: Andornkraut, Marrubii herba Ph.Eur., die zur Blütezeit gesammelten oberirdischen Pflanzenteile.

Inhaltsstoffe: Diterpen-Bitterstoffe, darunter Marrubiin, ein Furanolabdanlacton; Lamiaceen-Gerbstoffe, wenig ätherisches Öl; Cholin, Stachydrin und Betonicin; Flavon- und Flavonolglykoside sowie Flavonoidlactate.

Wirkung: Als Amarum die Magensaftsekretion anregend; ob bei der Lactonspaltung des Marrubiins eine choleretisch wirkende Marrubiinsäure gebildet wird, bedarf einer Nachprüfung; auch zur traditionellen

Anwendung als Expektorans liegen keine neueren Untersuchungen vor. Für das Anwendungsgebiet dyspeptische Beschwerden spricht außer der Wirkung der Bitterstoffe die spasmolytische und analgetische Wirkung eines hydroalkoholischen Extrakts.

Anwendung und Verordnung: Als Choleretikum und Amarum bei dyspeptischen Beschwerden verwendet man 2 Teelöffel der geschnittenen Droge auf 1 Tasse Wasser (Heißaufguss). Als Kombination mit anderen cholagogen Drogen sei folgendes Rezept genannt:

Rp. Andornkraut
Pfefferminzblätter
Löwenzahnwurzel
Jav. Gelbwurz ana ad 50,0
M.f. species
D.S 2 Teelöffel pro Tasse.

Fertigarzneimittel: Ein Mono-Präparat sind die Angocin Bronchialtropfen: FE (1:1; Ethanol 30%) zur Anwendung bei Katarrhen der Luftwege: 3-mal tgl 40 Tropfen in Flüssigkeit.

Unerwünschte Wirkungen: Bei bestimmungsgemäßem Gebrauch keine.

Literatur: De Souza, M.M. und Mitarb.: Analgesic profile of hydroalcoholic extract obtained from Marrubium vulgare. Phytomedicine **5**, 103–07 (1998).

Marsdenia cundurango Reichb. f.
Marsdenia reichenbachii Triana
Kondurangostrauch

Familie: Asclepiadaceae

Herkunft: Ecuador, Peru, Kolumbien.

Angewandter Pflanzenteil: Condurangorinde, Condurango cortex DAC, die Rinde von Zweigen und jüngeren Stämmen.

Inhaltsstoffe: Als Bitterstoffe C_{21}-Steroidesterglykoside (Pregnanderivate), deren Gesamtheit als Condurangin bezeichnet wird; Flavonolglykoside und C-Glykosylflavone; Cumarinderivate, Chlorogen- und Kaffeesäure, die Alkaloide Condurangamin A und B.

Wirkung: Als Bittermittel regt die Droge die Magensaftsekretion an.

Anwendung und Verordnung: Condurangorinde ist ein brauchbares Stomachikum. Galenische Zubereitungen wie Tinctura Condurango (1/2 Teelöffel vor dem Essen in Flüssigkeit) oder Vinum Condurango (2 Esslöffel vor dem Essen) sind heute kaum mehr gebräuchlich.

Fertigarzneimittel: Die gepulverte Rinde oder Extrakte der Droge sind vereinzelt noch in Kombinationspräparaten aus der Gruppe der Stomachika enthalten, so z.B. in Pascopankreat. Einige Präparate enthalten auch Condurango i.h.V.

Unerwünschte Wirkungen: Bei bestimmungsgemäßem Gebrauch keine.

Literatur: Koch-Heitzmann, L.: Marsdenia cundurango. Z. Phytother. **8**(2), 39–41 (1987).

Matricaria recutita L. · Echte Kamille
(*Matricaria chamomilla* L.)

Familie: Asteraceae

Herkunft: Ursprünglich S-, O-Europa; vielerorts angebaut, Importe u.a. aus Argentinien.

Angewandter Pflanzenteil: Kamillenblüten, Matricariae flos Ph.Eur., die getrockneten, mehr oder weniger zerfallenen Blütenköpfchen mit ihrem hohlen(!) Blütenboden.

Inhaltsstoffe: Ätherisches Öl mit Chamazulen, Spathulenol, (–)-α-Bisabolol und Bisaboloxiden (Bisaboloide), β-trans-Farnesen, En-in-dicycloether (Polyin-Spiroether); als nichtflüchtige Verbindungen Flavonoide, vor allem Apigenin und Apigenin-7-O-Glukosid, aber auch methoxylierte lipophile Kamillenflavone; ferner Hydroxycumarine wie Herniarin oder Umbelliferon, Phenolcarbonsäuren (Kaffee-, Vanillinsäure), Cholin und Schleimpolysaccharide: teils vom Inulintyp, ein Rhamnogalacturonan und ein Glucuronoxylan. Matricin und Matricarin sind die nichtflüchtigen Proazulene in der Droge, aus denen erst bei der Wasserdampfdestillation des ätherischen Öles über Chamazulencarbonsäure Chamazulen entsteht.

Wirkung: Antiphlogistisch und spasmolytisch, vor allem beim lokalen Kontakt im oberen Verdauungstrakt bzw. (antiphlogistische Wirkung) bei topischer Anwendung auf Haut und Schleimhäuten. Die Wirksamkeit ist für Kamillengesamtextrakt ebenso erwiesen wie für einzelne Komponenten. Während Chamazulen, (−)-α-Bisabolol, die Spiroether und Flavonoide, darunter auch Apigenin, antiphlogistisch wirksam sind, sind für die spasmolytische Wirkung vor allem die Flavonoide, insbesondere Apigenin, die Bisaboloide, Spiroether, nur in geringem Maße die Cumarine verantwortlich. Von sonstigen, der Kamille zugesprochenen Wirkungen seien noch genannt: ulkusprotektiv, antibakteriell, bakterientoxinhemmend. Der antiphlogistische Effekt beruht auf einer Hemmung der 5-Lipoxygenase und der Cyclooxygenase und damit einem Eingriff in die Eicosanoidbiosynthese (Hemmung der Bildung von Leukotrienen und Prostaglandinen). Für die antioxidative Wirkung ist vor allem Chamazulen verantwortlich, das auch zusammen mit (−)-α-Bisabolol antipeptische Effekte ausübt.

Anwendung und Verordnung: Innerlich bei entzündlichen Erkrankungen des Gastrointestinaltrakts und gastrointestinalen Spasmen; äußerlich bei Haut- und Schleimhautentzündungen, auch im Mundbereich sowie im Anal- und Genitalbereich; bei entzündlichen Erkrankungen und Reizzuständen der Luftwege.
Zur Bereitung von Kamillentee werden 1–2 Teelöffel Droge mit 1 Tasse heißem Wasser übergossen, 10 Minuten bedeckt stehen gelassen, dann abgeseiht. Die Teezubereitung kann auch einfacher durch Verwendung von Teeaufguss-(Filter-)Beuteln gestaltet werden, jedoch ist darauf zu achten, dass diese nur die Blüten (Arzneibuchqualität) enthalten. Als Diätetikum

angeboten, können derartige Beutel Blüten mit Kraut (oder auch nur Kraut) enthalten, der Gehalt an arzneilich wirksamen Inhaltsstoffen ist dann deutlich geringer. Es gibt auch tassenfertigen Instanttee.
Der Heißaufguss erfreut sich zwar immer noch sowohl für die innerliche wie auch für die äußerliche Anwendung (z.B. Spülungen) großer Beliebtheit, ist jedoch wegen der unzureichenden Extraktion der (lipophilen) Wirkstoffe sicherlich nicht die beste Anwendungsform. Im Ph.Eur. finden sich die galenischen Zubereitungen Kamillenfluidextrakt sowie Kamillenöl. Von der Industrie werden meist wässrig-alkoholische Extrakte mit standardisiertem Wirkstoffgehalt angeboten.
Die Droge selbst wird auch noch für Kamillen-Dampfbäder (zum Inhalieren) verwendet und ist sehr häufig Bestandteil verschiedenartigster Teemischungen, so z.B. im species deflatulentes:

Rp.   Kamillenblüten
      Pfefferminzblätter
      Baldrianwurzel
      Kümmelfrüchte
      Anisfrüchte   ana ad 100,0
      M.D.S. 1 Esslöffel voll mit einer Tasse heißen Wassers übergießen.

Auch die Zahl konfektionierter Teemischungen mit Kamillenblüten als Bestandteil ist sehr groß.
Eine beliebte externe Anwendungsform der Kamille ist auch die Auflage von heißen Kamillenkissen, z.B. bei Abszessen, vor allem im Mund-Kieferbereich. Man kann hierzu Kamillenblüten allein oder in Mischung mit anderen Drogen z.B. als species resolventes (Rezeptur S. 349) verwenden. Ebenfalls zur äußerlichen Anwendung (gelegentlich noch in entsprechenden Rezepturen von Wundsalben zu finden) dient Oleum Chamomillae infusum, ein mit fettem Öl hergestellter Kamillenblütenextrakt.

Fertigarzneimittel: Zu unterscheiden ist zwischen Extrakt-Präparaten, die auch die nichtflüchtigen Komponenten enthalten und solchen mit ätherischem Öl. Eine Standardisierung kann auf Levomenol (INN-Name für α-Bisabolol) und/oder Apigenin(glukosid) erfolgen.
Mono-Präparate, die sowohl innerlich bei Gastritis, Magen-Darm-Beschwerden, als Spasmolytikum und Karminativum als auch zur äußerlichen Anwendung bei Haut- und Schleimhautentzündungen, auch im Analbereich, zu Pinselungen im Mund-Rachenbereich, zum Inhalieren

usw. empfohlen werden (auf Ethanolgehalt achten und in der Regel zum Gebrauch verdünnen) sind (Auswahl):

Kamillin Robugen Konz.	(FE 1:1,7–2,6; Ethanol 48 %) Levomenol 50 mg/100 g, Apigenin 10–40 mg/100 g
Kamillosan Konz.	(FE 1:4–4,5; Ethanol 38,8 %) Levomenol 50 mg/100 g, Apigeninglucosid 150–300 mg

Weitere Präparate z.B. Kamillopur (FE 1:1; Ethanol 55 %), Kamillan supra (Auszug 1:2; mind. 180 mg äth. Öl/100 g), Matmille 20 g (FE 1:1; Ethanol, mind. 150 mg äth. Öl)/100 ml.

Für die alleinige äußerliche Anwendung als Wundbehandlungsmittel sowie als medizinische Hautschutz- und Hautpflegemittel gibt es Salben, Cremes, Puder und Badezusätze, die Kamillenextrakte, z.T. standardisiert auf Levomenol oder äth. Öl, enthalten, z.B.: Kamillen-Salbe-Robugen (CO_2-Extrakt), Kamillosan Salbe/Creme, Matmille E Salbe, Chamo S Bürger Salbe/Puder, Kamilloderm-Salbe plus, Azulon Kamillen Creme/Kamillen-Puder, PC 30 N Lösung; Badezusätze enthalten Kamillenblütenauszüge und/oder Kamillenöl, z.B. Kamillenbad intradermi, Kamillen-Bad N „Ritzert", Kamillosan Wund- und Heilbad u.a.m.

Unerwünschte Wirkungen: Bei Entzündungen am Auge sind Kamillenzubereitungen wegen möglicher Reizwirkungen nicht angebracht.
Allergische Reaktionen gegenüber Kamille sind sehr selten; früher beschriebene Fälle dürften z.T. auf Beimengungen von Hundskamille (*Anthemis cotula* L. mit dem starken Allergen Anthecotulid, einem Sesquiterpenlacton) zur Droge beruht haben. Da Kamillenblüten – dies gilt vor allem für das Ausgangsmaterial für die Herstellung von Fertigarzneimitteln – heute fast ausschließlich aus Kulturen stammen (hochwertige Sorten z.B. Degumille oder Manzana) sind derartige Verunreinigungen praktisch ausgeschlossen.

Literatur: Schilcher, H.: Die Kamille, Handbuch für Ärzte, Apotheker und andere Naturwissenschaftler. Wiss. Verl. Gesellsch., Stuttgart 1987. – Ammon, H.P.T. und R. Kaul: Kamille, Pharmakologie der Kamille und ihrer Inhaltsstoffe. DAZ **132**(41, Suppl. 27), 3–26 (1992). – Beschorner, M. und R. Saller: Chamomilla recutita L. (Echte Kamille). In: Beitr. zur Phytotherapie, 215–23, Herausg. R. Saller und H. Feiereis, Hans Marseille Verlag, München, 1993.– Carle, R.: Kamillenöl. Gewinnung und Qualitätsbeurteilung. DAZ **136**, 2165–76 (1996). – Ammon, H.P.T., J. Sabieraj und R. Kaul: Kamille. Mechanismus der antiphlogistischen Wirkung von Kamillenextrakten und -inhaltsstoffen. DAZ **136**, 1821–34

(1996). – Hempel, B. und R. Hirschelmann: Kamille. Entzündungshemmende Wirkung von Inhaltsstoffen und Zubereitungen in vivo. DAZ **138**, 4237–42 (1998). – Hitziger, T.,P. Imming und B. Hempel: Die alte junge Kamille. PZ **148**(5), 372–80 (2003).

Melaleuca alternifolia Cheel. u. a. Arten · Teebaum

Familie: Myrtaceae

Herkunft: Australien, in den Küstenregionen zwischen dem 32. und 27. südl. Breitengrad.

Angewandter Pflanzenteil: Teebaumöl, Melaleucae (alternifoliae) aetheroleum Ph.Eur., das aus den nadelartigen frischen Blättern und Zweigspitzen destillierte ätherische Öl.

Inhaltsstoffe: Mono- und Sesquiterpene, darunter zahlreiche sauerstoffhaltige Verbindungen. Der Gehalt an Terpinen-4-ol soll mindestens 30 %, der an 1,8-Cineol höchstens 15 % betragen.

Wirkung: Bakterizid und fungizid, in vitro gegenüber zahlreichen Mikroorganismen nachgewiesen; antivirale Effekte (in vitro [Zellkultur] nachgewiesen).

Anwendung: Als Antiseptikum in 5 %iger Lotio; unverdünnt als Antimykotikum bei Fußpilz. Bei leichteren Formen von Akne wurde eine Besserung beobachtet. Für zahlreiche volkstümliche Anwendungsempfehlungen und Zusätze zu Kosmetika fehlen gesicherte Wirkungsnachweise. Teebaumöl ist bisher nicht als Arzneimittel zugelassen.

Unerwünschte Wirkungen: Bei topischer Anwendung sind nicht selten Kontaktdermatitiden beobachtet worden. Möglicherweise sind Oxidationsprodukte von Terpenen, wie sie bei längerer Lagerung und Luftzufuhr entstehen, dafür verantwortlich.

Literatur: Saller, R. und J. Reichling: Teebaumöl, ein natürliches Universalheilmittel? DAZ **135**, 3180–3188 (1995). –Reichling,J. und R. Saller: Australisches Teebaumöl

– Hilfreich bei Hauterkrankungen, Zahnfleischentzündungen und in der Kosmetik? Z. Phytother. **17**, 111–12 (1996). Harkenthal, M. und Mitarb.: Oxidationsprodukte als mögliche Ursache von Kontaktdermatitiden. PZ **143**, 4092–96 (1998). – Galle-Hoffmann, U. und W.A. König: Teebaumöl. DAZ **139**, 294–302 (1999). – Ernst, E. und Mitarb.: Tea tree oil: A systematic review. Forsch. Komplementärmed. **7**, 17–20 (2000); Ref. in Z. Phytother. **21**, 214 (2000). – Schnitzler, P., K. Schön und J. Reichling: Antiviral activity of Australian tea tree oil and eucalyptus oil against herpes simplex virus in cell culture. Pharmazie **56**, 345–49 (2001), Ref. in PZ **146**, 1240 (2001). – Carson, C.F. and T.V. Riley: Safety, efficacy and provenance of tea tree (Melaleuca alternifolia) oil. Contact Dermatitis **45**, 65–67 (2001).

Melaleuca leucadendra L.· Kajeputbaum

Familie: Myrtaceae

Herkunft: Molukken, Monsungebiete von Indonesien, Malaysia und Papua Neuguinea.

Angewandter Pflanzenteil: Kajeputöl, Cajeputi aetheroleum, das aus den frischen Blättern destillierte ätherische Öl

Inhaltsstoffe: Hauptkomponente ist mit über 50% 1,8-Cineol, daneben zahlreiche weitere Monoterpenkohlenwasserstoffe und -alkohole – z.B. α- und β-Pinen, p-Cymen, α-Terpineol – sowie Sesquiterpene wie β-Caryophyllen, Viridiflorol u.a.

Wirkung: Expektorierend (?), hyperämisierend, in vitro antimikrobiell.

Gegenanzeigen: Bei Säuglingen und Kleinkindern sollten Kajeputöl-Zubereitungen nicht im Bereich des Gesichts, speziell der Nase aufgetragen werden.

Anwendung und Verordnung: Bei Bronchitis sicca äußerlich 1 Teelöffel ins Wickelwasser oder in Salbenform:

Rp.	Aetherolei Cajeputi rectif.	1,0
	Ungt. Glycerini	ad 20,0
	M.D.S. Bronchialbalsam, äußerlich.	

Fertigarzneimittel: Monopräparate: Keine. Eine Mischung von Eukalyptusöl und Kajeputöl ist das Liniplant-Inhalat.

Unerwünschte Wirkungen: Bei bestimmungsgemäßem Gebrauch keine. In höherer Dosierung die für ätherische Öle allgemeinen Zellreizwirkungen.

Anmerkung: Ein Genotyp mit hohem Anteil an Methyleugenol im ätherischen Öl (ME-Typ) sollte nicht verwendet werden, da Methyleugenol neuerdings als potentielles Kanzerogen eingestuft worden ist (Tierversuche).

Literatur: Galle-Hoffmann, U. und W.A. König: Weitere Teebaumöle aus der Gattung Melaleuca. DAZ **139**, 4849–56 (1999). – Iten, F., R. Saller und J. Reichling: Sind Naturprodukte mit Methyleugenol kanzerogen? DAZ **144**(28), 3192–99 (2004).

Melaleuca viridiflora SOLAND. ex GARTN.
Niaoulibaum

Familie: Myrtaceae

Herkunft: Nord- und Westaustralien; Plantagen auf Neuguinea und in Indochina.

Niaouliöl, Niaouli aetheroleum, ist das aus den frischen Blättern destillierte ätherische Öl. Das von *M. quinquenervia* stammende Öl wird im Handel häufig als Niaouliöl MQV bezeichnet. Niaouliöl enthält 1,8-Cineol (35–65%), daneben α- und β-Pinen, α-Terpineol, Limonen und weitere Terpene sowie Sesquiterpene, darunter Viridiflorol. Es wirkt hyperämisierend, expektorierend (?) und in vitro antibakteriell, ist aber als reines Öl wenig gebräuchlich. Gegenanzeigen und unerwünschte Wirkungen: Siehe *Melaleuca leucadendra*.

Literatur: Galle-Hoffmann, U. und W.A. König: Weitere Teebaumöle der Gattung Melaleuca. DAZ **139**, 4849–56 (1999).

Melilotus officinalis (L.) Pall. · Echter Steinklee
Melilotus altissima Thuill. ·Hoher Steinklee

Familie: Fabaceae

Herkunft: M-Europa, Kleinasien.

Angewandter Pflanzenteil: Steinklee(kraut), Meliloti herba Ph.Eur., die blütentragenden oberirdischen Teile (von beiden Stammpflanzen).

Inhaltsstoffe: Cumarinderivate: Melilotosid (vor allem im frischen Kraut), aus dem nach Glykosidspaltung Cumarin entsteht, Melilotin (= 3,4-Dihydrocumarin), Scopoletin, Umbelliferon, u.a.; als Flavonoide Quercetin- und Kämpferolderivate; Phenolcarbonsäuren.

Wirkung: Antiphlogistisch, antiödematös; Verbesserung der Blut- und Lymphströmung, Steigerung der Kapillarresistenz und Senkung der Gefäßpermeabilität; Beschleunigung der Wundheilung. Für die genannten Wirkungen wurden in tierexperimentellen Modellen Untersuchungen mit standardisierten Extrakten durchgeführt, die nicht ohne weiteres auf die Droge, daraus hergestellte Teeaufgüsse und ihre Verwendung p.o. übertragen werden können.

Anwendung und Verordnung: Innerlich „Bei chronisch venöser Insuffizienz, nächtlichen Wadenkrämpfen, Juckreiz und Schwellungen; zur unterstützenden Behandlung der Thrombophlebitis, des postthrombotischen Syndroms, von Hämorrhoiden und Lymphstauungen, äußerlich bei Prellungen, Verstauchungen und oberflächlichen Blutergüssen" (Aufbereitungsmonographie). Wegen des schwankenden Gehalts an Cumarinverbindungen ist eine Verwendung der Droge zur innerlichen Anwendung nicht empfehlenswert. Steinkleekraut ist in wenigen Teemischungen – Lymphtee, Venentee – enthalten. Äußerlich früher in Form der species emollientes (neben Leinsamen u.a.) bei Hämatomen, Kontusionen.

Fertigarzneimittel: Ein Mono-Präparat:

Meli Rephastasan   FE (1:1; Ethanol 30%), Flüssigkeit (27% Ethanol)

In einigen Venenpräparaten sind standardisierte Melilotusextrakte mit Aesculusextrakt kombiniert. Die Indikationen entsprechen den in der Aufbereitungsmonographie genannten (s.o.). Venalot Depot enthält an Stelle von Melilotusextrakt jetzt die Reinsubstanz Cumarin (+ Troxerutin).

Unerwünschte Wirkungen: Bei bestimmungsgemäßem Gebrauch von Droge oder Präparaten mit standardisiertem Melilotusextrakt keine (mittlere empfohlene Tagesdosis bis 30 mg Cumarin); in seltenen Fällen Kopfschmerzen. Die in Tierversuchen beobachteten hepatotoxischen, cardiotoxischen (auch karzinogenen?) und ZNS-lähmenden Wirkungen hoher Cumarindosen sind für die arzneiliche Verwendung cumarinhaltiger Zubereitungen irrelevant, zumal beim Menschen (im Gegensatz zum Stoffwechsel von Versuchstieren wie Hund oder Ratte) Cumarin nur in sehr geringem Maße zur lebertoxischen o-Hydroxyphenylessigsäure metabolisiert wird.

Melissa officinalis L. · Melisse, Zitronenmelisse

Familie: Lamiaceae

Herkunft: Östlicher Mittelmeerraum, W-Asien; auch angebaut, z.B. in Spanien.

Angewandter Pflanzenteil: Melissenblätter, Melissae folium Ph.Eur.

Inhaltsstoffe: Ätherisches Öl mit Neral/Geranial (cis-trans-Isomerenpaar = Citral), Citronellal, β-Caryophyllen und Caryophyllenoxid sowie weitere Monoterpene; ferner Lamiaceen-Gerbstoffe (Rosmarinsäure), Flavonoide und Triterpensäuren.

Wirkung: Leicht sedativ. Die sedative Wirkung von Melissendestillaten ist in experimentellen Untersuchungen nachgewiesen. Des weiteren werden der Melisse leicht spasmolytische und karminative, aber auch choleretische und antibakterielle Wirkungen zugesprochen; über antivirale Effekte siehe unter der Rubrik Fertigarzneimittel.

Anwendung und Verordnung: Die Melisse eignet sich besonders bei leichten Graden von Schlaflosigkeit, bei nervösen Magen-Darmbeschwerden und als Nervinum bei psychovegetativen Herzbeschwerden. Zur Teebereitung werden 2–3 Teelöffel der geschnittenen Droge mit 1 Tasse heißem Wasser übergossen, bedeckt stehen gelassen und nach 10 Minuten abgeseiht; mehrmals tgl. 1 Tasse trinken. Brauchbar ist auch folgende Mischung:

Rp. Melissenblätter
Baldrianwurzel ana 20,0
Strobuli Lupuli 5,0
M.f. species
D.S. 2 Teelöffel pro Tasse.

Melisse wird auch in Teeaufgussbeuteln angeboten. Melissenblätter sind darüber hinaus in zahllosen konfektionierten Teemischungen – vornehmlich Magen- oder Nerventees – enthalten.

Von den galenischen Zubereitungen spielt nur noch der Spiritus Melissae compositus (Karmelitergeist), eine Mischung verschiedener ätherischer Öle in Alkohol, eine bescheidene Rolle. Da an Stelle des echten Melissenöls hierfür das ähnlich zusammengesetzte Citronellöl verwendet wird, heißt es im ÖAB konsequenterweise Spiritus aromaticus compositus.

Melissengeist ist dagegen ein alkoholisches Destillat aus Melissenblättern, zusammen mit anderen ätherisch-Öldrogen (Angelicawurzel, Ingwer, Muskatnuss, Zimt u.a.)

Fertigarzneimittel: Mono-Präparate:

Gastrovegetalin Kapseln 225 mg TE (5,0–6,2:1; Wasser)/Kapsel
Gastrovegetalin Lösung 10 g Spissumextrakt (2,3–3,0:1; Wasser)/100 g
Bei funktionellen Magen-Darm-Beschwerden, nervös bedingten Einschlafstörungen

Kombinationspräparate enthalten Extrakte, die Tinktur oder ätherisches Öl (dieses oftmals durch Citronellae aetheroleum ersetzt: = Indisches Melissenöl von *Cymbopogon*-Arten, s. S. 185) und gehören vornehmlich zur Gruppe der Nervina, Sedativa, Kardiaka, Karminativa oder Stomachika. Pflanzliche Sedativa zur Anwendung bei Unruhezuständen und nervös bedingten Einschlafstörungen sind oftmals Kombinationen von Melissenextrakt mit Baldrian- und/oder Hopfenzapfenextrakt, z.B.

Euvegal Tabl./Tropfen, Pascosedon Tabletten, Phytonoctu Tabl., Plantival novo Dragees/ Lösung, Pronervon Phyto Drg., Sedacur forte Beruhigungsdragees, Sedariston Tropfen plus. .

Wenn man den Anteil von Melisse bei anderen, aus mehreren bis vielen Komponenten zusammengesetzten Präparaten betrachtet, stellt sich die Frage, inwieweit dabei melissenspezifische Wirkungen überhaupt zum Tragen kommen. Es scheint so, als ob die Melisse z.T. ihrem guten Namen (Paracelsus: Melissa ist von allen Dingen, die die Erde hervorbringt, das beste Kräutlein für das Herz) die häufige Inanspruchnahme verdankt.

Die seit längerem bekannte Tatsache, dass Melissenblattextrakte virushemmende Eigenschaften besitzen, hat zur Entwicklung des Präparates Lomaherpan Creme (0,05 g TE 70:1; Wasser/5 g) geführt, das zur Linderung von Beschwerden bei Herpes simplex empfohlen wird. Als mögliche Wirkkomponenten werden die Lamiaceen-Gerbstoffe (Rosmarinsäure und -derivate) diskutiert, die mit Virus- und Zellmembranproteinen reagieren und die Adsorption von Viren an die Zellmembran hemmen können.

Unerwünschte Wirkungen: Bei bestimmungsgemäßem Gebrauch der Droge und ihrer galenischen Zubereitungen keine. Bei Melissengeist ist vor allem der hohe Alkoholgehalt (ca. 80 Volumenprozent) zu beachten.

Literatur: Koch-Heitzmann, I. und W. Schultze: 2000 Jahre Melissa officinalis. Von der Bienenpflanze zum Virustatikum. Z. Phytother. **9**, 77–85 (1988). – Schultze, W. und Mitarb.: Melissenöle. DAZ **135**, 557–75 (1995). – Zänglein, A., W. Schultze und E. Wolf: Melissenblätter – Ein Beitrag zur neuen Monographie im Europäischen Arzneibuch. DAZ **135**, 5623–39 (1995). – Mohrig, A.: Melissenextrakt bei – die Alternative zu Nucleosid-Analoga. DAZ **136**, 4575–80 (1996). – N.N. Melissa officinalis L. – ein Leitmotiv für 2000 Jahre Wissenschaftsgeschichte. Würzburger medizinhistorische Forschungen, Bd. 64, 448 S., Verlag Königshausen & Neumann, Würzburg 1998. – Binder, G. und W.A. König: Ätherische Öle. DAZ **140**, 4205–10 (2000).

Mentha x piperita L. var. piperita · Pfefferminze
Arzneipflanze des Jahres 2004

Familie: Lamiaceae

Herkunft: Ausschließlich aus Kulturen (gemäßigtes Klima). Die Pfefferminze ist ein Tripelbastard aus *M. aquatica* und *M. spicata* (diese wiederum ein Bastard zwischen *M. longifolia* und *M. rotundifolia*).

Angewandter Pflanzenteil: Pfefferminzblätter, Menthae piperitae folium Ph.Eur; **Pfefferminzöl,** Menthae piperitae aetheroleum Ph.Eur., das aus den Blättern durch Wasserdampfdestillation gewonnene Öl.

Inhaltsstoffe: Das ätherische Öl ist reich an Monoterpenen; Hauptkomponente ist (-) Menthol(Levomentholum Ph.Eur.), ferner u.a. Menthylacetat, Menthon/Isomenthon, Menthofuran, Jasmon, Cineol, daneben kommen auch einige Sesquiterpenkohlenwasserstoffe, z.B. β-Caryophyllen vor. Weitere Inhaltsstoffe der Blätter: Lamiaceen-Gerbstoffe und freie Phenolcarbonsäuren, Flavonoidglykoside, z.B. Eriocitrin sowie Triterpensäuren.

Wirkung: Spasmolytische, cholagoge, karminative, auch antimikrobielle und antivirale Effekte. Die Wirkung der Pfefferminzblätter beruht hauptsächlich auf dem ätherischen Öl mit seinem hohen Mentholgehalt. Beim Teeaufguss dürften aber auch die Lamiaceen-Gerbstoffe und die Flavonoide an der cholagogen und spasmolytischen Wirkung beteiligt sein.
Pfefferminzöl wirkt aufgrund des hohen Mentholgehalts auf die Haut und Schleimhäute kühlend (Erregung der Kälterezeptoren durch Menthol), antiseptisch und in höherer Dosierung auch analgetisch und anästhesierend. Bei innerlicher Anwendung steht die cholagoge und die spasmolytische Wirkung des Öls (und hier wiederum des Menthols) im Magen-Darmtrakt im Vordergrund. Da Menthol biliär (auch renal) ausgeschieden wird, kommt die antiseptische Wirkung als günstiger Effekt hinzu.
Spasmolyse durch direkte Wirkung auf glattmuskelige Organe und gesteigerter Gallefluss sind gesicherte Wirkungen des Öls und auch der Droge, die insgesamt milder wirkt, aber durchaus in der Lage ist, krampfartige Schmerzen einer leichten Gallenkolik zu beheben.

Anwendung und Verordnung: Bei krampfartigen Beschwerden im Magen-Darmbereich sowie der Gallenblase und -wege. Auch bei einfachen Gastritiden, wie sie z.B. nach Genuss verdorbener Speisen auftreten, hat sich der ungesüßte Pfefferminztee von jeher ausgezeichnet bewährt.

Teezubereitung: 1 Esslöffel der geschnittenen Droge wird mit 1 Tasse heißem Wasser übergossen, bedeckt stehen gelassen und nach 5 Minuten abgeseiht. Pfefferminztee wird auch in Filterbeuteln angeboten, deren Inhalt nicht immer der Arzneibuchqualität entspricht. Vor allem bei stärkerem Zerkleinerungsgrad ist der Verlust an ätherischem Öl groß. Im Handel gibt es auch sofortlösliche Teepulver.

Die galenischen Zubereitungen Spiritus Menthae piperitae und der Sirupus Menthae piperitae sind kaum noch in Gebrauch (wohl aber die Rotuli Menthae piperitae, die beliebten Pfefferminzplätzchen). Pfefferminze ist Bestandteil zahlloser Teemischungen; dies gilt sowohl für konfektionierte Tees (insbesondere Stomachika, Cholagoga, Karminativa, Laxantia, als Geschmackskorrigenz aber auch in solchen mit anderen Indikationen), als auch für Arzneibuchvorschriften, Rezeptformeln, Standardzulassungen oder Rezepte aus Kräuterbüchern. Genannt seien: species deflatulentes (Rezeptur bei *Matricaria*) oder species cholagogae:

Rp. Rhabarberwurzel
Kümmelfrüchte ana 10,0
Kardobenediktenkraut
Wermutkraut
Pfefferminzblätter
Mariendistelfrüchte ana 20,0
M.f. species
D.S. 1 Teelöffel auf 1–2 Tassen Wasser, kochend übergießen,
20 Minuten ziehen lassen und abseihen. 3 Tassen über den Tag verteilt trinken.

Magen- und Darmtee I nach Standardzulassung (auch bei nervösen Herz-Magen-Beschwerden):

Rp. Baldrianwurzel
Kümmel
Pfefferminzblätter
Kamillenblüten ana ad 100,0

Anwendungsgebiete für das ätherische Öl – Menthae piperitae aetheroleum – sind über die für die Droge genannte hinaus noch folgende: Reizdarmsyndrom, Katarrhe der oberen Luftwege und Mundschleimhautentzündungen; bei äußerlicher Anwendung auch Myalgien und neuralgiforme Beschwerden sowie Spannungskopfschmerz. In der Regel werden dafür Fertigarzneimittel eingesetzt.

Gegenanzeigen, die vor allem für das ätherische Öl, weniger für die Droge gelten: Verschluss der Gallenwege, Gallenblasenentzündungen oder schwere Leberschäden. Bei Gallensteinleiden nur nach Rücksprache mit einem Arzt anwenden. Bei Säuglingen und Kleinkindern nicht zur Inhalation geeignet und nicht im Bereich von Hals und Gesicht (insbesondere Nase) auftragen.

Fertigarzneimittel: Pfefferminzöl-Mono-Präparate:

Spasmo gallo sanol	37,5 mg/Drg.
Medacalm	0,2 ml in einer Oleo-Gel-Matrix/Hartkapsel
Inspirol	0,900–0,912 mg/ml Lösung, bei Magen-Darm- und Gallenbeschwerden
Heilpflanzenöl	
Euminz	0,81 g/10 ml Ethanol 96%; zur äußerlichen Anwendung bei Spannungskopfschmerz zugelassen

Die Zahl der Kombinationspräparate ist so groß, dass eine ausführliche Besprechung nicht möglich ist. Wie bei den Teemischungen kann auch hier gesagt werden, dass Pfefferminze – Tinktur, Extrakt, ätherisches Öl und besonders zahlreich Präparate, die Menthol enthalten – bei innerlicher Anwendung nur dann ihre spezifischen, d.h. spasmolytischen, karminativen oder cholagogen Wirkungen entfalten kann, wenn sie ausreichend hoch dosiert ist (z.B. Rowachol Lösung mit 32% Levo-Menthol als Cholagogum oder Enteroplant mit 90 mg Pfefferminzöl + 50 mg Kümmelöl/Kps. als Mittel gegen dyspeptische Beschwerden).
Bei einer kritischen Beurteilung der im Handel befindlichen Präparate ist der Zusatz von Pfefferminze (-öl) meist nur im Sinne eines Geruchs- und Geschmackskorrigenz zu bewerten.
Zur äußerlichen Anwendung kann Menthol in Form der Migränestifte bei Gesichtsneuralgien verwendet werden. Novopin MIG neu (jetzt: Minzöl) wird ebenso zum Einreiben bei Migräne und Kopfschmerzen empfohlen. Als juckreizstillende Einreibung ist der einprozentige Mentholspiritus zu empfehlen. In Schnupfenmitteln – Nasensalben, -tropfen – soll Menthol

eine Verminderung der Schleimhautsekretion bewirken, was allerdings nicht durch entsprechende Untersuchungen belegt ist. Möglicherweise ist es die subjektiv wahrnehmbare – kühlende – Wirkung, die als angenehm empfunden wird. Nasulind Nasensalbe enthält je 0,1 g Pfefferminzöl und Thymianöl/10 g Salbengrundlage.

Unerwünschte Wirkungen: Für Pfefferminzblätter und ihre galenischen Zubereitungen sind bei bestimmungsgemäßem Gebrauch keine bekannt. Trinken des Tees über einen längeren Zeitraum kann jedoch Reizerscheinungen im Magen bewirken; dies gilt in stärkerem Maße auch für den innerlichen Gebrauch des ätherischen Öls.
Menthol führt erst in Grammdosen zu Intoxikationen mit Erbrechen, rauschartigen Zuständen, Benommenheit und Störungen der Atmung. Mentholhaltige Schnupfensalben und Nasentropfen sollten bei Säuglingen und Kleinkindern nicht in die Nasenlöcher eingestrichen werden (Kollapsgefahr, Glottisspasmus, Asphyxie, Dyspnoe möglich: sog. Kratzschmer Reflex, der allgemein bei stark riechenden Substanzen auftreten kann, also nicht für Menthol spezifisch ist).

Anhang: Andere *Mentha*-Arten: *Menthae arvensis* aetheroleum partim mentholum depletum, **Minzöl** Ph.Eur., stammt von *Mentha arvensis* L. var. *glabrata* (Benth) Fern. (syn. *Mentha arvensis* var. *piperascens* Malinv. ex Holmes, syn. *Mentha canadensis* L.). Es handelt sich um das durch Wasserdampfdestillation aus den frischen, blühenden, oberirdischen Teilen gewonnene ätherische Öl, aus dem Menthol durch anschließende Kristallisation teilweise abgetrennt ist. Minzöl für arzneiliche Zwecke enthält noch ca. 50% Menthol und wird gelegentlich mit einem geringen Zusatz von Chlorophyll grünlich gefärbt. Minzöl-Mono-Präparate (Indikationen entsprechend Pfefferminzöl):

Japanöl Ol. Menthae jap. S Lösung, JHP Rödler Flüssigkeit, Novopin MIG neu.

Die **Krauseminzblätter** (Spearmint) stammen von verschiedenen Minzen, z.B. *Mentha spicata* L. var. *crispa, M. cardiaca* Ger. ex Baker u.a. Varietäten. Das in seiner Zusammensetzung variable Öl zeichnet sich durch einen hohen Anteil an Carvon aus. Ester des Dihydrocuminalkohols und des Dihydrocarveols sind für den charakteristischen Spearmint-Geruch verantwortliche Komponenten. Krauseminzblätter sind ein Karminativum, das ätherische Öl ein viel gebrauchtes Aromatisierungsmittel (Zahnpasten, Kaugummi).

Literatur: Rohmeder, J.: Menthol: Verum statt Racemicum. PZ **139**, 300–302 (1994). – Göbel, H. u. G. Schmidt: Effekt von Pfefferminz- und Eukalyptusölpräparaten in experimentellen Kopfschmerzmodellen. Z. Phytother. **16**, 23–33 (1995). – Galle-Hoffmann, K. und W.A. König: Pfefferminzöl. DAZ **138**, 3793–99 (1998). – Van Rensen, I.: Mentha x piperita L. – Die Pfefferminze bei Verdauungsbeschwerden. Z. Phytother. **25**(3), 118–27 (2004); weitere Arbeiten zur Pfefferminze in diesem Heft. – Schmidt, M.: Vielseitige Pfefferminze. PTA heute **18**(9), 60–63 (2004). – Esendal, B. und D. Murad: Drug-Targeting von ätherischem Pfefferminzöl. DAZ **145**(40), 5373–75 (2005).

Mentzelia cordifolia Dombay · Angurate

Familie: Loasaceae

Herkunft: Peru; westliche Hänge der Anden bis 3000 Meter.

Mentzeliakraut, Mentzeliae herba, die geschnittenen Stängel und Zweigspitzen (evtl. auch Wurzelanteile?), enthalten Flavonoide (Quercetin, Kämpferol), Phenolcarbonsäuren, Scopoletin, Iridoide, ätherisches Öl (?). Die Droge wirkt entzündungshemmend und krampflösend im Magen-Darmbereich, angeblich auch mukosaprotektiv (?). Die Wirksamkeit der aus der peruanischen Volksmedizin stammenden Droge ist wissenschaftlich nicht hinreichend belegt. Als Teeaufguss wird Angurate bei Magen-Darm-Störungen, Gastritis und zur Ulkusprophylaxe (?) empfohlen. Nur in Form des Fertigarzneimittels Angurate: Magentee aus Peru. Unerwünschte Wirkungen: Bei bestimmungsgemäßem Gebrauch keine. Angaben über Wechselwirkungen und Gegenanzeigen fehlen.

Literatur: Seidemann, J.: Angurate, ein Magenmittel aus dem Reich der Inkas. PZ **142**, 3534–41 (1997).

Menyanthes trifoliata L. · Bitterklee, Fieberklee

Familie: Menyanthaceae

Herkunft: Sumpfpflanze der nördlichen gemäßigten Klimazonen.

Angewandter Pflanzenteil: Bitterkleeblätter, Menyanthidis trifoliatae folium Ph.Eur. (Trifolii fibrini folium).

Inhaltsstoffe: Als Bitterstoffe dimere Secoiridoidglykoside, darunter 7,8-Dihydrofoliamenthin als Hauptkomponente, sowie Foliamenthin und Menthiafolin, ferner Secoiridoid- und Iridoidglykoside wie Swerosid und Loganin. Bei den Monoterpenalkaloiden Gentianin und Gentianidin handelt es sich nicht um genuine Inhaltsstoffe, sondern wohl um Isolierungsartefakte. Weitere Inhaltsstoffe: Flavonoide, Phenolcarbonsäuren, Cumarine und Gerbstoffe.

Wirkung: Als Amarum purum regt die Droge die Magensaftsekretion an.

Anwendung und Verordnung: Bei dyspeptischen Beschwerden, Subazidität und Inappetenz: 1 Teelöffel der geschnittenen Droge wird mit 1 Tasse kochendem Wasser übergossen, nach 10 Minuten abseihen und den Teeaufguss jeweils $1/2$ Stunde vor den Mahlzeiten trinken. Bitterkleeblätter sind Bestandteil der species nervinae und einiger konfektionierter Teemischungen.

Fertigarzneimittel: Bitterkleeauszüge sind in wenigen Kombinationspräparaten enthalten.

Unerwünschte Wirkungen: Bei bestimmungsgemäßem Gebrauch keine.

Momordica charantia L. · Balsambirne, Bittermelone

Familie: Cucurbitaceae

Herkunft: China, Indien; vielfach angebaut.

Die Früchte der Balsambirne sind ein in Asien, zunehmend auch in Europa geschätztes Gemüse. Bei übermäßigem Verzehr kann es zu gastrointestinalen Beschwerden kommen; es wurde aber auch ein Abfall der Blutzuckerwerte beobachtet. Als Inhaltsstoffe isolierte Phytosterole (Gemisch = Charantin) sollen für die hypoglykämische Wirkung verantwortlich sein. Erste Versuche mit einem auf 10% Charantin eingestellten Momordica-Extrakt scheinen die hypoglykämische Wirkung zu bestätigen. Als NEM werden inzwischen Kapseln mit einem Momordica-Extrakt (z.B. Präparat Glukokine oder Duo Vital + Zimt) und in Reformhäusern „Momordica-Tee" angeboten. Zur Verwendung von pflanzlichen Produkten als Antidiabetika bei Typ-II-Diabetes vgl. AMMON et al.

Literatur: Zänker, K. S., G. Gottschalk und S. Hans – Sicherheits- und Wirksamkeitsstudie mit einem Extrakt aus Momordica charantia bei Patienten mit Typ-2-Diabetes. Z. Phytother. **24**(4), 163–69 (2003). – Ammon, T. et al.: Zimt (u.a. pflanzliche Produkte) als Antidiabetikum. DAZ **145**(46), 6064 (2005).

Morinda citrifolia L. · Indische Maulbeere

Familie: Rubiaceae

Herkunft: Indien, Thailand, auch Polynesien und Philippinen.

Der aus den Früchten hergestellte Presssaft wird durch Laienreklame (auch via Internet) unter der Bezeichnung **Noni** als moderne Panacee, d.h. als Allheilmittel angepriesen. *Morinda* enthält als Rubiacee in allen Teilen Anthrachinonderivate, ferner Asperulosid und Gerbstoffe; der Kaliumgehalt ist relativ hoch. In welcher Höhe Anthrachinonderivate in der Frucht vorkommen, ist unklar. Zu den angeblichen Wirkstoffen Xeronin und den

Enzymen Proxeronin und Proxeronase, die „in 800-facher Menge gegenüber der Ananas" im Fruchtsaft enthalten sein sollen, finden sich keine seriösen wissenschaftlichen Angaben. Abgesehen davon, dass die Wirksamkeit (als Arzneimittel) bei den beanspruchten Indikationsgebieten nicht erbracht ist, sind die Angaben über die gesundheitliche Unbedenklichkeit (als neuartiges Lebensmittel) nicht ausreichend belegt. Nachdem für Noni-Produkte in der BRD zunächst ein Verkehrsverbot bestand, hat die europäische Kommission 2003 entschieden, dass Noni-Saft „als neuartige Lebensmittelzutat in pasteurisierten Fruchtsaftgetränken in Verkehr gebracht werden darf". Auf UAW (akute Hepatitis) nach Verzehr von Noni-Säften wurde kürzlich hingewiesen.

Literatur: Länger, R., A. Rößle und W. Kubelka: Die Noni-Frucht. DAZ **141**, 2839–41 (2001). – SK: Super-Schwindel aus Tahiti! Medical Tribune **36**, 46 (2001). – Schmidt, M.: Noni – teurer Schwindel mit Käsegeschmack. PTA heute **21**, 40–41 (2001). – Seidemann, J.: Fragwürdige Zauberfrucht aus der Südsee. PZ **146**, 3492–96 (2001) und Z. Phytother. **23**, 62–67 (2002). – Kreck, C.: Lukrativ: Die Noni-Frucht. internist. praxis **42**(3), 664–66 (2002). – Mitt. AMK der Dtsch. Apoth.: Noni-Saft. DAZ **143**(40), 5076 (2003). AMKdA: EFSA prüft Neubewertung von Noni-Säften. DAZ **146** (14), 1460–62 (2006).

Myristica fragrans Houtt. · Muskatbaum

Familie: Myristicaceae

Herkunft: Molukken, Indonesien, auch in anderen tropischen Gebieten angebaut.

Muskatsamen (Muskatnüsse), Myristicae semen, sind die vom Samenmantel und der Samenschale befreiten Samenkerne; **Macis** (Muskatblüte), Myristicae arillus, ist der rote, nach dem Trocknen gelbe Samenmantel. Beide Produkte spielen vor allem als Gewürz eine Rolle. Das aus den Samen gewonnene **Muskatöl**, Myristicae fragrantis aetheroleum Ph.Eur. enthält neben Terpenkohlenwasserstoffen, z.B. Sabinen, α- und β-Pinen sowie Terpenalkoholen auch Phenylpropankörper, z.B. Myristicin, Elemicin und Safrol. **Muskatbutter** (Myristicae oleum expressum, Oleum Nucistae) ist das aus den Samen durch Heißpressung gewonnene salbenartige Produkt, das aus einer Mischung von ätherischem Öl und Fett besteht.

Das ätherische Öl wird innerlich als Stomachikum, äußerlich als Hautreizmittel verwendet und ist Bestandteil des Spiritus Melissae compositus. Extrakte der Droge bzw. das ätherische Öl sind nur vereinzelt in Präparaten sowohl zur innerlichen als auch zur äußerlichen Anwendung zu finden (Carmol, Resana Sportfluid). Muskatnuss ist Bestandteil von Schwedenkräutermischungen – manchmal mit relativ hohem Anteil – und ist auch in entsprechenden Schwedenbitterpräparaten enthalten. In äußerlich anzuwendenden Zubereitungen findet man vereinzelt auch die Muskatbutter. Unerwünschte Wirkungen: Bei Verwendung als Gewürz und zur Aromatisierung keine. In höheren Dosen wirken gepulverte Muskatnusssamen und das ätherische Öl abortiv und halluzinogen. Verantwortlich für die halluzinogene und allgemein toxische Wirkung sind Myristicin und Elemicin, von denen man annimmt, dass sie im Organismus zu amphetaminähnlichen Verbindungen metabolisiert werden. Eine arzneiliche Anwendung der Drogen und des ätherischen Öls ist unter Berücksichtigung möglicher Risiken nicht vertretbar.

Literatur: Beck, Th. A. und H. Marty: Die Nervenkekse der Hildegard von Bingen – keine harmlose Nascherei. Schweiz. Med. Forum, Nr.51/52, 1287–88 (2001); Ref. In Medical Tribune **37**(6), 23 (2002). – Krützfeldt, K.: Muskat, die psychoaktive Nuss. DAZ **142**(46), 5622–31 (2002).

Myroxylon balsamum (L.) HARMS var. pereirae
Perubalsambaum

Familie: Fabaceae

Herkunft: Mittelamerika, insbesondere San Salvador.

Angewandter Pflanzenteil: Perubalsam, Balsamum peruvianum Ph.Eur., der aus dem Stammholz nach Wundreiz austretende braune, viskose Balsam.

Inhaltsstoffe: Ein früher als Cinnamein bezeichnetes Gemisch von Estern der Zimtsäure und Benzoesäure mit Benzyl-, evtl. auch Coniferylalkohol, ferner β-Nerolidol, Farnesol und freie Zimt- und Benzoesäure; eine Harzfraktion (Peruresitannol), die überwiegend aus Estern von Benzoesäure und Zimtsäure mit höheren Alkoholen besteht.

Wirkung: Schwach antiseptisch, antiphlogistisch, granulationsfördernd; Antiparasitikum.

Anwendung und Verordnung: Zur äußeren Anwendung bei infizierten und schlecht heilenden Wunden, bei Verbrennungen, Dekubitus, Frostbeulen, Ulcus cruris, Prothesendruckstellen und Hämorrhoiden (Aufbereitungsmonographie). Perubalsam ist allerdings wegen der bekannten Nebenwirkungen (s.u.) nur noch selten in Wundsalben, Hämorrhoidalzäpfchen o.ä. anzutreffen.
Unguentum nigrum ist eine Perubalsam enthaltende Wundsalbe:

Rp.	Argenti nitrici	0,3
	(solve in Aqu. dem. 0,3)	
	Adipis Lanae anhydric.	2,0
	Balsami peruviani	3,0
	Vaselini flavi	ad 30,0
	M.D.S. Äußerlich.	

Fertigarzneimittel: Als Bestandteil von Wundsalben findet sich Perubalsam z.B. in der Combustin-Heilsalbe (hier jedoch nur als „Weiterer Bestandteil" deklariert); auch in Hämorrhoidalmitteln (Salben, Zäpfchen) gibt es vereinzelt noch Perubalsam als eine Komponente.

Unerwünschte Wirkungen: Perubalsam ist ein potentes Allergen. Als mögliche allergen wirkende Komponente wird Coniferylbenzoat angenommen, das sich allerdings leicht zersetzt und nur in frischem Perubalsam nachweisbar ist. In älteren Produkten könnte Benzylisoferulat das entsprechende Allergen sein. Durch Perubalsam können allergische Reaktionen vom Soforttyp ausgelöst, aber auch zellvermittelte Allergien vom Typ IV induziert werden.
Die Gefahr einer Nierenreizung ist nur bei massiver Anwendung (wie früher bei der Krätzebehandlung), wohl kaum beim Gebrauch der Perubalsamenthaltenden Präparate gegeben.

Literatur: Dusemund, B.: Bundesgesundheitsbl. **12**, 568 (1991). – Ref. in: DAZ **132**(11), 522–23 (1992). – König, J.: Allergene aus der Natur (Ref.). PZ **142**, 41 (1997).

Anhang: Von *Myroxylon balsamum* (L.) HARMS var. *balsamum* (Kolumbien) stammt der **Tolubalsam** – Balsamum tolutanum Ph.Eur.. Er ist ähnlich zusammengesetzt wie Perubalsam und wurde früher in Form des Sirupus Balsami tolutani in Hustenmischungen als Expektorans eingesetzt.

Myrtus communis L. · Myrte

Familie: Myrtaceae

Herkunft: Mittelmeergebiet, Vorderasien.

Angewandter Pflanzenteil: Myrtenblätter, Myrti folium; **Myrtenöl**, Myrti aetheroleum, das durch Wasserdampfdestillation aus Blättern und Zweigen gewonnene ätherische Öl.

Inhaltsstoffe: Die Blätter enthalten ca. 0,3 % ätherisches Öl mit Mono- und Sesquiterpenen, ferner Bitterstoffe, Gerbstoffe und Harz. **Myrtol** ist die bei 160 bis 180 Grad siedende Fraktion des Myrtenöls mit den Hauptkomponenten Limonen, Cineol und α-Pinen.

Wirkung: Myrtol wird nach enteraler Resorption zum größten Teil in die Bronchial- und Alveolarlumina ausgeschieden. Es steigert die mucoziliäre Clearance (Schleimbildung und -transport durch die Cilien), hat also sekretionsfördernde Wirkungen Bei der Ausscheidung durch die Atemluft kommt es seines angenehm erfrischenden Geruchs wegen zur Desodorierung der Atemluft, was sich besonders bei putriden und fötiden Prozessen günstig auswirken kann.

Anwendung und Verordnung: Nur in Form des **Fertigarzneimittels** Gelomyrtol/-forte. Die dünndarmlöslichen Kapseln enthalten 120/300 mg Myrtol, standardisiert auf 30/75 mg Limonen, 30/75 mg Cineol und 8/20 mg α-Pinen. Indikationen: Akute und chronische Bronchitis und Sinusitis. Die Hauptbestandteile des Myrtols finden sich in der Ausatemluft in sehr niedrigen Konzentrationen bis maximal 500 ng/L. wieder (max. Serumspiegel nach 2 Stunden 230–430 ng/L.; Serumeliminations-Halbwertzeit ca. 3 Stunden).

Unerwünschte Wirkungen: Bei bestimmungsgemäßem Gebrauch keine. In Einzelfällen können Unverträglichkeiten im Magen-Darm-Bereich auftreten und vorhandene Nieren- und Gallensteine in Bewegung gesetzt werden.

Literatur: Schmidt, M.: Gelomyrtol forte – ein pflanzliches Sekretolytikum. internist. praxis **25**, 198–200 (1985). – Auch in: Beitr. zur Phytotherapie, 246–48,Herausg. R. Saller und H. Feiereis, Hans Marseille Verlag, München, 1993.– Behrbohm, H., O. Kaschke und K. Sydow: Der Einfluss des pflanzlichen Sekretolytikums Gelomyrtol forte auf die mukoziliäre Clearance der Kieferhöhle. Laryngol. Rhinol. Otol. **74**, 733–37 (1995). – Federspil, P., R. Wulkow und T. Zimmermann: Wirkung von Myrtol standardisiert bei der Therapie der akuten Sinusitis. Laryngol. Rhinol. Otol. **76**, 23–27 (1997). – Meister, R. et al.: Wirksamkeit und Verträglichkeit von Myrtol standardisiert bei der Langzeitbehandlung der chronischen Bronchitis. Arzneim.-Forsch./Drug Res. **49**(I)4: 351–58 (1999).

Nardostachys grandiflora DC. · Indische Narde (*Nardostachys jatamansi* DC)

Familie: Valerianaceae

Herkunft: Ostindien, mittlerer Himalaja.

Indische Nardenwurzel, Nardostachys jatamansii radix enthält ein ätherisches Öl mit Valeranon (=Jatamanson), Jatamansin, Lomatin, Nardol u.a. Terpenen, die Sesquiterpenoide Jatamol A und B, (keine Valepotriate). Nach älteren Angaben soll die Droge leicht diuretisch, karminativ und spasmolytisch wirken. Neuere Untersuchungen liegen offenbar nicht vor. Das Sesquiterpen Valeranon hat eine leicht sedierende Wirkung. Die Narde zählt zu den schon in der Bibel genannten und in der Antike verwendeten Heilpflanzen, für die jedoch im modernen Arzneischatz offensichtlich keine Verwendung besteht. In Holland gibt es das Mono-Präparat Calmolan Kapseln. Unerwünschte Wirkungen: Keine bekannt.

Nasturtium officinale R. Br. · Brunnenkresse

Familie: Brassicaceae

Herkunft: Kosmopolitische Verbreitung.

Brunnenkressekraut, Nasturtii herba, enthält Senfölglukoside, z.B. Glukonasturtiin (vorwiegend in der frischen Pflanze) und wirkt schwach antibakteriell durch Senföle (Atemluft, Harn), evtl. auch leicht cholagog; neuere Untersuchungen fehlen. Die kaum mehr gebräuchliche Droge findet sich gelegentlich in Teemischungen – Blutreinigungstees, Schlankheitstees. Celerit-Bleichcreme enthält u.a. Brunnenkresseextrakt.
Unerwünschte Wirkungen: In seltenen Fällen Magen-Darm-Beschwerden, insbesondere bei Verwendung des frischen Presssafts. Brunnenkressezubereitungen sollten nicht bei Vorliegen von Magen- und Darmulcera oder entzündlichen Nierenerkrankungen angewendet werden und sind für Kinder unter 4 Jahren nicht geeignet.

Nerium oleander L. · Rosenlorbeer, Oleander

Familie: Apocynaceae

Herkunft: Mittelmeergebiet.

Oleanderblätter, Nerii folium, enthalten herzwirksame Cardenolidglykoside, vor allem Oleandrin, ferner Flavonoide; die Herzwirkung ist schwächer als bei *Digitalis, Urginea* oder *Convallaria*, dagegen soll der diuretische Effekt recht gut sein (Mitbeteiligung der Flavonoide?). Ausreichendes Erkenntnismaterial zur Wirksamkeit sowie zur Pharmakokinetik von Zubereitungen aus Oleanderblättern liegt nicht vor. Die Droge selbst ist nicht in Gebrauch. Oleanderextrakte sind aus den meisten Kombipräparaten eliminiert worden. In Miroton Tropfen/Dragees sowie in Miroton forte 500 MSE sind Extrakte von *Oleander, Adonis, Convallaria* und Bulbus Scillae mit biologischer Standardisierung kombiniert. Bei Kreislauflabilität, Orthostase-Syndrom, leicht eingeschränkter Herzleistung, besonders bei nervöser Begleitsymptomatik, Altersherz und funktionellen Herzbeschwerden werden mehrmals tgl. 20–30 Tropfen perlingual oder 1–2 Dragees empfohlen. Nicht geklärt ist, welchen Anteil *Oleander* an der Gesamtwirkung hat. Unerwünschte Wirkungen: Bei bestimmungsgemäßem Gebrauch keine. In höheren Dosen alle Digitalisnebeneffekte (s. dort). Schwere Intoxikationen, z.T. mit letalem Ausgang beim unkontrollierten Trinken von Oleandertee sind beschrieben.

Nicotiana tabacum L. · Tabak

Familie: Solanaceae

Herkunft: Ursprünglich S-Amerika, überall in warmem und gemäßigtem Klima angebaut.

Angewandter Pflanzenteil: Tabakblätter (unfermentiert), Nicotianae folium.

Inhaltsstoffe: Nicotin u.a. Pyridin/Piperidin-Alkaloide, z.B. Anabasin.

Wirkung: Nicotin (Ph.Eur.) wirkt über die nicotinischen Acetylcholinrezeptoren. Es führt in niedrigen Dosen zu einer Blutdrucksteigerung, verstärkter Magensaftsekretion und zu einer Tonuserhöhung im Magen-Darmtrakt (ganglienerregende Wirkung). Nach höheren Dosen sinkt der Blutdruck und im Magen-Darmtrakt kommt es zu einer Tonusverminderung (ganglienblockierende Wirkung durch anhaltende Depolarisierung). Zentrale Effekte des Nicotins sind Tremor und Atemstimulation.

Anwendung und Verordnung: Als Arzneidroge sind die Blätter obsolet. Lediglich das Reinalkaloid Nicotin ist in Raucherentwöhnungspräparaten enthalten:

NICORETTE Kaugummi	1 Kaugummi mit 2/4 mg Nicotin, classic und freshmint

Nicotinell Kaugummi	gebunden an 8/16 mg Polacrilin (Ionenaustauscher), in verschiedenen Geschmacksrichtungen
NICORETTE Pflaster	8,3 mg/16,6 mg/24,9 mg Nicotin/Pflaster
Nicotinell 24-Stunden-Pflaster	17,5 mg/35 mg/52,5 mg Nicotin/Pflaster
nicofrenon 10/-20/-30 Pflaster	17,5 mg/35 mg/52,5 mg Nicotin/Pflaster
NiQuitin 21 mg/-14 mg/-7 mg	114 mg/78 mg/36 mg Nicotin/Pflaster
NIKORETTE Microtab 2mg	2 mg Nicotin/Sublingualtabl.

Es gibt auch Lutschtabletten mit 1 mg, 2 mg/4 mg (Nicotinell; Niquitin)

Die Präparate können zur Unterstützung bei der Raucherentwöhnung unter ärztlicher Betreuung oder im Rahmen von Raucherentwöhnungsprogrammen verwendet werden. Das Nicotin wird aus dem Kaugummi infolge der Bindung an den Ionenausauscher langsam freigesetzt und unter Umgehung des first-pass-Effekts über die Mundschleimhaut resorbiert. Ebenso erfolgt eine kontinuierliche percutane Resorption von Nicotin aus den TTS-Pflastern (transdermales therapeutisches System). Das ausländische Mittel Tabex enthält Anabasin als Wirkstoff, während im homöopathischen Raucherentwöhnungsmittel Antinicotinicum sine (Röwo-100) *Tabacum, Lobelia inflata* und *Robinia pseudacacia* i.h.V. enthalten sind.

Unerwünschte Wirkungen: Für die TTS-Pflaster werden leichte Hautrötungen und Juckreiz bei längerer Anwendung, gelegentlich Erytheme und bei zu hoher Dosierung Kopfschmerzen, Schwindel, Übelkeit sowie geringfügige Steigerung der Herzschlagfolge und des Blutdrucks beschrieben. Ansonsten kommen Vergiftungen im Wesentlichen nur bei der Verwendung von Nicotinlösungen als Schädlingsbekämpfungsmittel vor. Die letale Dosis beträgt 40–60 mg für Erwachsene. Nach Übelkeit und Erbrechen, Tremor und Schwächegefühl in den Beinen treten tonisch-klonische Krämpfe auf; Exitus nach Atemlähmung und Herzstillstand.

Literatur: Fellhauer, M.: Medikamentöse Nicotinentwöhnung. Med. Mo. Pharm. **13**(6), 184–86 (1990). – Schmidt, M.: Das Nicotinpflaster. PTA heute **5**(1), 4–8 (1991). – Müller, C.E.: Nicotin – Vom Genussmittel zum Arzneistoff? DAZ **135**, 3253–68 (1995). – Batra, A.: Strategien der Raucherentwöhnung und ihre langfristigen Erfolge. PZ **142**, 4389–96 (1997). – Haustein, K.-O.: Geschichte des Tabaks und die Folgen des Tabakrauchens für die Menschheit. internist. praxis **40**, 837–46 (2000).

Nigella sativa L. · Schwarzkümmel

Familie: Ranunculaceae

Herkunft: Ursprünglich W-Asien; vielfach angebaut (Mittelmeerraum, z.B. Ägypten; Indien).

Schwarzkümmel, Nigellae semen (Cumini nigri semen), die reifen Samen enthalten neben Gerbstoffen und Saponinen vor allem fettes, daneben auch ätherisches Öl. Im **Schwarzkümmelöl**, Nigellae sativae oleum, das durch Pressung gewonnen wird und daher auch ätherisches Öl enthält, überwiegen als Komponenten der Triacylglycerole neben gesättigten die ungesättigten Fettsäuren Linolsäure und Ölsäure. Der Gehalt an γ-Linolensäure ist relativ gering, daneben kommen Tocopherole vor. Das ätherische Öl, Nigellae sativae aetheroleum, enthält überwiegend Monoterpene, darunter p-Cymen, α- und β-Pinen, Limonen und Carvacrol; eine charakteristische Komponente ist Thymochinon.

Die Samen sind als Brotgewürz geschätzt (Brotwurz) und waren zuletzt im EGB 6 monographiert. Das (fette) Öl wird seit geraumer Zeit als Nahrungsergänzungsmittel, in Werbeaussagen auch als Arzneimittel (z.B. als Asthmamittel, gegen Krebs, bei Lungen-, Magen- und Leberleiden) angepriesen. Bisher liegen im wesentlichen tierexperimentelle oder in-vitro-Untersuchungen vor, in denen antimikrobielle, antitumorale und immunmodulierende Effekte beschrieben wurden, valide klinische Arbeiten fehlen bisher. Der γ-Linolensäuregehalt ist im Vergleich zu Nachtkerzensamen- oder Borretschsamenöl gering.

Anmerkung: Die bei uns bekannte Zierpflanze Jungfer im Grünen oder Damascener Schwarzkümmel ist *Nigella damascena* L., deren Samen sich im Inhaltsstoffspektrum von *N. sativa* unterscheiden.

Literatur: Mitt. der AMKdA: L-Tyrosin und Schwarzkümmelöl: Nahrungsergänzungsmittel? DAZ **136**, 4197–98 (1996). – Ihrig, M.: Prüfung von Schwarzkümmelöl. PZ **142**, 1822–23 (1997). – Lautenbacher, L.-M.: Schwarzkümmelöl. Dtsch.Apoth. Ztg. **137**, 4602–03 (1997). – Berdel, D.: Schwarzkümmelöl bei Asthma? internist. praxis **37**, 890–91 (1997). – Galle-Hoffmann, U.: Wiesenkümmel, Cumin, Schwarzkümmel. PTA heute **11**, 1114–18 (1997). – Schweig, T.: Schwarzkümmels kleine Körner groß im

Kommen. PZ **144**, 2582-87 (1999). – Werren, E.: Exotischer Alleskönner. PZ **148**(31), 2819 (2003).

Ocimum basilicum L. · Basilikum

Familie: Lamiaceae

Herkunft: Vorderindien, vielfach eingebürgert.

Basilikumkraut, Basilici herba DAC, enthält ätherisches Öl mit Methylchavicol (=Estragol), Linalool und Eugenol sowie Lamiaceen-Gerbstoffe und wirkt antimikrobiell, spasmolytisch und karminativ. Neuere Untersuchungen fehlen. Basilikum wird vorwiegend als Gewürz gebraucht. Für die Verwendung als Arzneidroge bei Blähungen und Völlegefühl sowie als appetitanregendes und verdauungsförderndes Mittel ist die Wirksamkeit nicht belegt. Auszüge aus Basilikumkraut bzw. das ätherische Öl sind als Komponenten von Fertigarzneimitteln weitgehend verschwunden. Unerwünschte Wirkungen: Gegen eine Verwendung von Basilikumkraut als Gewürz und als Geruchs- oder Geschmackskorrigenz (bis zu 5% in Zubereitungen) bestehen keine Bedenken. Methylchavicol wirkt nach metabolischer Aktivierung mutagen. Eine Verwendung des ätherischen Öls ist daher nicht zu vertreten.

Literatur: Czygan, F.-C.: Basilikum – Ocimum basilicum L. (Arzneipflanzenportrait). Z. Phytother. **18**, 58–66 (1997).

Oenothera biennis L. · Nachtkerze
(*Oenothera erythrosepala* BORB.)

Familie: Onagraceae

Herkunft: N-Amerika, auch Europa, Vorderasien.

Oenothera biennis

Angewandter Pflanzenteil: Nachtkerzenöl, Oenotherae oleum DAC, bzw. **raffiniertes Nachtkerzenöl**, Oenotherae oleum raffinatum Ph. Eur., das fette Öl der Samen.

Inhaltsstoffe: Essenzielle Fettsäuren, insbesondere γ-Linolensäure (Gamolensäure).

Wirkung: Antiarteriosklerotisch (Prophylaxe?); Einfluss auf die Prostaglandinsynthese (?), Ausgleich des Mangels an γ-Linolensäure von Atopikern, bei denen die Aktivität der δ-6-Desaturase vermindert ist. Diese Enzym bewirkt die Umwandlung von Linolsäure in γ-Linolensäure, die als ω-6-Fettsäure über Dihomo-γ-Linolensäure und Arachidonsäure Ausgangssubstanz für die Bildung von Prostanoiden und Leukotrienen ist.

Anwendung und Verordnung: Bei atopischem Ekzem (Neurodermitis) in Form von

Fertigarzneimitteln:

Efamol 500	115 mg Gamolensäure/Kps.
Epogam/-1000	500/1000 mg Nachtkerzenöl/Kps.
Gammacur	500 mg/Kps.
Neobonsen	500 mg = 40 mg Gamolensäure/Kps. (+ 10 mg α-Tokopherol)
Linola Gamma	Creme mit 20% Nachtkerzenöl

Gamolensäure wird auch zur Therapie des prämenstruellen Syndroms empfohlen. Insgesamt wird die Wirksamkeit von Nachtkerzenöl bei den beanspruchten Anwendungsgebieten immer noch unterschiedlich bewertet.

Unerwünschte Wirkungen: Gelegentlich Übelkeit, Verdauungsstörungen, Kopfschmerzen; selten Überempfindlichkeitsreaktionen (Epogam).

Literatur: Rebmann, H.: Zur Therapie der atopischen Dermatitis mit Nachtkerzenöl bzw. γ-Linolensäure (z.B. Epogam). internist. praxis **31**, 832–33 (1991) und **32**, 663 (1992). – Ring, J. und A. Kleinheinz: Nachtkerzenöl bei Neurodermitis? Med. Mo. Pharm. **40**, 282 (1991). – Eng, P.A. und B. Wüthrich: Neurodermitis: Behandlung mit ungesättigten essenziellen Fettsäuren (Nachtkerzensamenöl und Borretschöl). internist. praxis **33**, 671–74 (1993). – Ihrig, M. und H. Blume: Nachtkerzenölpräparate: Ein Qualitätsvergleich. PZ **139**, 668–74 (1994). – Kämmerer, W.: Essenzielle Fettsäuren zur Therapie der atopischen Dermatitis. PZ **139**, 2195–2201 (1994). – Ippen, H. Gamma-Linolensäure besser aus Nachtkerzen- oder aus Borretschöl? Z. Phytother. **16**, 167-70 (1995). - N. N. (Ref.): Gamma-Linolensäure für eine starke Hautbarriere. DAZ **145**(34), 4564-65 (2005).

Olea europaea L. var. europaea · Ölbaum

Familie: Oleaceae

Herkunft: Östlicher Mittelmeerraum, vielfach kultiviert.

Angewandter Pflanzenteil: Ölbaumblätter, Oleae folium Ph.Eur.; **Olivenöl**, Olivae oleum. Nach Ph.Eur. gibt es ein natives Olivenöl, Olivae oleum virginum, das durch Kaltpressung aus den reifen Steinfrüchten gewonnen wird und ein raffiniertes Olivenöl, Olivae oleum raffinatum, bei dem das durch Extraktion gewonnene Öl durch eine anschließende Raffination gereinigt wird.

Inhaltsstoffe: Blätter: Die Secoiridoidglykoside Oleuropaein und Olacein; 3,4-Dihydroxyphenylethanol, ferner Flavonoide und Mannitol. Olivenöl besteht überwiegend aus Glyzeriden der Ölsäure und enthält in Spuren den Aldehyd Oleocanthal, dem eine antiinflammatorische (Ibuprofen vergleichbare) Wirkung zukommt.

Wirkung: Extrakte der Blattdroge zeigen in Tierversuchen eine Blutdrucksenkung durch periphere Gefäßerweiterung, während am isolierten Herzen der Säugetiere eine Koronardilatation festgestellt wurde. Als Wirkstoffe werden die Secoiridoide angesehen, wobei neben dem Oleuropaein das Olacein als potenter ACE-Hemmer und 3,4-Dihydroxyphenylethanol als Calciumantagonist von Bedeutung sind. Blattextrakte zeigten auch antiarrhythmische und spasmolytische Effekte. Olacein entsteht erst postmortal bei der Aufarbeitung des Blattmaterials.
Olivenöl führt zu einer Erhöhung des Cholezystokininspiegels im Plasma und dadurch zu einer Gallenblasenkontraktion.

Anwendung und Verordnung: Olivenblätter sind gelegentlich in Teemischungen enthalten. Die Wirksamkeit der Droge bei Hypertonie ist nicht hinreichend belegt (Negativmonographie der Komm. E). **Olivenöl** wird als Grundstoff für dermatologische Zubereitungen gebraucht. Seine traditionelle Verwendung in Form einer Ölkur (Einnahme von ¹/₄ bis ¹/₂ Liter des reinen Öls) bei Cholezystolithiasis muss als obsolet bezeichnet werden. In welchem Umfange Gallensteine tatsächlich zum Abgang gebracht werden, ist nur unzureichend dokumentiert. Andererseits besteht die Gefahr der Umwandlung eines Gallenblasen- in einen Gallengangsstein mit möglichen Komplikationen wie Einklemmung, Verschlussikterus oder biliärer Pankreatitis.

Fertigarzneimittel: Mono-Präparate:

Olivysat Bürger mono 14 mg TE (7,9–12:1; Ethanol 96%)/Drg.
Olivysat Bürger Lösung 18,2 g FE (1:0,71–0,86; Ethanol 96%)/100g
Traditionell angewendet zur Unterstützung der Herz-Kreislauf-Funktion.

Es gibt auch einige Kombinationspräparate, so z.B. Antihypertonikum S Schuck Dragees oder die Hypercardmixtur, in denen Olivenblattextrakte neben anderen Pflanzenauszügen oft nur in geringer Menge enthalten sind.

Unerwünschte Wirkungen: Keine bekannt (Blätter).

Literatur: Lock, G... und A. Holstege: Ölkur (Olivenöl) bei Gallensteinleiden. In: Beitr. Zur Phytotherapie, 339–40, Herausg. R. Saller und H. Feiereis, Hans Marseille Verl., München, 1993. – Siebenand, S.(Ref.): Olivenöl enthält Entzündungshemmer. PZ **150**(37), 3304 (2005), auch DAZ **145**(38), 4984 (2005).

Ononis spinosa L. · Dornige Hauhechel

Familie: Fabaceae

Herkunft: Europa, N-Afrika, W-Asien.

Angewandter Pflanzenteil: Hauhechelwurzel, Ononidis radix Ph.Eur., die getrockneten Wurzeln und Wurzelstöcke.

Inhaltsstoffe: Wenig ätherisches Öl u.a. mit trans-Anethol, Menthol und Carvon; Isoflavonoidglykoside, z.B. Trifolirhizin und Ononin sowie freie

Isoflavonoide; ferner α-Onocerin (ein Triterpen), das Pterocarpanderivat Medicarpin und Phytosterole.

Wirkung: Mäßiger diuretischer Effekt, der bestenfalls dem Gesamtkomplex der Inhaltsstoffe, nicht jedoch einzelnen Komponenten zugeschrieben werden kann. Neuere Untersuchungen zur Wirksamkeit der Droge scheinen nicht vorzuliegen.

Anwendung und Verordnung: Zur Vermehrung der Wasserausscheidung mit bescheidenem Erfolg anwendbar; zur Durchspülungstherapie als Vorbeugung gegen Nierengrieß. Für die Teezubereitung wird 1 Teelöffel fein geschnittene Droge mit 1 Tasse kochendem Wasser übergossen, kurze Zeit gekocht und nach 20 Minuten abgeseiht; mehrmals tgl. 1 Tasse. Hauhechelwurzel ist Bestandteil der altbekannten, heute allerdings nur noch wenig gebräuchlichen Teemischung species diureticae:

Rp. Liebstöckelwurzel, grob geschnitten
Hauhechelwurzel, grob geschnitten
Süßholzwurzel, grob geschnitten
Wacholderbeeren, zerstoßen   ana ad 100,0.

Die Droge ist Bestandteil konfektionierter Teemischungen (meist Blasen- und Nierentees), so z.B. Heweberberol-Tee u.a.m.. In den meisten Kombinationen ist der Anteil an Hauhechelwurzel gering, sodass die Droge kaum einen nennenswerten Beitrag zur Gesamtwirkung leisten dürfte.

Fertigarzneimittel: Kombinationspräparate (Urologika), wassertreibende Mittel, aber auch Laxantia enthalten gelegentlich noch Hauhechelwurzel oder Extrakte der Droge, z.B. Aqualibra Filmtabletten, Nephroselect M Liquidum u.a. Wie bei den Teekombinationen ist auch bei den meisten Fertigarzneimitteln der Anteil der Droge gering, eine spezifische Hauhechelwirkung fraglich.

Unerwünschte Wirkungen: Keine bekannt.

Onopordum acanthium L. · Eselsdistel

Familie: Asteraceae

Herkunft: Mittelmeergebiet, auch sonst in Europa.

Eselsdistelkraut, Onopordi acanthii herba, enthält Sesquiterpenlactone, Flavonglykoside, Gerbstoffe sowie Alkaloide in Spuren. Der der Droge zugeschriebene cardiotonische Effekt ist fraglich, neuere Untersuchungen liegen jedenfalls nicht vor. Die Droge ist (als Digestio aus den frischen Blüten) Bestandteil des anthroposophischen Heilmittels Cardiodoron: Tropfen, Ampullen bzw. Cordiodoron Tabletten. Unerwünschte Wirkungen: Keine bekannt.

Orchis morio L. u.a. Arten · Salep

Familie: Orchidaceae

Herkunft: M- und S-Europa.

Salepknollen, Salep tuber, die unterirdischen Speicherorgane verschiedener europäischer Knabenkräuter, enthalten bis zu 50 % eines Polysaccharidschleims, der im Wesentlichen aus linearen Glucomannanen besteht; daneben kommt auch reichlich Stärke vor. Salepschleim war früher als schleimhautschützendes Demulgens und als Antidiarrhoikum in der Pädiatrie von Bedeutung, ist aber heute kaum mehr gebräuchlich, zumal die Beschaffung der Droge schwierig geworden ist (Artenschutz).

Origanum dictamnus L. → **Dictamnus albus**

Origanum majorana L. · Majoran
(Majorana hortensis MOENCH)

Familie: Lamiaceae

Herkunft: Mittelmeergebiet.

Angewandter Pflanzenteil: Majorankraut, Majoranae herba.

Inhaltsstoffe: Ätherisches Öl mit cis-Sabinenhydrat, Terpinen-4-ol und weiteren Monoterpenen; Flavonoide, Phenolglykoside, darunter Arbutin, in geringer Menge auch Methylarbutin, Hydrochinon und Hydrochinonmonomethylether; ferner Lamiaceen-Gerbstoffe (Rosmarinsäure) und Phenolcarbonsäuren, Triterpene und Sterole.

Wirkung: Schwach magensaftanregender und karminativer Effekt, antivirale, antimikrobielle Eigenschaften sowohl des ätherischen Öls wie auch der Rosmarinsäure.

Anwendung und Verordnung: Mehr als Gewürz, therapeutisch als mildes Adjuvans bei Meteorismus, subazider Gastritis u.a.:

Rp.	Majorankraut		3,0
	Kamillenblüten		
	Pfefferminzblätter	ana ad	50,0
	M.f. species		
	D.S. 2 Teelöffel pro Tasse.		

Äußerlich in Mischung mit anderen Drogen als species resolventes:

Rp.	Pfefferminzblätter		
	Melissenblätter		
	Majorankraut		
	Dostenkraut	ana	20,0
	Kamillenblüten		
	Lavendelblüten		
	Holunderblüten	ana ad	100,0
	M.f. species		
	D.S. Äußerlich. Im Aufguss zu Umschlägen und Dampfbädern.		

Majorankraut ist auch Bestandteil einiger konfektionierter Teemischungen.

Fertigarzneimittel: Extrakte der Droge sind nur vereinzelt in Präparaten enthalten.

Majoransalbe (Majoranbutter) wird gelegentlich noch als Schnupfensalbe für Säuglinge verwendet. Herstellung der Salbe nach Erg. B 6:

Rp.		
	Grob gepulverter Majoran	200 Teile
	Ammoniakflüssigkeit	10 Teile
	Weingeist	100 Teile
	Weißes Vaselin	1000 Teile

Die Droge wird mit dem Weingeist und der Ammoniakflüssigkeit befeuchtet, einige Stunden lang in einer gut bedeckten Schale stehen gelassen, darauf das weiße Vaselin hinzugefügt und das Gemisch unter häufigem Umrühren im Wasserbad erhitzt, bis der Weingeist und die Ammoniakflüssigkeit verflüchtig ist. Das Kraut wird dann ausgepresst und die Salbe filtriert. Majoransalbe ist grünlich und durchscheinend und riecht stark nach Majoran.

Unerwünschte Wirkungen: Bei bestimmungsgemäßem Gebrauch bisher nicht bekannt, auch wenn Risiken durch den – allerdings geringen – Hydrochinongehalt für möglich gehalten werden. Gemäß Aufbereitungsmonographie v. 2.12.1992 sollte eine topische Anwendung bei Säuglingen und Kleinkindern nicht erfolgen.

Literatur: Saller, R. und J. Reichling: Majoran als Arzneimittel und Gewürz. internist. praxis **37**, 667–71 (1997).

Origanum vulgare L. ssp. vulgare u.a. Arten · Dost

Familie: Lamiaceae

Herkunft: Eurasien.

Dostenkraut, Origani herba, Ph.Eur., enthält ein terpenreiches ätherisches Öl mit Mono- und Sesquiterpenkohlenwasserstoffen und hohem Anteil an

Phenolen, Hauptkomponente ist Carvacrol; ferner Lamiaceen-Gerbstoffe. Der Droge werden geringe expektorierende und choleretische Wirkungen zugeschrieben, die Wirksamkeit ist jedoch nicht hinreichend belegt. Dostenkraut findet sich gelegentlich in Bronchial- oder Leber-Galle-Tees und spielt im Übrigen als (Pizza-)Gewürz eine Rolle. Für Oregano werden auch die Blätter von *Origanum onites* L., dem Spanischen Hopfen und von *O. heracleoticum* L., dem Falschen Staudenmajoran, verwendet.

Orthosiphon aristatus (BLUME) MIQUEL
Koemis Koetjing, Katzenbart

Familie: Lamiaceae

Herkunft: Ostindien, SO-Asien, auch tropisches Amerika.

Angewandter Pflanzenteil: Orthosiphonblätter, Orthosiphonis folium Ph.Eur., die kurz vor der Blüte geernteten Blätter und Stängelspitzen (Indischer Nierentee).

Inhaltsstoffe: Flavonolglykoside und lipophile (höher methoxylierte) Flavone, z.B. Sinensetin, Eupatorin u.a; wenig ätherisches Öl mit überwiegend Sesquiterpenen, auch Diterpene (Neoorthosiphol); Lamiaceen-Gerbstoffe (Rosmarinsäure, Dicaffeoyltartrat), Diterpene, hoher Gehalt an Kaliumsalzen, Saponine (?).

Wirkung: Im wesentlichen wohl eine Wasserdiurese; tierexperimentell ist auch eine vermehrte Ionenausscheidung nachgewiesen; geringe spasmolytische Wirkung.

Anwendung und Verordnung: Als Diuretikum zur Durchspülung bei Nieren- und Blasenkatarrh, Reizblase und Zystitis sowie zur Vorbeugung gegen Nierengrieß. 2–3 Teelöffel der geschnittenen Droge mit 1 Tasse kochendem Wasser übergießen, nach 10 Minuten abseihen; mehrmals tgl. 1 Tasse; auch Kaltansatz möglich.

Orthosiphonblätter werden als Mono-Tee unter verschiedenen Bezeichnungen angeboten, so z.B. als Orthosiphonblätter Indischer Nierentee Fides oder Repha Orphon Tee. Die Droge ist darüber hinaus Bestandteil konfektionierter Teemischungen (Blasen- und Nierentees) sowie tassenfertiger Teepulver und Granulattees. In manchen Kombinationen mit einer größeren Zahl von Bestandteilen ist der Anteil an Orthosiphonblättern so gering, dass mit einer spezifischen Wirkung wohl kaum gerechnet werden kann.

Orthosiphonblätter sind Bestandteil des Blasen- und Nierentees NRF 9.1.:

Rp.		
	Mateblätter	10,0
	Orthosiphonblätter	10,0
	Bärentraubenblätter	20,0
	Bohnenhülsen	20,0
	Schachtelhalmkraut	20,0
	Birkenblätter	20,0

Einen gehäuften Teelöffel voll mit 0,5 Liter kochendem Wasser übergießen, 15 Minuten bedeckt stehen lassen und abseihen. 3–5 Tassen des Tees über den Tag verteilt trinken; bei leichten Harnwegsinfekten.

Hinweis: Keine Durchspülungstherapie bei Ödemen infolge eingeschränkter Herz- und Nierentätigkeit.

Fertigarzneimittel: Mono-Präparate:

Ardeynephron	180 mg TE (5–7:1; Wasser)/Kps.
Carito mono	250 mg TE (5:1)/Kps.
Diurevit Mono	277,5 mg TE (7–8:1; Ethanol 70%)/Hartkps.
Nephronorm med	100 mg TE (8–12:1; Ethanol 60%)/Drg.

Ferner gibt es zahlreiche Kombinationspräparate, bei denen der Orthosiphonanteil meist gering ist.

Unerwünschte Wirkungen: Keine bekannt.

Literatur: Proksch, P.: Orthosiphon aristatus (BLUME) MIQUEL – Der Katzenbart. Pflanzeninhaltsstoffe und ihre potenzielle diuretische Wirkung. Z. Phytother. **13**(2), 63–69 (1992). – Ohashi, K. et al.: Chemical structures of two new migrated pimarane-type diterpenes, neoorthosiphol A and B, and suppressive effects on rat thoracic aorta of chemical constituents isolated from the leaves of Orthosiphon aristatus (Lamiaceae). Chem. Pharm. Bull. **48** (3), 433–35 (2000).

Oryza sativa L. · Reis

Familie: Poaceae

Herkunft: Anbau in den Tropen und Subtropen.

Reisstärke, Oryzae amylum Ph.Eur. ist eine kleinkörnige Stärke, die aus den Karyopsen, z.T. auch aus bei der Reisaufbereitung anfallenden zerbrochenen Körnern gewonnen wird.
Durch Fermentation von Reis mit dem Schimmelpilz Monascus purpureus entsteht **„Red Rice"** (auch Anka oder Ankak-Pulver). Neben Farbstoffen, die die Farbe des Produkts bedingen, werden vom Pilz verschiedene Wirkstoffe, darunter auch Monacolin A gebildet. Diese Substanz ist identisch mit dem Statin Lovastatin (CSE-Hemmer). Im Internet als NEM zur Senkung des Cholesterinspiegels angebotene Red Rice Produkte sind weder als Arzneimittel noch als Lebensmittelzusatzstoff zugelassen und müssen auch wegen anderer, bei der Fermentation anfallender toxischer Schimmelpilzmetaboliten als bedenklich angesehen werden.

Literatur: Mitt. BfArM 17/02. Z. Phytother. **24**(1),5, 2003.

Paeonia officinalis L. · Pfingstrose

Familie: Paeoniaceae

Herkunft: S-Europa.

Pfingstrosenwurzel, Paeoniae radix, und **Pfingstrosenblüten**, Paeoniae flos DAC, sind obsolete Drogen, die früher als Antispasmodikum und gegen Epilepsie gebräuchlich waren. Sie enthalten Monoterpenester-Glukoside vom Pinantyp wie Paeoniflorin u.a., Gerbstoffe (z.B. Pentagalloylglukose), in den Blüten auch Anthocyanoside als Blütenfarbstoffe. Neuere Untersuchungen zur Wirksamkeit und Unbedenklichkeit der Drogen fehlen, sodass eine therapeutische Verwendung nicht zu vertreten ist. Gegen eine Verwendung der Blüten als Schmuckdroge in Teemischungen bestehen keine Bedenken. Paeoniflorin blockiert im Tiermodell die neuromuskuläre Erregungsübertragung, hemmt die Thrombozytenaggregation und wirkt antiphlogistisch.

Es gibt einige Präparate mit Paeonia i.h.V. (Die Urtinktur wird aus frischen, im Frühjahr gesammelten unterirdischen Teilen hergestellt). Unerwünschte Wirkungen sind bei Verwendung der Blüten als Schmuckdroge nicht zu erwarten, bei höherer Dosierung der Wurzel traten früher Reizwirkungen im Gastrointestinaltrakt auf.

Palaquium gutta (Hook.) Baill. · Guttaperchabaum

Familie: Sapotaceae

Herkunft: SO-Asien.

Guttapercha (koagulierter Milchsaft) besteht im wesentlichen aus trans-Polyisopren (*all-E*-Form); der Polymerisierungsgrad ist im Gegensatz zum Kautschuk mit ca. 1500 niedriger. Guttapercha wurde zur Herstellung von Traumaticinum, einer Auflösung von Guttapercha in Chloroform verwendet. Nach dem Abdunsten des Lösungsmittels hinterbleibt eine elastische Haut. In der dermatologischen Praxis wurden früher die Psoriasismittel Chrysarobin und Cignolin als Traumaticinlösung aufgepinselt. In der Zahnmedizin diente Guttapercha als Wurzelfüllung.

Panax ginseng C. A. Meyer · Ginseng
(*Panax pseudoginseng* Wallich)

Familie: Araliaceae

Herkunft: Aus Kulturen in Korea, China, Japan; vereinzelt Anbau in M-Europa, z.B. FloraFarm („Der Ginsengspezialist") in Walsrode.

Angewandter Pflanzenteil: Ginsengwurzel, Ginseng radix Ph. Eur., die Wurzeln 4–7jähriger Pflanzen, die nach der Ernte gewaschen, evtl. gebleicht, vom Periderm befreit und getrocknet werden: Weißer Ginseng. Nicht offizinell ist Roter Ginseng, bei dem die frisch geernteten Wurzeln einer Behandlung mit gespanntem Wasserdampf unterzogen werden und nach dem Trocknen hornartig rötlich gefärbt sind.

Inhaltsstoffe: Triterpensaponine (Ginsenoside), überwiegend tetrazyklische Dammaran- oder pentazyklische Oleanolsäurederivate; wenig ätherisches Öl mit Sesquiterpenkohlenwasserstoffen; Polyine, die sog. Panaxane (Glykane bzw. Peptidoglykane), sowie auch saure Polysaccharide.

Wirkung: Zur Pharmakodynamik der Droge liegen zahlreiche Untersuchungen und eine umfangreiche Literatur vor. Die Aussagekraft vieler älterer tierexperimenteller Arbeiten mit unrealistisch hohen Dosierungen und i.p oder i.v. Applikation ist allerdings begrenzt. Nach neueren Erkenntnissen entfalten Ginsengextrakte u.a. immunmodulierende, antioxidative, neuro- und cytoprotektive, aber auch blutzuckersenkende Wirkungen. Einzelnen Ginseng-Inhaltsstoffen können zwar bestimmte Wirkungen zugesprochen werden, z.B. Ginsenoside: Steigerung der RNA- und Proteinsynthese in der Leber, Beeinflussung des Metabolismus von cyclo-AMP, Adrenalin und biogenen Aminen, stimulierende, aber auch dämpfende Wirkungen auf das ZNS, Polysaccharide: Immunmodulierend, cytoprotektiv, wirksam gegen Helicobacter pylori; als wirksames Arzneimittel ist aber immer noch die Droge bzw. der Gesamtextrakt anzusehen.
Bei längerer Anwendung können eine allgemeine Steigerung des Reaktions- und Leistungsvermögens und eine bessere Überwindung von Stress-Situationen (adaptogene Wirkung) beobachtet werden. Die jahrtausendalte

Verwendung von Ginseng in der chinesischen (ostasiatischen) Medizin als Mittel zur Steigerung der Lebenskraft Qi und zur Erlangung eines langen Lebens lässt sich durch moderne westliche Untersuchungen zur Wirksamkeit zumindest teilweise plausibel machen.

Anwendung und Verordnung: Als Tonikum bei Überforderungs- und Erschöpfungssyndrom sowie in der Rekonvaleszenz, bei nachlassender Leistungs- und Konzentrationsfähigkeit; zur Verminderung der Anfälligkeit gegenüber Infektionen, als Geriatrikum. Als Tagesdosis gelten 1–2 g Droge oder entsprechende Zubereitungen mit mindestens 15 mg Ginsenosiden. Ginseng sollte als Prophylaktikum über längere Zeit (bis 3 Monate) genommen werden, da sich eine Wirkung erst allmählich bemerkbar machen dürfte. Die Wurzel ist als Droge nicht gebräuchlich, wird aber in Teeaufgussbeuteln oder auch als Instanttee angeboten.

Fertigarzneimittel: Mono-Präparate (Auswahl):

Ardey-aktiv	100 mg TE (4:1)/Pastille
Ginsana G 115	100 mg TE (3–7:1)/Kps.
Ginseng Twardypharm	100 mg TE (3–5:1; Ethanol 36%)/Kps.
Orgaplasma	125 mg TE (4:1) /Drg.
Roter Ginseng von Gintec	300 mg Plv./Kps.
Ginseng Curarina	250 mg Plv./Kps.
Ginsana G 115 Tonic	200 mg TE (3–7:1)/15 ml.

Wegen der unterschiedlichen Aufarbeitungs- und Zubereitungsverfahren sollten standardisierte Präparate mit hohem Gehalt an Ginsenosiden bevorzugt werden.
Bei der großen Zahl der Kombinationspräparate – Tonika, Roborantia oder Geriatrika – ist der Ginsenganteil oftmals gering. In einigen Präparaten sind nach dem HAB hergestellte homöopathische Dilutionen (Arzneimittelbild: Rheumatismus, Schwächezustände) enthalten.

Unerwünschte Wirkungen: Bei bestimmungsgemäßem Gebrauch keine. Nach Langzeitanwendung höherer Dosen sind Schlafstörungen, Blutdrucksteigerung, gastrointestinale Beschwerden, bei Frauen auch Mastodynie, postklimakterische Blutungen und Libidosteigerung nach der Menopause beobachtet worden. Die Berichte stammen aus Ländern, in denen Ginseng als Nahrungsergänzungsmittel (health food) auf dem Markt ist, für das weder genaue Dosierungsanleitungen gegeben werden noch arzneimittelrechtliche Identitäts- und Reinheitsprüfungen verbindlich sind. Die Ginsenoside zeigen als Saponine nur eine geringe hämolytische Aktivität, sie sind, auch in Langzeitversuchen geprüft, wenig toxisch.

Anhang: Die Wurzeln von *Panax quinquefolius* L. (östliches N-Amerika) werden ebenfalls als Weißer oder Roter Ginseng gehandelt. Weitere Lieferanten von Ginsengwurzeln sind *P. japonicus* C.A.MEYER (Anbau in Japan) und *P. notoginseng* (BURK.) F.H.CHEN. (Anbau in China und Japan). Das Inhaltsstoffspektrum dieser Ginsengwurzeln ähnelt dem des echten Ginseng, ist aber nicht mit diesem identisch.

Literatur: Hänsel, R.: Ginseng im Lichte der Selyeschen Streßlehre. Apoth. J. 7/90, 24–29 (1990). – Sonnenborn, U. und Y. Proppert: Ginseng (Panax ginseng C.A. Meyer). Z. Phytother. **11**, 35–49 (1990). – Caesar, W.: 1. Europäischer Ginsengkongress (Bericht). DAZ **138**, 5022–23 (1998). – Sticher, O.: Biochemical, pharmaceutical and medical perspectives of ginseng, in: Lawson, L.D. and R. Bauer (eds.): Phytomedicines of Europe: Chemistry and biological activity. ACS Symposium, ser. 691, 221–40, Americ. Chem. Soc., Washington/DC. (1998). – Sellerberg, U.: Die Wurzel gegen Stress. PTA heute **13**, 573–76 (1999). – Lee, J-H. et al.: Inhibition of Helicobacter pylori adhesion to human gastric adenocarcinoma epithelial cells by acidic polysaccharides from Artemisia capillaris and Panax ginseng. Planta Med. **70**, 615–19 (2004).

Papaver rhoeas L. · Klatschmohn

Familie: Papaveraceae

Herkunft: Europa, gem. Asien, N-Afrika.

Klatschmohnblüten, Papaveris rhoeados flos Ph.Eur. enthalten neben Anthocyanidinen als Blütenfarbstoffen auch Rhoeadin und andere Isochinolinalkaloide. Ihre Verwendung als Schmerzdroge ist obsolet, sie dienen lediglich als Schönungsdroge in Teegemischen.

Papaver somniferum L. · Schlafmohn

Familie: Papaveraceae

Herkunft: Alte Kulturpflanze; in gemäßigtem bis subtropischem Klima zur Ölsaatgewinnung und (nur in einigen Ländern) zur Opiumgewinnung angebaut.

Angewandter Pflanzenteil: Opium, der aus den unreifem Mohnkapseln nach Anritzen der Fruchtwand ausgetretene und eingedickte Milchsaft: Opium crudum Ph.Eur. Durch Mischung mit Laktose entsteht auf einen Gehalt von 10 % Morphin **Eingestelltes Opium**, Opii pulvis normatus Ph.Eur.. Es gibt auch eine **Eingestellte Opiumtinktur** DAB (mit 1 % Morphin). Obsolet sind die unreifen Mohnkapseln, Papaveris immaturi fructus.

Inhaltsstoffe: Über 40 Alkaloide im Milchsaft, überwiegend an Pflanzensäuren (Milchsäure, Fumarsäure und die für Opium charakteristische Mekonsäure) gebunden. Es handelt sich um Isochinolinalkaloide verschiedener Strukturtypen, von denen die Phenanthrene (Morphinane) mit Morphin, Codein und Thebain sowie die Benzylisochinolinderivate mit Papaverin, Narcotin (=Noscapin) und Narcein die wichtigsten sind.

Wirkung: Das pharmakologische Zusammenwirken aller Alkaloide im Opium soll nach der Einzelbesprechung der wichtigsten Alkaloide dargelegt werden.

1. Morphin (Morphinhydrochlorid Ph.Eur., **Morphinsulfat** Ph.Eur.)**:** Im Vordergrund steht die analgetische Wirkung, die in Dosen ab 10 mg beim Erwachsenen eintritt. Bereits in therapeutischen Dosen setzen auch schon euphorisierende Effekte ein. Daneben macht sich eine atemdepressive und antitussive sowie eine antidiuretische Wirkung (Förderung der Freisetzung von Vasopressin) bemerkbar. Zu den peripheren Wirkungen des Morphins gehört eine Tonussteigerung der glatten Muskulatur, die im Magen-Darmtrakt z.B. zu einer Verzögerung der Magenentleerung, Herabsetzung der Drüsensekretion und zu einer spastischen Obstipation führt.

Morphin wirkt über eine Anlagerung an Opiatrezeptoren, vor allem an die supraspinalen µ-Rezeptoren, an die auch körpereigene Stoffe (Endorphine) gebunden werden.

Anwendung und Verordnung: Morphin war lange Zeit das souveräne Schmerzstillungsmittel, wird aber heute bei akuten Schmerzen meist durch synthetische Analgetika anderer Struktur ersetzt. Zur Injektion, heute nur noch selten praktiziert, stehen für eine sofortige Schmerzstillung zur Verfügung:

Morphin Merck 10 mg/-20 mg	10/20 mg Morphin-HCl/Ampulle
Morphin Merck 100 mg	100 mg Morphin/HCl/10 ml Ampulle zur Infusion
MSI 10/-20/-100/-200 Mundipharma	10/20/100/200 mg Morphinsulfat/Ampulle

(inzwischen auch als Zubereitungen verschiedener Generika-Hersteller).

Darüberhinaus kann auf Morphin Merck Tropfen 0,5%/2%, auf die MSR Mundipharma Suppositorien (10/20/30 mg Morphinsulfat) sowie auf NRF-Zubereitungen zurückgegriffen werden: Die Viskose Morphinhydrochlorid-Lösung 0,2 oder 2% ermöglicht eine individuelle Dosierung und kann auch zusammen mit Sondenernährung gegeben werden. Daneben gibt es noch die Morphinhydrochlorid Tropfen 1% nach NRF 2.2.

Zur Dauerbehandlung von (z.B. Tumor-)Patienten wird heute Morphinsulfat mit retardierter Freisetzung aus Hydroxyethyl- und Methylhydroxypropylcellulose eingesetzt: Die Wirkdauer beträgt bei retardiertem Morphin 8-12 Stunden, eine Abhängigkeitsentwicklung tritt praktisch nicht auf, Hauptnebenwirkung ist die Obstipation. Gemäß der ab 1.2.1993 geänderten BtM-Verschreibungsverordnung können von dieser Zubereitung für den Bedarf bis zu 30 Tagen 20000 mg Morphin als Höchstmenge, jedoch je Anwendungstag nicht mehr als ein Zehntel der Menge verschrieben werden.

Präparat: MST 10 mg/30 mg/60 mg/100 mg/200 mg Mundipharma Retardtabletten und inzwischen zahlreiche weitere Präparate verschiedener Firmen. Moderne Darreichungsformen für die Opioide Buprenorphin und Fentanyl stellen die transdermalen Pflaster mit den Vorteilen verringerter unerwünschter Wirkungen sowie niedriger Applikationsfrequenzen dar (Präparate Transtec, Durogesic). Beide Wirkstoffe stehen auch als schnellwirksame transmucosale Arzneiformen zur Behandlung von Schmerzspitzen zur Verfügung (Präparate Temgesic Sublingual, Actiq).

Unerwünschte Wirkungen: Dosen von 50–100 mg p.o. können beim Erwachsenen schon zu Intoxikationen führen, die Dosis letalis liegt bei 0,3 (bis 1,5) g/p.o. für den Erwachsenen (100 mg parenteral). Vergiftungssymptome sind tiefer Schlaf, Cheyne-Stokes-Atmungstyp mit wechselnder Atmungstiefe und immer längeren Intervallen, Miosis und Hyperthermie; der Tod erfolgt durch Atemlähmung. Ein spezifisches Antidot ist Naloxon (=N-Allyloxymorphan), das als Injektionslösung von verschiedenen Herstellern angeboten wird.

2. Codein Ph.Eur.: Codein ist der Methylether des Morphins. Es besitzt eine ausgeprägte antitussive Wirkung (vermutlich durch direkten Einfluss auf das Hustenzentrum), während die zentralanalgetische Wirkung schwächer ist als beim Morphin.

Anwendung und Verordnung: Bei starkem Reizhusten können eine Reihe von Mono-Präparaten in verschiedenster Konfektionierung (meist 30–50 mg Codeinphosphat, bei retard-Präparaten an einen Ionenaustauscher gebunden) verordnet werden. Codein ist auch in zahlreichen Kombinationspräparaten enthalten: Entweder zur Potenzierung anderer Analgetika oder als Zusatz zu Hustenmitteln, wobei die Kombination mit Expektorantien in der Regel nicht sinnvoll ist.
Zur symptomatischen Kurzzeitbehandlung des Reizhustens werden auch Dihydrocodeinpräparate eingesetzt, die andererseits als Ersatzmittel für Drogenabhängige bekannt geworden sind (Remedacen). Zur Heroinsubstitution kann der DHC-Saft eingesetzt werden:

Rp.	Dihydrocodeinhydrogentartrat	1,8 g
	Acidum ascorbicum	0,5 g
	Sirupus Rubi idaei	30,0 g
	Aqua conservans	ad 100,0 g
	Frankfurter Rezeptur	

Zur Hustenstillung dient auch Noscapin (Präparat: Capval). Das Alkaloid ist schwächer wirksam als Codein und hat keine analgetische Wirkung. In tierexperimentellen und In-vitro-Versuchen hemmt Noscapin die Zellteilung; es bindet wie Colchicin oder Podophyllotoxin an das Tubulin, jedoch an anderer Bindungsstelle. Berichte über Noscapin als Krebstherapeutikum sind jedoch (vorerst) verfrüht und irreführend.

Unerwünschte Wirkungen: Entsprechen bei Überdosierung denen des Morphins, jedoch in weniger starkem Maße; ausgeprägt ist vor allem eine Atemdepression. Noscapinpräparate dürfen wegen der erwähnten Mitosespindel-schädigenden Wirkung nicht während der Schwangerschaft gegeben werden. Das Missbrauchspotential sowohl von Codein als auch von DHC ist beachtlich.

3. Papaverin: Dem Papaverin fehlen die zentralen Wirkungen des Morphins, es ist ein muskulotrop wirkendes Spasmolytikum und setzt den Tonus der glatten Muskulatur herab. Nach peroraler Gabe wird das Alkaloid schnell und nahezu vollständig resorbiert, maximale Plasmaspiegel werden nach 1–2 Stunden erreicht. Die Eliminationshalbwertzeit aus dem Plasma beträgt 1–2 Stunden.

Anwendung und Verordnung: Beanspruchte Anwendungsgebiete des Papaverins sind u.a. Spasmen der glatten Muskulatur, insbesondere Gallenkoliken sowie Spasmen im Magen-Darmbereich und des Bronchial- und Urogenitalsystems.. Aus der Aufbereitungsmonographie der Komm. B 5 des ehem. BGA geht hervor, dass die klinische Wirksamkeit des Papaverins für die beanspruchten Anwendungsgebiete nicht hinreichend belegt ist. Im Hinblick auf die Risiken wird eine Verwendung des Papaverins nur im Rahmen von klinischen Studien für vertretbar gehalten.

Unerwünschte Wirkungen: In vitro wurden durch Papaverin Chromosomenaberrationen und -translokationen bewirkt. Beim Rattenfetus wurden Digitalmalformationen beobachtet. Beim Menschen wurden nach intravenöser Gabe starke Blutdruckabfälle gesehen. Eine Leberschädigung ist häufig, sie äußert sich vorwiegend als allergotoxische Hepatitis.

4. Opium: Das Zusammenwirken aller Alkaloide im Opium ergibt einerseits einen Synergismus, andererseits einen Antagonismus, die Resultante stellt die Wirkung der Gesamtdroge dar. Opium besitzt zunächst einmal eine stärkere schmerzstillende Wirkung als seinem Morphingehalt entspricht. Diese Verstärkung ist vor allem auf das Narcotin zurückzuführen. Die lähmende Wirkung des Morphins auf das Atemzentrum ist im Opium durch das antagonistisch wirkende Thebain vermindert. In gleicher Weise steht der erregenden Wirkung des Morphins am glatten Muskel die spasmolytische Wirkung des Papaverins gegenüber. Opium soll daher auch zu einer atonischen Obstipation führen (im Gegensatz zur spastischen des reinen Morphins). Demgegenüber stehen Befunde, dass Opium zu einer Tonussteigerung und zu einer segmentalen Kontraktion im Dickdarm führt, wodurch der Stuhl stärker eingedickt wird.

Anwendung und Verordnung: Opium (als eingestelltes Pulver) ist zwar noch in den Arzneibüchern aufgeführt, hat jedoch als Analgetikum bei schweren Schmerzzuständen mit Spasmen keine Bedeutung mehr. Opiumtinktur als Antidiarrhoikum sollte nur noch eingesetzt werden, wenn andere Maßnahmen ohne Erfolg geblieben sind. Das Präparat Escopon (Schweiz) enthält die Opium-Gesamtalkaloide (Tabletten und Injektionslösung). Ein wässrig-ethanolischer Presssaft aus unreifen Mohnkapseln wird als Präparat Papaveriwern angeboten (0,15 mg Morphin/ml/25 Tropfen).

Unerwünschte Wirkungen: Im Wesentlichen siehe Morphin.

Literatur: Zenk, M.H.: Über das Opium, das den Schmerz besiegt und die Sucht weckt. PZ **139**, 4185–97 (1994). – Roider, G. und Mitarb.: Der Gebrauch von Dihydrocodein als Drogenersatz. PZ **141**, 1369–77 (1996). – Diefenbach, M.: Noscapin als Krebstherapeutikum? DAZ **138**, 723 (1998). – Gundert-Remy, U.: Morphinpräparate. internist. praxis **39**, 897–902 (1999). – Schönhöfer, P.S.: Unterschiedliche Wirkung verschiedener Morphinpräparate. internist. praxis **38**, 893–96 (1998). – N.N.: Opiumtinktur alles andere als obsolet. DAZ **142**(36), 4359 (2002). – Koch, H. J. und C. Raschka: Muskelrelaxans auf dem Prüfstand (Papaverin). PZ **147**(31), 1390–94 (2002). – J. Bartholomäus: Moderne Darreichungsformen für Opioide. Pharmazie i.u. Zeit **1**, 74–81, siehe auch weitere Artikel in diesem Heft (2002). Schmersahl, P.: Mohn in der bildenden Kunst. DAZ **143**(5), 451–59 (2003). – Friedrich, C.: Von der pflanzlichen Droge zum Arzneistoff (Morphin). Z. Phytother. **26**(3), 106–12 (2005).

Passiflora incarnata L.
Fleischfarbene Passionsblume

Familie: Passifloraceae

Herkunft: Südliches N-Amerika, M-Amerika, in trop.-subtropischen Gebieten kultiviert.

Angewandter Pflanzenteil: Passionsblumenkraut, Passiflorae herba Ph.Eur, die getrockneten oberirdischen Teile der tropischen Schlingpflanze.

Inhaltsstoffe: C-Glykosylflavone von Apigenin und Luteolin mit Isovitexin-2''-glukosid als eine der Hauptkomponenten; Polysaccharide, darunter ein Arabinoglucan, ein Glykoprotein sowie verschiedene Zucker; in geringer Menge das cyanogene Glykosid Gynocardin sowie ätherisches Öl. Harmanalkaloide kommen, wenn überhaupt, nur in Spuren vor; das früher genannte Maltol ist ein Artefakt.

Wirkung: Leichte sedative und spasmolytische (auch analgetische, antikonvulsive, kardiale?) Effekte sind durch tierexperimentelle Untersuchungen belegt. Neuere Arbeiten zur klinischen Wirksamkeit der Droge fehlen.

Anwendung und Verordnung: *Passiflora* kann bei Einschlafstörungen, aber auch bei nervösen Unruhezuständen als Tagessedativum Verwendung finden. Die Droge selbst (empfohlene Tagesdosis 4–8 Gramm) ist kaum gebräuchlich, jedoch Bestandteil einiger konfektionierter Temischungen (species nervinae, species sedativae NRF 17.1. o.ä.).

Fertigarzneimittel: Mono-Präparate: Passiflora Curarina Tropfen (FE 1:1; Ethanol 70%); bei nervösen Unruhezuständen 3-mal tgl. 1 Teelöffel in Flüssigkeit (Ethanol 40%); Hoggar Balance, Kytta Sedativum für den Tag: jeweils 425 mg TE (5–7:1; Ethanol 50%)/Filmtabl., Sidroga Passiflora Dragees (360 mg TE; 5–7:1) u.a.
Passiflora ist häufig in Kombinationspräparaten – Nervina, Sedativa, aber auch mit anderen Indikationen – enthalten, in rein pflanzlichen Beruhigungsmitteln meist mit Baldrian, Hopfen, Melisse, Avena o.ä. kombiniert, z.B.

Dormoverlan, Kytta Sedativum, Moradorm S, Vivinox Day Beruhigungsdragees, Nervoregin phyto, Phytonoctu, Passin (mit *Crataegus*)

Ob bei Kombinationen mit anderen pflanzlichen Sedativa synergistische oder additive Effekte zur Geltung kommen, ist nicht bekannt.

Unerwünschte Wirkungen: Keine bekannt.

Literatur: Saller, R. und D. Hellenbrecht: Passiflora incarnata (Passionsblume). In: Beitr. Z. Phytother., 259–61, Herausg. R. Saller und H. Feiereis, H. Marseille Verlag, München,

1993. -- Meier, B. u.a. Autoren: Passiflorae herba – pharmazeutische Qualität. Z. Phytother. **16**, 90–99 (1995). – Caesar, W. und R. Spohn: Passionsblume. Kulturhistorische Aspekte einer Arzneipflanze. DAZ **137**, 587–93 (1997). – Krenn, L.: Trockenextrakt aus Passionsblumenkraut (Kurzbewertung). internist. praxis **45**(2), 368–70 (2005). – Krenn, L.: Aktuelles über Passiflora incarnata (Arzneipflanzenportrait). Z. Phytother. **27**(1), 47–50 (2006); weitere Arbeiten über Passiflora in diesem Heft.

Paullinia cupana HUMB., BONPL. et KUNTH. · Guaranastrauch (*Paullinia sorbilis* DUCKE)

Familie: Sapindaceae

Herkunft: Brasilien, Amazonasgebiet.

Angewandter Pflanzenteil: Guarana-Samen, Paulliniae semen; auch **Pasta Guarana**, eine Zubereitung aus den vermahlenen Samen (den gerösteten Kotyledonen).

Inhaltsstoffe: Die Methylxanthine Coffein sowie wenig Theobromin und Theophyllin; ferner Catechingerbstoffe (oligomere Proanthocyanidine), Saponine (?), wenig ätherisches Öl. Komponenten des Samenöls sind u.a. Cyanolipide.

Wirkung: siehe *Coffea*; infolge des relativ hohen Coffeingehalts stärker wirksam und – möglicherweise bedingt durch die Bindung an Gerbstoffe – mit retard-Effekt.

Anwendung und Verordnung: Als Arzneidroge nicht gebräuchlich, jedoch als Anregungsmittel und Tonikum volkstümlich – wie auch schon bei den Amazonasindianern – verwendet. Einzeldosis 1 Gramm (= ca. 35 mg Coffein).

Fertigarzneimittel: Guaranapulver wird von verschiedenen Firmen in Kapseln, Tabletten, Kaugummi, Trinkampullen (Jungle Elixier) oder Softdrinks als „schneller Muntermacher" angeboten.

Unerwünschte Wirkungen: Siehe *Coffea*.

Literatur: Frohne, D.: Guarana – der neue Muntermacher. DAZ **133**, 218 (1993). – Katzung, W.: Guarana – ein Naturprodukt mit hohem Coffeingehalt. Med. Mo. Pharm. **16**, 330–33 (1993). – Scholz, E.: Guarana – Ein Tonikum der Neotropen. Naturwiss. Rdschau **47**, 177–80 (1994). – Ehmann, N.: Guarana, nur ein Coffeinersatz. PZ **143**, 33–34 (1998). – Vonarburg, B.: Guarana – die erfrischende Kraft aus den geheimen Augen des Dschungels. Naturheilpraxis 12/98, 2024–26 (1998). – Schmidt, M.: Muntermacher aus dem Urwald. PTA heute **14**(7), 20–22 (2000). – Öko-Test 9/2002: Guarana-Präparate im Vergleich. DAZ **142**, 4452–53 (2002).

Pausinystalia johimbe (K. Schum.) Pierre ex Beille
Yohimbe

Familie: Rubiaceae

Herkunft: W-Afrika, vor allem Kamerun.

Angewandter Pflanzenteil: Yohimberinde, Yohimbehe cortex, die getrocknete Zweig- und Stammrinde.

Inhaltsstoffe: Yohimbin u. weitere monoterpenoide Indolalkaloide.

Wirkung: Yohimbin ist ein Sympatholytikum, das selektiv präsynaptische α_2-Adrenozeptoren kompetitiv blockiert und dadurch eine verstärkte Noradrenalinausschüttung bewirkt. Es wirkt lokalanästhetisch und ruft neben Pupillenerweiterung eine Anästhesie der Konjunktiva und der Cornea hervor. Dieser wie auch andere Effekte werden therapeutisch nicht genutzt. Ob Yohimbin spezifisch im Rückenmark gelegene Genitalzentren erregt und deshalb als Aphrodisiakum eingesetzt werden kann, ist nicht eindeutig belegt.

Anwendung und Verordnung: Die Droge ist obsolet. Eine Verordnung des Yohimbins bei neurasthenischer Impotenz, Ejaculatio praecox und zur Steigerung der Libido ist problematisch.

Fertigarzneimittel: Mono-Präparate:

Yocon-Glenwood 5 mg	5 mg Yohimbin-HCl/Tabl.
Yohimbin Spiegel	5 mg Yohimbin-HCl/Tabl.

Indikationen: Erektile Dysfunktion, Klimakterium virile, sexuelle Erschöpfungszustände.

Yohimbeextrakt oder Yohimbin sind auch in Kombinationspräparaten enthalten; dabei handelt es sich im wesentlichen um Sexualtonika = Aphrodisiaka wie z.B. Repursan ST mit Potenzholz Dragees, die neben Yohimbe meist noch Coffein, Lignum Muira puama neben weiteren Stoffen enthalten.

Unerwünschte Wirkungen: Bei therapeutischer Anwendung von Yohimbin können Erregungszustände, Tremor, Schlaflosigkeit, Angst, Blutdruckerhöhung, Tachykardie sowie Übelkeit und Erbrechen auftreten.. Toxische Dosen (Maximaldosis 0,03 als Einzelgabe und 0,1 g als Tagesgabe) verursachen starken Speichelfluss und schließlich Herzschädigungen durch Störungen im Reizleitungs- und Reizbildungssystem. Angesichts der Risiken ist eine therapeutische Verwendung des Alkaloids (und damit auch der Droge) nicht zu vertreten.

Literatur: Ernst, E. und Mitarb.: Yohimbine for erectile dysfunction: A systematic review. J. Urol. **159**, 433–36 (1998). – Kuhlmann, H.: Potenzkraft vom Äquator. PZ **144**, 3837–42 (1999).

Peganum harmala L. · Steppenraute

Familie: Zygophyllaceae

Herkunft: Mittelmeergebiet bis Nordindien.

Steppenrautensamen, Harmalae semen, enthält 4–6% β-Carbolin-Alkaloide, vor allem Harmin, ferner Harmalin und Harmalol. Harmin ist in chemischer und pharmakologischer Hinsicht identisch mit dem Alkaloid Banisterin aus *Banisteriopsis caapi*, dessen Rinde zur Bereitung eines im Amazonasgebiet gebräuchlichen, halluzinogen wirksamen Getränks dient. Die Alkaloide sind MAO-Hemmstoffe und wirken zentralerregend, als toxische Wirkungen treten neben Übelkeit und Erbrechen Bradykardie und neurosensorische Störungen auf. Die in einigen Ländern übliche Verwendung der Samen als Emmenagogum und Sedativum ist bei uns unbekannt, ein Gebrauch als bewusstseinserweiternde Droge nicht auszuschließen.

Literatur: Stiehler-Alegria, G.: Haoma – Sauma: Bemerkungen zur visionären Kraft der Steppenraute. Gesch. Pharm.(DAZ), **56**(3), 33–40 (2004).

Pelargonium sidoides DC.

Familie: Geraniaceae

Herkunft: S-Afrika.

Angewandter Pflanzenteil: Wurzelrinde, Pelargonii sidoiditis radicis cortex von *P. sidoides*, nicht von der früher auch genannten Art *P. reniforme* J.J.A. VAN DER WALT.

Inhaltsstoffe: Catechin-Gerbstoffe und Flavan-3-ole als monomere Vorstufen; Gallussäure und deren Methylester; Cumarine, insbesondere Umckalin (= 7-Hydroxy-5,6-dimethoxycumarin) und ähnliche, z.T. sulfatierte Verbindungen sowie Scopolin/Scopoletin; ferner Zimtsäurederivate und Phenolcarbonsäuren.
Wirkung: Antibakteriell, immunmodulierend, tuberkulostatisch (?).

Anwendung und Verordnung: Nur in Form des **Fertigarzneimittels** Umckaloabo: 80 g FE (1:10; Ethanol) in 100 g Lösung (12% Ethanol; Spezialextrakt Eps 7630). Indikationen nach Angaben des Herstellers: Akute und chronische Infektionen, insbesondere der Atemwege und des HNO-Bereichs wie z.B. Bronchitis, Sinusitis, akute Tonsillopharyngitis und Rhinopharyngitis („Phytobiotikum").
Die Droge entstammt der südafrikanischen Volksmedizin. Als neuere Untersuchungen zur Wirksamkeit der Droge bzw. des entsprechenden Fertigarzneimittels liegen multizentrische Anwendungsbeobachtungen und einige randomisierte, kontrollierte klinische Studien vor.

Unerwünschte Wirkungen: Bei bestimmungsgemäßem Gebrauch keine.

Perilla frutescens (L.) BRITT · Schwarznessel, Chinesische Melisse

[handschriftlich: allerg. Rhino-Conjunktividis]

Familie: Lamiaceae

Herkunft: Ursprünglich in den Bergregionen Chinas und Nordindiens; vielfach in O- und SO-Asien angebaut.

Durch Kaltpressung der Früchte, Perillae fructus, wird das in den Samen lokalisierte fette Öl gewonnen. **Perillaöl** zeichnet sich in der Lipidzusammensetzung durch eine hohen Gehalt an ungesättigten essentiellen Fettsäuren aus: ca. 60% α-Linolensäure (= ALA, pflanzliche ω-3-Fettsäure), ca. 20% Linolsäure, ca. 15% Ölsäure, ferner enthält das Öl Glykolipide, Phospholipide und γ-Tokopherol. Perillaöl findet sich in diätetischen Lebensmitteln bzw. in Präparaten für eine bilanzierte Diät, z.B. TUIM (Perillaöl + Vit.C und E), TUIM arteria (Perillaöl + Rotweintraubenextrakt), TUIM lux (Perillaöl + Spinatextrakt + Lutein + Vit.E und Zink). Perilla-Blattextrakt spielt auch in der TCM eine Rolle.

Literatur: Figert-Seibt, E.: Perilla frutescens – Schwarznessel. DAZ **141**(10), 1175–80 (2001). – Schlenger, R.(Ref.): Gefäßschutz mit Omega-3-Fettsäuren und Polyphenolen. DAZ **144**(38, 4192–94 (2004). – Schulz, V.: Perilla-Öl und Rotweintraubenextrakt. Z. Phytother. **26**(4), 183–84 (2005). – Gensthaler, B. M.: Omega-3-Fettsäuren – Vielfältige positive Effekte. PZ **151**(4), 369–70 (2006).

[handschriftlich: Allerprill — Perillaöl in Kps gegen allerg. Rhinokonj]

Persea americana MILL. · Avocadobaum

Familie: Lauraceae

Herkunft: Ursprünglich Mexiko; in tropischen und subtropischen Ländern kultiviert.

Avocadoöl, Avocado oleum DAC, ist das aus dem Perikarp der Früchte, den Avocadobirnen durch Auspressen gewonnene, gegebenenfalls raffinierte fette Öl. Hauptkomponenten der Triacylglycerole sind neben Palmitinsäure Ölsäure und Linolsäure; es enthält ferner die Vitamine A, B, D, E und im Unverseifbaren Squalen, gesättigte Kohlenwasserstoffe, aliphatische Alkohole und Phytosterole. Avocadoöl dringt gut in die Haut ein und hält sie feucht und geschmeidig. Es wird bei rauher, ichthyotischer Haut eingesetzt und findet sich häufig als hautpflegender Zusatz in Naturkosmetika: Salben, Cremes und Badeöle. Für die Rezeptur kann Avocadoöl DAC genommen werden. Avocadin ist ein Produkt, das zu ca. 25 % Anteile der unverseifbaren Fraktion enthält. Avocadoöl wird in einer Reihe von Präparaten teils als Wirkstoff, teils als Hilfsstoff genannt.

Unerwünschte Wirkungen: Die für Lauraceen bekannte Allergisierungsgefahr ist auch für *Persea* gegeben, bei der Verwendung von Avocadoöl allerdings eher unwahrscheinlich.

Petasites hybridus (L.) PH. GÄRTN., MEY. et SCHERB.
(*Petasites officinalis* MOENCH) · Pestwurz

Familie: Asteraceae

Herkunft: Europa, N- und W-Asien; kontrollierter Anbau einer petasinreichen und PA-armen Chemovarietät.

Angewandter Pflanzenteil: Pestwurzwurzelstock, Petasitidis rhizoma, die unterirdischen Teile: Rhizom + Wurzeln.

Petasites hybridus

Inhaltsstoffe: Sesquiterpene u. zwar mit Angelicasäure oder Methylthioacrylsäure veresterte Alkohole wie z.B. Petasin, Isopetasin oder S-Petasin (Petasin-Chemotyp) oder Furanoeremophilane, die in der Droge als Eremophilanlactone vorliegen (Furanopetasin-Chemotyp); ferner Gerbstoffe, wenig ätherisches Öl (?) und Pyrrolizidinalkaloide (PA).

Wirkung: Spasmolytisch, analgetisch (Petasin), entzündungshemmend über eine Hemmung der Leukotrien- und Prostaglandinbiosynthese (Isopetasin, Eremophilanlactone).

Anwendung und Verordnung: Die Droge ist obsolet und auch nicht Bestandteil von Teemischungen. Verwendet werden konfektionierte, PA-freie Extrakte. Gemäß ehem. Komm E. lautete die Indikation „Zur unterstützenden Behandlung akuter krampfartiger Beschwerden im Bereich der ableitenden Harnwege, besonders bei Steinleiden". Inzwischen gibt es weitere Anwendungsgebiete, vor allem zur Migräneprophylaxe, bei allergischer Rhinitis oder zur Behandlung gastrointestinaler Erkrankungen.

Fertigarzneimittel: Mono-Präparate: *Tesalin*

Petadolex-Kapseln 25 mg spissum Extrakt (28–44:1; CO_2)
Petaforce V Kapseln 25 mg spissum-Extrakt (30:1)

Für die in der Schweiz im Handel befindlichen Präparate Petadolor und Dolomed wurde 2004 die Zulassung widerrufen.

Durch ein spezielles Aufbereitungsverfahren (Extraktion mit überkritischem CO_2) wird sichergestellt, dass auch bei maximaler Dosierung gemäß Packungsbeilage die tägliche Exposition von 0,1 µg PA nicht überschritten wird; damit entfällt auch die vom ehem. BGA festgelegte Begrenzung der Anwendungsdauer von 6 Wochen (s.u.).

Anmerkung: Pestwurzblätter, deren therapeutische Anwendung angesichts des kanzerogenen Risikos nicht zu vertreten ist, sind als mögliche Verfälschung von Huflattichblättern von analytischem Interesse.

Unerwünschte Wirkungen: Mutagene, auch kanzerogene Wirkungen sind aufgrund des Vorkommens von Pyrrolizidinalkaloiden mit 1,2-ungesät-

tigtem Necinring und deren N-Oxiden bei der Droge nicht auszuschließen. Bei der Anwendung von Präparaten, die Pestwurzrhizom-Extrakte enthalten, darf die tägliche Exposition von derartigen Verbindungen 1 μg nicht überschreiten, die Dauer der Anwendung ist auf maximal 6 Wochen im Jahr begrenzt (zu Petadolex/Petaforce s. o.).
Nachdem Verdachtsfälle von Hepatitis im Zusammenhang mit der Einnahme von Petasites-Präparaten bekannt geworden waren, wurde bereits 2002 die Gebrauchsinformation ergänzt: Kontrolle der Transaminase-Werte bei Anwendung über 4 Wochen. Für die in der Schweiz im Handel befindlichen Präparate wurde vom Schweizer Heilmittelinstitut Swissmedic die Zulassung widerrufen. In neueren Studien zur Migräneprophylaxe mit Petadolex wurden keine gravierenden Nebenwirkungen beobachtet. Bezogen auf die Zahl der Anwendungen von Petadolex ergeben die sechs gemeldeten Hepatitis-Verdachtsfälle eine Inzidenz von 0,8 pro 100 000 [zum Vergleich: Hepatitis-Inzidenz bei NSAIs: 3,7 pro 100 000].

Literatur: Meier, B. und weitere Autoren: Die Pestwurz – Stand der Forschung. Z. Phytother. **15**, 268–84 (1994).– Debrunner, B., B. Meier und weitere Autoren: Petasites hybridus: A tool for interdisciplinary research in phytotherapy. Pharm. Act. Helv. **72**, 359–80 (1998). – Käufeler, R. und Mitarb.: Der Pestwurzextrakt Ze 339 – Wirkprinzipien und klinische Pharmakologie, in: Rietbrock, N. (Hrsg.): Phytopharmaka VI, 237–46, Steinkopf Verlag Darmstadt (2000). – Brattström, A.: Ze 339 – ein Spezialextrakt aus den Blättern der Pestwurzpflanze Petzel. Z. Phytother. **24**(4), 170–72 (2003). – AMKdA: Pestwurzhaltige Arzneimittel. DAZ **144**(8), 802–04 (2004).dazu auch:Schlenger, R.:Präparate aus Petasitesrhizom in der Schweiz vom Markt. DAZ **144**(8), 844–46 (2004).– Diener, H.-C.: Migräneprophylaxe mit Pestwurzextrakt. DAZ **145**(11), 1268–70 (2005). – Göbel, H. et al.: Migräneprophylaxe mit Petasites (Pestwurz). Nervenheilkunde **3**, 211–16 (2005). – Diener, H.-C.: Petasites hybridus (Pestwurz) in der Migräneprophylaxe. internist. praxis **46**(1), 173–76 (2006). – Schulz, V.: CO_2-Extrakt aus Pestwurzblättern wirksam bei allergischer Rhinitis. Z. Phytother. **27**(1), 20–21 (2006).

Petroselinum crispum (Mill.) Nyman · Petersilie

Familie: Apiaceae

Herkunft: Mittelmeergebiet, weltweit angebaut.

Angewandter Pflanzenteil: Petersilienwurzel, Petroselini radix (ssp. tuberosum); **Petersilienfrüchte**, Petroselini fructus (ssp. crispum).

Petroselinum crispum

Inhaltsstoffe: Ätherisches Öl mit Apiol, Myristicin und manchmal 1-Allyl-2,3,4,5-tetramethoxybenzol sowie Terpenen, z.B. α- und β-Pinen, Limonen und geringen Anteilen an Sesquiterpenen; Flavonoide, Furanocumarine, in der Wurzel auch Polyine, z.B. Falcarinol sowie Phthalide.

Wirkung: Das ätherische Öl bzw. das darin enthaltene Apiol wirkt reizend auf das Nierenparenchym und erzeugt eine gesteigerte Kontraktilität der glatten Muskulatur von Blase, Darm und insbesondere Uterus. Am Meerschweinchenuterus konnte gezeigt werden, dass Apiol eine starke Kontraktion und Tonuserhöhung hervorruft, Myristicin scheint noch stärker wirksam zu sein.

Anwendung und Verordnung: Die Verwendung der Früchte als Diuretikum ist wegen des relativ hohen Gehalts an ätherischem Öl nicht unproblematisch und daher obsolet (Negativmonographie), die Wurzeldroge wird gelegentlich noch als mildes Diuretikum im Rahmen einer Durchspülungstherapie eingesetzt. 1 Teelöffel der geschnittenen Droge wird mit 1 Tasse kochendem Wasser übergossen und bedeckt stehen gelassen; nach 10 Minuten abseihen, 2–3 Tassen am Tag trinken.

Die Wurzel ist Bestandteil einiger konfektionierter Teemischungen.

Fertigarzneimittel: Wurzelextrakte sind in wenigen Kombinationspräparaten (meist Urologika) enthalten. In den Präparaten Alipuro oder Bullrich's Atemrein soll ätherisches Petersilienöl (aus den Früchten) Knoblauchgeruch unterbinden bzw. mindern.

Unerwünschte Wirkungen: Bei bestimmungsgemäßem Gebrauch der Wurzel sind in seltenen Fällen allergische Haut- oder Schleimhautreaktionen möglich. Petersilienöl ruft in höherer Dosis zunächst eine leichte zentrale Erregung hervor, während sich später ein Rauschzustand bemerkbar macht. Daneben reizt das ätherische Öl sehr stark den Magen-Darmtrakt und ruft vaskuläre Kongestionen hervor. Aufgrund der gesteigerten Kontraktibilität der Uterusmuskulatur hat es abortive Wirkungen.

Literatur: Warncke, D.: Petroselinum crispum – Die Gartenpetersilie (Arzneipflanzenportrait). Z. Phytother. **15**, 50–58 (1994). – Feldheim, W.: Petersilie als Desodorans? DAZ **139**, 1552–57 (1999).

Peumus boldus Mol. · Boldo

Familie: Monimiaceae

Herkunft: Chile.

Angewandter Pflanzenteil: Boldoblätter, Boldi folium Ph.Eur.

Inhaltsstoffe: Boldin u.a. Aporphinalkaloide; ätherisches Öl mit p-Cymen, 1,8-Cineol, Ascaridol u.a. Terpenen; Flavonoide und Triterpene.

Wirkung: Anregung der Magensaftsekretion, leicht spasmolytisch, die früher angegebene choleretische Wirkung ist fraglich. Boldin zeigt antioxidative, cyto- und hepatoprotektive Effekte und wirkt auch antiphlogistisch und antipyretisch.

Anwendung und Verordnung: Bei krampfartigen Magen-Darm-Störungen und dyspeptischen Beschwerden (ehem. Komm.E). Man gibt 1 Teelöffel der fein geschnittenen Droge pro Tasse zum Heißaufguss, auch in Verbindung mit Schöllkraut und Pfefferminze:

Rp.	Boldoblätter	
	Pfefferminzblätter	ana 20,0
	Schöllkraut	ad 50,0
	M.f. species	
	D.S. 2 Teelöffel pro Tasse.	

Boldoblätter sind Bestandteil konfektionierter Teemischungen (meist Leber- und Galletees); auch im Heumann Leber- und Gallentee Solu Hepar S Pulver enthalten.

Gegenanzeigen: Verschluss der Gallenwege, schwere Lebererkrankungen.

Fertigarzneimittel: Extrakte der Droge, manchmal auch die gepulverten Blätter, sind gelegentlich noch in Präparaten aus der Gruppe der Cholagoga (z.T. auch mit anderen Indikationen) enthalten.

Unerwünschte Wirkungen: Bei bestimmungsgemäßem Gebrauch keine. In größeren Dosen wirkt Boldoextrakt emetisch. Aufgrund des Ascaridolgehalts dürfen das ätherische Öl sowie Destillate aus Boldoblättern nicht verwendet werden.

Literatur: Speisky, H. und B.K. Cassels: Boldo and boldine: An emerging case of natural drug development. Pharmacol. Res. **29**, 1–12 (1994). – Gotteland, M. und Mitarb.: Protective effect of boldine in experimental colitis. Planta Med. **63**, 311–15 (1997), Ref. in Z. Phytother. **19**, 224 (1998).

Phaseolus vulgaris L. · Gartenbohne

Familie: Fabaceae

Herkunft: Ursprünglich S-Amerika; alte Kulturpflanze im gemäßigten Klima.

Angewandter Pflanzenteil: Bohnenhülsen, Phaseoli pericarpium DAC, die von den Samen befreiten ganzen oder geschnittenen Fruchtwände.

Inhaltsstoffe: Arginin u.a. Aminosäuren, Flavonoide, Mineralstoffe, darunter Kieselsäure; Glukokinine (?).

Wirkung: Geringe diuretische Wirkung, die auch im Tierversuch nachgewiesen wurde. Leichte Senkung des Nüchternblutzuckers (?).

Anwendung und Verordnung: Als mildes Diuretikum (1 Teelöffel pro Tasse zum Heißaufguss); zur unterstützenden Behandlung dysurischer Beschwerden mehrmals tgl 1 Tasse trinken. Bohnenschalen sind Bestandteil zahlreicher Teemischungen des Handels, meist species urologicae; zusammen mit Mate-, Orthosiphon-, Bärentrauben- und Birkenblättern sowie Schachtelhalmkraut auch Bestandteil im NRF Tee Nr. 9.1. (Blasen- und Nierentee).

Fertigarzneimittel: Trotz der fraglichen antidiabetischen und der nur geringen diuretischen Wirkung sind Extrakte der Droge in Kombinationspräparaten enthalten, meist Diuretika, Stoffwechselpräparate, gelegentlich auch in (sowieso problematischen) Antidiabetespräparaten.

Unerwünschte Wirkungen: Keine bekannt.

Physostigma venenosum BALF. · Calabarbohne

Familie: Fabaceae

Herkunft: Tropisches W-Afrika.

Angewandter Pflanzenteil: Calabarbohnen, Calabar semen.

Inhaltsstoffe: Das Indolalkaloid Physostigmin (syn. Eserin) und ähnliche Nebenalkaloide.

Wirkung: Physostigmin ist ein indirektes Parasympathomimetikum, das durch Hemmung der Acetylcholinesterase wirkt. Infolge der erhöhten Acetylcholinkonzentration nehmen der Tonus des Parasympathikus und der quergestreiften Muskulatur zu. Das Alkaloid wirkt besonders am Auge und führt zur Miosis. Die Peristaltik des Magen-Darmtrakts wird gesteigert und Drüsen zu vermehrter Sekretion angeregt. Infolge des Passierens der Blut/Hirnschranke kann Physostigmin auch im Hirn den Abbau des Acetylcholins verhindern und Symptome von Kleinhirnataxien lindern. Auch Gedächtnisstörungen, Verwirrtheit und andere im Zusammenhang mit dem Fortschreiten von Morbus Alzheimer auftretende Symptome können günstig beeinflusst werden, wenn eine kontrollierte kontinuierliche Zuführung des Wirkstoffs z.B. durch ein TTS-Pflaster gewährleistet ist.

Anwendung und Verordnung: Als Miotikum kann Physostigmin zur Behandlung des Glaukoms eingesetzt werden. Als Rezeptur seien die Physostigminsalicylat-Augentropfen 0,2 % nach NRF 15.5. genannt:

Physostigma venenosum

Rp.	Physostigminsalicylat	0,020 g
	Natriumtetraborat-Lösung 0,2 %	1,0 g
	Borsäure	0,175 g
	Phenylmercuriborat-Stammlsg. 0,02 %	1,0 g
	(alternativ auch Thiomersal)
	Wasser für Injektionszwecke zu	10,0 g

Bis zu 3-mal tgl. 1–2 Tropfen in den Bindehautsack einträufeln.
Die Wirkung von Physostigmin nimmt allerdings – im Gegensatz zum Pilocarpin – bei längerer Anwendung ab, sodass es allein nicht zur Dauerbehandlung des Glaukoms geeignet ist.

Fertigarzneimittel: Physostigminsalicylat (Präparat: Anticholium: Injektionslösung mit 2 mg/5 ml) spielt als Antidot bei akuten und chronischen Vergiftungen mit Atropin, Phenothiazinen sowie tri- und tetrazyklischen Antidepressiva eine Rolle. Da es als tertiäres Amin die Blut/Hirnschranke passieren kann, beeinflusst es nicht nur periphere, sondern auch zentrale Atropinwirkungen.

Unerwünschte Wirkungen: Physostigmin ist in Dosen über 1 mg gefährlich; es kommt zu Erbrechen, Schweißausbrüchen, Tränen- und Speichelfluss und Miosis. Im Vergiftungsbild sind oft die die Vergiftung lange überdauernden Muskelzuckungen (fibrilläre, faszikuläre) charakteristisch. Der Exitus erfolgt durch Atemstillstand; Dosis letalis 10 mg.

Anmerkung: Calabarbohnen dienten in Nigeria als Ordealgifte, d.h. sie wurden zur Abhaltung von Gottesurteilen verwendet: Starb der Delinquent nach der Einnahme einer bestimmten Anzahl von Bohnen, galt dies als Beweis seiner Schuld.

Literatur: Aschof, J.C., N. Kailer und K. Walter: Physostigmin in der Behandlung von Kleinhirnataxien. Nervenarzt **67**, 311–18 (1996). – Walter, K. und J.C. Aschoff: Physostigmin – Von der Gottesurteilsbohne zum modernen Antidot und Therapeutikum. Med. Mo. Pharm. **19**, 252–60 (1996). – Beerhues, L.: Jagdgift und Arznei: Gifte aus tropischen Pflanzen und Tieren als Herzglykoside, Muskelrelaxanzien und Analgetika. DAZ **141**, 163–73 (2001).

Picea abies siehe → **Abies alba**

Pilocarpus microphyllus STAPF u.a. Arten · Jaborandi

Familie: Rutaceae

Herkunft: S-Amerika, vor allem Brasilien (dort auch Anbau), Westindische Inseln.

Angewandter Pflanzenteil: Jaborandiblätter, Jaborandi folium.

Inhaltsstoffe: Das Imidazol-Alkaloid Pilocarpin und andere (Sekundär-) Alkaloide, ätherisches Öl.

Wirkung: Pilocarpin ist ein direktes Parasympathomimetikum (m-Cholinozeptor-Agonist). Es führt zu vermehrter Sekretion der Speichel-, Bronchial- und vor allem der Schweißdrüsen, was früher zum Hervorrufen von Schwitzen genutzt wurde. Im Magen-Darmkanal werden die Drüsen ebenfalls (mäßig) stimuliert und der Tonus der glatten Muskulatur (auch der ableitenden Harnwege) erhöht. Bei der Applikation am Auge erfolgt eine mehrstündige Pupillenverengung durch Kontraktion des Ziliarmuskels und des M. sphinkter pupillae sowie eine (für die Verwendung des Pilocarpins zur Glaukombehandlung unerwünschte) Akkomodierung des Auges auf den Nahpunkt (Myopie).

Anwendung und Verordnung: Jaborandiblätter sind ein kräftiges Diaphoretikum, das jedoch wegen möglicher Nebenwirkungen (s.u.) nicht mehr verwendet wird.
Das Alkaloid Pilocarpin dient in der Augenheilkunde als Miotikum und zur Herabsetzung des intraokularen Drucks beim (insbesondere Engwinkel-) Glaukom; außerdem soll es bei Iritis die Resorption von Exsudaten fördern. Man verordnet zweckmäßigerweise als Rezeptur Pilocarpinhydrochlorid-Augentropfen 1% oder 2% nach NRF 15.6.:

Rp.			
	Pilocarpinhydrochlorid	0,100	(0,200) g
	Natriumchlorid	0,066	(0,041) g
	Natriumtetraboratlösung 0,2%	1,0	(1,0) g
	Phenylmercuriborat-Stammlsg.0,02%	1,0	(1,0) g
	(alternativ Benzalkoniumchlorid)		
	Wasser für Injektionszwecke zu	10,0	(20,0) g

2- bis 4-mal tgl. 1–2 Tropfen in den Bindehautsack einträufeln.

Fertigarzneimittel: Pilocarpin wird in der Ophthalmologie zur Glaukombehandlung eingesetzt. Bei den von verschiedenen Herstellern angebotenen Präparaten handelt es sich um
a) wässrige Augentropfen mit Pilocarpinnitrat oder -hydrochlorid in unterschiedlichen Konzentrationen (0,25/0,5/1/2/3 bis 4%)
b) ölige Lösungen mit Pilocarpinbase oder um
c) Augensalben.

Bei Konservierungsmittel-Unverträglichkeit steht Pilomann 1% oder 2% EDO zur Verfügung (EDO = Ein Dosis Ophthiolen zu 0,5 ml ohne Konservierungsmittel).
In einer Reihe von Präparaten ist Pilocarpin mit Naphazolin, Melipranolol o.a. Substanzen kombiniert.

Das Präparat Salagen, magensaftresistente Tabletten mit 5 mg Pilocarpinhydrochlorid, wird zur Linderung von Beschwerden bei Patienten mit Sjögren-Syndrom eingesetzt, die unter extremer Trockenheit im Mund (Xerostomie) und am Auge (Xerophthalmie) leiden. Dies gilt auch für Patienten mit Xerostomie nach einer Strahlentherapie im Kopf- und Halsbereich.

Unerwünschte Wirkungen: Wegen der für Parasympathomimetika charakteristischen Nebenwirkungen sollten Jaborandiblätter als Diaphoretikum auf keinen Fall mehr verwendet werden. Sollten sie in volkstümlichen (schweißtreibenden) Teemischungen enthalten sein, ist von deren Genuss dringend abzuraten. Bei geschwächten Personen können bereits durch therapeutische Dosen Nebenwirkungen (Sehstörungen, allgemeine Benommenheit) beobachtet werden. Bei stärkerer Überdosierung kommt es zu Erbrechen, Diarrhöen, Herzschwäche. Bedrohliche Erscheinungen von Seiten der Atemwege sind bedingt durch den Bronchospasmus und die starke Sekretansammlung in den Bronchien, die zur Erstickung führen kann. Die letale Dosis von Pilocarpin beträgt 20 mg für Erwachsene.

Literatur: Scheerer, J.: Jaborandi – Pilocarpus microphyllus Stapf ex Wardleworth (Arzneipflanzenportrait). Z. Phytother. **21**(4), 220–30 (2000).

Pimenta racemosa (MILL.) J. W. MOORE
Bayrumbaum

Familie: Myrtaceae

Herkunft: Westindische Inseln.

Pimentblätter, Pimentae folium, enthalten ein ätherisches Öl (Bay-Öl) mit Eugenol, Chavicol u.a. Phenylpropanderivaten sowie Monoterpenen. Bay-Öl wirkt hautreizend, schmerzstillend und antiseptisch und ist gelegentlich Bestandteil hyperämisierender Einreibungen. Unerwünschte Wirkungen bei bestimmungsgemäßem (äußerlichem) Gebrauch: keine.

Anhang: *Pimenta dioica* (L.) MERR. (M-Amerika, auf Jamaika angebaut) ist die Stammpflanze der Pimentae fructus, den kurz vor der Reife geernteten und getrockneten Beerenfrüchten. Sie enthalten ätherisches Öl mit der Hauptkomponente Eugenol sowie Methyleugenol, 1,8-Cineol und weitere Mono- und Sesquiterpene. **Piment** (Nelkenpfeffer) ist ein Gewürz, die Verwendung als Arzneidroge ist obsolet.

Pimpinella anisum L. · Anis

Familie: Apiaceae

Herkunft: W-Asien, östliches Mittelmeergebiet; vielfach in gemäßigten/subtropischen Gebieten angebaut.

Angewandter Pflanzenteil: Anis(früchte), Anisi fructus Ph.Eur, die unversehrten, zweiteiligen Spaltfrüchte (Doppelachänen); **Anisöl**, Anisi aetheroleum Ph.Eur. ist das durch Wasserdampfdestillation gewonnene ätherische Öl, das aber auch von → *Illicium verum* stammen kann.

Inhaltsstoffe: Ätherisches Öl mit der Hauptkomponente trans-Anethol sowie Methylchavicol (Estragol), Anisaldehyd und Monoterpenen, z.B. α-

Terpineol, Linalool u.a. Der Gehalt an cis-Anethol (toxischer als das trans-Isomer) soll unter 0,5 % liegen. Charakteristische Komponente des echten Anisöls ist das Pseudoisoeugenyl-2-methylbutyrat. Weitere Inhaltsstoffe der Früchte sind Phenolcarbonsäuren, Cumarinderivate wie Umbelliferon und Scopoletin, Flavonoide und fettes Öl.

Wirkung: Das ätherische Öl wird teilweise durch die Lungen ausgeschieden und wirkt fördernd auf die Tätigkeit des Flimmerepithels in den Atemwegen (Sekretomotorikum). Wahrscheinlich kommt es auch durch direkte Einwirkung auf die Tracheal- und Bronchialschleimhaut (z.B. durch Inhalation) zu einer vermehrten Bronchialsekretion und Verflüssigung des Sekrets.
Außer als Expektorans ist die Droge bzw. das ätherische Öl auch – vor allem im Magen-Darmbereich – leicht spasmolytisch und karminativ wirksam; *volkstümlich* auch als Emmenagogum und Lactagogum gebräuchlich.

Anwendung und Verordnung: Als mildes Expektorans 1–2 Teelöffel Anis (Früchte vor Gebrauch quetschen) mit 1 Tasse heißem Wasser übergießen, 10 Minuten bedeckt stehen lassen, dann abseihen; morgens und abends 1 Tasse Tee trinken; eine Zubereitung mit heißer Milch ist ebenfalls möglich.
Auch als Brusttee gemäß Standardzulassung:

Rp.		
	Anis	10 Teile
	Süßholzwurzel	10 Teile
	Isländ. Moos	20 Teile
	Eibischwurzel	30 Teile
	*Huflattichblätter	30 Teile

*(Huflattichblätter sollten durch eine andere Schleimdroge, z.B. Malvenblätter ersetzt werden).

1 Esslöffel der Teemischung mit 1 Tasse heißem Wasser übergießen, 10 Minuten bedeckt stehen lassen, dann abseihen. Mehrmals tgl. 1 Tasse frisch bereiteten Tee trinken.
Anis ist Bestandteil der species pectorales und auch in konfektionierten Teemischungen enthalten, teils als Expektorans, teils wegen seiner krampflösenden (karminativen) Wirkungen. Einige Tees werden auch in Filterbeuteln oder als tassenfertiger Instant-Tee angeboten, so z.B. Heumann Bronchialtee Solubifix T Pulver (Anisöl mikroverkapselt).
Anisöl, Anisi aetheroleum, ist Bestandteil des Liquor Ammonii anisatus (Anisöl-Ammoniak-Weingeistmischung). Kleine Mengen des gasförmigen Ammoniaks

dringen dabei in die Bronchien ein und führen eine reichlichere Sekretion herbei, während Anisöl als Sekretomotorikum an der Expektoration mithilft. Dieser Liquor ist Bestandteil von Hustensäften oder Hustentropfen:

Rp.	Sirupi Althaeae	30,0
	Liqu. Ammonii anisati	5,0
	Aquae dem.	ad 200,0
	M.D.S. 2-stündlich 1 Esslöffel	

Rp.	Liqu. Ammonii anisati	
	Tinct. Pimpinellae	ana 10,0
	M.D.S. 3-mal tgl. 20 Tropfen in heißer Milch.	

Als mildes Karminativum und Spasmolytikum bei dyspeptischen Beschwerden ist Anis neben Fenchel, Kümmel, Koriander und Angelica in den species carminativae (2 Teelöffel pro Tasse) oder im blähungstreibenden Tee NRF 6.4. enthalten:

Rp.	Kamillenblüten	20,0
	Pfefferminzblätter	20,0
	Baldrianwurzel	20,0
	Kümmel (leicht angestoßen)	20,0
	Anis (leicht angestoßen)	20,0

Als Karminativum. Einen Esslöffel voll mit einer Tasse kochendem Wasser übergießen, 5 Minuten bedeckt stehen lassen und abseihen. Nach Bedarf 1 Tasse trinken.
Bewährt hat sich auch der AFK-Tee (Anis, Fenchel und Kümmel zu gleichen Teilen).

Fertigarzneimittel: Anis ist häufig Bestandteil von Kombinationspräparaten. Auch hier stehen wie bei den Tees teils die expektorierenden, teils die karminativen Effekte im Vordergrund. In Kräutertabletten oder -pulvern wird gelegentlich die gepulverte Droge verwendet. Die überwiegende Zahl der Präparate enthält Anisöl, das jedoch vielfach wegen des geringen Anteils wohl nur noch als Geruchs- und Geschmackskorrigenz anzusehen ist. In einigen Präparaten ist das Öl zum Schutz gegen zu schnelle Verflüchtigung mikroverkapselt.

Anmerkung: Das Anisöl des Handels stammt meist von *Illicium verum* (s. S. 280) = Sternanisöl oder kann auch nur (als eine unzulässige Fälschung) aus weingeistigen Lösungen von trans-Anethol bestehen! Die Reinsubstanz trans-Anethol ist auch in einigen Fertigarzneimitteln enthalten, z.B. im Urologikum Rowatinex Kapseln/Tropfen. Aufgrund der nicht ausreichend belegten therapeutischen Wirksamkeit sowie der nicht völlig ausgeräumten Risiken chronisch-toxischer und kanzerogener Art hält die Komm. B6 eine therapeutische Anwendung von Anethol bei den beanspruchten Anwendungsgebieten für nicht gerechtfertigt.

Unerwünschte Wirkungen: Bei bestimmungsgemäßem Gebrauch keine. Gelegentlich können allergische Reaktionen (Haut, Atemwege, Gastrointestinaltrakt) auftreten.

Literatur: Czygan, F.-C.: Anis (Anisi fructus DAB 10) – Pimpinella anisum L. Z. Phytother. **13**(3), 101–06 (1992). – Galle-Hoffmann, U.: Anisöle und Sternanisöle. PTA heute **11**, 547–52 (1997). – Bossy, A. und W. Blaschek: Aufguss mit heißer Milch statt Wasser. Alternative Zubereitung von Ätherisch-Öl-Drogen. DAZ **145**, 6072–80 (2005).

Pimpinella major (L.) HUDS. · Große Bibernelle
Pimpinella saxifraga L. · Kleine Bibernelle

Familie: Apiaceae

Herkunft: Europa, Kaukasus (*P. major*); Europa, W-Asien (*P. saxifraga*).

Angewandter Pflanzenteil: Bibernellwurzel, Pimpinellae radix, die Wurzelstöcke und Wurzeln beider Stammpflanzen.

Inhaltsstoffe: Geringe Mengen an ätherischem Öl, u.a. mit Isoeugenolestern (Hauptkomponente Tiglinsäureester des trans-Epoxypseudoisoeugenols), ferner Cumarine (und in geringen Mengen Furanocumarine), z.B. Umbelliferon, Scopoletin, Pimpinellin u.a.; Phenolcarbonsäuren und Polyine.

Wirkung: Mildes Expektorans, sekretomotorische und sekretolytische Effekte. Die Angaben über eine diuretische Wirkung sind nicht hinreichend belegt.

Anwendung und Verordnung: Die Droge hat sich bei Affektionen der oberen Luftwege bewährt, also bei Pharyngitis, Tracheitis und Tracheo-Bronchitis; zum Teeaufguss 1 Teelöffel pro Tasse.
Aufgüsse aus der Droge oder alkoholische Auszüge eignen sich auch als Gurgelmittel bei entzündlichen Erkrankungen der Mund- und Rachenhöhle. Will man die adstringierende Kraft erhöhen, so kann man mit der Gerbstoffdroge Tormentillwurzel kombinieren:

Rp. Tinct. Pimpinellae   15,0
     Tinct. Tormentillae ad   20,0
     M.D.S. 30 Tropfen auf 1 Wasserglas zum Gurgeln.

Fertigarzneimittel: Auszüge aus der Droge sind Bestandteil einiger Kombinationspräparate, meist Bronchialtherapeutika.

Anmerkung: Unter Bibernelle, Pimpinelle wird volkstümlich auch *Sanguisorba minor*, der kleine Wiesenknopf, verstanden, eine Rosacee, die Gerbstoffe, aber kein ätherisches Öl enthält.

Unerwünschte Wirkungen: Bei bestimmungsgemäßem Gebrauch keine.

Pinus mugo TURRA ssp. pumilio (HAENKE) FRANCO
Latschenkiefer, Legföhre

Familie: Pinaceae

Herkunft: Alpenländer; Bestände in Deutschland unter Naturschutz; Anbau im Allgäu rund um Sonthofen, z.B. Plantage auf dem Rottachberg.

Angewandter Pflanzenteil: Latschenkiefernöl, Pini pumilionis aetheroleum DAC, das aus frischen Nadeln oder frischen Ästen mit Nadeln und Zweigspitzen destillierte ätherische Öl.

Inhaltsstoffe: Δ^3-Caren, β-Phellandren, Bornylacetat, α- und β-Pinen u.a. Monoterpen-Kohlenwasserstoffe, δ-Cadinen, β-Caryophyllen u.a. Sesquiterpen-Kohlenwasserstoffe, ferner oxidierte Mono- und Sesquiterpene und Phenylpropane.

Wirkung: Hyperämisierend, auch antiseptisch und expektorierend bei äußerlicher Anwendung.

Anwendung und Verordnung: Zu Inhalationen bei Affektionen der Luftwege; ganz einfach und in jedem Haushalt anwendbar: Einige Tropfen auf ¼ Liter kochendes Wasser, ein umgestülpter Trichter über das Gefäß, Dämpfe durch Mund und Nase einatmen. Auch die Inhalatio bronchialis spirituosa enthält das ätherische Öl:

Rp.	Mentholi	0,5
	Aetherol. Pini pum.	2,0
	Aetherol. Eucalypti	5,0
	Spiritus	10,0
	M.D.S. Zur Inhalation.	

Diese Inhalationsflüssigkeit kann sowohl im Dampfinhalator als auch mit Hilfe eines Kaltverneblers, Zerstäubers oder auch durch Aufgießen auf kochenden Kamillentee, kochendes Wasser bzw. durch Aufträufeln in das Taschentuch verwandt werden. – Indikation: Katarrhalische Erkrankungen der oberen und unteren Luftwege.

Auch percutan kann Latschenkiefernöl mit folgender Rezeptur angewendet werden:

Rp.	Aetherol Pini pumilionis		
	Aetherol. Eucalypti	ana	2,5
	Aetherol. Therebinth.		10,0
	Olei camphor. fort.	ad	30,0
	M.D.S 10 Tropfen als Brusteinreibung.		

Zusammengesetztes Ätherische-Öle-Inhalat NRF 4.3.:

Pfefferminzöl	1,0
Latschenkieferöl	4,5
Eucalyptusöl	4,5
	10,0

Gegenanzeigen: Asthma bronchiale, Keuchhusten.

Fertigarzneimittel: Latschenkiefernöl ist Bestandteil von Inhalationslösungen, Bronchialbalsamen und – niedrig dosiert – auch von innerlich anzuwendenden Bronchotherapeutika. Dabei wird oftmals nicht zwischen Latschenkiefernöl und Kiefernnadelöl (siehe *Pinus sylvestris*) unterschieden. Von den zahlreichen Kombinationspräparaten seien beispielhaft die Allgäuer Latschenkieferpräparate genannt.

Unerwünschte Wirkungen: Bei bestimmungsgemäßem Gebrauch in der Regel keine; an Haut- und Schleimhäuten können Reizerscheinungen auftreten, Bronchospasmen können verstärkt werden.

Literatur: Kartnig, T., U. Fischer und F. Bucar: Vergleichende gaschromatographische Untersuchungen an Latschenkieferölen. Sci. Pharm. **64**, 487-96 (1996). – Reichling, J. und M. Harkenthal: Latschenkieferöl. DAZ **138**, 3503-10 (1998).

Pinus sylvestris L. u.a. Arten · Gemeine Kiefer

Familie: Pinaceae

Herkunft: N-Europa, N-Asien (*P. sylvestris*).

Angewandter Pflanzenteil: Kiefernnadelöl, Pini aetheroleum, DAB, das aus frischen Nadeln oder Zweigspitzen destillierte ätherische Öl; **Kieferntriebspitzen**, Pini turiones; **Terpentin**, Terebinthina, ist der nach Verwundung aus Stämmen vor allem von *P. pinaster* (Französische Mittelmeerküste), *P. palustris* oder *P. ellioti* (N-Amerika) austretende Balsam. Von ihm stammt das **Gereinigte Terpentinöl**, Terebinthinae aetheroleum rectificatum DAC. Der nach der Destillation zurückbleibende Harzanteil des Balsams ist **Colophonium** (Kolophonium Ph.Eur.).

Inhaltsstoffe: α- und β-Pinen, Caren, Limonen, Camphen u.a. Terpene sind Komponenten des Terpentinöls. Kiefernnadelöl ähnelt in seiner Zusammensetzung dem Latschenkiefernöl.

Wirkung: Auf intakter Haut führt kurzdauernde Anwendung von Terpentinöl zu Hyperämie und Rötung, begleitet von schmerzhaftem Brennen. Das flüchtige Öl vermag, ähnlich wie Oleum Sinapis, die Haut zu durchdringen; es ist also nur als Rubefaciens und nicht als Vesicans anwendbar, da tiefe Hautentzündungen, die von den Blasen herrühren, nur schwer zu beheben sind. Auch auf die Schleimhäute wirkt Terpentinöl reizend. Oleum Pini wirkt äußerlich hyperämisierend, als Inhalat expektorierend. Während das Kiefernnadelöl vor allem als Expektorans eine Rolle spielt, sind beim Terpentinöl die allgemeinen hautreizenden Wirkungen stärker ausgeprägt, sodass es auch in antirheumatischen Einreibungen verwendet wird. Nach percutaner Resorption führt es bei chronischen Bronchialerkrankungen, die mit starker Schleimsekretion einhergehen, zu einer Einschränkung der Sekretion.

Anwendung und Verordnung: Turiones Pini werden nur noch wenig gebraucht, da die Anwendung als Badezusatz zu unbequem ist. Man nimmt statt dessen 2 Teelöffel Kiefernnadelöl auf 1 Vollbad, womit ein guter antirheumatischer Effekt erzielt wird.

Oleum Terebinthinae wird antirheumatischen Einreibungen zugesetzt, z.B.:

Rp.	Aetherol. Terebinthinae	2,0
	Spirit. russici	ad 50,0
	M.D.S. Äußerlich.	

Auch in Form von Inhalationen ist Terpentinöl brauchbar:

Rp.	Ammonii chlorati		
	Aetherol. Terebinthinae	ana	5,0
	Aquae dem.	ad	500,0
	M.D.S. Zur Inhalation in zerstäubter Form.		

Oleum Terebinthinae ist ebenfalls in manchen Bronchialbalsamen enthalten, z.B. in folgender Rezeptur:

Rp.	Aetherol. Pini pum.	
	Aetherol. Eucalypti	ana 2,5
	Aetherol. Terebinthinae	10,0
	Olei camphorat. fort.	ad 30,0
	M.D.S. 10 Tropfen zur Brusteinreibung.	

Fertigarzneimittel: Terpentinöl und Kiefernnadelöl sind in vielen Kombinationspräparaten enthalten, Terpentinöl häufiger in hautreizenden, hyperämisierenden Einreibungen, Kiefernnadelöl eher in Bronchotherapeutika zusammen mit Eukalyptusöl. Nicht immer wird allerdings in der Deklaration sorgfältig zwischen den beiden – in der Zusammensetzung nicht identischen – Ölen unterschieden. In manchen Präparaten sind auch beide nebeneinander (und zusammen mit Latschenkiefernöl) aufgeführt, so z.B. in einigen Pinimenthol-Präparaten.

Ilon-Abszess-Salbe, die zur Anwendung bei Abszessen, Furunkeln, Karbunkeln und Panaritien empfohlen wird, enthält Lärchenterpentin und gereinigtes Terpentinöl sowie als „Weitere Bestandteile" diverse ätherische Öle und Colophonium.

Unerwünschte Wirkungen: Kiefernnadelöl: Reizerscheinungen an Haut und Schleimhäuten, aber auch Bronchospasmen können verstärkt werden. Terpentinöl: Bei äußerlicher, großflächiger Anwendung können als Intoxikationserscheinungen Nierenschäden und eine Erregung des ZNS auftreten (Blutdruckerhöhung, Beschleunigung der Atmung und Steigerung der Reflextätigkeit). Kinder sind besonders empfindlich gegenüber Terpentinöl. Soweit es heute noch in Farben und Lacken vorkommt, können die Dämpfe auch für Maler und Lackierer toxikologisch relevant sein. Auch allergische Reaktionen gegenüber Terpentinöl sind nicht selten.

Anhang: Auch von der in der südfranzösischen Region Landes wachsenden *Pinus pinaster* wird ein Terpentinöl gewonnen. Nach einem Spezialverfahren erhaltene Oxidationsprodukte dieses Oleum Terebinthinae Landes sind Bestandteil der als Bronchosekretolytika bekannten Ozothin Präparate (Lösung, Zäpfchen). In Ph.Eur. gibt es ein „Terpentinöl vom Strandkiefer-Typ, Terebinthinae aetheroleum e pino pinastro".

Piper cubeba L. f. · Kubebenpfeffer

Familie: Piperaceae

Herkunft: Malayisches Archipel, vielfach in tropischen Gebieten kultiviert.

Kubebenfrüchte, Cubebae fructus, enthalten ein ätherisches Öl mit Mono- und Sesquiterpenen; Lignane, darunter Cubebin sowie Harzstoffe. Kubebenfrüchte wirken schwach diuretisch und harndesinfizierend (?), werden jedoch nicht mehr als Arzneidroge (auch nicht als Stomachikum) verwendet. Neuere Untersuchungen zur Wirkung fehlen. Bei bestimmungsgemäßem Gebrauch keine unerwünschten Wirkungen. In höheren

Dosen bewirken Kubeben bzw. das ätherische Öl Nierenreizungen und Enteritiden.

Piper methysticum G. Forst. · Rauschpfeffer

Familie: Piperaceae

Herkunft: Inseln des Südpazifiks: Polynesien, Melanesien, Neu Guinea.

Angewandter Pflanzenteil: Kava-Kava-Wurzelstock, Piperis methystici rhizoma DAC, die getrockneten Rhizome, z.T. auch die Wurzeln oder (für die Extraktherstellung) die unteren Stängelstücke.

Inhaltsstoffe: Kavapyrone, ein Gemisch verschiedener Lactone (einer Phenylhydroxyheptansäure), darunter Kavain, Dihydrokavain (= Marindinin), Methysticin, Dihydromethysticin, Yangonin und Desmethoxiyangonin; ferner Flavonoide (Chalcone), die sog. Flavokavine; wenig ätherisches Öl.

Wirkung: Kavapyrone, insbesondere Kavain, Dihydrokavain und Dihydromethysticin haben (tierexperimentell belegt) ein charakteristisches Wirkungsprofil: Neben lokalanästhetischen, muskulotrop-spasmolytischen, antikonvulsiven und muskelrelaxierenden Effekten wirken sie sedativ-hypnotisch, narkosepotenzierend und anxiolytisch. Ihre Wirkung ist derjenigen von Benzodiazepinen vergleichbar, jedoch nicht identisch (Pflanzliche Tranquillizer), sie setzt allmählich ein, es wird jedoch auch ein schnellerer Wirkungseintritt bei Verwendung eines speziell aufbereiteten spissum-Extrakts beschrieben. Für Methysticin, Dihydromethysticin und Kavaextrakt sind auch neuroprotektive Eigenschaften (Schutz vor ischämischen Schäden) bekannt.
Den Kavapyronwirkungen zugrunde liegen vermutlich Interaktionen mit Neurotransmittersystemen, z.B. Erhöhung der Zahl von GABA-Rezeptoren im limbischen System des ZNS und mit spannungsabhängigen Ca^{++}-Kanälen.

Anwendung und Verordnung: Nachdem das BfArM im Juni 2002 die Zulassung von Kavaextrakt- und Kavain enthaltenden Fertigarzneimitteln widerrufen hat, stehen diese pflanzlichen Anxiolytika „zur Anwendung bei nervösen Angst-, Spannungs- und Unruhezuständen" in Deutschland nicht mehr zur Verfügung. Anlass für diese Entscheidung waren Berichte über unerwünschte hepatotoxische Wirkungen von Kava-Präparaten sowie die Auffassung der Behörde, dass deren klinische Wirksamkeit nicht hinreichend belegt sei.

Experten haben – wie auch MCA und EMEA – wiederholt darauf hingewiesen, dass die seinerzeit genannten Verdachtsfälle, die Veranlassung für den Widerruf der Zulassung waren, vielfach unzureichend dokumentiert waren. Nichtberücksichtigung von Co-Medikationen, Überdosierungen und zulange Behandlungsdauer haben eine Bewertung der Hepatotoxizität von Kava-Zubereitungen bei sachgemäßer Medikation erschwert.

Während neuere Daten die anxiolytische Wirksamkeit von Kava-Extrakten belegen, konnten in pharmakologischen Studien keine Hinweise auf Hepatotoxizität gefunden werden [LOEW 2005]. Ob es zu einer Wiederzulassung von Kava-Präparaten kommt, bleibt abzuwarten.

Als Präparate gibt es z.Zt. nur Homöopathika, z.B. Hevertoval bei Nervosität (10 ml enthalten 1 ml Piper methysticum D4).

Anmerkung: Die Eingeborenen in den Herkunftsländern der südpazifischen Inseln benutzen die Droge zur Herstellung eines Getränks, welches in mäßigen Dosen eine entspannende, bei höherer Dosierung eine schläfrig machende, mit Ataxie (mangelnde Koordination der Bewegungen) und Parästhesien einhergehende Wirkung besitzt. Der Name Rauschpfeffer ist insofern irreführend. Obwohl die wässrigen Extrakte in der Zusammensetzung den industriell hergestellten (acetonischen oder ethanolischen) Extrakten ähneln, gibt es trotz jahrhundertelanger Anwendung keine Hinweise auf schwerwiegende Leberschäden.

Literatur: AMKdA: BfArM-Bscheid zu Kava-Kava. DAZ **142**(25), 3004–06(2002). – N.N.: Experten gegen Widerruf der Zulassung(von Kava-Kava): DAZ **142**(28), 5365(2002); auch: PZ **147**(28), 2835(2002). – Schmidt, M. und A. Nahrstedt: Ist Kava lebertoxisch? DAZ **142**, 1006–11 (2002). – Loew, D.: Kava-Kava-Extrakt. DAZ **142**, 1012–1020 (2002). Loew, D. und W. Gaus: Tragödie einer Fehlbeurteilung. Z. Phytother. **23**, 267–81 (2002). – Teschke, R.: Hepatotoxizität durch Kava-Kava. Dtsch. Ärzteblatt **99**(50), A3411–18(2002). – Teschke, R.: Kava-induzierte Leberschäden. DAZ **143**(32), 4011–21(2003). Zou, L. et. al.: Kava does not display metabolic toxicity in a homogeneous cellular assay. Planta Med. **70**, 289–92 (2004). – N.N.: Kava-Kava wieder zulassen? DAZ **144**(40), 2001 (2004). Witte, S., D. Loew and W. Gaus: Meta-Analysis of the efficacy of the acetonic

Kava-Kava-extract WS1490 in patients with non-psychotic anxiety disorders. Phytother. Res. **19**, 183–88 (2005). – Loew, D.: Widerruf der Zulassung von Kava-Extrakten. DAZ **145**(40), 5362–64 (2005).

Piper nigrum L. · Schwarzer Pfeffer

Familie: Piperaceae

Herkunft: Malabarküste, vielfach in tropischen Gebieten angebaut.

Schwarze **Pfefferfrüchte**, Piperis nigri fructus, sind die vor der Reife geernteten und getrockneten Steinfrüchte. Sie enthalten trans-Piperin u.a. Säureamide, ätherisches Öl mit Monoterpenen, z.B. (+)-Limonen, Sabinen, Δ^3-Caren sowie Sesquiterpenen und Phenylpropanen.

Piperin erregt neben Schmerzrezeptoren spezifisch die Thermorezeptoren, also die entsprechenden Nervenendigungen, welche die Wärmeempfindung vermitteln. Erst sekundär kommt es zu einer Hyperämisierung der betreffenden Hautstelle. Piperin wirkt damit antagonistisch zum Menthol, das die Kälterezeptoren erregt. Reflektorisch (über die Mundschleimhaut) kommt es zu vermehrter Speichel- und Magensaftsekretion. Pfeffer spielt vor allem als Gewürz eine Rolle, die arzneiliche Bedeutung ist gering. Extrakte sind in wenigen Fertigarzneimitteln – im wesentlichen Tonika – enthalten, so z.B. im Klosterfrau Melissengeist. Unerwünschte Wirkungen gibt es bei bestimmungsgemäßem Gebrauch keine.

Anmerkung: Beim **Weißen Pfeffer** werden die äußeren Schichten (Exokarp und fleischiges Mesokarp) der reifen Früchte entfernt (der Geschmack ist milder); **Grüner Pfeffer** sind unreife, in Salzwasser eingelegte oder gefriergetrocknete Früchte. **Rosa Pfeffer** sind die Früchte des +s, *Schinus molle* L. (Anacardiaceae) oder des Brasilianischen Pfefferbaums, *Schinus terebinthifolius* RADDI.

Literatur: Freist, W.: Der scharfe Geschmack des Pfeffers – Ein altes Rätsel, nur teilweise gelöst. Chemie i.u.Z. **23**(3), 135–42 (1991). – Krützfeld, K.: Pfeffer als Gewürz und Arzneimittel. DAZ **141**, 6038–44 (2001).

Plantago afra L. (syn. *P. psyllium* L.)
Flohsamen-Wegerich
Psyllium arenarium (WALDST. et KIT.) MIRB.
(*Plantago arenaria* WALDST. et KIT.) · Sandwegerich

Familie: Plantaginaceae

Herkunft: Westl. Mittelmeerraum (*P. afra*), S-, O-Europa, SW-Asien (*P. arenarium*).

Angewandter Pflanzenteil: Flohsamen, Psyllii semen Ph.Eur.

Inhaltsstoffe: Schleimstoffe (Arabinoxylane, mit Rhamnose und Galacturonsäure in den Seitenketten), lokalisiert in der Epidermis der Samenschale. In den Samen ferner fettes Öl, Proteine, Phenylpropanderivate und geringe Mengen an Iridoidglykosiden.

Wirkung: Flohsamen quellen in Wasser stark auf und bilden eine klare, gelatinöse, zusammenhängende Masse. Diese ist unverdaulich und führt im Darm über eine Volumenzunahme und den dadurch bedingten Dehnungsreiz auf die Darmwand zu einer Peristaltikanregung. Zugleich wird der Darminhalt geschmeidig gemacht.

Gegenanzeigen: Stenosen der Speiseröhre und des Magen-Darm-Trakts.

Anwendung und Verordnung: Bei habitueller Obstipation lässt man 1–2 Teelöffel der unzerkleinerten Samen in 1 Glas Wasser (150 ml) vorquellen und nimmt das Ganze nach Möglichkeit mit weiterer Flüssigkeit (auch Milch, Suppe etc.) ein; Einnahme 2- (bis 3-)mal tgl. jeweils mit reichlich Flüssigkeit. Die Wirkung setzt in der Regel allmählich ein.
Flohsamen sind vereinzelt Bestandteil von Hämorrhoiden- und Magen-Darm-Tees.

Fertigarzneimittel: Flohsamenkerne werden von verschiedenen Firmen angeboten; die Mehrzahl der Präparate enthält allerdings Samenschalen von *P. ovata*.

Unerwünschte Wirkungen: Bei bestimmungsgemäßem Gebrauch der unzerkleinerten Droge mit reichlich Flüssigkeit keine.

Literatur: Saller, R., O. Kristof und J. Reichling: Flohsamen und Flohsamenschalen als Ausgangsstoffe für Phytotherapeutika. internist. praxis **38**, 747–55 (1998).

Plantago ovata Forssk. · Indischer Wegerich
(*P. ispaghula* Roxb.)

Familie: Plantaginaceae

Herkunft: Indien, Iran, Pakistan.

Angewandter Pflanzenteil: Indische Flohsamen, Ispaghulasamen, Plantaginis ovatae semen Ph.Eur.; **Indische Flohsamenschalen,** Plantaginis ovatae seminis tegumentum Ph.Eur. (die Abtrennung der Samenschalen auf mechanischem Wege ist – im Gegensatz zu *P. afra* – möglich).

Inhaltsstoffe: Schleimstoffe in der Epidermis der Samenschale (Arabinoxylane). In den Samen fettes Öl, Proteine und geringe Mengen an Iridoiden.

Wirkung: Siehe *Plantago afra*. Die Quellwirkung der Samenschalen ist wesentlich höher, sodass die Dosis im Vergleich zu den ganzen Samen reduziert werden kann. Wie auch andere Quellmittel können die Samen und Samenschalen zu einer (wenn auch nur bescheidenen) Senkung der Cholesterolwerte des Blutes und zu einer Reduktion des postprandialen Blutzuckeranstiegs führen. Die Senkung des Gesamt- und des LDL-Cholesterols beruht auf der Bindung von Gallensäuren an die Schleimstoffe, sodass sie vermehrt mit dem Stuhl ausgeschieden werden.

Gegenanzeigen: Siehe *P. afra*; drohender oder bestehender Ileus; schwer einstellbarer Diabetes mellitus.

Anwendung und Verordnung: Indische Flohsamen und vor allem die gepulverten Samenschalen werden bei habitueller Obstipation und Erkrankungen angewendet, bei denen eine erleichterte Stuhlentleerung mit

weichem Stuhl erwünscht ist: Analfissuren, Hämorrhoiden, nach rektal-analen Eingriffen; in der Schwangerschaft. Die Drogen dienen auch zur unterstützenden Therapie beim Reizdarmsyndrom.
Zur Einnahme 1–2 Teelöffel der unzerkleinerten Samen oder $1/2$ Teelöffel der gepulverten Samenschalen in 1 Glas Wasser (150 ml) quellen lassen und mit reichlich weiterer Flüssigkeit einnehmen. 2- bis 3-mal tgl. Die abführende Wirkung setzt allmählich ein.

Fertigarzneimittel: Bei der Mehrzahl der im Handel befindlichen Präparate werden *Indische* Flohsamen und vor allem die Samenschalen, z.T. auch als Granulat, verwendet.

Agiocur	3,25 g Samen + 0,11 g Samenschalen/5 g Granulat
Flosa	3,25 g Samenschalen/5,5 g Granulat
Mucofalk	3,25 g Samenschalen/5 g Granulat
Pascomucil	2,5 g Samenschalen/5 g Pulver
Flosine	130 g Samenschalen/200 g Granulat
Metamucil kal.arm	53 g Samenschalen/100 g Pulver

Mucofalk Fit ist zugelassen zur Therapie von leicht bis mäßig erhöhten Cholesterinwerten zusätzlich zu einer Diät.

Agiolax enthält neben Samen + Samenschalen noch Sennesfrüchte.
Die Präparate werden zur Anwendung bei habitueller Obstipation, zur Erzielung eines weichen Stuhls, als Adjuvans beim Reizdarmsyndrom, aber auch zur unterstützenden Therapie bei Durchfällen unterschiedlicher Genese eingesetzt.

Anmerkung: Flohsamenschalen-Präparate sind, soweit sie zur unterstützenden Quellmittelbehandlung bei Morbus Crohn, Kurzdarmsyndrom und HIV-assoziierten Diarrhoe eingesetzt werden, weiterhin GKV-erstattungsfähig.

Unerwünschte Wirkungen: Siehe *Plantago afra*; gegenüber gepulverten Samenschalen sind allergische Reaktionen beschrieben worden (bei den konfektionierten, z.T. granulierten Samenschalen der Handelspräparate kaum zu erwarten). Bei der unterstützenden Anwendung beim Reizdarmsyndrom können zu Beginn vermehrt Blähungen auftreten, Beschwerden, die im Verlaufe der Behandlung meist verschwinden.

Literatur: Freeman, G.L.: Psyllium hypersensitivity. Ann. Allerg. **73**, 490–92 (1994). – Ewe, K.: Welchen Platz hat Plantago ovata unter den Ballaststoffen? internist. praxis **36**, 551–52 (1996). – Saller, R., O. Kristof und J. Reichling: Flohsamen und Flohsamenschalen als Ausgangsstoffe für Phytotherapeutika. internist. praxis **38**, 747–55 (1998). – Hensel, A. und S. Hose: Indische Flohsamenschalen. DAZ **141**, 4161–69 (2001). – Hensel, A., B. Frank und S. Hose: Indische Flohsamenschalen. Z. Phytother. **22**, 309–21 (2001).

Plantago lanceolata L. · Spitzwegerich

Familie: Plantaginaceae

Herkunft: Europa, N- und M-Asien.

Angewandter Pflanzenteil: Spitzwegerichblätter, Plantaginis lanceolatae folium Ph.Eur., die zur Blütezeit geernteten und schnell getrockneten oberirdischen Teile.

Inhaltsstoffe: Aucubin, Catalpol u.a. Iridoidglykoside; Acteosid und weitere Phenylethanoide; Phenolcarbonsäuren, z.B. Kaffeesäure, Ferulasäure; ferner Flavonoide, Gerbstoffe, Schleimpolysaccharide, Kieselsäure und wenig ätherisches Öl.

Wirkung: Antibakteriell (durch Aucubigenin), antiinflammatorisch (Acteosid), antitussiv mit bronchospasmolytischen und expektorierenden Effekten; reizlindernd bei Katarrhen der Atmungsorgane. Presssaft des frischen Krauts auch äußerlich als Wundheilmittel und gegen Insektenstiche.

Anwendung und Verordnung: Als Bronchotherapeutikum bei Katarrhen der Atemwege; auch bei Schleimhautentzündungen im Mund/Rachenraum. 2–3 Teelöffel geschnittene Droge mit 1 Tasse heißem Wasser übergießen, nach 10 Minuten abseihen, mehrmals täglich 1 Tasse ; auch in Filterbeuteln im Handel.
Fluidextrakt und Sirup sind nur noch wenig gebräuchlich. Eine Vorschrift für einen kombinierten Sirup (Kinderpraxis) sei aber genannt:

Rp.	Extr. Plantaginis fluid.	10,0
	Mel Foeniculi	30,0

Sirupi simpl.
Aquae dem. ana ad 100,0
M.D.S. 3- bis 4-mal tgl. 1 Teelöffel.

Vorschrift für einen Brust- und Hustentee:

Rp. Spitzwegerichblätter 40,0
Süßholzwurzel 25,0
Fenchelfrüchte 10,0
Thymiankraut 10,0
Malvenblüten 10,0
Quendelkraut 5,0

Spitzwegerichblätter sind Bestandteil von Hustentees, z.T. auch in tassenfertigen Instant-Tees.
Gegen Insektenstiche frische Spitzwegerichblätter zu Brei verreiben und mit diesem die Stichstelle und Umgebung einreiben.

Fertigarzneimittel: Mono-Präparate:

Broncho-Sern 1,875 g FE (1:1; Ethanol 20%)/7,5 ml Sirup
tetesept Hustensaft 10 g FE (1:1; Ethanol 25%)/ 100 ml Sirup
tetesept Hustentropfen 20 ml FE (1:1; Ethanol 25%) = 20 ml Tropfen
Presssaft aus frischem Spitzwegerichkraut (bzw. -blättern):
florabio naturreiner Heilpflanzensaft Spitzwegerich

Unerwünschte Wirkungen: Bei bestimmungsgemäßem Gebrauch keine.

Literatur: Kraft. K.: Therapeutisches Profil eines Spitzwegerich-Fluidextrakts bei akuten respiratorischen Erkrankungen im Kindes- und Erwachsenenalter, in: Loew, D. und N. Rietbrock (Hrsg.): Phytopharmaka III, S. 199–209, Steinkopf Verlag, Darmstadt 1997. – Marchesan, M. und Mitarb.: Spitzwegerich, neue Untersuchungen zur antiinflammatorischen Wirkung. DAZ **138**, 2987–92 (1998). – Paper, D.H. und M. Marchesan: Spitzwegerich (Plantago lanceolata L.) (Arzneipflanzenportrait). Z. Phytother. **20**, 231–38 (1999).

Podophyllum peltatum L. · Fußblatt, Maiapfel
Podophyllum hexandrum ROYLE

Familie: Berberidaceae

Herkunft: Östliches N-Amerika (*P. peltatum*); Himalayagebiet (*P. hexandrum*).

Angewandter Pflanzenteil: Podophyllin, Podophyllinum – das aus dem Rhizom von *P. peltatum* durch Ethanolextraktion gewonnene Harz. *P. hexandrum* (*P. emodi*) liefert das Indische Podophyllin. Im DAC auch: **Podophyllwurzelstock**, Podophylli rhizoma.

Inhaltsstoffe: Lignane: Podophyllotoxin und verschiedene Peltatine; im Indischen Podophyllin fehlen die Peltatine, der Gehalt an Podophyllotoxin ist wesentlich höher.

Wirkung: Podophyllin ist ein drastisch wirkendes Laxans, das heute nicht mehr verwendet wird. Podophyllotoxin und ähnliche Lignane haben auch antimitotische Wirkungen. Sie binden am Tubulin und verhindern die Bildung von Mikrotubuli.

Anwendung und Verordnung: Während der Gebrauch von Podophyllin als Laxans obsolet ist, dient es äußerlich in 10–20%iger Lösung (in Ethanol 90% oder Isopropanol 70%) zur Entfernung von Feigwarzen (Genitalwarzen, Condylomata acuminata). Es dürfen nur kleine Hautareale von nicht mehr als 1 qcm betupft, die Umgebung muss mit Zinkpaste abgedeckt werden. Podophyllinlösung eignet sich nicht zur Selbstbehandlung, da bei unsachgemäßer Anwendung mit schwerwiegenden Nebenwirkungen zu rechnen ist (s.u.).

Fertigarzneimittel: An Stelle der nicht unproblematischen Podophyllinlösung wird heute die Reinsubstanz Podophyllotoxin zur Feigwarzenbekämpfung (auch zur Selbstbehandlung) eingesetzt: Zur Verfügung stehen eine 0,5%ige Lösung (Condylox, in anderen Ländern unter dem Namen Condyline im Handel) sowie eine 0,15%ige Creme (Wartec), die sich auch zur Anwendung am weiblichen Genital eignet.

Es werden an 3 aufeinander folgenden Tagen 2-mal tgl. maximal 10 Feigwarzen betupft (Einzeldosis nicht mehr als 0,25 ml). Die 3-Tage-Therapie/Woche kann bis zu einer Dauer von 4 Wochen wiederholt werden. Sowohl die Abheilungsrate wie auch der Wirkungseintritt ist besser als bei Podophyllin, die Toxizität geringer, wenn auch weiterhin unerwünschte Wirkungen nicht auszuschließen sind (s.u.).
Die zytostatische Wirkung von Podophyllotoxin (auch von 4-Demethylpodophyllotoxin) selbst kann wegen seiner Toxizität therapeutisch nicht genutzt werden. Während das zunächst durch partialsynthetische Abwandlung entwickelte Mitopozid (Proresid) inzwischen nicht mehr eingesetzt wird, ist als Weiterentwicklung Etoposid (Präparat Vepesid J als Injektionslösung und Kapseln mit 50 oder 100 mg Wirkstoff sowie weitere Präparate anderer Hersteller) in Gebrauch. Die Substanz mit weiter antineoplastischer Aktivität ist kein Spindelgift mehr, sondern Inhibitor der DNA/RNA-Synthese und blockiert die Zellteilung in der G2- und der S Phase des Zellzyklus. Etoposid wird gegen maligne Lymphome und auch bei Bronchialkarzinomen, Hodentumoren, Ovarialkarzinomen sowie Chorionkarzinom der Frau eingesetzt.

Unerwünschte Wirkungen: Bei der topischen Anwendung von Podophyllinlösungen kann es zu Brennen der Haut, Schmerzen und Hautentzündungen kommen, bei unsachgemäßer Behandlung zu einer toxischen Dermatitis mit Nekrosebildung am Genital. Über entzündetes Gewebe kann auch eine Resorption erfolgen mit denjenigen Folgen, die früher bei Überdosierung als Laxans beobachtet wurden: Neuropathien, Verwirrung, Koma. Während der Schwangerschaft ist Podophyllin wegen fruchtschädigender Wirkung kontraindiziert. Bei Verwendung der Podophyllotoxinlösung bzw. der Creme, bei der die Dosierung insgesamt niedriger gehalten werden kann, sind die Gefahren unerwünschter Wirkungen geringer, jedoch nicht ganz auszuschließen. Der Genuss von Alkohol während der Behandlung kann zu massiver Verstärkung von Nebenwirkungen führen.
Auf die im Rahmen der Zytostatika-Therapie mit Etoposid auftretenden Nebenwirkungen wird hier nicht näher eingegangen.

Literatur: Schmidt, M.: Podophyllin. PTA heute **5**, 534–36 (1991). – Landthaler, M. u. U. Hohenleutner: Behandlung der Condylomata acuminata. internist. praxis **34**, 81–88

(1994). – Albert, K.: Podophyllum peltatum und hexandrum nicht verwechseln. PZ **144**, 1648–49 (1999). – Reimann, H.: Podophyllin-Rezepturen. PZ **144**, 2828 (1999). – Wasielewski, S.: Feigwarzen im Genitalbereich (Ref.). DAZ **140**, 3884–87 (2000).

Polygala senega L. u.a. Arten
Senega, Klapperschlangenwurzel

Familie: Polygalaceae

Herkunft: N-Amerika (*P. senega*); Asien, Japan (z.B. *P. tenuifolia* WILLD.).

Angewandter Pflanzenteil: Senegawurzel, Polygalae radix Ph.Eur. (Radix Senegae), die Wurzeln mit dem Wurzelkopf.

Inhaltsstoffe: Senegin II u.a. Triterpensaponine mit dem Aglykon Presenegin, wenig Methylsalicylat, Xanthonderivate und Lipide.

Wirkung: Sekretolytikum und Expektorans (reflektorisch über den N. vagus durch Reizung der Magenschleimhaut).

Anwendung und Verordnung: Bei Katarrhen der oberen Luftwege; als Expektorans bei Bronchitiden mit trockenem, zähem Sekret, z.B. als Decoctum Senegae:

Rp.	Decocti Rad. Polygalae	10,0 :175,0
	Liqu. Ammon. anisati	5,0
	Sirup. simpl.	ad 200,0
	M.D.S. 2-stündlich 1 Esslöffel.	

Fertigarzneimittel: Extrakte sind nur in wenigen Broncho- oder Asthma-Therapeutika enthalten.

Unerwünschte Wirkungen: Infolge des hohen Saponingehalts sind gelegentlich leichte Magen-Darm-Reizungen möglich.

Polygonum aviculare L. · Vogelknöterich

Familie: Polygonaceae

Herkunft: Kosmopolit in Gebieten mit gemäßigtem Klima.

Angewandter Pflanzenteil: Vogelknöterichkraut, Polygoni avicularis herba Ph.Eur., die zur Blütezeit geernteten oberirdischen Teile, meist auch mit Wurzeln.

Inhaltsstoffe: (Lösliche und unlösliche) Kieselsäure, Flavonoide, darunter Avicularin (Quercetin-3-arabinosid), ferner Gerbstoffe, Schleimpolysaccharide, Cumarinderivate und Phenolcarbonsäuren; das Lignan Aviculin.

Wirkung: Geringe expektorierende, diuretische (?) und adstringierende Wirkung. Neuere Untersuchungen zu diesen, der Volksmedizin entstammenden Angaben liegen nicht vor.

Anwendung und Verordnung: Obsolet; lediglich als bescheidenes Adjuvans bei leichten Katarrhen der Luftwege; auch bei entzündlichen Veränderungen der Mund- und Rachenschleimhaut (1 Teelöffel/Tasse zum Heißaufguss). Die Droge ist Bestandteil einiger konfektionierter Bronchialtees.

Fertigarzneimittel: Der Fluidextrakt ist nur noch in wenigen Bronchotherapeutika enthalten.

Unerwünschte Wirkungen: Bei bestimmungsgemäßem Gebrauch keine.

Anhang: Von anderen Knöterich-Arten sei noch *Bistorta officinalis* DEL. (*Polygonum bistorta* L.), der Wiesenknöterich genannt, dessen Wurzel (Radix Bistortae) wegen ihres hohen Gerbstoffgehalts früher als Antidiarrhoikum benutzt wurde. *Persicaria hydropiper* DEL. (*Polygonum hydropiper* L.), der Wasserpfeffer, enthält im Kraut neben Flavonoiden ein scharfschmeckendes ätherisches Öl mit dem Sesquiterpen Isotadeonal; volkstümliche Verwendung der Droge als Hämostyptikum (?). Das frische Kraut wirkt hautreizend.

Polypodium vulgare L. · Engelsüß, Tüpfelfarn

Familie: Polypodiaceae

Herkunft: M-, S-Europa, N-, W-Asien.

Engelsüßwurzelstock, Polypodii rhizoma, enthält Saponine, darunter das süß schmeckende Steroidsaponin Osladin, Bitterstoffe und wenig ätherisches Öl. Wohl auf Grund des Saponingehalts kann der Droge ein geringer expektorierender Effekt zugesprochen werden. Neuere Untersuchungen dazu sowie zu einer angeblich choleretischen Wirkung fehlen. Die früher auch in Mischung mit species pectorales verwendete Droge ist obsolet. Trotz des hohen Süßwertes des Osladins ist eine Nutzung als biogener Süßstoff wegen des geringen Gehalts im Rhizom nicht sinnvoll. Engelsüß ist in dem anthroposophischen Digestivum Digestodoron Tropfen/Tabletten neben anderen Komponenten enthalten. Unerwünschte Wirkungen sind nicht bekannt.

Populus nigra L. · Schwarzpappel
Populus tremula L. · Zitterpappel, Espe

Familie: Salicaceae

Herkunft: M-Europa, Sibirien, N-Afrika (*P. tremula*); Himalaya, in M- und O-Europa angepflanzt (*P. nigra*).

Angewandter Pflanzenteil: Pappelrinde, Populi cortex; **Pappelblätter,** Populi folium; **Pappelknospen,** Populi gemma (insbesondere von *P. nigra*).

Inhaltsstoffe: Benzoylderivate des Salicins u.a. Salicylalkohol-Abkömmlinge, Gesamtsalicingehalt in der Rinde am höchsten; Flavonoide, ätherisches Öl (Knospen).

Wirkung: Schwach antiphlogistisch, antipyretisch und analgetisch; antibakteriell (Knospen). Diuretischer Effekt fraglich. Neuere Arbeiten zur Wirksamkeit der Drogen fehlen.

Anwendung und Verordnung: Die Drogen sind nicht in Gebrauch, jedoch Bestandteil einiger Fertigarzneimittel.

Fertigarzneimittel: Phytodolor Tinktur zum Einnehmen enthält alkoholische Frischpflanzenauszüge aus Rinde und Blättern (+ Goldrute + Eschenrinde), 60% Ethanol. Bei akuten und subakuten rheumatischen Erkrankungen und Neuralgien werden 3- bis 4-mal tgl. 20–30 (bei starken Schmerzen bis 40) Tropfen in etwas Flüssigkeit gegeben. In klinischen Untersuchungen konnte eine Reduzierung entzündlich bedingter Schmerzen und Schwellungen beobachtet werden. Inconturina mono Tropfen, die bei Harnblasenstörungen empfohlen werden, enthalten 4 g Populus tremuloides D4/10 ml.
Ein weiterer Anwendungsbereich für Rinde und Blätter sind Miktionsbeschwerden bei beginnender Prostatahyperplasie (BPH) – Stadium I und II –, ohne das aus dem Wirkprofil der Drogen schlüssige Hinweise auf die Wirksamkeit gezogen werden können. Ungeachtet dieser Problematik ist *Populus* Bestandteil pflanzlicher Prostatamittel, so z.B. in den Prostamed Kautabletten (Fluidextrakt aus den Blättern) oder Eviprostat N Dragees.
Die aus Pappelknospen hergestellte Pappelsalbe, Unguentum Populi, wird zur Förderung der Wundheilung bei oberflächlichen Hautverletzungen, aber auch als Hämorrhoidalsalbe oder bei Frostbeulen und Sonnenbrand eingesetzt.

Unerwünschte Wirkungen: Bei bestimmungsgemäßem Gebrauch keine; gelegentlich allergische Reaktionen, vor allem gegen Pappelknospen.

Anhang: Von den Knospen verschiedener Laubbäume, vor allem auch von *Populus nigra* u.a. *Populus*-Arten stammt das von Bienen eingesammelte Kittharz **Propolis**, das *volkstümlich* auch als Arzneimittel von Bedeutung ist. Propolis enthält neben Wachsen und Harzbestandteilen eine Vielzahl phenolischer Substanzen, darunter Dihydrochalcone, lipophile Flavonoide, Phenolcarbonsäuren, z.T. mit kurzkettigen Alkoholen verestert. Dem – für medizinische Zwecke gereinigten – Kittharz werden antibakterielle, antivirale, fungizide, aber auch antiphlogistische, immunmodulierende und zytostatische Wirkungen zugeschrieben. Propolis-Präparate, z.B. Aagaard-Kapseln versprechen mehr Widerstandskraft, Leistungsfähigkeit, Vitalität usw. Es gibt auch Kombinationen mit Blütenpollen und zur äußerlichen Anwendung Propolis-Kaugranulat, -Mundtropfen, -Tinktur oder auch Propolis-Zahnpasta. Die Propolis-Urtinktur ist Bestandteil von Propolisept, während die bei Hautverletzungen und zur vorbeugenden Hautpflege empfohlene Propolisept-Salbe einen alkoholischen Propolisauszug enthält. Propolis ist nicht als Arzneimittel zugelassen.

Während über antimikrobiell wirksame Inhaltsstoffe von Propolis einige Arbeiten existieren, gibt es für die übrigen dem Kittharz nachgesagten Effekte keine gesicherten Erkenntnisse oder nur einige orientierende Studien, z.B. zur antiviralen und immunmodulierenden Wirkung (Flavonoide, z.T. auch Kaffee- und Ferulasäure als Wirkstoffe?).

Unerwünschte Wirkungen: Propolis hat eine beachtliche allergene Potenz, für die Prenylkaffeat und andere Kaffeesäureester (z.B. das 1,1-Dimethylallyl-Derivat) verantwortlich gemacht werden.

Literatur: Hausen, B. M. und Mitarb.: Contact Dermatitis **17**, 163 (1987), Ref. Bielenberg, J. Kontaktallergien durch Propolis, In: Med. Mo. Pharm. **15**, 343–44 (1992). – Langner, E. und H. Schilcher: Propolis. DAZ **139**, 3447–58 (1999). – Seitz, R. (Ref.): Propolis, „Bioantibiotikum" mit vielen Anwendungsmöglichkeiten. DAZ **145**(30), 4192–94 (2005).

Potentilla anserina L. · Gänsefingerkraut

Familie: Rosaceae

Herkunft: Gemäßigte Zonen der Nordhemisphäre.

Angewandter Pflanzenteil: Gänsefingerkraut, Anserinae herba DAC, die kurz vor oder während der Blüte geernteten Blätter und Blüten.

Inhaltsstoffe: Ellagi- und Gallotannine, Flavonoide, Leucocyanidine, Phenolcarbonsäuren und Cumarinderivate, Polyprenole, Cholin.

Wirkung: Innerlich und äußerlich als Adstringens. Die Meinungen über die spasmolytische Wirkung der Droge sind kontrovers. Ein im Tierversuch spasmolytisches Wirkprinzip ist chemisch nicht charakterisiert. Neuere Untersuchungen fehlen.

Anwendung und Verordnung: Zur Unterstützung der Therapie unspezifischer Durchfallerkrankungen mit leichten krampfartigen Beschwerden; kann auch bei leichten spastischen Dysmenorrhoen versucht werden. Man übergießt zwei Teelöffel voll Droge mit einer Tasse heißen Wassers und lässt 10 Minuten lang ziehen.

In Kombination mit Melisse und Pfefferminze bei Magen-Darm-Spasmen:

Rp. Gänsefingerkraut
Melissenblätter
Pfefferminzblätter   ana ad 50,0
M.D.S. 2 Teelöffel pro Tasse.

Gänsefingerkraut ist Bestandteil einer Reihe konfektionierter Teemischungen mit verschiedenen Indikationen.

Fertigarzneimittel: Z. Zt. keine

Unerwünschte Wirkungen: Bei bestimmungsgemäßem Gebrauch keine.

Potentilla erecta (L.) RAEUSCHEL
Blutwurz, Tormentille

Familie: Rosaceae

Herkunft: Europa, W-Asien.

Angewandter Pflanzenteil: Tormentillwurzelstock, Tormentillae rhizoma Ph.Eur., das von den Wurzeln befreite Rhizom der Blutwurz.

Inhaltsstoffe: Catechingerbstoffe (oligomere Proanthocyanidine) mit der Hauptkomponente Procyanidin B_3, ferner auch hydrolysierbare Gerbstoffe, darunter das dimere Ellagitannin Agrimoniin; das Pseudosaponin Tormentosid, Chinovasäure u.a. Triterpensäuren; ferner geringe Mengen an Flavonoiden und Phenolcarbonsäuren.

Wirkung: Kräftig adstringierend. Für Extrakte der Droge sind bakteriostatische, antivirale, antihypertensive, antiallergische oder immunstimulierende Effekte beschrieben, die – abgesehen von der bakteriostatischen Wirkung – für die bisher gebräuchliche Verwendung von Tormentillwurzelstock nicht relevant sind.

Anwendung und Verordnung: Innerlich als Antidiarrhoikum bei unspezifischen, akuten Durchfallerkrankungen. ½ Teelöffel geschnittene Droge mit 150 ml siedendem Wasser übergießen, nach 15 Min. abseihen; 2–3-mal tgl. 1 Tasse Teeaufguss trinken; oder: 4- bis 5-mal tgl. eine Messerspitze der pulverisierten Droge als Aufschwemmung in Rotwein. Die Vorschrift für eine Mixtura antidiarrhoica lautet:

Rp.	Bismut. subgallic.	
	Tinct. Tormentillae	ana 10,0
	Mucilag. Tylose	50,0
	Aquae dem.	ad 200,0
	M.D.S. 2-stündlich 1 Esslöffel.	

Bei Durchfällen, die länger als 2 Tage andauern oder mit Blutbeimengungen oder Fieber einhergehen, ist die Rücksprache mit einem Arzt erforderlich!
Äußerlich bei Schleimhautaffektionen des Mundes und des Rachens, z.B. Glossitis, Gingivitis, Stomatitis. Geeignet ist Tinctura Tormentillae (Ph. Eur.) unverdünnt zum Pinseln oder 10 Tropfen auf ein Glas Wasser bzw. Adstringens Tormentillae NRF 7.1.:

Rp.	Tormentilltinktur	15,0
	Myrrhentinktur	15,0

1- bis 3-mal mit der unverdünnten Zubereitung die betroffenen Stellen der Mundhöhle einpinseln oder 2- bis 3-mal tgl. mit einer Verdünnung von 10–20 Tropfen auf 1 Glas Wasser gurgeln. Tormentillwurzel ist nur vereinzelt in Teemischungen anzutreffen.

Fertigarzneimittel: Ein Mono-Präparat als Antidiarrhoikum:

BLUTWURZ-ratiopharm   200 mg TE (3,5–4,5:1)/Kps.

Extrakte finden sich auch in äußerlich anzuwendenden Mitteln wie Repha-Os Mundspray S.

Unerwünschte Wirkungen: Wegen des hohen Gerbstoffgehaltes kann es bei innerlicher Anwendung gelegentlich zu Magenbeschwerden bis hin zum Erbrechen kommen.

Literatur: E. Scholz und H. Rimpler: Phytochemie der Gerbstoffdrogen der deutschsprachigen Arzneibücher. Öster. Apoth. Ztg. **48**, 138–40 (1994). – Geiger, C., E. Scholz und H. Rimpler: Ellagitannins from Alchemilla xanthochlora und Potentilla erecta. Planta Med. **60**, 384–85 (1994). – Hänsel, W.: Gerbstoffe als Antidiarrhoika? PZ **142**, 2719–20 (1997).

Poterium spinosum → **Sarcopoterium spinosum**

Primula veris L. ssp. veris · Wiesen-Schlüsselblume
Primula elatior (L.) Hill · Hohe oder Wald-Schlüsselblume

Familie: Primulaceae   *Naturschutz*

Herkunft: Zentral-, O-Asien, Europa (*P. veris*); M-Europa (*P. elatior*).

Angewandter Pflanzenteil: Primelwurzel, Primulae radix Ph.Eur., der Wurzelstock mit den Wurzeln; **Primelblüten,** Primulae flos (cum oder sine calycibus).

Inhaltsstoffe: Triterpensaponine vom Oleanan-Typ (z.B. Primulasaponin 1 und 2), Phenolglykoside (Primulaverin u.a), aus denen beim Trocknen der Wurzel durch Glykosidspaltung charakteristische Geruchsstoffe entstehen; in den Blüten Flavonoide, der Saponingehalt ist hier gering.

Wirkung: Expektorierend – sekretomotorisch, sekretolytisch (reflektorisch über Reizung sensibler Magennerven?).

Prunus africana

Anwendung und Verordnung: Als Expektorans bei Bronchitiden, vor allem Bronchitis sicca. Die Vorschrift für ein Decoctum Primulae lautet:

Rp. Decoct. Rad. Primulae 6,0 : 180,0
  Elixier e Succ. Liquirit. ad 200,0
  M.D.S. 2-stündlich 1 Esslöffel.

Primelblüten (mit oder ohne Kelch) sind häufiger Bestandteil von Asthma-, Bronchial- oder Hustentees, die Wurzel ist nur in wenigen Mischungen, z.B. in tassenfertigen Instant-Tees wie Heumann Bronchialtee Solubifix T Pulver enthalten.

Fertigarzneimittel: Extrakt, Fluidextrakt oder Tinktur (aus der Wurzel) sind in einigen Kombinationspräparaten enthalten, z.b. in Bronchicum Elixier S, Bronchipret TP Filmtabletten, Sinuforton Saft, Expectysat N Bürger, Phytobronchin, Sinuforton Kps. u.a.
Wegen der schwierigen Beschaffbarkeit der Droge (Naturschutz) wird sie zunehmend durch andere Saponindrogen substituiert.

Unerwünschte Wirkungen: Bei bestimmungsgemäßem Gebrauch in der Regel keine; Magenbeschwerden und Übelkeit (Saponinreizwirkungen) können in seltenen Fällen auftreten.

Prunus africana (Hook.f.) Kalkm.
(*Pygeum africanum* Hook.f.)
Afrikanisches Stinkholz · Afrikanischer Pflaumenbaum

Familie: Rosaceae

Herkunft: Hochlandwälder Afrikas; Export aus Kamerun, Madagaskar, Kenia.

Als Arzneidroge wird die Rinde dickerer Stämme verwendet: **Afrikanische Pflaumenbaumrinde** (Pruni africanae cortex Ph.Eur.). Sie enthält Phytosterole, pentazyklische Triterpene, gesättigte und ungesättigte Fettsäuren sowie Alkohole, Kohlenwasserstoffe und Anthocyanidine.

Extrakte der Rinde werden zur symptomatischen Behandlung der BPH der Stadien I und II eingesetzt, wobei die Phytosterole als die dafür verantwortlichen Wirkstoffe angesehen werden. In Deutschland z.Zt. keine Fertigarzneimittel.

Literatur: Bombardelli, E. und P. Morazzoni: Prunus africana (Hook.f.) Kalkm. Fitoterapia LXVIII, 205-18 (1997). - Liersch, R., Schippmann, U. und R. Seitz: Prunus africana - Portrait einer Arzneipflanze. Z. Phytother. **23**(3), 144-50 (2002).

Prunus dulcis (Mill.) D. A. Webb var. dulcis
Prunus dulcis (Mill.) D. A. Webb var. amara (D C.) Buchheim
Mandelbaum · Bittermandel

Familie: Rosaceae

Herkunft: Ursprünglich im subtropischen China beheimatet; in Ländern mit warmem/gemäßigtem Klima vielfach kultiviert.

Aus **Mandeln**, Amygdales, den Samen des Mandelbaums wird das native **Mandelöl**, Amygdalae oleum virginale Ph.Eur. durch Kaltpressung gewonnen. Ph.Eur. kennt außerdem ein raffiniertes Mandelöl, Amygdalae oleum raffinatum, dem auch ein Antoxidans zugesetzt werden darf. Mandelöl besteht überwiegend aus Glyzeriden der Ölsäure sowie der Linolsäure und wird pharmazeutisch als Dispersionsmittel für ölige Injektionen verwendet. Als - relativ teure - Komponente in Salben, Hautölen u.a. Dermatika ist Mandelöl in der Apothekenrezeptur nicht mehr gebräuchlich. Auch als Bestandteil von Kosmetika wird es, zumal es relativ leicht ranzig wird, durch andere Öle ersetzt, wird jedoch als Ingredienz für die Selbstherstellung von Biokosmetika geschätzt. Es ist Bestandteil des Excipial Mandelölbads. Der Pressrückstand bei der Ölgewinnung wird als **Mandelkleie** wegen des Schleimgehalts in der Kosmetik verwendet.

Anhang: Andere *Prunus*-Arten (außer *P. spinosa*): Von *P. dulcis*, var. *amara* stammen die Bittermandeln, von denen ebenfalls das fette Öl gewonnen werden kann. Das den Bittergeschmack bedingende cyanogene Glykosid

Amygdalin wurde eine Zeit lang als Zytostatikum propagiert (Vitamin B_{17}). Es ist Hauptkomponente des – sehr umstrittenen – Krebsmittels Laetrile aus den Samen von *Prunus armeniaca*, das vor allem in N-Amerika bekannt geworden ist und auch im Internet angeboten wird.

Das Bittermandelwasser, Aqua Amygdalarum amararum, ist heute obsolet; gleiches gilt auch für Aqua Laurocerasi aus den Blättern von *Prunus laurocerasus*, der Lorbeerkirsche. Kirschstiele, Stipites Cerasi, von *Prunus cerasus* L. sind in einigen Teemischungen zu finden. Pflaumenextrakt bzw. Pflaumenmus von *P. domestica* L. gelten als leichtes Laxans.

Literatur: Bertsche, Th. Und M. Schulz: Amygdalin – ein neues altes Krebsmittel? P.Z. **148**(24), 2210–13 (2003).

Prunus spinosa L. · Schlehe, Schlehdorn

Familie: Rosaceae

Herkunft: Europa, Kleinasien.

Schlehdornblüten, Pruni spinosae flos DAC, enthalten Flavonoide, insbesondere Quercetin- und Kämpferol-3-O-glykoside, z.B. Hyperosid. Sie sollen leicht diuretische und laxierende Wirkungen haben, die Wirksamkeit ist jedoch nicht ausreichend belegt. In den **Schlehdornfrüchten** sind Fruchtsäuren, Invertzucker, Farbstoffe und Gerbstoffe nachgewiesen, Ascorbinsäure nur in den frischen Früchten. Auf Grund des Gerbstoffgehalts wirken sie leicht adstringierend. Schlehdornblüten oder -früchte sind Bestandteil einiger Blutreinigungs-, Schlankheits- oder Blasen- und Nieren-Tees, Auszüge aus den Früchten können zum Pinseln oder Spülen bei leichten Entzündungen der Mund- und Rachenschleimhaut verwendet werden. Es gibt nur wenige Präparate, ein Fruchtextrakt ist Bestandteil der Schnupfencreme Weleda. Über unerwünschte Wirkungen ist nichts bekannt. Auf Grund des Gehalts an Invertzucker können die blaubereiften Steinfrüchte, vor allem wenn sie Frost erhalten haben, zur Herstellung von Schlehenschnaps verwendet werden.

Psychotria ipecacuanha (Brot.) Stokes · Brechwurzel (*Cephaelis ipecacuanha*) (Brot.) A. Rich.

Familie: Rubiaceae

Herkunft: Brasilien (Prov. Mato Grosso, Minas Gerais) = Rio-Ipecacuanha; M-Amerika = Cartagena-, Panama- oder Nicaragua-Ipecacuanha; Anbau auch in Indien und Malaysia. Die früher genannte *C. acuminata* Karsten scheint nicht Stammpflanze zu sein.

Angewandter Pflanzenteil: Ipecacuanhawurzel (Brechwurzel), Ipecacuanhae radix Ph.Eur., die getrockneten Wurzeln und Rhizome. Das eingestellte Ipecacuanhapulver, Ipecacuanhae pulvis normatus Ph.Eur. soll 1,9 bis 2,1 % Gesamtalkaloide enthalten. Ph.Eur.: Tinktur; DAB: eingest. Trockenextrakt

Inhaltsstoffe: Alkaloide vom Emetantyp (Monoterpen-Bis-Isochinolinalkaloide), vor allem Emetin und Cephaelin sowie deren Dehydroderivate Psychotrin und O-Methylpsychotrin, ein N-haltiges Secoiridoidglykosid (Ipecosid) und ein allergen wirksames Glykoprotein.

Wirkung: Die Droge und daraus hergestellte galenische Zubereitungen (**eingestellter Ipecacuanhafluidextrakt** Ph.Eur., **eingestellte Ipecacuanhatinktur** Ph.Eur.) wirken auf Grund des Gehalts an Emetin und Cephaelin reflektorisch über eine Beeinflussung der sensiblen Magennerven, und zwar in geringen Dosen sekretionsfördernd, in höheren Dosen brechenerregend (Name!). Die Alkaloide führen zu einer Hyperämie der Magenschleimhaut, der Reiz auf die sensiblen Nervenendigungen wird über den Vagus dem Brechzentrum im ZNS zugeleitet, wobei bei kleinen Dosen lediglich das Nausea-Stadium (mit verstärkter Sekretion) erreicht wird. Eine spasmolytische Wirkung des Emetins durch direkte Wirkung auf die glatte Muskulatur ist ebenfalls beschrieben worden. Emetin selbst hat noch eine spezifische Wirkung auf *Entamoeba histolytica,* den Erreger der Amöbenruhr. Durch das Alkaloid werden die magna-Formen des Erregers in der Darmwand spezifisch geschädigt, während die minuta-Formen auch bei der Injektion von Emetin nicht erreicht werden. Zur Therapie der Amoebiasis werden daher heute synthetische Mittel (Nitroimidazole) bevorzugt.

Anwendung und Verordnung: Brechwurzelauszüge finden Anwendung als Expektorantien und Sekretolytika. Von den nur noch gelegentlich verordneten Galenika sei die Tinctura Ipecacuanhae genannt: 20 bis 30 Tropfen als Einzeldosis. Eine Mixtura Ipecacuanhae kann nach folgendem Rezept hergestellt werden:

Rp.	Tinct. Ipecacuanhae	5,0
	Sirupi Foeniculi	50,0
	Aquae dem.	ad 200,0
	M.D.S. 2-stündlich 1 Esslöffel.	

Für das früher viel gebräuchliche Infus sei als Rezeptur genannt:

Rp.	Infus. Rad. Ipecac.	0,5/175,0
	Ammonii chlorat.	5,0
	Spirit. Anisi (5%)	5,0
	Sirupi Althaeae	ad 200,0
	M.D.S. Esslöffelweise.	

Fertigarzneimittel: Brechwurzelextrakt oder -tinktur sind nur noch in wenigen Bronchotherapeutika enthalten. Zahlreich sind dagegen Präparate, die Ipecacuanhawurzel i.h.V. enthalten: Monapax, Nisylen, toxiloges, Tussisana N oder Tussistin seien als Beispiele genannt.

Ipecacuanha als Emetikum: Zum Auslösen von Erbrechen bei peroral aufgenommenen Giften kann Sirupus Ipecacuanhae genommen werden, der nach der NRF 19.1. Vorschrift hergestellt wird:

Rp.	Ipecacuanhafluidextrakt	5,5
	Glycerol 85%	10,0
	p-Hydroxybenzoesäurepropylester	0,025
	p-Hydroxybenzoesäuremethylester	0,075
	Zuckersirup	84,4
		100,0

Die Mischung des Ipecacuanhafluidextrakts und des Glycerols wird mit der der p-Hydroxybenzoesäureester im Zuckersirup versetzt.

Als Emetikum für Kinder; die Anwendung erfolgt durch den Arzt mit individueller Dosierung. Als Normdosierung erhalten:

Kinder über 3 Jahre	2	Esslöffel
Kinder von 2-3 Jahren	1 $^1/_2$	Esslöffel
Kinder von 1 $^1/_2$ Jahren	1	Esslöffel
Kinder von 1-1 $^1/_2$ Jahren	2	Teelöffel voll.

Sofort reichlich Wasser nachtrinken lassen. Tritt anschließend kein Erbrechen auf, muss eine Magenspülung vorgenommen werden.
1 Esslöffel (15 ml) enthält etwa 20 mg Alkaloide, berechnet als Emetin.
Als Fertigpräparat kann das Präparat Orpec* mit einem standardisierten Alkaloidgehalt von 30 mg/10 ml und einer vom Hersteller garantierten Haltbarkeit von 5 Jahren eingesetzt werden.

Dosierung als Emetikum bei Vergiftungen:

Kinder bis 1 $^{1}/_{2}$ Jahre	10 ml Orpec
Kinder 1 $^{1}/_{2}$ bis 5 Jahre	15 ml Orpec
Kinder ab 5 Jahre	30 ml Orpec
Erwachsene	90 ml Orpec

*Fa. Orion, CH.

Für Emetin – oder mit größerer therapeutischer Breite 2,3-Dehydroemetin – als Mittel gegen Amöbenruhr stehen auf dem deutschen Markt keine Präparate zur Verfügung. Gemäß Aufbereitungsmonographie (ehem. Komm. B 6) ist die Verwendung von Emetin als Gewebe-Amöbizid aufgrund der Risiken (s.u.) nicht zu vertreten, zumal bessere und wirksamere Alternativen zur Verfügung stehen.

Unerwünschte Wirkungen: Bei der Verwendung von Ipecacuanhaextrakt als Expektorans und Sekretolytikum nicht zu erwarten. Die Gefahr einer Intoxikation besteht, wenn beim Einsatz von Ipecacuanha als Emetikum das Erbrechen aus irgendwelchen Gründen ausbleibt. Emetin ist wie Chinin ein allgemeines Protoplasmagift und zugleich ein Kapillargift wie Arsenik und Colchicin. Es verhindert die Anlagerung der Aminoacyl-Transfer-RNA an die Akzeptorbindungsstelle des Polysomenkomplexes und blockiert dadurch die Proteinsynthese.

Akute Intoxikationen sind bei Applikation von 0,5 g Emetin und mehr (als Amöbizid) zu erwarten. Es kommt zu starker Darmreizung, Herzschwäche mit Pulsverlangsamung und Atemnot. Die Ausscheidung der Ipecacuanhaalkaloide aus dem menschlichen Organismus erfolgt nur langsam, sodass auch mit einer kumulativen Giftwirkung zu rechnen ist.
Allergische Reaktionen mit asthmatischen Erscheinungen sind durch Inhalation des allergen wirksamen Glykoproteids (früher beim Umgang mit der gepulverten Droge häufig: Apothekerasthma) möglich.

Literatur: Saller, R. und T. Berger: Ipecacuanha – Emetikum bei oralen Vergiftungen und Phytotherapeutikum. internist. praxis **35**, 885–89 (1995).

Pterocarpus santalinus L. f. · Sandelholzbaum

Familie: Fabaceae

Herkunft: Südliches O-Indien, Sri Lanka, Philippinen.

Rotes Sandelholz, Santali rubrum lignum DAC, enthält als rote Farbstoffe Derivate des Benzoxanthenons, Hauptpigmente sind Santalin A und B; ferner wenig ätherisches Öl mit Pterocarpol u.a. Sesquiterpenen. Weitere Inhaltsstoffe in geringer Menge: Stilben- und Cumarinderivate, Iso- und Neoflavone sowie Triterpene und Sterole. Nach älteren Angaben soll die Droge schwach diuretisch wirken und wurde bei Beschwerden des Magen-Darmtrakts eingesetzt. Die Wirksamkeit ist nicht belegt, neuere Untersuchungen zur Wirksamkeit liegen offenbar nicht vor.
Rotes Sandelholz ist gelegentlich Bestandteil von Teemischungen (verschiedenster Indikationen), wo es lediglich die Funktion einer Schmuckdroge erfüllt. Früher zur Wollefärbung verwendet, gehört Rotes Sandelholz zu den Drogen, die Naturfarben liefern. Wässrige Extrakte, die durch 15minütiges Kochen von 20 g Droge/L. hergestellt werden, ergeben rote Farblösungen, z.B. zum Eierfärben.
Über *weißes* Sandelholz und -öl siehe → *Santalum album.*
Unerwünschte Wirkungen: Keine bekannt.

Ptychopetalum olacoides BENTH. · Muira-Puamabaum
Ptychopetalum uncinatum ANSELMINO

Familie: Olacaceae

Herkunft: Guinea, N-Brasilien.

Muira-Puama, Ptychopetali lignum – Lignum Muira puama (Potenzholz), besteht aus Holz und Rinde des Stammes und der Wurzel. Als Inhaltstoffe werden ein aromatisches Harz und ein Estergemisch (der Behensäure mit Lupeol bzw. mit β-Sitosterol) genannt. Die Droge soll allgemein tonisierend und als Aphrodisiakum wirken. Die Wirksamkeit bei den beanspruchten Indikationsgebieten ist wissenschaftlich nicht belegt. Extrakte des Brasilianischen Potenzholzes finden sich gelegentlich in Tonika, Roborantia und insbesondere Aphrodisiaka (hier oftmals mit Yohimbin, Vitamin E kombiniert), z.B. Repursan mit Potenzholz Dragees.
Unerwünschte Wirkungen: Sind – ebenso wie erwünschte – nicht bekannt.

Anmerkung: Auch im Erotik-Bier, der Spezialanfertigung der Flensburger Brauerei für Beate Uhse Läden, ist Potenzholz-Extrakt enthalten.

Pueraria lobata (WILLD.) OHWI · Kopoubohne, Kudzu

Familie: Fabaceae

Herkunft: China, Japan, Korea; im SO der USA eingebürgert.

Puerariawurzel, Puerariae radix, enthält Isoflavonoide, z.B. Daidzein, Daidzin, Puerarin, Formononetin und Puerarol (mit lipophiler Seitenkette), ferner glykosidisch gebundene Isoflavonoide (Pueraria-Glykoside) sowie Triterpensaponine wie Kaikasaponin und Soyasaponin. Die Droge soll nach traditioneller chinesischer Medizin (TCM) auf die Funktionsbereiche der Milz und des Magens wirken. In der modernen chinesischen Medizinliteratur werden ihr spasmolytische, antipyretische, sekretionsfördernde und antidiarrhoische Effekte zugesprochen und als Anwendungsgebiete genannt: Erkältungskrankheiten, Fieber, Kopfschmerzen, Mundtrockenheit bei Diarrhoe und Dysenterie, Bluthochdruck, Schwindel und Herzrhythmusstörungen. In tierexperimentellen Untersuchungen, klinischen Anwendungsbeobachtungen und unkontrollierten Studien konnten einige der postulierten Wirkungen nachgewiesen werden. In einer neueren Arbeit werden Hemmwirkungen der Saponine auf das Komplementsystem beschrieben, die in Verbindung gebracht werden mit entzündungshemmenden und hepatoprotektiven Effekten der Droge.

In die Schlagzeilen geriet *Pueraria lobata*, als in tierexperimentellen Untersuchungen an syrischen Goldhamstern eine Reduzierung der freiwilligen Alkoholaufnahme beobachtet wurde und chinesische Ärzte diese Wirkung der Droge bestätigten. Wenn auch gezeigt werden konnte, dass Daidzin die mitochondriale Aldehyddehydrogenase und Daidzein die Alkoholdehydrogenase (Typ Gamma-Gamma) hemmen, so erscheint es doch verfrüht, die Isoflavone und damit die Droge als geeignete Mittel zur Behandlung des Alkoholmissbrauchs zu bezeichnen. Anpreisungen von Kudzu als Alkoholentwöhnungsmittel sind daher ebenso problematisch wie die Empfehlung eines Kudzuextrakts zur Raucherentwöhnung.

Literatur: Fuchs, U.: Wurzel der Kudzubohne gegen Alkoholsucht. Z. Phytother. **16**, 224–25 (1995), Ref. einer Arbeit von Keung, W.-M. und B.L. Vallee in Proc. Natl. Acad. Sci. USA **90**, 10008–12 (1993). – Saller, R.: Pueraria lobata (chinesischer wilder Wein) bei Alkoholismus? intern. praxis **35**, 675–77 (1995). – Saller, R. und J. Reichling: Pueraria lobata, eine Heilpflanze gegen Alkoholmissbrauch? DAZ **136**, 677–79 (1996). – Mitt. der AMKdA: Drogenextrakte zur Raucherentwöhnung? DAZ **139**, 3098–3100 (1999). – Oh, S.-R. und Mitarb.: Effects of triterpenoids from Pueraria lobata on immunohemolysis: b-D-glucuronic acid plays an active role in anticomplementary activity in vitro. Planta Med. **66**, 506–10 (2000).

Pulmonaria officinalis L. · Lungenkraut

Familie: Boraginaceae

Herkunft: M- und O-Europa.

Angewandter Pflanzenteil: Lungenkraut, Pulmonariae herba DAB, die oberirdischen Teile blühender Pflanzen.

Inhaltsstoffe: Schleimstoffe (Polygalacturonane), Fructane, Catechingerbstoffe und Gallotannine, Flavonoide; Allantoin; anorganische Salze, darunter viel (lösliche und unlösliche) Kieselsäure.

Wirkung: Reizmildernd, evtl. schwach auswurffördernd; wohl wegen des Kieselsäuregehalts früher als Lungenmittel. Die Wirksamkeit ist nicht hinreichend belegt, neuere Arbeiten fehlen.

Anwendung und Verordnung: Die Droge selbst ist kaum gebräuchlich, findet sich jedoch als Bestandteil einiger Bronchialtees, z.B. im Allgäuer Brusttee u.a.; auch in einigen tassenfertigen Instant-Tees ist die Droge enthalten, so z.B. in Bronchostad oder Klingers Bergischer Kräutertee Husten- und Bronchialtee.

Fertigarzneimittel: Trotz der eher bescheidenen, durch das vorhandene wissenschaftliche Erkenntnismaterial nicht hinreichend belegten Wirkung finden sich Extrakte der Droge gelegentlich in Antiasthmatika oder Bronchotherapeutika.

Unerwünschte Wirkungen: Keine bekannt. Die für andere Boraginaceen nachgewiesenen Pyrrolizidinalkaloide mit hepatotoxischer und kanzerogener Wirkung kommen in *Pulmonaria* nicht vor.

Literatur: Müller, B.M. und G. Franz: Polysaccharide aus Pulmonaria officinalis – Wertgebende Bestandteile der Droge? PZ, Wiss. Nr. 6, **135**, 243–51 (1990).

Pulsatilla pratensis (L.) MILL.
Pulsatilla vulgaris MILL.
Küchenschelle, Kuhschelle

Familie: Ranunculaceae

Herkunft: Europa.

Küchenschellenkraut, Pulsatillae herba, enthält Protoanemonin (im frischen Kraut), Saponine und Gerbstoffe. In der Homöopathie wird die frische, zur Blütezeit gesammelte Pflanze verwendet: Küchenschellenganzpflanze. Bei der fast ausschließlich homöopathischen Anwendung von Pulsatilla stehen gynäkologische Indikationen, Störungen der Verdauungsorgane, rheumatische Erkrankungen oder nervöse Störungen im Vordergrund. Als homöopathische Dilution ist *Pulsatilla* Bestandteil zahlreicher Präparate. Unerwünschte Wirkungen sind bei allopathischen Zubereitungen Hautreizungen, innerlich bei höheren Dosen auch Reizungen der Nieren und ableitenden Harnwege.

Punica granatum L. · Granatapfelbaum

Familie: Punicaceae

Herkunft: Pakistan, Indien, China; in subtropischen Gebieten kultiviert.

Granatapfelbaumrinde, Granati cortex (Stamm- und Wurzelrinde), enthält Pelletierin, Isopelletierin und andere Piperidin-Alkaloide sowie (vorwiegend Ellag-)Gerbstoffe. Pelletierin ruft ähnlich wie Strychnin eine gesteigerte Reflexerregbarkeit hervor, die sich bis zur Tetanie steigern kann. Es wirkt also zentral erregend. In Verdünnung von 1 : 10000 tötet es *Taenia serrata*, den Katzenbandwurm innerhalb von 5 Minuten ab. Als Bandwurmmittel ist die Droge jedoch sowohl in der Humanmedizin als auch veterinärmedizinisch nicht mehr gebräuchlich. Unerwünschte Wirkungen waren früher bei der Verwendung als Bandwurmmittel nicht selten: Neben heftigen Magenreizungen durch die Gerbstoffe kam es zu einer Blutdrucksteigerung, bei der Einnahme von 80 g Droge und mehr traten Sehstörungen und Kollapserscheinungen auf. Todesfälle erfolgten durch Lähmung des Atemzentrums.

Quassia amara L. · Bitterholz
Picrasma excelsa PLANCH

Familie: Simaroubaceae

Herkunft: N-Brasilien, Mexiko, W-Indien (*Quassia amara*); Karibik (Jamaika, Haiti), N-Venezuela (*Picrasma excelsa*).

Quassiae lignum, das von *Quassia amara* stammende **Surinam-Bitterholz** und das von *Picrasma excelsa* stammende **Jamaika-Bitterholz** enthält als Bitterstoffe Decanortriterpene, die sog. Quassinoide: Quassin, Neoquassin u.a.; ferner β-Carbolin-Alkaloide und Alkaloide vom Canthinon-Typ. Die Droge ist ein kräftiges Amarum und wurde früher bei Appetitlosigkeit und dyspeptischen Beschwerden verwendet. Quassinoide haben antileukämische, antimikrobielle, insektizide und anti-Malaria-Wirkungen. Die Droge ist nicht mehr gebräuchlich, es gibt nur wenige Fertigarzneimittel, in denen Extrakte oder homöopathische Dilutionen enthalten sind. Unerwünschte Wirkungen: Bei bestimmungsgemäßem Gebrauch keine. In größeren Dosen reizen die Bitterstoffe die Magenschleimhaut und können zum Erbrechen führen. Der isolierte Bitterstoff Quassin ist parenteral toxisch: Muskelzittern, Lähmungen, Senkung der Herzfrequenz.

Quercus robur L. u.a. Arten · Eiche

Familie: Fagaceae

Herkunft: Europa, Kleinasien.

Angewandter Pflanzenteil: Eichenrinde, Quercus cortex Ph.Eur., die getrocknete und zerkleinerte Rinde jüngerer Stämme und Zweige.

Inhaltsstoffe: Catechingerbstoffe (oligomere Proanthocyanidine), z.T. auch Ellagitannine oder komplexe Gerbstoffe, z.B. Flavanoellagitannine; ferner Quercitol und Triterpene.

Wirkung: Adstringens, vornehmlich für die äußere Anwendung.

Anwendung und Verordnung: Eichenrindebäder wendet man bei den verschiedensten chronischen Hautkrankheiten (z.B. Bäckerekzeme), bei Frostbeulen und bei Ulcus cruris an. Herstellung eines Bades: 2 Esslöffel der zerkleinerten Eichenrinde mit 500 ml Wasser 15 Minuten kochen, dann abgießen oder durchseihen.

Bei Hämorrhoiden Sitzbäder mit folgendem Gemisch:

Rp. Eichenrinde
Kamillenblüten ana 50,0
M.f. species
D.S. Gesamtmenge mit 1 Liter Wasser 10 Minuten kochen.

Gegenanzeigen: Eichenrinde-Vollbäder sind nicht anzuwenden bei nässenden, großflächigen Ekzemen, Hautverletzungen oder großflächigen Hautschäden; ebenfalls nicht bei bestehender Herzinsuffizienz, Hypertonie und bei fieberhaften und infektiösen Erkrankungen.
Innerlich kann gepulverte Eichenrinde bei unspezifischen, akuten Durchfallerkrankungen eingesetzt werden, wenn auch Gerbstoffdrogen als Antidiarrhoika sicherlich nicht Mittel der ersten Wahl sind. Die geschnittene Droge ist Bestandteil einiger konfektionierter Teemischungen („Stopftees").

Wechselwirkungen bei innerem Gebrauch: Die Resorption von Alkaloiden und anderen basischen Arzneistoffen kann behindert werden.
Sollte der Durchfall länger als 3–4 Tage andauern, ist ein Arzt aufzusuchen.

Fertigarzneimittel: Mono-Präparat:

Traxaton 140 mg TE (5–6,5:1; Ethanol 50%)/überzog. Tabl.
Zur unterstützenden Behandlung bei unspezifischen, akuten Durchfallerkrankungen

Als Badezusätze können fertige Zubereitungen aus Eichenrinde verwendet werden, z.B. Eichenrinde-Extrakt FS (wässrig-eingedickter Extrakt mit 44–49% nativen Extraktivstoffen). Man gibt 150 g auf 1 Vollbad, Teilbäder entsprechend weniger. Zur traditionellen Anwendung bei Frostbeulen, nässenden Ausschlägen, Körper- und Fußschweiß und Altersschrunden.
Cave: Braunfärbung von Gefäßen und Gewebe durch den gerbstoffhaltigen Extrakt möglich!

Unerwünschte Wirkungen: Bei bestimmungsgemäßem Gebrauch keine.

Anhang: Von der Galleiche, *Quercus infectoria* OLIV. stammen die Gallae – pathologische Gewebewucherungen infolge der Eiablage von Gallwespen in den Blattknospengrund –, aus denen Tannin (= Acidum tannicum) gewonnen wird. Präparate, die Tanninkomplexe (mit Albumin) enthalten, sind als Antidiarrhoika (Tannalbin; Tannacomp mit Ethacridinlactat) im Handel. Tannolact ist ein synthetischer Gerbstoff, der als Pulver, Creme oder Puder bei entzündlichen und juckenden Hauterkrankungen eingesetzt werden kann. Tannin ist in Ph.Eur. monographiert.

Literatur: E. Scholz und H. Rimpler: Phytochemie der Gerbstoffdrogen der deutschsprachigen Arzneibücher. Öster. Apoth. Ztg. **48**, 138–40 (1994). – Klug, W.: Sind Eichenrindebäder zur Behandlung nässender Ekzeme sinnvoll? internist. praxis **34**, 332 (1994).

Quillaja saponaria Molina · Chilenischer Seifenbaum

Familie: Rosaceae(?)

Herkunft: Chile, Peru, Bolivien.

Seifenrinde, Panamarinde, Quillajae cortex DAC, die von der Borke befreite Stammrinde, ist eine Saponindroge: Es handelt sich um ein Gemisch bisdesmosidischer Triterpensaponine (Aglykon z.B. Quillajasäure) mit verzweigten Zuckerketten; daneben kommen Phthalidglykoside und wenig Gerbstoff vor. Die Droge hat als Expektorans keine Bedeutung mehr, spielt aber als Schaumbildner in Zahnpflege- und Haarwaschmitteln noch eine bescheidene Rolle. Quillajasaponine sind als Adjuvantien bei der Herstellung von Impfstoffen interessant geworden, da sie deren Immunogenität verstärken können. Panamaspäne waren (oder sind wieder?) als neutrales Waschmittel von Bedeutung.

Literatur: Diener, H.: Seifenrinde und Seifenwurzeln. PTA heute **13**, 47–49 (1999).

Raphanus sativus L. var. niger J. Kern
Schwarzer Rettich

Familie: Brassicaceae

Herkunft: Mittelmeerraum, vielfach angebaut.

Die **Schwarzrettichwurzel**, Raphani sativi radix, enthält Glukosinolate (Senfölglukoside), z.B. Glukoraphanin (4-Methylthio-3-butenylglukosinolat), aus denen nach Glykosidspaltung Senföle entstehen. Die Droge soll sekretionsfördernd im oberen Verdauungstrakt sowie choleretisch und antimikrobiell wirken und wird traditionell bei dyspeptischen Beschwerden besonders infolge Dyskinesien der Gallenwege eingesetzt; z.B. als florabio naturreiner Heilpflanzensaft Schwarzrettich (Presssaft aus frischer Wurzel).
Unerwünschte Wirkungen bei bestimmungsgemäßem Gebrauch keine.

Rauvolfia serpentina (L.) Benth. u.a. Arten
Schlangenwurzel

Familie: Apocynaceae

Herkunft: Indien, Pakistan, Sri Lanka, Indonesien.

Angewandter Pflanzenteil: **Rauwolfiawurzel,** Rauwolfiae radix DAB, Schlangenwurzel.

Inhaltsstoffe: Indolalkaloide, darunter Reserpin und Ajmalicin (Raubasin), Ajmalin, Rescinnamin, Serpentin und weitere (>50) Nebenalkaloide.

Wirkung: Gesamtauszüge der Droge wirken einerseits blutdrucksenkend, zum anderen zentral sedierend. Aus den Wirkungen der einzelnen Alkaloide ergeben sich synergistische, aber auch antagonistische Effekte.

Reserpin (Ph.Eur.) hebt das Speichervermögen der Speichergranula für Catecholamine auf. Es kommt sowohl in den adrenergen Neuronen des Gehirns als auch in den peripheren sympathischen Nerven zur Verminderung der Noradrenalinkonzentration. Zu der sympatholytisch bedingten, langsam einsetzenden Blutdrucksenkung durch Reserpin wirkt in der Anfangsphase vor allem Raubasin synergistisch, das – wie Serpentin – auch einen peripheren Angriffspunkt an der glatten Gefäßmuskulatur hat.
Die sedative Wirkung der *Rauvolfia* ist ebenfalls in erster Linie auf das Reserpin zurückzuführen.
Raubasin ist ein α_1-Adrenozeptor-Antagonist mit gefäßerweiternder Wirkung, der auf Grund des Fehlens der notwendigen pharmakologischen Daten und ausreichender klinischer Studien (Wirksamkeit? Inzidenz von Nebenwirkungen?) nicht mehr verwendet werden sollte.
Ajmalin hat eine antiarrhythmische Wirkung (Na^+-Kanal-Blocker) und gehört wie das Chinidin zu den membranstabilisierenden Substanzen. Seine Bioverfügbarkeit nach Einnahme p.o. ist niedrig und schwankend.

Anwendung und Verordnung: *Rauvolfia* ist lange Zeit ein wichtiges Mittel zur Hypertoniebehandlung gewesen. Aufgrund erheblicher Nebenwirkungen werden Rauvolfiaextrakte und Reserpin als Mono-Präparate nicht mehr eingesetzt. Als Antihypertonikum wird Reserpin heute in niedriger Dosierung nur noch in Kombination mit anderen Antihypertonika verwendet.
Auch als Neuroleptikum – sedierende Wirkung bei Angst- und Erregungszuständen, Aggressivität – ist *Rauvolfia* bzw. Reserpin, auch auf Grund der Gefahr einer Depression mit Suizidneigung, heute obsolet.

Fertigarzneimittel: Präparate, in denen ein Diuretikum (evtl. + Dihydralazin) mit Reserpin in niedriger Dosierung kombiniert ist, z.B. Briserin N, Triniton u.a., sind wichtige Mittel zur Behandlung des Bluthochdrucks, die jedoch an dieser Stelle nicht zu besprechen sind. Raubasin- und Rescinnamin-Mono-Präparate sind nicht mehr im Handel; ein Ajmalinpräparat ist Gilurytmal, während Neo-Gilurytmal und Tachmalcor partialsynthetisch abgewandeltes Ajmalin enthalten.

Unerwünschte Wirkungen sind beim Reserpin durch dessen antisympathotone Wirkung bedingt, die zu (relativer) Steigerung des Parasympathicustonus führt. Häufig treten orthostatische Regulationsstörungen,

Bradykardie, eine erhöhte Magen-Darm-Motilität und Potenzstörungen auf. Bedenklich ist auch das Auftreten von depressiven Verstimmungen mit Suizidgefahr (6–10% aller Fälle).

Hinweis: *Rauvolfia* kann auch bei bestimmungsgemäßem Gebrauch das Reaktionsvermögen so weit verändern, dass die Fähigkeit zur aktiven Teilnahme am Straßenverkehr oder zum Bedienen von Maschinen beeinträchtigt wird. Dies gilt in verstärktem Maße im Zusammenwirken mit Alkohol.

Literatur: Kirch, W. und G. Petereit: Reserpin (Kurzbewertung). internist. praxis **36**, 615 (1996).

Rhamnus catharticus L. · Kreuzdorn

Familie: Rhamnaceae

Herkunft: Europa, W-Asien, N-Amerika.

Angewandter Pflanzenteil: Kreuzdornbeeren, Rhamni cathartici fructus DAB.

Inhaltsstoffe: Anthranoide (vor allem in den Samen), darunter Glukofrangulin A, Frangulin und Emodin-8-O-β-gentiobiosid; ferner Flavonoide und Gerbstoffe.

Wirkung: Wie alle (1,8-Dihydroxy-)Anthranoide bewirken auch die Inhaltsstoffe der Kreuzdornbeeren in spezifischer Weise eine Reizung des Dickdarms, wodurch eine (hier eher milde) Abführwirkung zustande kommt.

Anwendung und Verordnung: Als Laxans 1 Teelöffel der zerkleinerten Droge mit 1 Tasse kochendem Wasser übergießen, nach 10 Minuten abseihen. Abends, evtl. auch morgens 1 Tasse trinken. Kreuzdornbeeren sind gelegentlich Bestandteil von Teemischungen des Handels.

Gegenanzeigen: Darmverschluss; während der Schwangerschaft und Stillzeit nur nach Rücksprache mit dem Arzt anwenden.

Fertigarzneimittel: Keine.

Unerwünschte Wirkungen: Bei bestimmungsgemäßem (kurzfristigem) Gebrauch keine. Nur bei höherer Dosierung können krampfartige Magen-Darm-Beschwerden auftreten. Bei chronischem Gebrauch/Missbrauch können Elektrolyt-, insbesondere Kaliumverluste auftreten, wodurch eine Verstärkung der Wirkung von Herzglykosiden möglich ist. In die Darmmukosa werden Pigmente eingelagert (Pseudomelanosis coli). Zur möglichen mutagenen Wirkung von Anthranoiden siehe *Frangula alnus*.

Rhamnus frangula → **Frangula alnus**

Rhamnus purshianus → **Frangula purshiana**

Rheum palmatum L. · Rhabarber
Rheum officinale BAILL.

Familie: Polygonaceae

Herkunft: China, in Europa und anderswo kultiviert.

Angewandter Pflanzenteil: Rhabarberwurzel, Rhei radix Ph.Eur., die von der Außenrinde mit den anhängenden Wurzelfasern befreiten Rübenwurzeln und die fleischigen Nebenwurzeln. **Rhabarbertrockenextrakt**, Rhei extractum siccum normatum DAB, ist auf 4–6% Hydroxanthracenderivate, berechnet als Rhein, eingestellt.

Inhaltsstoffe: Anthranoide vom O-Glykosidtyp, darunter auch Dianthronglykoside; ferner als Gerbstoffe Gallotannine und mit Gallussäure veresterte Procyanidine, Flavonoide; 1-Phenylbutanonderivate der Galloylglukose (Lindleyin).

Wirkung: Siehe *Frangula alnus*. Außer der am Dickdarm angreifenden laxativen Wirkung des Rhabarbers können in kleinen Dosen, bei denen sich

Rheum palmatum

die laxierende Wirkung noch nicht bemerkbar macht, auch die adstringierenden (stopfenden) Effekte der Gerbstoffe und deren Bitterwirkung zur Geltung kommen.

Anwendung und Verordnung: Rhabarber ist in kleinen Dosen (0,1 bis 0,2 g) ein Adstringens und Tonikum amarum, in größeren Dosen (1 bis 2 g) ein zuverlässig wirkendes Laxans. Als neuere galenische Zubereitung sei genannt: Abführende Mixtur nach NRF 6.10. (Vorschrift bei *Senna alexandrina*, S. 455).
Rhabarber ist wie Faulbaumrinde in konfektionierten Teemischungen (Abführ-, Gallen- und Leber-Tees o.ä.) enthalten, ebenso in Schwedenbitter-Kräutermischungen.

Gegenanzeigen: Siehe *Frangula alnus*.

Fertigarzneimittel: Keine Mono-Präparate. In Kombinationspräparaten kann Rhabarber als laxierend wirkende Komponente enthalten sein, während die Droge in geringer Dosierung wohl eher als Stomachikum und Tonikum gedacht ist.
Hervorgehoben sei noch die äußerliche Anwendung von Extractum Rhei im Präparat Pyralvex (zusammen mit Acidum salicylicum als Lösung oder Gel), das zum Pinseln oder Einreiben bei Stomatitis, Gingivitis, Aphthen, Soor und Zahnungsbeschwerden empfohlen wird. Es wirkt durch seinen hohen Gehalt an Anthranoidglykosiden und Gerbstoffen adstringierend, antiphlogistisch, analgetisch und antimikrobiell.

Unerwünschte Wirkungen: Bei bestimmungsgemäßem Gebrauch und nur kurzfristiger Anwendung keine. Wenn in Einzelfällen krampfartige Magen-Darm-Beschwerden auftreten sollten, ist eine Dosisreduktion erforderlich. Im Übrigen vgl. *Frangula alnus*.

Rheum rhabarbarum L. · Rhapontikrhabarber
(*Rheum rhaponticum* L.)

Familie: Polygonaceae

Herkunft: S-Sibirien.

In der **Rhapontikwurzel**, Rhei rhapontici radix, ist der Gehalt an Anthranoidglykosiden niedriger als in der offizinellen Droge. Außerdem enthält die Droge östrogen wirksame Stilbene, z.B. Rhaponticosid. Die Droge könnte als allerdings schwächer wirkendes Laxans verwendet werden, wegen der östrogenen Wirkung des Rhaponticosids (u.a. Stilbenderivate) findet sie jedoch als Abführdroge keine Berücksichtigung. Die östrogene Wirkung des Rhaponticosids ist relativ schwach ausgeprägt, soll jedoch im Präparat Phytoestrol N zur Wirkung kommen. 1 Dragee enthält 4 mg TE (16:1) = 2,4–2,8 mg Rhaponticosid. Anwendung nach Angaben des Herstellers: Follikelhormontherapie, wie klimakterische Beschwerden, juvenile Oligomenorrhoe und Dysmenorrhoe, primäre und sekundäre Amenorrhoe, Endometritis.
Unerwünschte Wirkungen: Zwar liegen über Rhaponticosid bzw. das Aglykon Rhapontigenin keine Befunde über mögliche mutagene, kanzerogene und teratogene Wirkungen vor, jedoch gehört es zur Gruppe der Stilbenderivate, für die derartige Wirkungen bekannt sind. So wurde z.B. das Diaethylstilböstrolhaltige Präparat Cyren A deswegen schon vor Jahren vom Markt genommen. Die Anwendung von Rhaponticosid in einem Fertigarzneimittel wird mangels nachgewiesener Wirksamkeit bezüglich der beanspruchten Anwendungsgebiete in Verbindung mit einem möglichen toxikologischen Risiko für nicht vertretbar gehalten (BGA-Komm. B 4).

Rhodiola rosea L. · Rosenwurz

Familie: Crassulaceae

Herkunft: Zirkumpolare Gebiete der Nordhalbkugel.

Ein Extrakt aus den knollenartigen Speicherwurzeln wird zusammen mit Magnesium und Vit. B_1 als NEM Lentaya® angeboten. Das Präparat enthält pro Kapsel 200 mg wässrigen Rhodiola-Extrakt, 60 mg Magnesium und 1,4 mg Vitamin B_1. Als Wirkstoffe sind das Phenylethanoid Salidrosid und die sog. Rosavine (Phenylpropanoide) bekannt. Lentaya wird „zur Unterstützung der geistigen Agilität" empfohlen; eine „adaptogene Wirkung" wird diskutiert.

Literatur: Shevtsov, V.A. et al.: A randomized trial of two different doses of a SHR-5 rhodiola rosea extract versus placebo and control of capacity for mental work. Phytomedicine **18**, 95–105 (2003). – Schneider, E.: Rhodiola rosea, die Rosenwurz. DAZ **146** (13), 1401–06 (2006).

Rhododendron ponticum L. u.a. Arten
Pontische Alpenrose

Familie: Ericaceae

Herkunft: SW-Sibirien, Kaukasus, in M-Europa angepflanzt.

Alpenrosenblätter, Rhododendri folium, enthalten das Diterpen Grayanotoxin I (Acetylandromedol, Andromedotoxin) sowie wenig ätherisches Öl. Grayanotoxin führt zu einer langdauernden Depolarisation und Verstärkung des Ca^{2+}-Einstroms in die Zelle, wirkt blutdrucksenkend und hat positiv inotrope Effekte. Die Droge selbst wird nicht verwendet. Extrakte sind in wenigen Fertigarzneimitteln enthalten, z.B. in den Antihypertonicum S Schuck Dragees. Das Kombinationspräparat enthält die Droge neben anderen Pflanzenauszügen in relativ geringer Dosierung. Die therapeutische Verwendung von Rhododendronblättern und Zubereitungen daraus ist angesichts unzureichender Wirksamkeitsnachweise und möglicher Risiken (s.u.) nicht zu vertreten (ehem. Komm. E).
Unerwünschte Wirkungen: Acetylandromedol als Reinsubstanz erzeugt starke Reizwirkungen auf der Haut und den Schleimhäuten; peroral auch Übelkeit, Erbrechen und Durchfälle. In höheren Dosen kommt es zu zentralen Ausfallserscheinungen, evtl. auch Atemstillstand. Bei den im Handel befindlichen Kombinationen sind derartige Nebenwirkungen

allerdings kaum zu befürchten. Vergiftungen durch pontischen Honig (von *Rh. ponticum*, Acetylandromedol enthaltend) wurden schon durch Xenophon beschrieben.

Rhus aromatica A<small>IT</small>. · Gewürzsumach, Stinkbusch

Familie: Anacardiaceae

Herkunft: N-Amerika.

Sumachwurzelrinde, Rhois aromaticae radicis cortex, enthält ätherisches Öl, Gerbstoffe und Flavonoide. Über die Pharmakodynamik der Droge ist nichts bekannt. Der Fluidextrakt wurde früher zur Behandlung der Enuresis nocturna verwendet. Gewürzsumachextrakte sind Bestandteil von Präparaten, die als miktionsbeeinflussende Mittel bei Reizblase, Enuresis nocturna oder Harninkontinenz empfohlen werden. Über unerwünschte Wirkungen der Droge ist nichts bekannt.

Literatur: S. und H. Schilcher: Gewürzsumachrinde. Z. Phytother. 11(4), 113–18 (1990).

Anhang: Andere *Rhus*-Arten: Die zur Herstellung der viel verwendeten homöopathischen Zubereitung Rhus toxicodendron benötigten frischen Giftsumachblätter stammen von *Rhus toxicodendron* L. (*Toxicodendron quercifolium* G<small>REENE</small>), dem behaarten Giftsumach.

Ribes nigrum L. · Schwarze Johannisbeere

Familie: Grossulariaceae

Herkunft: M- und O-Europa, vielfach kultiviert.

Schwarze Johannisbeerblätter, Ribis nigri folium DAC, enthalten Flavonoide, oligomere Procyanidine, Phenolcarbonsäuren und Spuren flüchtiger

Komponenten. Die Droge gilt *volksmedizinisch* als Diuretikum und wird auch in Haustee-Mischungen verwendet. Neuere Erkenntnisse über die Droge gibt es nicht, die für einzelne Inhaltsstoffe beschriebenen Wirkungen, z.B. die antioxidative der oligomeren Procyanidine sind für die Verwendung der Droge nicht relevant. Über unerwünschte Wirkungen gibt es keine Angaben.

Ricinus communis L. · Wunderbaum, Palma Christi

Familie: Euphorbiaceae

Herkunft: Heimat: Tropisches Afrika; vielfach in tropisch/subtropischem, auch in gemäßigtem Klima kultiviert.

Angewandter Pflanzenteil: Rizinussamen, Ricini semen, aus denen durch Kaltpressung und Behandlung mit Heißdampf das native **Rizinusöl**, Ricini oleum virginum Ph.Eur. gewonnen wird. Durch Behandlung mit Bleicherde erhält man raffiniertes Rizinusöl, Ricini oleum raffinatum Ph.Eur..

Inhaltsstoffe: Rizinusöl ist ein fettes Öl mit überwiegendem Anteil an Glyzeriden der Ricinolsäure (D-12-Hydroxyölsäure); in den Samen auch das hochtoxische Ricin u.a. Lektine; ferner das Pyridinalkaloid Ricinin und Lipasen.

Wirkung: Die abführende Wirkung des Öles kommt dadurch zustande, dass das Glyzerid im Dünndarm durch Lipasen gespalten wird. Die freie Ricinolsäure (bzw. das Natriumsalz = Ricinolseife) wirkt ähnlich wie die Anthranoide (über eine verstärkte Freisetzung von NO im Darm?) antiabsorptiv und hydragog. Möglicherweise wird durch Ricinolsäure die Synthese von Prostaglandin E_2 stimuliert, das eine vermehrte Sekretion von Elektrolyten und Wasser in das Darmlumen bewirkt. Der unverseifte Teil des Öls unterstützt die Abführwirkung, indem er die Gleitfähigkeit des Darminhalts erhöht. Die spezifische Wirkung der Ricinolsäure ist durch ihre (z.B. im Vergleich zur Ölsäure) langsamere Resorption im Darm bedingt.

Anwendung und Verordnung: Als Laxans bei akuter Obstipation beträgt die übliche Dosis 1–2 Esslöffel (15–30 g), worauf nach 6–10 Stunden eine nahezu schmerzlose, breiige Entleerung folgt. Man gibt das Öl am besten etwas angewärmt, damit es dünnflüssiger und leichter hinunterschluckbar ist. Ein anderer Ratschlag: gekühlt in Mischung mit Zitronensaft. Niedrige Dosen, wie sie bei der Verabreichung von Kapseln gegeben werden, wirken ebenfalls laxierend, die Wirkung setzt jedoch langsamer ein.

Wechselwirkungen: Durch Antihistaminika kann die Wirkung von Rizinusöl vermindert werden. Der bei längerem Gebrauch auftretende Kaliummangel kann zu einer Verstärkung der Wirkung von Herzglykosiden und einer Beeinflussung der Wirkung von Mitteln gegen Herzrhythmusstörungen führen.

Fertigarzneimittel: Zur kurzfristigen Anwendung bei Obstipation:

Laxopol mild mit 0,5 g/–1,0 g/ raffin. Rizinusöl/Kapsel
Je nach Bedarf 3–5 g Rizinusöl abends auf einmal einnehmen.

Rizinusöl ist als fettes Öl mit hoher Viskosität auch für äußerlich anzuwendende Zubereitungen, als Komponente in fetthaltigen Salben, ferner wegen seiner guten Löslichkeit in Ethanol in alkoholischen Kosmetika sowie in der Technik von Bedeutung.

Unerwünschte Wirkungen: Bei bestimmungsgemäßem, vor allem auch bei niedrig dosiertem Gebrauch keine. Rizinusöl ist nicht geeignet bei chronischer Obstipation, da ein zu langer Gebrauch zu Dyspepsien und Appetitlosigkeit führen kann (siehe auch Wechselwirkungen).

Literatur: Böneke, H.: Niedrig dosiertes Rizinusöl als Laxans. Therapiewoche **45**, 1784–90 (1995). – Izzo, A.A.: Castor oil: An update on mechanism of action. Phytother. Res. **10**, 110–11 (1996). – Büechi, S.: Rizinusöl (Portrait). Z. Phytother. **21**, 312–18 (2000).

Rosa canina L. u.a. Arten · Hundsrose, Heckenrose

Familie: Rosaceae

Herkunft: Europa, N-Afrika, Chile.

Angewandter Pflanzenteil: Hagebuttenschalen, Rosae pseudo-fructus Ph. Eur. (alte Benennung: Fructus Cynosbati sine Semine), die von den Früchten und den auf dem Blütenboden sitzenden Haaren befreiten Achsenbecher der Scheinfrüchte; **Hagebutten,** Rosae pseudofructus cum fructibus DAC, alte Benennung: Fructus Cynosbati cum semine; die Nussfrüchtchen sind als **Hagebuttenkerne** und der falschen lat. Benennung Semen Cynosbati im Handel. **Rosenblütenblätter,** Rosae flos DAC, sind die vor dem völligen Aufblühen geernteten Kronblätter von *Rosa gallica* L. oder *Rosa* x *centifolia* L.

Inhaltsstoffe: Vitamin C in den frischen Früchten; ferner Kohlenhydrate, Gerbstoffe, Fruchtsäuren, Invertzucker, Sorbitol, Pektine und Carotinoide; ein Galactolipid.

Wirkung: Hagebuttenschalen besitzen wegen ihres Pektin- und Säuregehalts eine mild laxierende Wirkung, auch ein geringer diuretischer Effekt wird der Droge nachgesagt. Neuere Untersuchungen zur Wirksamkeit der Droge liegen nicht vor.

Anwendung und Verordnung: Hagebuttenzubereitungen als Vitamin C-Spender sind nur sinnvoll, wenn sie von frischen Früchten stammen. In der Droge ist der Ascorbinsäuregehalt nur noch sehr gering. Der aus der Droge bereitete Teeaufguss – oftmals kombiniert mit Malventee = Flores Hibisci – ist wegen seines angenehmen Geschmacks eher als Haus- oder Frühstückstee anzusehen. Die Kerne, d.h. die eigentlichen Früchte = Nüsschen, sollen diuretisch wirken. Unzerkleinert passieren sie aufgrund ihrer harten Fruchtschale den Magen-Darm-Trakt völlig unversehrt.
Obwohl die diuretische, aber auch die laxierende Wirkung der Hagebutten problematisch, d.h. schwach oder gar nicht vorhanden ist, findet sich die

Droge in Teemischungen aus der Gruppe der Abführ-, Blutreinigungs-, Blasen- und Nieren- oder Stoffwechsel-Tees.

Fertigarzneimittel: Hagebuttenextrakte (in einigen Fällen aus den Kernen) sind in einer Reihe von Kombinationspräparaten – Indikationen: siehe Tees – enthalten. Wenn es sich um Zusätze zu Tonika oder Roborantien handelt, sollen sie sicherlich als Vitamin-C-Quelle dienen, z.B. im Aktivanad N Saft. Aus den Packungsangaben geht allerdings nicht hervor, ob es sich um Extrakte aus der Droge oder aus frischen Hagebutten handelt. Litozin®, ein Hagebuttenpulver (mit einem Galactolipid als Wirkstoff?) soll als NEM arthrotische Beschwerden lindern.

Unerwünschte Wirkungen sind bei Verwendung von Hagebuttenschalen oder Kernen nicht bekannt.

Anmerkung: Rosenöl, Rosae aetheroleum, wird aus den Blütenblättern von *Rosa* x *centifolia* L. (Provence) oder *Rosa* x *damascena* MILL. (als var. *trigintipetala* in Bulgarien und der Türkei angebaut) gewonnen. Hauptkomponenten sind Citronellol, Geraniol und Nerol, ferner 2-Phenylethanol und als geruchsbestimmende Spurenstoffe Rosenketone, z.B. β-Damascenon.

Literatur: Czygan, F.-C.: Rosa canina L. – Die Hunds- oder Heckenrose. Z. Phytother. **10**(5), 162–66 (1989). – Seitz, R.: Rosen – einmal pharmazeutisch betrachtet. DAZ **140**, 2943–48 (2000) – Meyer-Chlond, G.: Hagebuttenpulver gegen Gelenkbeschwerden, DAZ **146**(24), 2550–51 (2006).

Rosmarinus officinalis L. · Rosmarin

Familie: Lamiaceae

Herkunft: Mittelmeergebiet.

Angewandter Pflanzenteil: Rosmarinblätter, Rosmarini folium Ph.Eur.; **Rosmarinöl**, Rosmarini aetheroleum Ph.Eur. ist das aus den Blättern und beblätterten Stängeln durch Wasserdampfdestillation gewonnene ätherische Öl.

Rosmarinus officinalis

Inhaltsstoffe: Ätherisches Öl mit 1,8-Cineol, D-(+)-Campher, α-Pinen, Borneol und Bornylacetat u.a. Monoterpenen; geruchsbestimmender Spurenstoff ist das (+)-Verbenon; in den Blättern ferner neben Flavonoiden Rosmarinsäure (= Lamiaceen-Gerbstoff) und antioxidativ wirksame Diterpen-Bitterstoffe vom Abietantyp z.B. Carnosolsäure und Rosmadial sowie Pikrosalvin, Rosmanol u.a. (vermutlich Artefakte).

Wirkung: Rosmarinblätter innerlich als Karminativum und Stomachikum, als (sicherlich nur schwaches) Cholagogum und als Herztonikum (?). Tierexperimentell sind eine spasmolytische Wirkung an den Gallenwegen und am Dünndarm, eine positiv inotrope Wirkung sowie eine Steigerung des Koronardurchflusses beobachtet worden.
Das ätherische Öl wirkt äußerlich vor allem hautreizend und durchblutungsfördernd, als Riechmittel auch reflektorisch kreislauftonisierend.

Anwendung und Verordnung: Bei dyspeptischen Beschwerden als Heißaufguss (1 Teelöffel der geschnittenen Droge auf 1 Tasse Wasser); 3- bis 4-mal tgl. warm zwischen den Mahlzeiten trinken. Die Droge ist häufiger Bestandteil von Teemischungen mit verschiedenartigsten Indikationen. Beliebt ist auch der Rosmarinwein (20 g Droge mit 1 Liter Wein mehrere Tage extrahieren) als Kreislauftonikum nach Kneipp. Äußerlich: Zur unterstützenden Therapie rheumatischer Erkrankungen; bei Kreislaufbeschwerden.

Fertigarzneimittel: Das ätherische Öl mit seinem hautreizenden und hyperämisierenden Effekt ist in Präparaten zur äußerlichen Anwendung – Badezusätze, Salben, Linimente, Öle – enthalten. Rosapinol Salbe enthält z. B. 0,6 g Öl/10 g. In einigen Badezusätzen ist es die alleinige Komponente, sonst aber meist Bestandteil von Kombinationen.

Anmerkung: Ein Carnosol/Carnosolsäure (Diterpene) enthaltender Extrakt wird als gut wirksames Antoxidans in der Lebensmittelindustrie verwendet.

Unerwünschte Wirkungen: Bei bestimmungsgemäßem Gebrauch keine. Bei der Applikation von größeren Dosen Rosmarinöl können Gastro-Enteritiden und Nephritiden eintreten. Zubereitungen aus Rosmarinblättern oder das ätherische Öl sollten während der Schwangerschaft nicht eingenommen werden.

Literatur: Czygan, I. und F.-C.: Rosmarin-Rosmarinus officinalis L. (Arzneipflanzenportrait). Z. Phytother. **18**, 182–86 (1997).

Rubia tinctoria L. · Krapp, Färberröte

Familie: Rubiaceae

Herkunft: S-, SO-Europa, Mittelmeergebiet, Kaukasus, auch N-Amerika.

Die **Krappwurzel**, Färberwurzel, Rubiae tinctoriae radix, enthält Anthranoide vom Rubiadintyp, darunter Rubiadin, Lucidin, Lucidinprimverosid, Alizarin sowie Alizarinprimverosid (= Ruberythrinsäure). Aus Ruberythrinsäure entsteht metabolisch das im Tierversuch kanzerogene 1-Hydroxyanthrachinon. Lucidin und Rubiadin gehören zu den am stärksten wirksamen genotoxischen Anthraderivaten (In-vitro- und In-vivo-Tests). Da Ruberythrinsäure durch Chelatbildung mit Ca^{2+}- und Mg^{2+}-Ionen deren Gehalt im Harn erniedrigt, wird die Calciumoxalatkristallisation und dadurch die Bildung von Blasen- und Nierensteinen gehemmt. Die Droge galt daher als Urolithiasismittel und war Bestandteil von Präparaten, die zur unterstützenden Behandlung und Rezidivprophylaxe bei Erkrankungen durch calciumhaltige Steine empfohlen wurden. Aufgrund des möglichen genotoxischen Risikos, vor allem bei einer Langzeitanwendung von *Rubia* mussten nach einem Stufenplanverfahren des ehem. BGA (Endgültiger Bescheid vom 15.3.1993) diese Präparate vom Markt genommen werden (Widerruf der Zulassung); vgl. dazu auch die Negativmonographie der ehem. Komm. E. Die Anwendung von Krappwurzelzubereitungen als Urolithiasismittel ist also nicht mehr zulässig. Auch als Lieferant des seit dem Altertum bekannten roten Alizarinfarbstoffs besitzt die Krappwurzel nur noch historisches Interesse.

Literatur: Saller, R. und D. Hellenbrecht: Rubia tinctorum (Färberkrapp, Färberröte). internist. praxis **33**, 679–82 (1993).

Rubus fruticosus agg. L. · Brombeere

Familie: Rosaceae.

Herkunft: Europa, N-Amerika.

Brombeerblätter, Rubi fruticosi folium DAC, enthalten Gerbstoffe (Gallotannine und dimere Ellagitannine) sowie organische Säuren, z.B. Zitronensäure und Isozitronensäure, Flavonoide und pentacyclische Triterpensäuren. Die Droge kann als leichtes Adstringens und evtl. Antidiarrhoikum verwendet werden: Bei unspezifischer, akuter Durchfallerkrankung 2 Teelöffel der Droge mit 1 Tasse kochendem Wasser übergießen, nach 10 Minuten abseihen; mehrmals tgl. eine Tasse frisch bereiteten Tee zwischen den Mahlzeiten trinken. Als Haustee oder Frühstückstee wird oftmals auch fermentierte Droge verwendet, meist in Mischung mit ähnlich wirkenden Drogen als leicht stopfender Magentee, z.B. species germanicae (mit Himbeerblättern und Waldmeisterkraut), 2 Teelöffel pro Tasse. Brombeerblätter sind häufiger Bestandteil von Teemischungen verschiedenster Indikation. Spezifische Wirkungen dürften der Droge dabei kaum zukommen. Unerwünschte Wirkungen sind bei bestimmungsgemäßem Gebrauch nicht zu erwarten.

Anhang: Eine ähnliche Verwendung wie Brombeerblätter finden auch Himbeerblätter (DAC) von *Rubus idaeus* L. Sie werden wegen ihrer stärkeren Behaarung an der Unterseite gern Teemischungen zugesetzt, um das Entmischen der einzelnen Bestandteile zu verhindern. Ob Himbeerblattextrakte spasmolytische Wirkungen besitzen, bedarf näherer Untersuchungen.

Literatur: Czygan, F.-C.: Die Himbeere – Rubus idaeus L. Z. Phytother. **16**, 366–74 (1995).

Rumex acetosa L. · Großer Sauerampfer

Familie: Polygonaceae

Herkunft: Europa, N-Amerika.

Sauerampferkraut, Rumicis acetosae herba, enthält Calciumoxalat und freie Oxalsäure, Flavonoide und Ascorbinsäure. Die Droge wird *volksmedizinisch* als Depurativum und Diuretikum eingesetzt; ferner als Sekretolytikum und zur Förderung der Infektabwehr. Genauere Kenntnisse über die Pharmakodynamik fehlen. *Rumex* ist Bestandteil des Fertigarzneimittels Sinupret/-forte, das außerdem gepulverte Enzianwurzel, Primelblüten, Holunderblüten und Eisenkraut enthält. Indikationen: akute und chronische Entzündungen der Nasennebenhöhlen und der Atemwege; auch als Zusatzmaßnahme bei antibakterieller Therapie. Unerwünschte Wirkungen: Bei bestimmungsgemäßem Gebrauch keine. Der Gehalt an Oxalsäure mahnt zur Vorsicht bei der Verwendung von frischem Sauerampfer.

Ruscus aculeatus L.
Stechmyrte, Stechender Mäusedorn

Familie: Asparagaceae (Ruscaceae)

Herkunft: Mittelmeergebiet, W-Europa.

Angewandter Pflanzenteil: Mäusedornwurzelstock, Stechmyrtenrhizom, Rusci aculeati rhizoma Ph.Eur. (Rhizomteile mit Wurzeln).

Inhaltsstoffe: Steroidsaponine mit den Aglyka Ruscogenin und Neoruscogenin (Gemisch = Ruscogenine): Ruscosid (Furostanolglykosid) und Ruscin (Spirostanolglykosid) und die entsprechenden Desglukoruscosid und Desglukoruscin; ferner wenig ätherisches Öl, Triterpene und Sterole.

Wirkung: Ruscusextrakt wirkt venentonisierend, ödemprotektiv, antiexsudativ (über eine Hemmung der Elastaseaktivität?), antiphlogistisch und kapillarabdichtend (überwiegend tierexperimentelle Befunde). Für die ödemprotektive Wirkung und die Wirksamkeit bei CVI gibt es inzwischen auch einige valide klinische Studien.

Anwendung und Verordnung: Die Droge selbst wird nicht verwendet. Zur unterstützenden Therapie von Beschwerden bei chronisch venöser Insuffizienz (CVI) wie Schmerzen und Schweregefühl in den Beinen, nächtliche Wadenkrämpfe, Juckreiz und Schwellungen gibt es Präparate, die Extrakte oder auch isolierte Ruscogenine enthalten.

Fertigarzneimittel: Mono-Präparate:

Als Venenmittel:

Fagorutin Ruscus Kapseln	36–37,5 mg TE (15–20:1; Methanol 60%)/Kps. = mind. 4,5 mg Gesamttruscogenine
Phlebodril mono	150 mg TE (4,5–6:1; Ethanol 95%)/Kps.

Phlebodril Kapseln enthalten zusätzlich Trimethylhesperidinchalcon.

Unerwünschte Wirkungen: In seltenen Fällen Magenreizungen (Saponinwirkung), sonst bei bestimmungsgemäßem Gebrauch keine.

Literatur: Noe, S.: Ruscus – der Mäusedorn. DAZ **140**, 589–93 (2000). – Van Rensen, I.: Der stechende Mäusedorn – Ruscus aculeatus L. Z. Phytother. **21**, 271–86 (2000). Noe´, S. und N. Ullrich: Ruscus bei chronisch venöser Insuffizienz. DAZ **143**(31), 3935–37 (2003).

Ruta graveolens L. · Weinraute, Gartenraute

Familie: Rutaceae

Herkunft: Balkan, Mittelmeerraum, Indien.

Angewandter Pflanzenteil: Rautenkraut, Rutae herba, die zur Blütezeit geernteten oberirdischen Teile der Pflanze.

Inhaltsstoffe: Ätherisches Öl u.a. mit mittelkettigen Ketonen wie Nonan-2-on, Undecan-2-on u.a.; Rutin (Rutosid) u.a. Flavonoide; Umbelliferon, Herniarin u.a. Hydroxycumarine; Bergapten, Psoralen u.a. Furanocumarine sowie auch Pyranocumarine; ferner Alkaloide vom Furochinolintyp (Dictamnin, Skimmianin u.a.), 2-Arylchinolinalkaloide, dimere Chinolin- und Chinazolinalkaloide sowie das Acridinalkaloid Arborinin.

Wirkung: Spasmolytisch (Furochinoline, Arborinin), evtl sedativ, antimikrobiell (Alkaloide), geringe (nicht hinreichend belegte) uteruskontrahierende Wirkung; entzündungserregend und emmenagog (Wirkung des ätherischen Öls); photosensibilisierend durch die Furanocumarine und Furochinolinalkaloide. Die in Tierversuchen beobachtete Fertilitätshemmung wird dem Furanocumarin Chalepensin zugeschrieben.

Anwendung und Verordnung: Für Weinrautenkraut gibt es *volksmedizinisch* eine Vielzahl von Anwendungsgebieten, die von dyspeptischen und Kreislaufbeschwerden, Menstruationsstörungen, rheumatischen Beschwerden bis hin zu Neuralgien, Durchblutungsstörungen u.a.m. reichen. Die Wirksamkeit bei all diesen Anwendungsgebieten ist wissenschaftlich nicht belegt, sodass auch in Anbetracht der Risiken (s.u.) eine Anwendung nicht zu vertreten ist.
Trotz (oder wegen?) dieses komplexen, aber wenig gesicherten Wirkungsprofils ist Weinrautenkraut in konfektionierten Teemischungen enthalten. Es gibt auch einige **Fertigarzneimittel**, die die gepulverte Droge, den Extrakt oder auch Ruta i.h.V. enthalten.
Für die (aus der südamerikanischen Volksmedizin stammende) Anwendung eines aus Weinrautenkraut bereiteten Teeaufgusses, nämlich günstige Wirkungen auf die Symptomatik der Multiplen Sklerose zu haben, wurden in einer exemplarisch angelegten Studie keine gesicherten Hinweise gefunden. Von einer Selbstmedikation muss, auch wenn im Internet auf diese Indikation in unverantwortlicher Weise hingewiesen wird, dringend abgeraten werden.

Unerwünschte Wirkungen: Für Weinrautenkraut sind Schlafstörungen, Müdigkeit und Krampfzustände auch in therapeutischen Dosen beschrieben worden. Das ätherische Öl wirkt in höheren Dosen als Abortivum und kann zu Leber- und Nierenschädigungen führen. Auf die Gefahr einer Photosensibilisierung (Kontaktdermatitis) wurde bereits hingewiesen.

Literatur: Bautz, Ch. und W. Hänsel: Eine alte Heilpflanze im Licht aktueller Forschung: Ruta graveolens, die Gartenraute. therapeuticon **3**, 295–99 (1989). – Bautz, Ch., und Mitarb.: Über neurogene Wirkungen von Ruta graveolens, in: Naturheilverfahren, zum Stand der Forschung., 87–114, Herausg. H.Albrecht und G. Franz, Springer Verlag, Berlin, Heidelberg, New York, 1990. – Becela-Deller, Ch.: Die Weinraute. Heilpflanze zwischen Magie und Wissenschaft. DAZ **131**, 2705–08 (1991). – Becela-Deller, C.: Die Weinraute in der Kunst. DAZ **134**, 4107–13 (1994). – Becela-Deller, C.: Ruta graveolens L. – Weinraute (Arzneipflanzenportrait). Z. Phytother. **16**, 275–81 (1995). – Meepagala, K.M. et al.: Algicidal and antifungal compounds from the roots of Ruta graveolens and synthesis of their analogs. Phytochemistry **66** (22), 2689–95 (2005).

Sabal serrulata → Serenoa repens

Saccharomyces cerevisiae MEYEN
Bierhefe, Bäckerhefe

Familie: Saccharomycetaceae

Angewandter Pflanzenteil: Medizinische Hefe, Faex medicinalis, bestehend aus nicht mehr vermehrungsfähigen, jedoch noch gärfähigen Zellen.

Inhaltsstoffe: Proteine, darunter Enzyme, Vitamine der B-Gruppe, Pantothensäure, Glucane, Mannane.

Wirkung: Vitamin B Komplex-Wirkungen (antineuritisch); phagozytosestimulierend.

Wechselwirkungen: Bei gleichzeitiger Einnahme von Monoaminooxidase-Hemmstoffen ist eine Blutdruckerhöhung möglich.

Anwendung und Verordnung: In Form konfektionierter Zubereitungen bei Appetitlosigkeit, auch als Adjuvans bei chronischen Formen von Akne und Furunkulose.

Fertigarzneimittel: Z. Zt. Keine mehr.

Unerwünschte Wirkungen: Bei empfindlichen Patienten können in Einzelfällen migräneartige Kopfschmerzen ausgelöst werden. Die Einnahme von gärfähiger Hefe kann Blähungen verursachen.

Anhang: Bestimmte Stämme von *Saccharomyces cerevisiae* enthalten Selen in organischer Bindung, vorwiegend als Selenomethionin, in geringer Menge auch als Selenocystein. Derartige **Selenhefen**, häufig mit Vitamin E kombiniert, gelten als Prophylaktika gegen cardiovasculäre Erkrankungen, Rheuma, Leberkrankheiten oder als Schutz von Proteinen gegen Oxidation. Die Wirksamkeit von Selenhefe bei den beanspruchten Anwendungsgebieten ist nicht hinreichend belegt. Ein echter Selenmangel besteht in Mitteleuropa nicht. Toxische Dosen von Selen werden durch Selenhefe-Präparate (im Gegensatz zu anderen Selenpräparaten) wohl nicht erreicht.

Saccharomyces boulardii (= *S. cerevisiae* HANSEN CBS 5926) ist eine antibiotikaresistente Hefe, die als lyophilisierte, vermehrungsfähige Hefe mit erhaltener Enzymaktivität Bestandteil verschiedener Präparate ist.

S. boulardii hat antagonistische Effekte auf pathogene Keime und hemmt insbesondere das Wachstum von *Clostridium difficile*, dessen Vermehrung hauptsächlich für pseudomembranöse Kolitiden infolge einer Antibiotika-Therapie verantwortlich gemacht wird. *S. boulardii* wird daher vor allem zur Prophylaxe der Antibiotika-assoziierten Diarrhoe eingesetzt, wird aber auch allgemein zur Anwendung bei akuter und chronischer Diarrhoe, Sommer- und Reisediarrhoe, Enterokolitis und Dysbiosen des Darmes empfohlen. Die Hefe stimuliert auch das darmassoziierte Immunsystem.

Fertigarzneimittel: Präparate mit jeweils 250 mg *S. boulardii*/Kps.:

Hamadin N, Omniflora Akut, Perenterol forte 250 mg, Perocur forte, Santax S; Yomogi; ferner Perenterol 50 mg., AgioStop Madaus (375 mg).

Für diese Präparate gilt:

Gegenanzeigen: Nicht anwenden bei hospitalisierten Patienten mit ZVK (zentraler Venenkatheter) und schweren Grunderkrankungen (Fungämie möglich).

Anmerkung: Omniflora® N, das "darmspezifische Probioticum" enthält je 25 mg Lyophilisat aus *Lactobacillus gasseri* und *Bifidobacterium longum*, d.h. lebens- und vermehrungsfähige Milchsäurebakterien zum Wiederaufbau der Darmflora z.B. nach Antibotika-Einnahme und „zur Stärkung des darmgebundenen Immunsystems".

Literatur: Saccharomyces boulardii. Beilage zur PZ **135**(37), 1–15 (1990). – Gelbmann, C. und J. Schölmerich: Saccharomyces boulardii – oder Bäckerhefe? internist. praxis **38**, 154–55 (1998). – Schwenzer, B.: Saccharomyces boulardii (Wachstumsverhalten aus verschiedenen pharmazeutischen Präparaten). DAZ **138**, 935–37 (1998). – N.N.: Darm gesund, Patient tot. PTA heute **18**(3), 123 (2004).

Salix purpurea L. u.a. Arten · Purpurweide

Familie: Salicaceae

Herkunft: Europa, Asien; Anbau auf Madeira (*S. daphnoides* Vill., Reifweide)

Angewandter Pflanzenteil: Weidenrinde, Salicis cortex Ph. Eur., die Rinde junger Zweige von salicinreichen Weiden.

Inhaltsstoffe: Phenolglykoside: Derivate des Salicylalkohols(Saligenins), vor allem Salicin in Form der Ester Tremulacin, Salicortin unnd Acetylsalicortin; ferner Phenolcarbonsäuren, kondensierte Gerbstoffe, Flavonoide und Chalkone.

Wirkung: Salicylsäurewirkung: antipyretisch, analgetisch, antirheumatisch. Die glykosidischen Derivate des Saligenins sind prodrugs; nach Glykosidspaltung im Darm erfolgt die Resorption der Aglyka und die Oxidation zu Salicylsäure in der Leber. Verglichen mit der gebräuchlichen Dosierung von 500 mg ASS ist die durch Weidenrindenpräparate (oder Tee) angebotene Menge an Gesamtsalicin und auch der im Serum gemessene Salicylatspiegel gering. An der Gesamtwirkung müssen daher synergistisch weitere Inhaltsstoffe (u.a. die Flavonoide) beteiligt sein. Im Gegensatz zu ASS wird die Thrombozytenaggregation nur geringfügig beeinflusst.

Anwendung und Verordnung: Die Droge, früher als Europäische Fieberrinde in hohem Ansehen, war infolge der Entwicklung synthetischer

Salicylsäurederivate lange Zeit obsolet. Inzwischen haben neuere Arbeiten, vor allem die Auffindung salicinreicher *Salix*-Arten, zu einer Renaissance der Weidenrinde geführt. Bei leichteren fieberhaften Erkrankungen, rheumatischen Beschwerden oder Kopfschmerzen kann 3- bis 5-mal tgl. 1 Tasse Weidenrindentee getrunken werden (mittlere Tagesdosis entsprechend 60–120 mg Gesamtsalicin): 2 Teelöffel der geschnittenen Droge werden mit 1 Tasse Wasser kalt angesetzt, dann zum Sieden erhitzt und nach 5 Minuten abgeseiht. Weidenrinde ist Bestandteil einiger Teemischungen, z.B. Rheumatees. Gemäß der ESCOP-Monographie wird eine Tagesdosis bis 240 mg Gesamtsalicin empfohlen.

Fertigarzneimittel: Mono-Präparate:

Assalix, Assplant	393,24 mg TE (8–14:1; Ethanol 70%)/Drg. = 60 mg Salicin
Rheumakaps	480 mg TE (16–23:1; Wasser)/Kps.

Unerwünschte Wirkungen: Bei bestimmungsgemäßem Gebrauch keine. Mögliche gastrointestinale Beschwerden sind auf die Gerbstoffe der Droge zurückzuführen. Wenn eine individuelle Überempfindlichkeit gegenüber Salicylaten besteht, können auch geringe Dosen der Weidenrinde zur Auslösung allergischer Reaktionen führen.

Literatur: Kaul, R. und N. Lagoni: Weidenrinde, Renaissance eines Phytoanalgetikums. DAZ **139**, 3439–46 (1999). – Lagoni, N.: Die Weidenrinde als pharmazeutischer Rohstoff – gestern und heute. Naturheilpraxis 12/99, 1921–24 (1999). – Chrubasik, S.: Weidenrindenextrakt. Wirkmechanismus und klinische Wirksamkeit. DAZ **140**, 3825–27 (2000). –März, R. W. u. F. Kemper: Weidenrindenextrakt – Wirkungen u. Wirksamkeit, in: Schulz, V. et al. (Hrsg.): Phytopharmaka VII, 101–13, Steinkopff, Darmstadt 2002. – Wagner, I., C. Biegert und L. Heide: Aktuelle Forschungsergebnisse zur Weidenrinde. PZ **148**(13), 1153–64 (2003).

Salvia officinalis L. · Echter Salbei

Familie: Lamiaceae

Herkunft: Mittelmeerraum, in verschiedenen europäischen Ländern kultiviert.

Salvia officinalis

Angewandter Pflanzenteil: Salbeiblätter, Salviae officinalis folium Ph.Eur. Das durch Wasserdampfdestillation gewonnene ätherische Öl ist das **Dalmatinische Salbeiöl**, Salviae officinalis aetheroleum DAC.

Inhaltsstoffe: Ätherisches Öl mit viel Thujon (α- und β-Thujon), Campher und 1,8-Cineol sowie weiteren Monoterpenen und Sesquiterpenen (z.B. Viridiflorol); Lamiaceen-Gerbstoffe, darunter Rosmarinsäure; Diterpen-Bitterstoffe wie Carnosol (Pikrosalvin), das autoxidativ aus Carnosolsäure entsteht; ferner Flavonoide, Phenolglykoside und Triterpene, z.B. Ursolsäure.

Wirkung: Salbei wirkt bei äußerlicher Anwendung antiphlogistisch, desinfizierend, virustatisch und adstringierend. Verantwortliche Wirkstoffe sind die Gerbstoffe (auch Bitterstoffe?), das ätherische Öl (mit experimentell nachgewiesener bakterizider Wirkung) und Ursolsäure (antiphlogistisch). Bei innerlicher Anwendung wird der Droge darüber hinaus eine schweißhemmende Wirkung zugeschrieben. Salbei soll sowohl zentral durch Beeinflussung des Wärmezentrums als auch dadurch wirken, dass er direkt die Tätigkeit der Schweißdrüsen hemmt. Nach schon länger zurückliegenden Experimenten gelingt es, eine künstlich durch Pilocarpin hervorgerufene Hyperhidrosis fast gänzlich durch Salbei aufzuheben. Für die antioxidative Wirkung von Salbei sind die Phenolglykoside (und auch die Diterpen-Bitterstoffe?) verantwortlich.

Anwendung und Verordnung: Äußerlich als Gurgel-, Pinsel- und Spülmittel bei Entzündungen der Mund- und Rachenschleimhaut; hierfür kann Extractum Salviae fluidum (½ Teelöffel auf 1 Glas Wasser) oder die Salbeitinktur gegeben werden.
Auch als Mischung von Salbei- und Kamillenfluidextrakt:

Rp. Extr. Chamomillae fluid.
Extr. Salviae fluid. ana 15,0
M.D.S. 20 Tropfen auf 1 Glas Wasser.

Zum Pinseln des Zahnfleisches bei Gingitividen hat sich eine Mischung von Salbei und Tormentille bewährt:

Rp. Extract. Salviae fluid.
Tinct. Tormentillae ana 10,0
M.D.S. Zum Pinseln des Zahnfleisches.

Zur innerlichen Anwendung von Salbei bei dyspeptischen Beschwerden (als Karminativum) wird ein Teeaufguss von 1 Teelöffel Droge/Tasse heißen Wassers gemacht; auch als Antihidrotikum mehrmals täglich 1 Tasse (jedoch nicht über längere Zeit).
Salbeiblätter sind in einigen konfektionierten Teemischungen mit unterschiedlichen Indikationen anzutreffen.
Zur äußerlichen Anwendung dienen Fluidextrakt, Tinktur oder Lösungen des ätherischen Öls.

Fertigarzneimittel: Mono-Präparate als Antihidrotika:

Salvysat Bürger	100 mg TE (4–6,7:1)/Drg.
Sweatosan N	80 mg TE (4–6,7:1)/Drg.

Zu Mundspülungen, auch als Antihidrotikum:

Salbei Curarina Tropfen	FE (1:4–5; Ethanol 50%)
Salus Salbei Tropfen	100 ml FE (1:7,2; Likörwein/ Ethanol 96%)/
Salvysat Bürger	80 g FE (1:2,9–3,1; Wasser)/100 g Lösung

ferner:

Aperisan Gel	200 mg FE (1:1; Ethanol 70%)/1 g Gel
Mundschleimhauttherapeutikum	
Salviathymol N	Salbeiöl + weitere äther. Öle

Arhama-Terno ist ein wässriger, ätherisch-Öl-freier Extrakt aus den *Blüten*, der zur Anwendung bei nervösen und körperlichen Erschöpfungszuständen empfohlen wird.

Unerwünschte Wirkungen: Bei bestimmungsgemäßem Gebrauch keine. Bei Anwendung des reinen ätherischen Öls in höheren Dosen wurden epileptiforme Krämpfe beobachtet.

Anhang: Offizinell sind auch die Blätter des Dreilappigen (Griechischen) Salbei, *Salvia triloba* L. fil.(*Salvia fruticosa* MILL.), Salviae trilobae folium Ph. Eur. Das ätherische Öl enthält als Hauptkomponenten 1,8-Cineol und Campher, aber nur wenig Thujon. Die Droge wird wie *S. officinalis* verwendet, über eine Wirkung als Antihidrotikum liegen keine Erfahrungen vor. Auch das ätherische Öl von *S. lavandulifolia* VAHL. enthält viel 1,8-Cineol und Campher, ist aber fast thujonfrei. Es ist nicht arzneibuchkonform, aber als Spanisches Salbeiöl, Salviae lavandulifoliae aetheroleum, im DAC aufgeführt.

Weitere *Salvia*-Arten, die auch pharmazeutisch von Interesse sind: *Salvia sclarea* L., der Muskatellersalbei, im Mittelmeergebiet heimisch, enthält ein ätherisches Öl mit Linalool, Linalylacetat, Nerolidol, Sclareol u.a. Monoterpenen. Die Verwendung des ätherischen Öls zur Aromatisierung von Wein, um diesem eine der Muskatellertraube ähnliche Geruchs- und Geschmacksnote zu geben, ist nicht mehr zulässig, das Öl wird aber in der Aromatherapie geschätzt und ist in Ph.Eur. aufgeführt: **Muskatellersalbeiöl**, Salviae sclareae aetheroleum.

Die euphorisierende Wirkung, die dem Muskatellersalbei nachgesagt wird, ist noch stärker ausgeprägt beim Wahrsage- oder Aztekensalbei, *Salvia divinorum* EPLING et JATIVA-M. Er kommt endemisch im mexikanischen Bundesstaat Oaxaca vor und war schon den Mazateken als Rauschpflanze bekannt. Zunehmend wird er auch in M-Europa als bewusstseinserweiternde Droge angeboten („magic mint"), nach der entsprechend einer Mitteilung der AMKdA auch in hiesigen Apotheken nachgefragt wird. In den Blättern von *S. divinorum* wurden die Neoclerodan-Diterpene Salvinorin A und B nachgewiesen, von denen Salvinorin A in Dosen von 150–500 mg psychedelische Effekte hervorruft. Sedativ und hypnotisch wirkt auch das Kraut von *Salvia guaranitica* ST. HIL. mit Cirsiliol als wirksamen Flavonoid. *Salvia miltiorrhiza* BGE., der Rotwurzsalbei, liefert eine in der TCM verwendete Wurzeldroge. Sie enthält Diterpene mit Phenanthrenstruktur (Tanshinone und Isotanshinone) sowie der Lithospermsäure ähnliche Salvianolsäuren. Wurzelextrakte wirken antiischämisch, entzündungshemmend und blutdrucksenkend.

Literatur: Brieskorn, C.H.: Salbei – seine Inhaltsstoffe und sein therapeutischer Wert. Z. Phytother. **12**(2), 61–69 (1991). – Saller, R. und D. Hellenbrecht: Salvia officinalis (Salbei). In: Beitr. Z. Phytother., 280–82, Hrsg. R. Saller und H. Feiereis, Hans Marseille Verlag, München, 1993. – Länger, R., C. Mechtler und J. Jurenitsch: Composition of the essential oils of commercial samples of Salvia officinalis L. and S. fruticosa MILLER: A comparison of oils obtained by extraction and steam destillation. Phytochem. Anal. **7**, 289–93 (1996). – Ögüt, B.: Euphorisierende Heilpflanze: Muskatellersalbei. Z. Phytother. **18**, 317–18 (1997); Ref. der Arbeit von Vonarburg, B. in: Natürlich **16**, 57–59 (1996). – Mitt. AMKdA: Mexikanischer Salbei (Salvia divinorum). DAZ **139**, 1008 (1999). – Lippmann, F. und T. Wegner: Salbeiblütenextrakt (Arhama-Terno) bei Erschöpfungszuständen und bei Eisenmangelanämien. Z. Phytother. **22**, 129–35 (2001). – Benoni, H.: Salvinorin A – ein Halluzinogen aus dem Aztekensalbei. Naturw. Rdschau **54**, 575–78 (2001); und: Salvinorin A – ein κ-Opiodrezeptor-Agonist. Naturw. Rdsch. **56**(11), 623 (2003).

Sambucus nigra L. · Schwarzer Holunder

Familie: Caprifoliaceae (Sambucaceae)

Herkunft: Europa, N-Afrika, W-, M-Asien.

Angewandter Pflanzenteil: Holunderblüten, Sambuci flos Ph.Eur., die nach der Trocknung gerebelten, d.h. durch Sieben von den Blütenständen abgetrennten Einzelblüten.

Inhaltsstoffe: Flavonolglykoside mit Rutin (Rutosid) als Hauptkomponente, daneben Isoquercitrin, Hyperosid, Astragalin u.a.; Chlorogensäure u.a. Phenolcarbonsäuren; wenig ätherisches Öl von butterartiger Konsistenz (freie Fettsäuren, n-Alkane und Monoterpene); ferner Schleimstoffe, Gerbstoffe und ein relativ hoher Gehalt an Kaliumsalzen. Das cyanogene Glykosid Sambunigrin kommt nur in Spuren vor.

Wirkung: Diaphoretisch. Während nach älteren Angaben eine schweißtreibende Wirkung der Droge vorhanden sein soll (ohne dass dafür verantwortliche Wirkstoffe bekannt sind), steht auf der anderen Seite die Auffassung, dass lediglich das heiße Wasser des Teeaufgusses die Diaphorese bewirkt und der Droge nur eine Bedeutung als Geschmackskorrigens zukommt.

Anwendung und Verordnung: Als Diaphoretikum (siehe dazu Wirkung) bei Erkältungskrankheiten und überall da, wo eine Schwitzprozedur als heilkräftig angesehen wird. Man nimmt 2 Teelöffel der Blüten pro Tasse, kurz überbrühen; oder in Kombination mit Lindenblüten:

Rp. Holunderblüten
    Lindenblüten   ana 100,0
    M.D.S. 2 Teelöffel pro Tasse.

Holunderblüten sind häufig in konfektionierten Teemischungen enthalten; gelegentlich sind auch Holunderblätter oder Holunderbeeren als Komponenten genannt.

Fertigarzneimittel: Die gepulverte Droge oder Extrakte sind in wenigen Kombinationspräparaten enthalten, z.B. Sinupret.

Unerwünschte Wirkungen: Soweit bekannt, keine.

Sanguinaria canadensis L. · Kanadische Blutwurz

Familie: Papaveraceae

Herkunft: N-Amerika.

Kanadischer Blutwurzwurzelstock, Sanguinariae canadensis rhizoma, enthält Benzophenanthridin-Alkaloide, vor allem Sanguinarin. Daneben kommen in geringer Menge auch Alkaloide vom Protoberberintyp mit Berberin als Hauptkomponente vor. Sanguinarin wirkt antimikrobiell, antiphlogistisch, cyto- und hepatotoxisch, örtlich auch anästhesierend. Die obsolete Droge wurde früher als Expektorans und Emetikum verwendet, neuere Untersuchungen fehlen, abgesehen von Arbeiten über Sanguinarin als Antiplaquewirkstoff. Sanguinaria i.h.V. ist in wenigen Präparaten enthalten, z.B. Zeel Salbe/Tabletten oder Rephalgin Tabl. Homöopathische Komplexmittel wie z.B. Dolex oder Biodolor enthalten neben anderen Dilutionen (*Cyclamen purpurascens, Iris versicolor* u.a.) auch *Sanguinaria canadensis* i.h.V. Wegen seiner antimikrobiellen Eigenschaften wird Sanguinarin als Antiplaquewirkstoff und zur Behandlung der Gingivitis eingesetzt. Eine sanguinarinhaltige Zahncreme und -Mundspülung wird von der amerikanischen Firma Vipont angeboten
Unerwünschte Wirkungen sind bei den z.Zt. angebotenen Präparaten nicht zu erwarten. Von einer Verwendung der Droge ist vor allem im Hinblick auf die toxischen Wirkungen des Sanguinarins in höherer Dosierung abzuraten.

Literatur: Rühling, A., H.-C. Plagmann und T. Kocher: Plaquebedingte Parodontopathien, Ursachen und Behandlungsmöglichkeiten. Med. Mo. Pharm. **14**, 258–70 (1991). – Hensel, A.: Sanguinaria canadensis L. – die amerikanische Blutwurzel. Z. Phytother. **13**, 56–59 (1992). – Saller, R., E.-M. Ulmer und D. Hellenbrecht: Sanguinaria canadensis (officinalis), Kurzbewertung. internist. praxis **35**, 670–72 (1995). N.N.(Firmeninfo): Dolex® – homöopathisches Arzneimittel bei Migräne. Z. Phytother. **25**(2), 88 (2004) und N.N.(Firmeninfo): Biodolor Tabletten. PTA heute **20**(2), 6 (2006).

Sanicula europaea L. · Sanikel

Familie: Apiaceae

Herkunft: Europa, Kleinasien, N-Afrika; auch sonst in gemäßigtem Klima.

Sanikelkraut, Saniculae herba, enthält Triterpensaponine, Chlorogen- und Rosmarinsäure, Flavonolglykoside, aliphatische Säuren und Saccharose. Geringe expektorierende, evtl. auch adstringierende Effekte sind auf Grund der Inhaltsstoffe anzunehmen, neuere Untersuchungen zur Wirksamkeit der Droge liegen jedoch nicht vor. Über antivirale Aktivitäten von Extrakten sowie antimykotische und ödemhemmende Effekte der Saponine gibt es neuere Arbeiten. Die Verwendung der Droge bei leichten Katarrhen der Atemwege, in karminativen (?) Teemischungen oder als Komponente von Fertigarzneimitteln muss vorerst als traditionelle Anwendung angesehen werden. Unerwünschte Wirkungen sind nicht bekannt.

Literatur: Hiller, K.: Große Sterndolde und Sanikel. DAZ **141**, 4060–62 (2001). – Hiller, K.: Sanicula europaea L. – Sanikel (Arzneipflanzenportrait). Z. Phytother. **26**(5), 251–54 (2005).

Santalum album L. · Sandelholzbaum

Familie: Santalaceae

Herkunft: Ostindien.

Weißes Sandelholz, Santali album lignum, das Kernholz des Sandelholzbaums enthält ein ätherisches Öl mit den Sesquiterpenalkoholen α- und β-Santalol. Es wirkt (schwach) harndesinfizierend, neuere Arbeiten zur Pharmakodynamik fehlen.

Unerwünschte Wirkungen: Übelkeit, gelegentlich Hautjucken möglich. Höhere Dosen des ätherischen Öls können Nierenreizungen hervorrufen.

Anmerkung: Sandelholzöl wurde bis zum Aufkommen der Sulfonamide mit gewissem Erfolg als Antigonorrhoikum verwendet. Jetzt konnte gezeigt werden, dass es antivirale Effekte gegen Herpes-simplex Viren vom Typ 1 und 2 besitzt.

Literatur: Sandelholzöl wirkt gegen Herpes-simplex Viren (Typ 1 und 2), Ref. einer Arbeit von Benencia, F. und Mitarb.(in Phytomedicine **6**, 119–123, 1999), Z. Phytother. **20**, 281 (1999).

Saponaria officinalis L. · Seifenkraut

Familie: Caryophyllaceae

Herkunft: Europa, W-Asien, häufig auch kultiviert.

Angewandter Pflanzenteil: Rote Seifenwurzel, Saponariae radix rubra.

Inhaltsstoffe: Triterpensaponine (Aglykon: Quillaiasäure) mit den Hauptkomponenten Saponariosid A und B sowie weiteren Saponariosiden, z.T. mit dem Aglykon Gypsogenin; ferner Kohlenhydrate, $\Delta 7$-Sterole, in Spuren die vor allem in den Samen vorkommenden Saporine (Ribosomeninaktivierende Proteine).

Wirkung: Infolge des hohen Saponingehalts expektorierend, in größeren Dosen auch emetisch wirkend. Neuere Arbeiten zur Wirkung der Droge fehlen. Da die Wirksamkeit nicht ausreichend belegt ist, vor allem Angaben zur Dosierung fehlen, wurde eine therapeutische Verwendung der Droge von der ehem. Komm. E nicht befürwortet.

Anwendung und Verordnung: Traditionell als Expektorans bei Bronchitiden mit zähem, trockenem Sekret, am besten in Form des Decoctum:

Rp. Decoct. Rad. Saponariae 10,0 : 180,0
Natrii carbonici 1,0
Sirupi Althaeae ad 200,0
M.D.S. Esslöffelweise.

Die Droge ist nur selten Bestandteil von Teemischungen, z.B. Ullus Leber-Galle-Tee.

Fertigarzneimittel: Extrakte sind in einigen Expektorantia enthalten.

Unerwünschte Wirkungen: In höheren Dosen bewirkt *Saponaria* wie alle Saponindrogen gastro-enteritische Reizungen.

Anhang: Die **weiße Seifenwurzel**, Saponariae radix alba, stammt von *Gypsophila paniculata* L. (Caryophyllaceae). Auch sie enthält reichlich Triterpensaponine mit Gypsosid A als Hauptkomponente. Ein angereichertes und gereinigtes Saponingemisch aus der weißen Seifenwurzel ist als Saponinum album im Handel und findet sich als expektorierender Zusatz in einigen Fertigarzneimitteln.

Literatur: Diener, H.: Seifenrinde und Seifenwurzeln. PTA heute **13**, 47–49 (1999).

Sarothamnus scoparius → **Cytisus scoparius**

Sarcopoterium spinosum (L.) Spach
(*Poterium spinosum* L.)
Dorniger Becherstrauch

Familie: Rosaceae

Herkunft: Mittelmeerraum.

Becherstrauch-Wurzelrinde, Poterii radicis cortex, enthält das Pseudosaponin Tormentosid, Hydroxytormentillsäure u. a. Triterpensäurederivate; dimere Proanthocyanidine und Glukokinine (?). In Tierversuchen konnten hypoglykämische Effekte von Wurzelrindenextrakten festgestellt werden, die offensichtlich durch die triterpenoiden Inhaltsstoffe hervorgerufen wurden. In Mittelmeerländern schon lange ein gebräuchliches Adjuvans bei leichterem Altersdiabetes, wird die Droge bei uns gelegentlich als Wunderdroge angepriesen. Da, abgesehen von dem Homöopathikum Poterium spinosum Ø Hanosan Fertigpräparate fehlen, könnte als Rezeptur versucht werden (falls die Droge im Handel erhältlich ist):

Rp. Decoct. Corticis rad. Poterii spin.   5,0 : 250,0
M.D.S. 3-mal tgl. 2 Esslöffel nach den Mahlzeiten.

Unerwünschte Wirkungen sind bisher nicht beschrieben.

Literatur: Reher, G.: Poterium, eine Pflanzengattung mit pharmakologisch und phytochemisch interessanten Arten. DAZ **128**(26), 1354–58 (1988). – Pitera, F.: Die Bedeutung von Poterium spinosum als blutdrucksenkendes Mittel bei der Behandlung des Diabetes mellitus. Ref. in: Naturheilpraxis 12/98, 2000–03 (1998).

Sassafras albidum (Nuttal) Nees
Fenchelholzbaum

Familie: Lauraceae

Herkunft: N-Amerika.

Sassafrasholz, Sassafras lignum, das Wurzelholz des Fenchelholzbaums, enthält ein ätherisches Öl mit Safrol u.a. Phenylpropankörpern sowie Mono- und Sesquiterpenen; ferner Lignane (Sesamin) und Gerbstoffe. Nach älteren Angaben ist das Holz bzw. das ätherische Öl ein (sicherlich nur schwach wirkendes) Diuretikum. Neuere Untersuchungen scheinen nicht vorzuliegen. Die Droge sollte auch im Hinblick auf mögliche unerwünschte Wirkungen nicht verwendet werden. In größeren Gaben wirkt das ätherische Öl giftig; es reizt heftig die Nieren und bewirkt schließlich Kollapszustände. Safrol bzw. dessen Metabolit 1'-Hydroxysafrol erzeugt bei Ratten Lebertumore. Nachfragen nach Sassafrasöl in Apotheken liegt die Tatsache zugrunde, dass Safrol potenzielles Ausgangsmaterial zur Herstellung von Designerdrogen aus der Ecstasygruppe ist.

Literatur: Mitt. AMKdA.: Sassafrashaltige Arzneimittel. PZ **140**, 366–67 (1995). – Mitt. AMKdA: Safrolhaltige Arzneimittel. DAZ **135**, 3458–60 (1995). – Mitt. Zentrallab. Dtsch. Apoth.: Sassafrasöl zum Abtanzen? PZ **142**, 878 (1997).

Satureja hortensis L. · Bohnenkraut

Familie: Lamiaceae

Herkunft: M-, S-Europa, vielfach in gemäßigtem Klima kultiviert.

Bohnenkraut, Saturejae herba, enthält neben Lamiaceen-Gerbstoffen ein ätherisches Öl mit den Hauptkomponenten Carvacrol und p-Cymen. Durch den Gerbstoffgehalt wirkt die Droge adstringierend, das ätherische Öl bedingt eine milde antiseptische Wirkung. Bei akuter Gastroenteritis kann ein Tee versucht werden: 3 Teelöffel Droge zum Heißaufguss, nicht kochen, nur überbrühen. Bohnenkraut spielt allerdings heute vorwiegend nur als Gewürz eine Rolle. Als Gewürz werden auch die Blätter von *Satureja montana* L., dem Bergbohnenkraut verwendet.

Scopolia carniolica Jacq
Glockenbilsenkraut, Krainer Tollkraut

Familie: Solanaceae

Herkunft: M-, SO-Europa.

Glockenbilsenkrautwurzel, Scopoliae radix, enthält (−)-Hyoscyamin, Scopolamin u.a. Tropanalkaloide; ferner die Cumarinderivate Scopolin und Scopoletin. Die Wurzeln dienen vor allem der Gewinnung von Hyoscyamin/Atropin, werden aber auch als Tropanalkaloid-Droge verwendet. Extrakte wurden gern in Fertigarzneimitteln verwendet, da auf diese Weise mit einer nicht verschreibungspflichtigen Zubereitung in Magenmitteln oder Urologika Atropinwirkungen erzielt werden konnten. Der

Sachverständigenausschuss für Verschreibungspflicht hat empfohlen, die Droge und seine Zubereitungen ab Mitte 2000 der Verschreibungspflicht zu unterstellen, eine Maßnahme, die schon vor 30 Jahren hätte erfolgen können. Mono-Präparate gibt es daher jetzt nicht mehr. Unerwünschte Wirkungen: In größeren Dosen wie *Atropa bella-donna* (s. dort). Der Genuss eines selbstgebrauten „Hexentees" von *Scopolia* führte z.B. zu den bekannten Symptomen einer Tropanalkaloid-Intoxikation.

Literatur: Information der AMKdA: Sachverständigenausschuss für Verschreibungspflicht. DAZ **140**, 426 (2000). – Hatziisaak, T. und A. Weber: Hexentees (witches' Tea). Schweiz. Rdschau, Praxis **87**, 1705–08 (1998).

Scrophularia nodosa L. · Knotige Braunwurz

Familie: Scrophulariaceae

Herkunft: M-Europa, Zentralasien, N-Amerika.

Braunwurzkraut, Scrophulariae herba, enthält Saponine und Flavonoidglykoside. Die Droge soll nach älteren Angaben diuretisch und schwach laxierend wirken, neuere Untersuchungen liegen nicht vor. Braunwurzkraut ist daher als eine obsolete Droge anzusehen und ist lediglich in Form homöopathischer Dilutionen (Urtinktur aus Braunwurzganzpflanze) noch Bestandteil des Arzneischatzes. Im Präparat Lymphomyosot N ist Scrophularia i. h. V. neben anderen Dilutionen enthalten.
Unerwünschte Wirkungen sind nicht bekannt.

Anmerkung: Braunwurzwurzel, Scrophulariae radix, wird mit gleichem Indikationsanspruch gelegentlich im Drogenhandel angeboten. Verwechslungen mit Scopoliae radix (Namensähnlichkeit?) wurden beobachtet.

Secale cereale L. · Roggen

Familie: Poaceae

Herkunft: Ursprünglich Kaukasus-Gebiet; seit langem Kulturpflanze.

Zur symptomatischen Behandlung der benignen Prostatahyperplasie (BPH) wird das Präparat Cernilton angeboten, das einen überwiegend aus Roggenpollen hergestellten Extrakt mit einer wasserlöslichen und einer fettlöslichen Pollenfraktion enthält. Es wird zur Anwendung bei Miktionsbeschwerden bei gutartiger Prostatavergrößerung, Stadium I und II sowie bei bakterieller Prostatitis empfohlen. Die Wirkung setzt langsam ein; wie bei anderen pflanzlichen Prostatamitteln muss darauf hingewiesen werden, dass das Mittel nur die Symptome lindert, ohne die Vergrößerung aufzuheben und dass in regelmäßigen Abständen der Verlauf der Erkrankung durch den Arzt kontrolliert werden muss. Als mögliche Wirkstoffe werden Phytosterole, Fettsäureester und Aminosäuren diskutiert. Tumorhemmende Wirkungen wurden für glykosidische Indolderivate (Secaloside A–D) und für eine zyklische Hydroxy-Aminosäure (DIBOA) beschrieben.

Literatur: Jaton, J.C. und Mitarb.: The secalosides, novel tumor cell growth inhibitory glycosides from a pollen extract. J. Nat. Prod. **60**, 356–60 (1997); Ref. in Z. Phytother. **18**, 291 (1997).

Senecio nemorensis L. ssp. fuchsii CELAK
(*Senecio ovatus* WILLD. ssp. *ovatus*)
Fuchskreuzkraut

Familie: Asteraceae

Herkunft: Europa (alpine Gebiete).

Das **Fuchskreuzkraut**, Senecionis fuchsii herba, enthält verschiedene Pyrrolizidin-Alkaloide, darunter Fuchsisenecionin und Senecionin; Flavonoide, Cumarinderivate und wenig ätherisches Öl. Die Droge gilt als Hämostyptikum, die dafür verantwortlichen Wirkstoffe sind jedoch nicht bekannt, eine Wirksamkeit nicht hinreichend belegt; dies gilt auch für die Verwendung der Droge als Antidiabetestee.

Unerwünschte Wirkungen: Pyrrolizidin-Alkaloide wirken unter bestimmten strukturellen Voraussetzungen (Doppelbindung im Necinteil, Veresterung der Hydroxymethylgruppen) hepatotoxisch, kanzerogen und auch mutagen. Zwar erfüllt das Hauptalkaloid Fuchsisenecionin diese Voraussetzungen nicht, für das in geringer Menge in der Droge anzutreffende Senecionin treffen sie jedoch zu. Die Anwendung der Droge ist daher wegen der nicht hinreichend belegten Wirksamkeit und der Risiken nicht mehr vertretbar. Zur Problematik PA-haltiger Drogen siehe auch *Petasites, Symphytum* und *Tussilago*.

Senna alexandrina MILL. · Sennespflanze

Familie: Caesalpiniaceae

Herkunft: Ägypten, Sudan, Südindien.

Angewandter Pflanzenteil: Sennesblätter, Sennae folium Ph.Eur., die getrockneten Fiederblättchen der Sennespflanze; **Sennesfrüchte**, Sennae fructus, Folliculi Sennae (botanisch falsch auch als Schoten oder Bälge bezeichnet). Nach Ph.Eur. werden unterschieden: **Alexandriner Sennesfrüchte**, Sennae fructus acutifoliae von *C. senna* (= *C. acutifolia*) und **Tinnevelly-Sennesfrüchte**, Sennae fructus angustifoliae von *C. angustifolia*. Nach neuer Nomenklatur werden die beiden Arten als eine Art, *Senna alexandrina* MILL. aufgefasst. Ph.Eur ist dieser Auffassung noch nicht gefolgt.

Inhaltsstoffe: Sowohl in den Blättern als auch in den Früchten Anthranoide und zwar postmortal gebildete Dianthronglykoside (Sennoside A und B und weitere), in geringen Mengen auch Anthrachinonglykoside, z.B. Aloeemodin-8-O-glukosid bevorzugt in den Blättern und Rhein-8-O-glukosid in den Früchten; ferner Flavonoide, Gerbstoffe, Bitterstoffe, in den Blättern auch Naphthalinglykoside sowie Schleim (in Epidermiszellen).

Wirkung: Die Senna-Glykoside sind als prodrugs anzusehen, die in vitro nicht wirksam sind. Aus der Transportform werden erst im Dickdarm durch hydrolytische Spaltung die Anthrone als hydragoge und antiabsorptive Wirkform freigesetzt. Bei den Anthrachinonderivaten, von denen besonders das Aloeemodin-8-O-glukosid laxativ wirksam ist, muss noch – ebenfalls durch Mitwirkung von Darmbakterien – das Anthrachinon-Aglykon zur Anthron/Anthranolstufe reduziert werden. Wirksamer Metabolit dürfte vor allem das Rhein-9-anthron sein. Die abführende Wirkung tritt im Allgemeinen nach 8–10 Stunden ein.

Gegenanzeigen: Ileus jeder Genese; akutentzündliche Erkrankungen des Darmes; nicht während der Schwangerschaft und Stillzeit sowie bei Kindern unter 12 Jahren anwenden.

Anwendung und Verordnung: Als mittelkräftiges Laxans kurzfristig bei akuter Obstipation und zur Darmentleerung vor Operationen und Röntgenkontrastdarstellungen; man nimmt 2 g Blätter oder Früchte zum Aufguss.
Eine neuere galenische Zubereitung ist die Abführende Mixtur NRF 6.10.:

Rp.		
	Sennesblättertrockenextrakt	14,0
	Ethanol 96%	25,0
	Anisöl	0,15
	Kümmelöl	0,15
	Glycerol 85%	45,0
	Gereinigt. Wasser	<u>15,7</u>
		100,0

Erwachsene und Jugendliche ½–1 Dosierlöffel (2–5 ml) mit etwas Flüssigkeit abends einnehmen. Der **Sennesblättertrockenextrakt** ist ein nach Ph.Eur. eingestellter Extrakt, Sennae folium extractum siccum normatum. Er soll mindestens 5,5% und höchstens 8,0% Hydroxyanthracen-Glykoside, berechnet als Sennosid B enthalten.
Sennesblätter/-früchte werden unter verschiedenen Namen als Mono-Tee angeboten, so z.B.:

Bad Heilbrunner Abführtee N	Filterbeutel mit 1,7 g Sennesblättern (entharzt)
Bekunis Instant Tee	TE aus Früchten
Ramend Abführtee Instant N	TE aus Früchten

Senna alexandrina

Bekunis-Kräutertee N Sennesblätter (u.a. Drogen als weitere Bestandteile)
Midro Tee Sennesblätter (u.a. Drogen als weitere Bestandteile)

Die Teezubereitungen sind so standardisiert, das pro Dosis 20–30 mg Hydroxyanthracenderivate, berechnet als Sennosid B, verabreicht werden.
Sennesblätter sind auch Bestandteil des Abführtees NRF 6.9:

Rp.		
	Fenchel(angestoßen)	10,0
	Kamillenblüten	10,0
	Pfefferminzblätter	20,0
	Sennesblätter	60,0

Von dem bei Verordnung frisch herzustellenden Teegemisch werden 1–2 gehäufte Teelöffel voll mit 1 Tasse heißem Wasser übergossen, 10 Minuten bedeckt stehen gelassen und dann abgeseiht. Morgens und/oder abends vor dem Schlafengehen eine Tasse frisch bereiteten Tee trinken.

Sennesblätter sind auch Bestandteil konfektionierter Teemischungen (oftmals auch die Früchte). Wichtig ist, dass alle Teemischungen, in denen Sennesblätter enthalten sind, nicht gekocht, sondern nur heiß übergossen oder auch kalt mazeriert werden sollen, da sonst kolikartige Leibschmerzen auftreten können(als Folge von Überdosierung?).

Fertigarzneimittel: Sennesblätter und Sennesfrüchte in gepulverter Form sind ebenso wie Extrakte der Drogen in zahlreichen Präparaten enthalten. Im folgenden sollen nur diejenigen Arzneimittel genannt werden, die Senna in Form standardisierter, d.h. auf einen bestimmten Sennosidgehalt eingestellter Extrakte oder Drogen enthalten. Die mittlere empfohlene Tagesdosis von 20–60 mg Sennoside kann mit diesen Präparaten erreicht werden:
Mono-Präparate (Auswahl):

Cholhepan Sen	TE (6–12:1) aus Früchten = 7,5 mg Sennosid B/Drg.
Depuran	TE (6–12:1; Ethanol 60%) aus Früchten = 10 mg Sennosid B/Drg.
Ramend Abführ Tabl.	TE aus Früchten = 20 mg Sennosid B/Tabl.
Alasenn Kräutergranulat	TE aus Früchten = 23 mg Sennosid B/1 g Granulat und Blättern
Midro Abführ Tabl.	Sennesfrüchte plv. = 7 mg Sennosid B/Tabl.
Neda Früchtewürfel	je 0,5 g Sennesblätter und Früchte plv/Würfel (als weitere Bestandteile u.a. Feigenpaste und Tamarindenmus)

In der Regel sind Senna-Präparate abends vor dem Schlafengehen einzunehmen, sodass am nächsten Morgen die entsprechende Wirkung erwartet werden kann.

Unerwünschte Wirkungen: In größeren Dosen bewirken Sennapräparate, manchmal sogar schon ein kräftig zubereiteter Teeaufguss, kolikartige Leibschmerzen. In den angegebenen therapeutischen Mengen gibt es jedoch keine wesentlichen Nebenerscheinungen. Bei langandauernder Einnahme (Laxantien-Abusus) ist mit Störungen des Wasser- und Elektrolythaushalts (Kaliumverluste) und weiteren, sich daraus ergebenden Schädigungen zu rechnen. Infolge Kaliummangels können Herzglykosidwirkungen verstärkt werden. Eine Pigmenteinlagerung in die Darmmukosa (Pseudomelanosis coli) ist gutartig. Zur möglichen Genotoxizität von Anthranoiden vgl. *Frangula alnus*. Für die Sennes-Drogen ist ein relevantes genotoxisches oder kanzerogenes Risiko weitgehend auszuschließen.

Literatur: Bornkessel, B.: Senna-Ernte im Sari – Anbau und Bearbeitung von Tinnevelly-Senna in Indien. DAZ **131**, 171–74 (1991). – Leng-Peschlow, E. und U. Mengs: Sennalaxantien: Sicher und wirksam. PZ **140**, 668–76 (1995). – Loew, D. und Mitarb.: Anthranoidlaxantien – Studien über das karzinogene Risiko. DAZ **137**, 2088–92 (1997). – Meszaros, S.: Senna rehabilitiert? Z. Phytother. **25**(6), 303–04 (2004). – Meszaros, S.: Update Senna. DAZ **145**(13), 1539–41 (2005).

Serenoa repens SMALL · Sägepalme, Saw Palmetto (*Sabal serrulata* NUTT. ex SCHULT.)

Familie: Arecaceae

Herkunft: Küstennahe Südstaaten N-Amerikas.

Angewandter Pflanzenteil: Sägepalmenfrüchte, Sabalis serrulatae fructus Ph. Eur.

Inhaltsstoffe: Fettes Öl, freie Fettsäuren, β-Sitosterol und Derivate, darunter Glukoside, Diglukoside oder Fettsäureester; ferner ein saures Polysaccharid und Gerbstoffe (?).

Wirkung: Für lipophile Extrakte aus Sägepalmenfrüchten konnten tierexperimentell antiphlogistische und antiödematöse Effekte nachgewiesen werden. Eine antiandrogene Wirkung wird durch Hemmung der 5-α-Reduktase erklärt, eines Enzyms, das die Umwandlung von Testosteron in Dihydrotestosteron (DHT) katalysiert. Geht man von der – nicht allgemein akzeptierten – Annahme aus, dass vermehrte DHT-Bildung Ursache der benignen Prostatahyperplasie (BPH) ist, so würde die 5-α-Reduktasehemmung die Anwendung von *Serenoa* als Prostatamittel erklären: Verbesserung der irritativen Miktionssymptome (Nykturie, Dysurie, Pollakisurie), Verringerung des Restharnvolumens u.a. Symptome. Über den Wirkungsmechanismus oder die dafür verantwortlichen Inhaltsstoffe (in der sauren lipophilen Fraktion zu suchen?; β-Sitosterolglykosid?) gibt es keine konkreten Angaben. Die Besserung der durch BPH hervorgerufenen Beschwerden ist auf die Anfangsymptome der Stadien I und II (nach Vahlensiek) beschränkt. Der Hinweis auf entsprechenden Präparaten muss lauten: Dieses Medikament bessert nur die Beschwerden bei einer vergrößerten Prostata, ohne die Vergrößerung zu beheben. Bitte suchen Sie daher in regelmäßigen Abständen Ihren Arzt auf.

Anwendung und Verordnung: Die Verordnung der Droge ist ungebräuchlich. Man verwendet bei Miktionsbeschwerden, hervorgerufen durch BPH, Stadium I und II, **Fertigarzneimittel,** die lipophile Drogenextrakte enthalten (Extraktionsmittel Ethanol 90%, Hexan oder überkritisches CO_2).
Mono-Präparate (Auswahl):

Eviprostat-S Sabal serrulatum	160/320 mg TE (10:1)/Kps.
Hyperprost Kapseln uno	320 mg TE (9–11:1)/Kps.
Prostess/-uno	160/320 mg TE (10:1)/Kps.
Prostagutt mono/uno	160/320 mgTE(10–14,3:1)/Kps.
Prosta Urgenin uno	320 mg TE (8,0–9,5:1)/Kps.
Remiprostan uno	320 mg TE (8,0–13:1)/Kps.
Sabacur uno	320 mg TE (9–11;1)/Kps.
Talso Uno N	320 mg TE (8–12:1)/Kps.
Steiprostat/-uno	160/320 mg TE/Kps.
Strogen/-uno	160/320 mg TE/Kps.

In Kombinationspräparaten wird Sägepalmenextrakt auch mit anderen pflanzlichen Prostatamitteln kombiniert, z.B. in Prostagutt forte Kapseln/Lösung mit Brennesselwurzelextrakt. Die Sabal serrulata Urtinktur gibt es als Hewesabal mono Tropfen.

Unerwünschte Wirkungen: Selten Magenbeschwerden, sonst bei bestimmungsgemäßem Gebrauch keine.

Literatur: Harnischfeger, G. und H. Stolze: Serenoa repens – Die Sägezahnpalme. Z. Phytother. **10**, 71–76 (1989). – Dreikorn, K.: Sägepalmen-Frucht enthaltende Phytotherapeutika (Sabal serrulatum) bei benigner Prostatahyperplasie. internist. praxis **32**, 390–92 (1992). – Altwein, J.-E: Sägepalmenfrucht-Extrakte zur Behandlung der BPH. Urologe[B] **39**, 131–32 (1999), Originalarbeit: Wilt, T.J. und Mitarb in JAMA **280**, 1604–09(1998). – Sökeland, J. und C. Walter: Kombinationspräparat aus Sabal- und Urticaextrakt versus Finasterid bei BPH. Z. Phytother. **21**, 299–305 (2000). – Engelmann, U. et al.: Efficacy and safety of a combination of Sabal and Urtica extract in low urinary tract symptoms. Arzneim.-Forsch/Drug Res. **56**(3), 222–9 (2006). – Schulz, V.(Ref.): Phytotherapie der benignen Prostatahyperplasie. Z. Phytother. **27**(1), 22–23 (2006).

Silybum marianum Gaertn. · Mariendistel

Familie: Asteraceae

Herkunft: S-Europa, N-Afrika, eingebürgert in N- und S-Amerika, Anbau u.a. in Argentinien, N-Afrika

Angewandter Pflanzenteil: Mariendistelfrüchte, Cardui mariae fructus Ph.Eur., die reifen, vom Pappus befreiten Früchte (Achänen); auch die Herba-Droge ist im Handel (Mariendistelkraut DAC).

Inhaltsstoffe: Silymarin, ein Gemisch verschiedener Flavanonolderivate (Flavonolignane) wie Silibinin (Gemisch der Diastereoisomerenpaare Silybin A und B), Silychristin, Silydianin u.a.; ferner andere Flavonoide wie Taxifolin, Kämpferol u.a.; fettes Öl, Phytosterole, Tocopherole.

Wirkung: Silymarin hat stabilisierende Effekte auf Leberzellmembranen (durch Einlagerung und Interaktion mit Membrankomponenten?), reagiert mit oxidierenden und reduzierenden Radikalen (Radikalfängerfunktion) und beschleunigt die Proteinsynthese in der Leberzelle. Aus diesen tierexperimentell belegten Befunden ergibt sich für Silymarin bzw. Silibinin eine antagonistische Wirkung gegenüber Lebergiften, vor allem den Knollenblätterpilztoxinen und insgesamt ein antihepatotoxischer (hepatoprotektiver) Effekt.

Anwendung und Verordnung: Die frühere Verwendung von galenischen Zubereitungen, z.B. in Form der Tinctura Cardui Mariae Rademacher bei chronischen Cholezystopathien und allgemein bei Leber- und Gallebeschwerden ist obsolet. Dies gilt auch für Mariendistelfrüchte oder -kraut als Bestandteile von Leber-Galle-Tees, zumal der Silymarin-Wirkstoffkomplex wenig wasserlöslich ist und daher nur in Spuren in einen Teeaufguss übergeht. Zur Prophylaxe gegenüber toxischen Leberschäden, zur unterstützenden Behandlung bei chronisch-entzündlichen Lebererkrankungen und Leberzirrhose sowie zur Anwendung bei dyspeptischen Beschwerden dienen daher ausschließlich Extraktpräparate, die den Silymarinkomplex enthalten.

Fertigarzneimittel: Mono-Präparate mit auf Silymarin standardisiertem TE (Auswahl):

Legalon Protect	86–93 mg TE (36–44:1; Ethylacetat)/Kps. = 54,1 mg Silymarin
Legalon	173–186 mg TE (36–44:1; Ethylacetat)/Kps. = 140 mg Silymarin
Cefasilymarin 140	176–200 mg TE (35–45:1; Aceton)/Ftabl. = 140 mg Silymarin
hepa-loges S	136–160 mg TE (50–70:1; Aceton)/Kps. = 110 mg Silymarin
Hepar-Pasc	135–152 mg TE (20–30:1; Aceton)/Ftabl. = 100 mg Silymarin
Phytohepar 200	234–296 mg TE (50–70:1; Aceton)/Kps. = 200 mg Silymarin
Silimarit	170–239 mg TE (40–70:1; Aceton)/Kps. = 140 mg Silymarin

Die Mehrzahl der biochemischen und pharmakologischen Untersuchungen sowie klinische Studien sind mit dem zuerst in den Handel gebrachten Präparat Legalon gemacht worden.

Als Antidot bei Knollenblätterpilzintoxikationen steht Legalon SIL zur Verfügung: 1 Durchstechflasche enthält als Trockensubstanz 528,5 mg Silibinin-C-2,3-dihydrogensuccinat als Dinatriumsalz = 350 mg Silibinin. Die empfohlene Tagesdosis beträgt 20 mg Silibinin pro kg Körpergewicht, verteilt auf 4 Infusionen von jeweils 4 Stunden Dauer mit anschließendem 4-stündigen infusionsfreien Intervall unter Beachtung der Flüssigkeitsbilanz. Die Infusionen sollten so früh wie möglich beginnen, auch wenn die entgültige Diagnose einer Pilzvergiftung noch nicht feststeht. Da von den Knollenblätterpilztoxinen das α-Amanitin aufgrund des enterohepatischen Kreislaufs erst nach längerer Latenzzeit in die Leberzellen gelangt, kann der Zellmembranschutz des Silibinins schon vorher aufgebaut werden und die Penetration in die Zelle verhindern.

Unerwünschte Wirkungen: Vereinzelt leichte laxierende Wirkung, sonst bei bestimmungsgemäßem Gebrauch keine.

Literatur: Bode, J.,Ch.: Silymarin bzw. Silibinin aus Mariendistel (Legalon). internist. praxis **31**, 605–07 (1991). – Leng-Peschlow, E. und A. Strenge-Hesse: Die Mariendistel (Silybum marianum) und Silymarin als Lebertherapeutikum. Z. Phytother. **12**, 162–74 (1991). – Morazzoni, P. und E. Bombardelli: Silybum marianum (Carduus marianus). Fitoterapia LXVI, 3–42 (1995). – N.N.: Therapie mit Silibinin sichert Überlebenschancen (Knollenblätterpilzvergiftungen). DAZ **138**, 3500–01 (1998). – Saller, R., O. Kristof und J. Reichling: Zubereitungen und Inhaltsstoffe aus Mariendistel (Silybum marianum L.) als Phytotherapeutika. internist. praxis **38**, 387–93 (1998). N.N.: Silibinin rettet Leben. DAZ **139**, 3050–51(1999). – Jänsch, A.: Behandlung einer Patientin mit chronischer Hepatitis C mit einem Mariendistelpräparat. Z. Phytother. **26**(2), 81–84 (2005).

Sinapis alba → siehe bei **Brassica nigra**

Simmondsia chinensis (LINK)C.K. SCHNEID.
Jojobapflanze

Familie: Buxaceae (Simmondsiaceae)

Herkunft: Mexiko, im Süden der USA u.a. subtropischen ariden Gebieten angebaut.

Natives Jojobawachs, Simmondsiae cera virginalis DAC, ist eine aus den Samen durch Pressung gewonnene klare, hellgelbe, ölige Flüssigkeit (Jojobaöl). Das Wachs setzt sich zur Hauptsache aus Wachsestern von einfach ungesättigten C_{20}/C_{22}-Fettsäuren und -Alkoholen zusammen. Es dient als Hautpflegemittel; da Jojobaöl als Wachs relativ stabil gegen Ranzidität ist, eignet es sich als Trägersubstanz für oxidationsempfindliche Stoffe, z.B. Vitamin A. Jojobaöl dient als Walratersatz und wird zur Salben- und Cremeherstellung, vor allem für Kosmetika verwendet. Als Wachs wird Jojoba nicht von den Verdauungsenzymen angegriffen, sodass es als Zusatz zu Reduktionsdiäten diskutiert wird. Unerwünschte Wirkungen bei topischer Anwendung, soweit bekannt, keine.

Smilax regelii Kill. et C. V. Morton u.a. Arten
Sarsaparille

Familie: Smilacaceae

Herkunft: M-Amerika, nördliches S-Amerika.

Sarsaparillwurzel, Sarsaparillae radix enthält Steroidsaponine mit Sarsasapogenin und Smilagenin als Aglyka. Die Droge gilt als Umstimmungsmittel bei Krankheiten mit chronisch-entzündlichem Verlauf, bei Hautaffektionen, vor allem Psoriasis und deren Folgeerscheinungen; eine Reizwirkung durch die Saponine und die damit verbundene Anregung unspezifischer Abwehrmechanismen wäre denkbar, die Wirksamkeit bei den beanspruchten Anwendungsgebieten ist wissenschaftlich nicht ausreichend belegt. Die Droge ist obsolet, ist aber gelegentlich noch in Teemischungen enthalten. In einer Reihe von Fertigarzneimitteln findet sich Sarsaparilla auch als homöopathische Dilution, z.B. Sarsapsor D2 Bürger.
Unerwünschte Wirkungen: Sarsaparille-Zubereitungen können nach Einnahme zu Magenreizungen, in höheren Dosen auch zu temporären Nierenschädigungen führen. Durch Verbesserung der Resorption oder Beschleunigung der Elimination von Arzneistoffen kann es zur Wirkungsverstärkung oder -abschwächung gleichzeitig eingenommener Arzneimittel kommen.

Anmerkung: *Smilax glabra* Roxb., *S. sieboldi* Miqu., *S. stans* Maxim. liefern in der TCM verwendete Wurzeldrogen.

Solanum dulcamara L.
Bittersüß, Bittersüßer Nachtschatten

Familie: Solanaceae

Herkunft: Europa, N-Afrika, O- und W-Asien, N-Amerika.

Bittersüßstengel, Dulcamarae stipes (Stipites Dulcamarae), sind die getrockneten, von 2–3-jährigen Pflanzen zu Beginn des Frühjahrs oder im Herbst nach dem Abfallen der Blätter geernteten Stängelstücke. Sie enthalten Steroidsaponine und Steroidalkaloidglykoside vom Spirosolantyp. Der Droge werden nach älteren Angaben stoffwechselstimulierende (umstimmende), antirheumatische oder diuretische Effekte zugeschrieben. Sie gilt als Antidyskratikum*. Tierexperimentelle Befunde für Extrakte und Reinalkaloide waren: Steigerung der Phagozytose, Zellmembranschädigungen (Hämolyse, Zytotoxizität), positiv inotrope Wirkung am Froschherzen; mit Solasodincitrat wurden am Menschen auch kardiotonische und desensibilisierende Effekte, besonders bei rheumatischer Polyarthritis und Morbus BECHTEREW beobachtet. Da der Steroidalkaloidgehalt der Droge gering (0,07–0,4 %) und die Resorption bei Gabe geringer Dosen p.o. langsam und unvollständig ist, können aus den tierexperimentellen Arbeiten keine Rückschlüsse auf die Wirksamkeit der Droge gezogen werden.

Neuere Arbeiten, vor allem experimentelle oder klinische Belege für die Wirksamkeit der Droge oder ihrer Extrakte scheinen nicht vorzuliegen. Die Droge wurde früher im Sinne der Humoralpathologie als Antidyskratikum und bei Hautleiden, bei denen ein Zusammenhang mit Anomalien des Stoffwechsels besteht, z.B. chronisches Ekzem und Psoriasis verwendet. Gemäß Aufbereitungsmonographie kann die Droge zur unterstützenden Therapie bei chronischem Ekzem herangezogen werden. Die Verwendung der Droge ist ungebräuchlich, sie ist jedoch Bestandteil einiger Rheumatees.

Mono-Präparate sind Cefabene Filmtabletten/Salbe, die TE bzw. einen FE aus Stipites Dulcamarae enthalten. Alle Zubereitungen zur unterstützenden Therapie bei chronischem Ekzem.

Einige Präparate enthalten Dulcamara i.h.V.; zur Gewinnung der Urtinktur dienen Bittersüßschößlinge, d.h. vor der Blütezeit geerntete frische Triebe mit Blättern.

Unerwünschte Wirkungen: Bei bestimmungsgemäßem Gebrauch keine. Erst in höherer Dosierung, d.h. deutlich über die in der Aufbereitungsmonographie angegebene Tagesdosis von 1–3 g hinaus, können gastrointestinale Reizwirkungen mit Übelkeit und Erbrechen und weitere Intoxikationserscheinungen auftreten. Man geht davon aus, dass in diesem Fall die Saponinreizwirkungen der Steroidalkaloidglykoside und der Steroidsapo-

---

* Dyskrasie: Nach humoralpathologischen Vorstellungen eine „schlechte Mischung der Säfte".

nine zu einer Schleimhautschädigung und in deren Gefolge zu einer stark erhöhten Resorption führen.

Literatur: Frohne, D.: Solanum dulcamara – Der Bittersüße Nachtschatten. Z. Phytother. **14**(6), 337–42 (1993).

Solanum tuberosum L. · Kartoffel

Familie: Solanaceae

Herkunft: Heimat S-Amerika, weltweit angebaut.

Kartoffelstärke, Solani amylum Ph.Eur.wird aus den unterirdischen Sprossknollen gewonnen und findet vor allem bei der Tablettenherstellung Verwendung. *Volkstümlich* gilt der **Presssaft** aus rohen Karoffelknollen (Schleimstoffe, Solanin, Vitamin C) als Mittel gegen Reizmagen, Sodbrennen und Gastritis, wissenschaftliche Belege für diese Indikation gibt es nicht. Florabio naturreiner Pflanzensaft Kartoffel ist ein Präparat zur traditionellen Anwendung ("zur Unterstützung der Magenfunktion"). Unerwünschte Wirkungen: Bei bestimmungsgemäßem Gebrauch keine.

Literatur: Schmidt, M.: Die tolle Knolle – pharmazeutisch betrachtet. PTA heute **11**, 1087–90 (1997).

Solidago gigantea AIT. var. serotina CRONQ.
Riesengoldrute
Solidago canadensis L. · Kanadische Goldrute

Familie: Asteraceae

Herkunft: N-Amerika, in Europa eingebürgert.

Angewandter Pflanzenteil: (Riesen-)**Goldrutenkraut**, Solidaginis herba Ph.Eur., die zur Blütezeit geernteten oberirdischen Teile.

Inhaltsstoffe: Flavonolglykoside mit Rutosid und Quercitrin; bisdesmosidische Triterpensaponine mit Bayogenin als Aglykon; ätherisches Öl mit Mono- und Sesquiterpenen, Diterpene vom Labdan-, cis- oder trans-Clerodantyp (in S. gigantea Diterpenbutenolide); ferner Phenolcarbonsäuren, Gerbstoffe, Carotine und Xanthophylle.

Wirkung: Diuretisch, schwach spasmolytisch. Die Wirkung ist derjenigen der Echten Goldrute ähnlich, jedoch dürften Unterschiede insofern bestehen, als der Flavonoid/Saponingehalt des Riesengoldrutenkrauts höher ist und die Phenolglykoside Leiocarposid und Virgaureosid A fehlen.

Anwendung und Verordnung: Zur Durchspülung bei entzündlichen Erkrankungen der ableitenden Harnwege, zur vorbeugenden Behandlung bei Harnsteinen und Nierengrieß.

Teezubereitung: 1–2 Teelöffel der geschnittenen Droge mit 1 Tasse kochendem Wasser übergießen, nach 10 Minuten abseihen, mehrmals tgl. 1 Tasse zwischen den Mahlzeiten trinken; auch als Infus (nach gleicher Rezeptur wie bei S. virgaurea angegeben).

Fertigarzneimittel: Mono-Präparate (Auswahl):

Canephron S Solidago	280 mg TE (5,9:1; Ethanol 60%)/Ftabl.
Cystium Solidago	360 mg TE (5,5–6,5:1;)/Kps.
Urol flux Kapseln	185,5 mg TE (5–7:1; Ethanol 60%)/Kps.

ferner

Kalkurenal Goldrute	94 ml FE (1:4; Ethanol 19%)/100 ml Lösung
Cystium Solidago	10 g TE (5,5–6,5:1)/100 g Lösung
Nieral	1 g FE (1:1)/g Lösung

Für alle Präparate wird Goldrutenkraut bzw. Riesengoldrutenkraut als Ausgangsdroge angegeben. Als wirksame Tagesdosis gelten 6–12 g Droge, entsprechend mindestens 1600 mg Trockenextrakt. Darüber hinaus gibt es eine Reihe von Präparaten, in denen Solidago mit anderen pflanzlichen Diuretika kombiniert ist.

Unerwünschte Wirkungen: Bei bestimmungsgemäßem Gebrauch keine.

Literatur: Hiller, K. und G. Bader: Goldruten-Kraut (Arzneipflanzenportrait). Z. Phytother. **17**, 123–30 (1996). – Bader, G.: Solidago – von der Sammeldroge zum Phytopharmakon

(Workshop-Bericht). PZ **144**, 1587–89 (1999). – Bader, G.: Die Goldrute. Z. Phytother. **20**, 196–200 (1999). – Melzig, M.F. und H. Major: Neue Aspekte zum Verständnis des Wirkungsmechanismus der aquaretischen Wirkung von Birkenblättern und Goldrutenkraut. Z. Phytother. **21**, 193–96 (2000).

Solidago virgaurea L. · Echte Goldrute

Familie: Asteraceae

Herkunft: Fast ganz Europa, Asien, N-Amerika, N-Afrika.

Angewandter Pflanzenteil: Echtes Goldrutenkraut, Solidaginis virgaureae herba Ph.Eur., die zur Blütezeit geernteten oberirdischen Teile.

Inhaltsstoffe: Flavonolglykoside mit Rutosid als Hauptkomponente; bisdesmosidische Triterpensaponine mit Polygalasäure als Aglykon; ätherisches Öl mit Mono- und Sesquiterpenen; keine Diterpene, dafür aber die Phenolglykoside Leiocarposid und Virgaureosid A (Saligeninderivate); ferner Phenolcarbonsäuren (z.B. 3,5-O-Dicaffeoylchinasäure), Catechingerbstoffe, Carotine und Xanthophylle.

Wirkung: Diuretisch, schwach spasmolytisch; antiphlogistisch durch synergistisches Zusammenwirken von 3,5-O-Dicaffeoylchinasäure und Flavonoiden (Hemmung der leukozytären Elastase und Inaktivierung proinflammatorischer Sauerstoffradikale) sowie den Saponinen (verstärkte Bildung von Glukocortikoiden durch ACTH-Freisetzung); möglicherweise ist auch die als Metabolit des Leiocarposids und des Virgaureosids A gebildete Salicylsäure an der Wirkung beteiligt.

Anwendung und Verordnung: Zur Durchspülung bei entzündlichen Erkrankungen der ableitenden Harnwege, zur vorbeugenden Behandlung bei Harnsteinen und Nierengrieß.
Teezubereitung: 1–2 Teelöffel der geschnittenen Droge mit 1 Tasse kochendem Wasser übergießen, nach 10 Minuten abseihen, mehrmals tgl. 1 Tasse zwischen den Mahlzeiten trinken.

Auch als Infus:

Rp. Virgaureae herb.   15,0 : 180,0
Menthae pip. Spirit.ad   200,0
M.D.S. 4-mal tgl. 1 Esslöffel.

Echtes Goldrutenkraut wird als Bestandteil einiger species urologicae genannt (siehe dazu Anmerkung).

Fertigarzneimittel: Mono-Präparate:

Cystinol long	424,8 mg TE (5,0-7,1:1; Ethanol 30%)/Kps.
Solidago Steiner	300 mg TE (5,0-7:1; Ethanol 60%)/Tabl.
Nephrisol mono	9 g TE (5,0-6,1:1; Ethanol 50%)/100 g Lösung
Nieral 100	116,4 mg TE (6-7,4 :1)/Tabl.
Solidacur	600 mg TE (5-7:1); Ethanol 30%)/Filmtab.
Solidagoren mono	360 mg TE (5-7:1)/Kps.
Stromic	342 mg TE (5-7:1; Ethanol 30%)/Kps.

Für diese Präparate wird ausdrücklich echtes Goldrutenkraut als Ausgangsdroge angegeben.

Extrakte der Droge werden darüber hinaus als Komponente von Kombinationspräparaten genannt: Urologika unterschiedlichster Zusammensetzung (auch Instant-Tees), aber auch Präparate mit anderen Indikationen. Wenn man von den Dosisempfehlungen der Aufbereitungsmonographie ausgeht – Tagesdosis 6-12 Gramm Droge, TE entsprechend mindestens 1600 mg –, so ist der *Solidago*-Anteil meist gering. Eine Reihe von Präparaten enthält auch Solidago i.h.V. Die Urtinktur wird aus den frischen Blütenständen hergestellt.

Anmerkung: Da *Solidago virgaurea* selten geworden ist, z.T. von anderen *Solidago*-Arten aus ihren Biotopen verdrängt worden ist, gibt es im Drogenhandel kaum noch Echtes Goldrutenkraut. Während auf Nachfrage verschiedene Lieferanten diese Tatsache bestätigten, sahen andere keinerlei Probleme, bezogen ihre Aussage aber offensichtlich auf Goldrutenkraut; siehe auch *Solidago gigantea*.

Unerwünschte Wirkungen: Bei bestimmungsgemäßem Gebrauch keine.

Literatur:Bader, G.: Die Goldrute. Z. Phytother. **20**, 196-200 (1999). – Melzig, M.F. und Mitarb.: Echtes Goldrutenkraut als entzündungshemmende Droge. Z. Phytother. **21**, 67-70 (2000). – Melzig, M.F. und H. Major: Neue Aspekte zum Verständnis des Wirkungsmechanismus der aquaretischen Wirkung von Birkenblättern und Goldrutenkraut. Z. Phytother. **21**, 193–96 (2000). – Pfannkuch, A. und U. Stammwitz: Wirksamkeit und Verträglichkeit eines monographiekonformen Goldruten-Kraut-Extraktes bei Patienten mit Reizblase. Z. Phytother. **23**, 20–25 (2002). – Bauer, H. W. und A Wiedemann: Diuretische, antiinflammatorische, spasmolytische und immunmodulatorische Therapie mit Goldrutenkraut.Z. Phytother. **24**(5), 218–21 (2003). – Kubisch, U.: Durchspülungstherapie mit echtem Goldrutenkraut. DAZ **143**(51/52),6546–47 (2003).

Spilanthes oleracea L. · Parakresse, Husarenknopf (*Acmella brasiliensis* Spreng.)

Familie: Asteraceae

Herkunft: Brasilien, Ost- und Westindien.

Parakressekraut, Spilanthis oleraceae herba, enthält ein ätherisches Öl mit Spilanthol sowie Gerbstoffe und wirkt adstringierend und antiphlogistisch, neuere Arbeiten zur Wirkung liegen nicht vor. Die Droge selbst ist ungebräuchlich, isopropanolisch-wässrige Extrakte aus der getrockneten Gesamtpflanze sind im Präparat Spolera enthalten: Es gibt Spolera flüssig sowie Spolera Salbe und Gel. Indikationen: Sport- und Unfallverletzungen, Sehnenscheidenentzündungen, Insektenstiche, für das Gel auch: hartnäckige stumpfe Traumen (Zerrungen, Prellungen, Distorsionen, Blutergüsse). Unerwünschte Wirkungen: Bei bestimmungsgemäßem Gebrauch keine. Isobutylamide langkettiger, mehrfach ungesättigter Fettsäuren vom Typ des Spilanthols haben oftmals einen scharfen Geschmack und führen zu vermehrter Speichelabsonderung, Brennen, Anästhesie und Schleimhautreizungen; sie haben z.T. auch eine beachtliche insektizide Wirkung.

Spinacia oleracea L. · Spinat

Familie: Chenopodiaceae

Herkunft: Als Wildpflanze nicht bekannt. Weitverbreitete Kulturpflanze in gemäßigtem Klima.

Spinatblätter, Spinaciae folium, enthalten Betain, Saponine, Oxalsäure, Vitamine; nach älteren Angaben ein „Secretinum vegetabile", für dessen Vorhandensein es keine Bestätigung in neueren Arbeiten gibt. Für die dem Spinat nachgesagte Anregung der Pankreassekretion könnten möglicherweise Reizwirkungen der Saponine verantwortlich sein. Da die Wirksamkeit für die beanspruchten Anwendungsgebiete – u.a. Erkrankungen und Beschwerden im Bereich des Magen-Darm-Trakts – nicht hinreichend belegt ist, kann eine therapeutische Anwendung der Droge nicht befürwortet werden. Im NEM-Präparat TUIMlux ist Spinatextrakt neben Perillaöl u.a. enthalten. Unerwünschte Wirkungen: Bei Verwendung als Nahrungsmittel trotz des hohen Gehalts an Saponinen und Oxalsäure keine.

Sterculia urens ROXB. u.a. Arten

Familie: Sterculiaceae

Herkunft: Zentral- und N-Indien.

Karaya-Gummi (Indischer Tragant), Tragacantha indica gummi, ist ein aus der angeschnittenen Rinde dickerer Stämme ausgetretenes und an der Luft erhärtetes Exsudat. Es besteht überwiegend aus Polysaccharid-Quellstoffen vom Typ der Galacturonorhamnane. Die Droge besitzt eine hohe Quellfähigkeit im alkalischen Darmsaft und wirkt appetitmindernd und laxierend. Karaya-Gummi findet auch als hautfreundliche Klebemasse bei Kolostomiebeuteln und als Prothesenhaftmittel Verwendung.

Unerwünschte Wirkungen: Bei bestimmungsgemäßem Gebrauch keine; auf ausreichende Flüssigkeitszufuhr ist zu achten.

Anhang: Ein dem Karaya-Gummi ähnliches Produkt, das Kutira-Gummi, stammt von *Cochlospermum gossypium* DC (Indien) u.a. Arten (Cochlospermaceae, Violales).

Stevia rebaudiana (BERT.) HEMSL. · Honigkraut

Familie: Asteraceae

Herkunft: Paraguay; in Brasilien, Japan, Korea kultiviert.

Steviablätter, Steviae rebaudianae folium enthalten das Diterpenglykosid Steviosid und weitere diterpenoide Süßstoffe. Steviosid besitzt eine starke Süßkraft (ca. 300 mal süßer als Saccharose). Die gepulverten Blätter dienten den Indianern Südamerikas zum Süßen von Matetee. Steviosid bzw. Blattextrakte mit 90% Steviosid sind in Japan, China, Südkorea, Brasilien und Paraguay als Süßstoff zugelassen und in Japan das am häufigsten verwendete Süßungsmittel, in Europa ist es (noch) nicht zugelassen.

Unerwünschte Wirkungen: Reines Steviosid hat einen leicht bitteren Nachgeschmack; bei steviosidhaltigen Blattextrakten ist er geringer. Aus tierexperimentellen Studien haben sich keine Hinweise auf akute oder chronische Toxizität von Steviosid ergeben. Wachstum und Fortpflanzung von Hamstern wurden auch durch hohe Gaben von Steviosid (2,5 g/kg KG) nicht beeinflusst. Im Ames-Test erwies sich Steviosid als mutagen.

Literatur: Jaspersen-Schib, R.: Pflanzliche kalorienarme Süßstoffe. Schweiz. Apoth. Ztg. **130**, 644–47 (1992). – Schmidt, M.: Stevia – die Süße aus Südamerika. PTA heute **13**, 52–53 (2001).

Strophanthus gratus (Wall. et Hook.) Baill.

Familie: Apocynaceae

Herkunft: Tropisches W-Afrika.

Strophanthussamen, Strophanthi grati semen, enthalten g-Strophanthin (Ouabain) und weitere Cardenolidglykoside. Wirkungsmäßig schließt sich Strophanthin den Digitalisglykosiden (s. *Digitalis purpurea*) an, besitzt jedoch nur ein sehr kurzes Haftvermögen am Herzmuskel. Die Abklingquote, also der Wirkungsverlust pro die liegt bei 40%. Die enterale Resorption ist gering (ca. 2%), daher wurde Strophanthin vor allem i.v. appliziert, wenn z.B. bei einer Tachyarrhythmia absoluta mit schwerer Dekompensation ein rascher Wirkungseintritt erwünscht war. Inzwischen wird die Ansicht vertreten, dass auf Strophanthin gänzlich verzichtet werden kann.

Fertigarzneimittel: Es gibt noch Strodival zur p.o. Applikation: Kapseln mit 3 und 6 mg (Strodival spezial). Unerwünschte Wirkungen: Siehe *Digitalis purpurea*, jedoch ist der negativ chronotrope Effekt kaum vorhanden.

Literatur: Kuhlmann, J.: Indikation von Strophanthin. internist. praxis **33**, 197–98 (1993).

Strophanthus kombé Oliver

Familie: Apocynaceae

Herkunft: Ostafrika.

kombé-**Strophanthussamen**, Strophanthi kombé semen, enthalten k-Strophanthin, ein Gemisch aus dem Trisaccharid k-Strophanthosid, dem Disaccharid k-Strophanthin β (=Strophosid) und dem Monosaccharid Cymarin (= k-Strophanthin α); ferner weitere Cardenolidglykoside. Die Wirkung des k-Strophanthins entspricht im wesentlichen der des g-Strophanthins. Gegen seine therapeutische Anwendung sprechen die gleichen Einwände wie gegen g-Strophanthin.

Literatur: Kuhlmann, J.: Indikation von Strophanthin. internist. praxis **33**, 197–98 (1993).

Strychnos nux-vomica L. · Brechnussbaum

Familie: Loganiaceae

Herkunft: Tropisches Indien, Sri Lanka, in W-Afrika kultiviert.

Brechnusssamen, Strychni semen, enthalten Strychnin, Brucin und andere Indolalkaloide, ferner auch das bittere Iridoidglykosid Loganin. Strychnin wirkt als Antagonist des Neurotransmitters Glycin sowohl auf das ZNS wie auf das Rückenmark. Die inhibitorische Wirkung von Glycin auf Motoneuronen wird unterdrückt und die Reflexerregbarkeit im Rückenmark erhöht. Gleichzeitig werden auch höhere Zentren leichter erregbar, das Gesichtsfeld erweitert, die Wahrnehmung von Sinneseindrücken (Farbsehen, Tastsinn) verschärft. Strychnin bzw. Strychnosextrakte waren daher früher Komponenten von Tonika oder Analeptika (auch Aphrodisiaka). In niedriger Dosierung wurden sie auch als appetitanregendes Bittermittel eingesetzt. Von Bedeutung sind Präparate mit den homöopathischen Dilutionen Nux vomica oder auch Ignatia von *Strychnos ignatii* BERGIUS (Potenzen bis einschließlich D3 verschreibungspflichtig).
Unerwünschte Wirkungen: Strychnin ist in Dosen von 0,02 g und mehr ein Rückenmarkskrampfgift. Es treten tonische Krämpfe auf mit einer Nackenstarre als ersten Anzeichen einer Intoxikation. Der Tod tritt nach einem langen Krampfanfall durch Erstickung (Behinderung der Atemmuskeln) und infolge späterer Lähmung des Atemzentrums ein. Dosis letalis 100–300 mg.

Literatur: Schmidt, M.: Nux vomica, die Quelle des Mordgiftes Strychnin. PTA heute **14**(2), 48–49 (2000).

Styrax tonkinensis (Pierre) Craib ex Hartwich

Familie: Styracaceae

Herkunft: Indomalayischer Raum, Laos.

Die als **Benzoe tonkinensis** (Ph. Eur.) oder **Siambenzoe** bekannte, nur noch wenig gebräuchliche Droge ist ein an der Luft erhärteter Balsam, der nach Verwundung aus den Stämmen 6–10-jähriger Bäume austritt. Hauptbestandteil ist Coniferylbenzoat, daneben auch p-Cumaryl- und Cinnamoylbenzoesäureester, freie Benzoesäure und Spuren von Vanillin. Die Droge besitzt desinfizierende und antiphlogistische Wirkungen, das Coniferylbenzoat hat antioxidative Eigenschaften. Ein früher postulierter geringer expektorierender Effekt ist fraglich. Verwendet wird noch gelegentlich die Benzoetinktur DAC als Zusatz zu Mundwässern und als Antiseptikum und Antiphlogistikum; als Bestandteil der Solutio Arning nur noch selten äußerlich bei Ekzemen und Dermatomykosen:

Rp.		
	Tumenol-Ammonii	4,0
	Anthrarobini	1,0
	Aetheris	10,0
	Tinctura Benzoes	15,0
	M.D.S. Äußerlich. Zum Pinseln. Vor Gebrauch schütteln.	

Unerwünschte Wirkungen: Bei bestimmungsgemäßem Gebrauch keine. Coniferylbenzoat hat allerdings ein starkes Sensibilisierungspotential.

Anhang: Sumatra-Benzoe stammt von *Styrax benzoin* Dryander oder *Styrax paralleloneurum* Perkins.

Symphytum officinale L. · Beinwell, Wallwurz

Familie: Boraginaceae

Herkunft: Fast ganz Europa, W-Sibirien.

Symphytum officinale

Angewandter Pflanzenteil: Beinwellwurzel, Symphyti (Consolidae) radix; Auszüge auch aus dem Kraut.

Inhaltsstoffe: Das Harnstoffderivat Allantoin, Gerbstoffe, Phenolcarbonsäuren, darunter Rosmarinsäure, Schleimstoffe (Fructane), Triterpensaponine; Pyrrolizidin-Alkaloide (PA), z.T. als *N*-Oxide vorliegend; ein antiphlogistisch wirkendes Glykopeptid.

Wirkung: *Symphytum* hat bei äußerlicher Anwendung wundheilende Wirkungen, die wohl auf die Kombination Schleime, Gerbstoffe und Allantoin zurückzuführen sind, wobei vor allem dem Allantoin durchblutungs- und granulationsfördernde Wirkungen zugeschrieben werden. Der Allantoineffekt ist ähnlich der Wirkung der Fliegenmadenbehandlung*, die früher einmal zur Behandlung von osteomyelitischen und anderen chronischen Eiterungen angewendet wurde und auf die Ausscheidung von Allantoin und proteolytischen Enzymen im Speichelsekret der Maden zurückzuführen ist. Auf Grund osmotischer Effekte löst Allantoin die Wundsekrete auf, verflüssigt sie und ebnet so der Granulation den Boden. Die lokale Durchblutung wird angeregt und Abwehrmechanismen gefördert. Rosmarinsäure scheint ebenso wie das Glykopeptid an der Gesamtwirkung der *Symphytum*-Extrakte beteiligt zu sein.

Anwendung und Verordnung: Indikationen für die externe Anwendung von *Symphytum* sind Prellungen, Zerrungen und Verstauchungen. Für die äußerliche Anwendung auf die unversehrte Haut gelten gemäß BGA-Mitteilung vom 5.6.1992 Beschränkungen, die im Abschnitt Fertigarzneimittel erläutert sind. Da bei einer Verwendung der gepulverten Droge in Form von Pasten oder Umschlägen die Menge applizierter PA nicht bekannt sein dürfte, sollte von der äußerlichen Anwendung der Beinwell*droge* Abstand genommen und auf PA-freie Fertigarzneimittel übergegangen werden.
In der Volksmedizin wurde die gepulverte Droge als Beinwurzmehl auch innerlich bei Gastritis oder Magengeschwüren empfohlen. Dies ist gemäß

---

* Über die Verwendung von Fliegenmaden als ein Konzept zur biochirurgischen Versorgung chronischer Wunden wurde auf dem Kongress Dermopharmazie 2001 in Zürich berichtet. Inzwischen gibt es eine hohe Akzeptanz der Madentherapie unter Ärzten.

Aufbereitungsmonographie auf Grund der Risiken durch toxische PA nicht mehr zulässig.

Fertigarzneimittel: Präparate zur äußerlichen Anwendung, die Beinwellextrakte (aus dem Kraut oder der Wurzel) enthalten, dürfen in der pro Tag applizierten Dosis nicht mehr als 100 μg PA mit 1,2-ungesättigtem Necinring sowie deren N-Oxide enthalten. Präparate, die diese Voraussetzungen erfüllen – was vom Hersteller zu belegen ist –, dürfen nicht länger als 4–6 Wochen im Jahr angewendet werden (Bekanntmachung zur Abwehr von Arzneimittelrisiken, Stufe II, vom 5.6.1992).
Nachdem es gelungen ist, durch geeignete Extraktionsverfahren praktisch PA-freie Extrakte herzustellen (PA-Gehalt unter 0,35 μg/g im Fertigarzneimittel), können jetzt im Handel befindliche Präparate zur topischen Anwendung ohne Einschränkungen angewendet werden.
Mono-Präparate:

Kytta-Salbe f	35 g FE (1:2 aus der Wurzel)/100 g Salbengrundlage
Umschlagpaste Kytta-Plasma	30 g FE (1:2 aus der Wurzel)/100 g Umschlagpaste

Die in beiden Präparaten enthaltenen ätherischen Öle sind jetzt nur noch als „Weitere Bestandteile" deklariert. Indikationen: Prellungen, Verstauchungen, Zerrungen, Quetschungen, Blutergüsse, Sehnenscheidenentzündungen, Tennisarm; auch (Kytta-Plasma) rheumatische Beschwerden.
Ein weiteres Präparat enthält einen Extrakt aus dem frischen Kraut von *S. peregrinum*:

Traumaplant	10 g TE (2,5:1)/100 g Salbengrundlage

Weitere Präparate (im wesentlichen Dermatika) enthalten in Kombination mit verschiedensten anderen Stoffen die Reinsubstanz Allantoin, die allerdings nicht aus *Symphytum* stammt, sondern durch biologischen Abbau aus Harnsäure mittels Uricase gewonnen wird.
Symphytum ist auch in homöopathischen Dilutionen Bestandteil von Multikombinationspräparaten wie z.B. Araniforce forte Tropfen.

Unerwünschte Wirkungen: Pyrrolizidin-Alkaloide mit 1,2-ungesättigtem Necinring wirken mutagen bzw. genotoxisch und zeigen im Tierversuch kanzerogene Effekte. Zumindest einige der im Beinwell gefundenen PA erfüllen diese strukturellen Voraussetzungen. In einer Nutzen-Risiko-Abwägung ist vom ehem. BGA für die äußerliche Anwendung von Beinwellzubereitungen auf die intakte Haut ein Grenzwert von 100 µg/Tag und eine Begrenzung der Anwendungsdauer auf 6 Wochen/Jahr festgelegt worden. Die sehr niedrige Resorptionsrate der PA bei cutaner Applikation lässt den genannten Wert als noch tolerabel erscheinen. Eine Anwendung p.o. ist nicht zu vertreten.

Anhang: Unter dem Namen Comfrey werden als Diätetikum die Blätter (oft auch die ganze Pflanze) von *Symphytum* x *uplandicum* (Kreuzung aus *S. officinale* und *S. asperum*, auch als *S. peregrinum* bezeichnet) angeboten. Für Comfrey dürften sinngemäß die gleichen Bedenken gelten wie für *S. officinale*.

Literatur: Röder, E.: Medicinal plants in Europe containing pyrrolizidine alkaloids. Pharmazie **50**, 83–98 (1995). – Schilcher, H.: Nutzen und Risiko von Beinwellwurzel. internist. praxis **38**, 669–70 (1998). – Lagoni, N.: Beinwellkonzentrat bei Sprunggelenksverstauchung. DAZ **144**(35), 3913–15 (2004). – Englert, K., J. G. Mayer und C. Staiger: Symphytum officinale L. – der Beinwell in der europäischen Pharmazie- und Medizingeschichte. Z. Phytother. **26**(4), 158–68 (2005). – Staiger, C.: Beinwell – eine moderne Arzneipflanze. Z. Phytother. **26**(4), 169–73 (2005). – Hellwig, B.: Beinwell: Heilende Wirkung seit der Antike genutzt. DAZ **145**(42), 5618–20 (2005). – Joachimsthaler, S.: Der Beinwell. Wohltuend nicht nur für die Knochen. PTA heute **3**, 82–4 (2006).
N.N.: Maden heilen chronische Wunden. DAZ **141**, 3722–23 (2001). – N.N.: Hohe Akzeptanz der Madentherapie unter Ärzten. DAZ **143**(1/2), 50–51 (2003). – Schmidt, M.: Maden als lebende Verbände. PTA heute **17**(1), 40–41 (2003).

Syzygium aromaticum (L.) Merr. et L. M. Perry
Nelkenbaum

Familie: Myrtaceae

Herkunft: Heimat Molukken; in tropischen Ländern kultiviert, u.a. auf Sansibar und Madagaskar.

Angewandter Pflanzenteil: Gewürznelken, Caryophylli flos Ph.Eur. (die Blütenknospen); das daraus destillierte ätherische Öl ist das **Nelkenöl**, Caryophylli floris aetheroleum Ph.Eur.

Inhaltsstoffe: Hauptkomponente des ätherischen Öls ist Eugenol neben Eugenolacetat und β-Caryophyllen; in Spuren vorkommende, für den Geruch des Nelkenöls charakteristische Substanzen sind Heptan- und Octan-2-on. Weitere Inhaltsstoffe der Gewürznelken sind Gerbstoffe (Gallotannine und Ellagitannine), Phenolcarbonsäuren und Flavonoide.

Wirkung: Eugenol hat antimikrobielle und antivirale Wirkungen; es wirkt wie auch Aceteugenol und Caryophyllen spasmolytisch auf die glatte Muskulatur der Atemwege und des Darmes. Neben der anästhesierenden Wirkung sind für Eugenol auch ulcusprotektive und antiphlogistische Effekte beschrieben.

Anwendung und Verordnung: Während Nelken vorwiegend als Gewürz verwendet werden, können galenische Zubereitungen als Aromatikum, z.B. bei Gastritiden und Meteorismus, meist in Mischung mit anderen Drogen (z.B. mit Galgant und Zimt) eingesetzt werden:

Rp. Tinct. aromatic. 20,0
S. 3-mal tgl 25 Tropfen.

Nelkenöl dient ferner zur lokalen Anwendung bei entzündlichen Veränderungen der Mund- und Rachenschleimhaut (Mundwässer mit bis zu 5% Eugenol oder Nelkenöl). In der Zahnheilkunde wird (wurde?) es wegen seiner lokalanästhetischen Wirkung geschätzt; mit Zinkoxid gemischt erhärtet es zu Zinkeugenolat, das als Füllmittel von Wurzelkanälen dient. Neben der Verwendung in der Parfümerie spielt Nelkenöl auch in der Aromatherapie eine Rolle.

Fertigarzneimittel: Nelkenextrakt oder (häufiger) das ätherische Öl ist in Kombinationspräparaten enthalten: In Gastroenterologika inzwischen nur noch vereinzelt, häufiger in Salben, Einreibungen und Lösungen zur Mund- und Rachendesinfektion, bei Entzündungen des Zahnfleisches und der Mundhöhle, so z.B. in Salviathymol oder Repha-Os Mundspray.
In der Zahnheilkunde wird Eugenol bei Pulpitis eingesetzt (antibakterielle und lokalanästhetische Wirkung); Mono-Präparate z.B. Dentasol Lösung oder Zinoment Flüssigkeit.

Anmerkung: Neben dem echten Nelkenöl gibt es das **Nelkenstielöl**, das aus den als Abfall anfallenden Nelkenstielen (an denen sich die Blütenknospen befinden) gewonnen wird. Es ähnelt, abgesehen von Eugenolacetatgehalt, dem Blütenknospenöl. Aus den Blättern wird das **Nelkenblätteröl** destilliert, das ebenfalls Eugenol als Hauptkomponente enthält, sich im Geruch aber vom Blütenknospenöl unterscheidet und als weniger wertvoll eingestuft wird.

Unerwünschte Wirkungen: Bei bestimmungsgemäßem Gebrauch keine. In konzentrierter Form wirkt Nelkenöl gewebereizend.

Literatur: Deiniger, R.: Gewürznelken (Syzygium aromaticum) und Nelkenöl – aktuelle Phytopharmaka. Z. Phytother **12**(6), 205–12 (1991). – Galle-Hoffmann, U.: Nelkenöle – kraftvoll duftend. PTA heute **11**, 319–25 (1997).

Syzygium cumini (L.) SKEELS · Jambulbaum

Familie: Myrtaceae

Herkunft: Malayisches Archipel, Ostindien.

Jambulrinde, Syzygii jambolani cortex, enthält Gerbstoffe, Triterpensäuren und Harze und wirkt adstringierend, ein karminativer Effekt ist fraglich. Neuere Untersuchungen liegen nicht vor. Für Extrakte aus Samen und Frucht des Jambulbaums wurde tierexperimentell eine blutzuckersenkende Wirkung nachgewiesen. Unerwünschte Wirkungen sind bei bestimmungsgemäßem Gebrauch nicht bekannt.

Tabebuia impetiginosa (MARTIUS ex DC.) STANDLEY (*Tecoma lapacho* K. SCHUM.) · Lapacho-Baum

Familie: Bignoniaceae

Herkunft: Nördl. S-Amerika; höhere Regionen der Anden, im Norden bis NW-Mexiko.

Angewandter Pflanzenteil: Lapachorinde, Lapacho cortex, die innere Rinde. Die Droge wird auch als **Inka-Tee**, gelegentlich fälschlich als Lapachoholz bezeichnet.

Inhaltsstoffe: Furanonaphthochinon- und weitere Naphthochinonderivate; Iridoide, z.B. Ajugolester, Benzofurane und Phenolcarbonsäurederivate. Das in der älteren Literatur angegebene Naphthochinon Lapachol kommt nur in Spuren vor, ist aber neben verschiedenen Anthrachinonen eine wesentliche Komponente des Kernholzes.

Wirkung: Für Rindenextrakte und einzelne, aus der Droge isolierte Verbindungen konnten antimikrobielle, antivirale, antiphlogistische, antitumorale und zytotoxische sowie in niedriger Dosierung immunmodulatorische Wirkungen nachgewiesen werden. Die aus der Volksmedizin südamerikanischer Indianerstämme stammenden Anwendungsbereiche, vor allem die Verwendung als Mittel gegen Krebs, können durch diese Untersuchungen nur in beschränktem Umfange gestützt werden, zumal die Wirkstoffe der Droge kaum in den wässrigen Teeaufguss übergehen. Lediglich die in niedrigen Konzentrationen beobachtete immunmodulatorische Wirkung ist zu beachten.

Anwendung und Verordnung: Nur volksmedizinisch auf Grund von Laienreklame als Gesundheitstee, tonisierende und immunmodulatorische Droge. Zur Bereitung eines Tees werden 2 Teelöffel Droge mit 1 Liter kochendem Wasser übergossen; 15 Min. weiter erhitzen und abseihen; über den Tag verteilt trinken (Teekur über 6 Wochen).

Unerwünschte Wirkungen: Naphthochinone vom Typ des Lapachols und Desoxylapachols haben hautirritierende Eigenschaften. Sie sind vor allem im Holz lokalisiert. Da der Lapacho- oder Inkatee aber oftmals neben der Rinde auch erhebliche Anteile des Holzkörpers enthalten kann, ist beim Genuss des Tees Vorsicht angebracht; vor allem auf eine – ebenfalls empfohlene – äußerliche Anwendung für Arzneibäder sollte verzichtet werden.

Literatur: Seidemann, J.: Lapacho, eine wiederentdeckte Heilpflanze der Inkas. PZ **142**, 3116–20 (1997). – Wagner, H. und R. Seitz: Lapacho (Tabebuia impetiginosa), Portrait einer südamerikanischen Urwalddroge. Z. Phytother. **19**, 226–38 (1998). – Heinrich, M.: Roter Lapacho-Tee. Z. Phytother. **20**, 99–100 (1999).

Tamarindus indica L. · Tamarinde

Familie: Caesalpiniaceae

Herkunft: Indien, tropisches Afrika, Karibik.

Tamarindenmus, Tamarindorum pulpa, ist das musartige Mesokarp der Hülsenfrüchte. Die Droge enthält viel Invertzucker, Fruchtsäuren, vor allem Weinsäure, z.T. als Kaliumhydrogentartrat sowie Pektine und ist ein Osmolaxans. Durch Flüssigkeitsvermehrung kommt es zu einer milden Abführwirkung. Bei akuter und chronischer Obstipation nehmen Erwachsene etwa 30 g des Muses, Kinder je nach Alter 1–3 Teelöffel. Tamarindenmus diente vor allem zur Bereitung der Sennalatwerge und der Tamarindenessenz, die aus Tamarindenmus und einem Auszug von Sennesblättern sowie Aromaticis und Sirupen bestand. Diese Zubereitungen sind heute obsolet. Die Droge, früher als wirksamer Bestandteil von Laxantia aufgeführt, wird heute lediglich noch als „Weiterer Bestandteil" genannt, z.B. beim Präparat Neda Früchtewürfel.

Ein aus den Samen isoliertes Polysaccharid ist strukturell dem Muzin der Tränenflüssigkeit ähnlich. Im Medizinprodukt Visine wird es neuerdings zur symptomatischen Behandlung des „Trockenen Auges" (Office Eye Syndrom) eingesetzt. TSP (Tamarinden Samen Polysaccharid) ist ein β-1,4-D-Glucosan mit Xylose und Galactoxylose als Substituenten.

Literatur: Bruhn, C.(Ref.): Wirkstoff aus Tamarindensamen imitiert Muzin. DAZ **145**(46), 6068–70 (2005).

Tanacetum cinerariifolium (TREV) SCH. BIP.
Dalmatinische Insektenblume
Tanacetum coccineum (WILLD) GRIERS.
Persische oder Kaukasische Insektenblume

Familie: Asteraceae

Herkunft: Östliches Mittelmeergebiet (*T. cinerariifolium*), Vorderasien (*T. coccineum*); vielfach angebaut, Hauptanbaugebiet Kenia.

Angewandter Pflanzenteil: Insektenblüten, Pyrethri oder Tanaceti cinerariifolii flos, die getrockneten Blütenkörbchen.

Inhaltsstoffe: Ein Gemisch insektizid wirksamer Ester der Chrysanthemum- und der Pyrethrinsäure (Monoterpensäuren) mit zyklischen Ketoalkoholen (Pyrethrolon, Cinerolon, Jasmolon): Pyrethrine I und II als Hauptkomponenten, in geringerer Menge Cinerine und Jasmoline; das Sesquiterpenlacton Pyrethrosin.

Wirkung: Pyrethrine haben neurotoxische Wirkungen am Natriumkanal der Insekten: Durch Offenhaltung (verzögerte Inaktivierung) des spannungsabhängigen Na^+-Kanals an erregten Nervenmembranen kommt es zu einem verlängerten Na^+-Einwärtsstrom in die Zelle. Es treten sehr schnell unkoordinierte Bewegungen, Krampfperioden und Paralyse auf; fliegende Insekten fallen bewegungslos zu Boden (Knock-down-Effekt). Die neurotoxische Wirkung auf Insekten (und Fische) ist bei niedrigen Temparaturen erhöht (negativer Temperaturkoeffizient). Für den Säugetierorganismus sind Pyrethrum-Inhaltsstoffe relativ untoxisch, da der Natriumkanal der Insekten sich von dem des Warmblütlers erheblich unterscheidet.

Die neuerdings viel verwendeten synthetischen Pyrethroide sind im Gegensatz zu den leicht zersetzlichen Pyrethrinen sehr stabile Substanzen. Bei im Prinzip gleichem Wirkungsmechanismus wirken vor allem die Pyrethroide vom Typ II (α-Cyanogruppe im Alkoholteil) Deltametrin, Cypermethrin, Cyfluthrin u.a. sehr viel stärker (lange Öffnung der Na^+-Kanäle). Ihre Toxizität ist daher höher einzustufen als diejenige der natürlichen Pyrethrine, wobei über den Grad ihrer Gefährlichkeit für den Menschen – akute und chronische Toxizität bei percutaner, oraler oder inhalativer Aufnahmen – z.Zt. sehr kontroverse Auffassungen bestehen.

Anwendung und Verordnung: Die Blüten früher auch als Anthelmintikum gegen Oxyuren, insbesondere bei Hunden. Nur in Form von konfektionierten Zubereitungen als Insektizid und Anti-Scabiesmittel.

Fertigarzneimittel: Goldgeist forte Flüssigkeit enthält in 100 g Netzmittellösung 0,3 g Pyrethrumfluidextrakt, 0,7 g Piperonylbutoxid (PBO), 0,9 g Chlorocresol und 40 g Diethylenglycol. Piperonylbutoxid ist eine (auch in Insektensprays) häufig eingesetzte, synergistisch wirkende Verbindung, die die Penetrierbarkeit und die metabolische Stabilität der Pyrethrine verbessert und so deren insektizide Wirkung deutlich erhöht. Goldgeist forte wird äußerlich gegen Kopf-, Filz- und Kleiderläuse und ihre Nissen angewendet: Das Haar der befallenen Körperteile durchtränken, $^1/_2$ Stunde einwirken lassen, dann mit einem Haarwaschmittel ausspülen. Bei Kleinkindern nur $^1/_3$ des Flascheninhalts verwenden, Säuglinge nur unter ärztlicher Aufsicht behandeln. In der Jacutin Sprühlösung ist das Pyrethroid Alletrin I mit PBO kombiniert.
Einige Homöopathika enthalten Pyrethrum-Urtinktur bzw. die Dilution D 3.

Unerwünschte Wirkungen: Die akute Toxizität der Pyrethrum-Inhaltsstoffe ist – in den üblicherweise verwendeten, zur Insektenvernichtung ausreichenden Konzentrationen – gering. Bei Ingestion von Konzentraten z.B. in suizidaler Absicht sind jedoch schwere Intoxikationen (Todesfall beschrieben) möglich. Die tödliche Dosis von Pyrethrum p.o. wird auf 1–2 g/kg Körpergewicht geschätzt. Eine eventuell auftretende Kontaktdermatitis ist auf das Hauptallergen Pyrethrosin zurückzuführen, das allerdings in manchen Extrakten nicht mehr enthalten ist. Allergien sind daher wohl auch gegenüber den zahlreichen, nicht immer exakt deklarierten Hilfsstoffen der kommerziellen Insektenbekämpfungsmittel möglich.
Zur Toxizität der Pyrethroide siehe unter Wirkung.

Anmerkung: Das Pulver der getrocknete Blüten wurde bereits im alten China und im Mittelalter in Persien als Persisches Pulver zur Insektenbekämpfung eingesetzt.

Literatur: Pachaly, P.: Pyrethrum. DAZ **132**, 1032 (1992). – Schlenger, R.: Pyrethroide. DAZ **133**, 2751–57 (1993). – Schulz, J., A. Schmoldt und M. Schulz: Pyrethroide: Chemie und Toxikologie einer Insektizidgruppe. PZ **138**, 1141–56 (1993). – N.N.: Kontroversen zur Toxizität von Pyrethrum und Pyrethroiden. internist. praxis **34**, 229–33 (1994). – Schriever, J: Kopflausbekämpfung: Hitzebehandlung – Pyrethrum bzw. Pyrethroide. internist. praxis **35**, 931–34 (1995). – Müller-Mohnsen, H.: Pyrethroid-Intoxikationen – weltweit aufgetreten und beschrieben. DAZ **134**, 998 (letter) (1994). – N.N.: kein Hinweis auf irreversible Schäden durch Pyrethroid-Vergiftungen. DAZ **136**, 696–97 (1996). – N.N.: Inhaltsstoffe von Insektiziden und pro und contra Pyrethroide. PZ **142**, Suppl. 4–7 (1997).

Tanacetum parthenium (L.) Schultz-Bip.
(Chrysanthemum parthenium (L.) Bernh.)
Mutterkraut, Feverfew

Familie: Asteraceae

Herkunft: Östliches Mittelmeergebiet, Kleinasien.

Angewandter Pflanzenteil: Mutterkraut, Tanaceti parthenii herba Ph.Eur., auch die **Mutterkrautblätter,** Tanaceti parthenii folium in Gebrauch.

Inhaltsstoffe: Ätherisches Öl mit 1 S-(–)-Campher als Hauptkomponente, ferner *trans*-Chrysanthenylacetat und weitere Mono- und Sesquiterpene; das Germacranolid Parthenolid und weitere Sesquiterpenlactone; Flavonoide, darunter auch lipophile wie das Tanetin, Sterole.

Wirkung: Mutterkrautextrakte wirken entzündungshemmend und antibakeriell. Parthenolid und Extrakte hemmen die Plättchenaggregation und die Prostaglandinsynthese (durch Hemmung der Phospholipase A_2 und der Cyclooxygenase-2), die Histaminfreisetzung aus Mastzellen und führen zu verminderter Freisetzung von Serotonin aus Thrombozyten und polymorphkernigen Leukozyten; auch die Kontraktilität der glatten

Gefäßmuskulatur wird gehemmt. Verantwortlich für diese Wirkung dürften das Parthenolid und andere Sesquiterpenlactone sein, die über ihre exozyklischen α-Methylengruppierungen mit SH-Gruppen von Enzymen reagieren. Inwieweit diese Befunde als Erklärung für die Verwendung der Droge zur Migräneprophylaxe herangezogen werden können, bedarf weiterer Untersuchungen.

Anwendung und Verordnung: Die Droge ist nicht gebräuchlich; in England werden Blätter volksmedizinisch als Migräneprophylaktikum verwendet. Einige klinische Studien scheinen die Wirksamkeit zu bestätigen. Durch Einnahme einer Kapsel/die, die gepulverte Blätter mit standardisiertem Parthenolidgehalt enthielt, konnte in einem Beobachtungszeitraum von 4 Monaten die Frequenz von Migräneanfällen um 24% gesenkt werden.

Fertigarzneimittel: Feverfew-Präparate gibt es bisher in England, Australien und der Schweiz (Präparat Partenelle = Kapseln mit 200 mg Krautpulver, standardisiert auf mindestens 0,1% Parthenolid), Dosierung 3-mal tgl. 1 Kapsel mindestens über 3 Monate. In der Bundesrepublik ist Nemagran als homöopathisches Arzneimittel registriert. Die Tropfen enthalten die Urtinktur Chrysanthemum ex herba sicc. (49% Ethanol) mit standardisiertem Parthenolidgehalt und können versuchsweise zur Migräneprophylaxe eingesetzt werden.

Unerwünschte Wirkungen: Nach Langzeitanwendungen wurde das Auftreten von Aphthen beobachtet. Parthenolid ist ein potentes Allergen; bei Hautkontakt mit Mutterkraut kommt es oft zu einer Kontaktdermatitis. Studien zur akuten und chronischen Toxizität von Feverfew-Extrakten fehlen bisher. Erste Versuche zur Mutagenität von Mutterkrautzubereitungen zeigten keine Chromosomenaberrationen in Lymphozyten und keine Mutagenität renal eliminierter Metaboliten.

Literatur: Jaspersen-Schib, R.: Tanacetum parthenium zur Migräneprophylaxe – ein Blick in die Zukunft. Schweiz. Apoth. Ztg. **129**, 119–22 (1991). – Mayer, H., G. Ditzinger, P. Knoblauch und C.-P. Richter: Feverfew – eine Alternative bei Migräne. PZ **137**, 1388–94 (1992). – Göbel, H: Kommentar zu Tanacetum parthenium (feverfew) bei Migräne. Forsch. Komplementärmed. **4**, 246–47 (1997) sowie Brand, R. 247 (1997).

Tanacetum vulgare L. · Rainfarn
(*Chrysanthemum vulgare* (L.) Bernh.)

Familie: Asteraceae

Herkunft: Ganz Europa.

Rainfarnblüten, Tanaceti (Chrysanthemi) flos (die Blütenköpfchen), dienten früher als Wurmmittel. Diese Verwendung beruhte auf dem Gehalt an einem thujonreichen ätherischem Öl, dem **Rainfarnöl**, Tanaceti (Chrysanthemi) aetheroleum. Weitere Inhaltsstoffe der Droge sind Polyine und Sesquiterpenlactone. Die Zusammensetzung des ätherischen Öls schwankt erheblich (Chemotypen); neben α- und β-Thujon als Hauptkomponente können auch andere Monoterpene vorherrschend sein.

Unerwünschte Wirkungen sind Thujonvergiftungen, die sich in Übelkeit, Erbrechen und Diarrhoen manifestieren, bei höherer Dosierung kommen epileptiforme Krämpfe, Koma mit stärkster Dyspnoe und Opisthotonus vor. Die DL des ätherischen Öls beträgt 15–30 g. Im Falle einer irrtümlichen Überdosierung – statt 10 Tropfen wurden 10 Gramm des Öls in Ricinusöl als Wurmmittel gegeben – kam es zu einer schweren Intoxikation mit bleibenden Schäden.

Taraxacum officinale Wiggers agg. · Löwenzahn

Familie: Asteraceae (Cichoriaceae)

Herkunft: Gemäßigtes Eurasien.

Angewandter Pflanzenteil: Löwenzahn(kraut), Taraxaci herba cum radice DAC, die vor der Blüte geernteten oberirdischen Teile mit der Wurzel.

Inhaltsstoffe: Germacranolide und Eudesmanolide als Sesquiterpenlacton-Bitterstoffe; penta- und tetrazyklische Triterpene; Phenolcarbonsäuren u.a. phenolische Verbindungen: Flavonoide, Cumarinderivate und Taraxacosid, ein γ-Butyrolactonglukosid; ferner neben Phytosterolen viel Inulin und hoher Gehalt an Kaliumsalzen.

Wirkung: Als Bittermittel steigert Löwenzahn die Sekretion der Verdauungsdrüsen. Bei intravenöser Injektion von Löwenzahnextrakten wurde nach älteren Angaben die Gallensekretion vermehrt. Die Droge ist, wenn überhaupt, nur schwach diuretisch wirksam (Kaliumgehalt?).

Anwendung und Verordnung: Als Amarum und schwach wirkendes Choleretikum bei Appetitlosigkeit und dyspeptischen Beschwerden, bei Störungen des Galleflusses und zur Anregung der Diurese (?). Zur Bereitung eines Teeaufgusses werden 1–2 Teelöffel der geschnittenen Droge mit 1 Tasse kaltem Wasser angesetzt, kurz aufgekocht und nach 10 Minuten abgeseiht; mehrmals tgl. 1 Tasse trinken.

Gegenanzeigen: Verschluss der Gallenwege, Gallenblasenempyem, Ileus. Bei Gallensteinleiden nur nach Rücksprache mit einem Arzt anwenden.

Löwenzahn ist Bestandteil konfektionierter Teemischungen, meist Gallen- und Lebertees, aber auch mit anderen Indikationen (*volkstümlich*: zur Blutreinigung).

Fertigarzneimittel: Z. Zt. keine Monopräparate; es gibt lediglich einen Presssaft aus frischem Löwenzahn: florabio naturreiner Heilpflanzensaft Löwenzahn. Auch in Kombinationspräparaten ist Taraxacum nur noch vereinzelt zu finden, z.B. in Gallemolan forte Kapseln. Darüber hinaus gibt es auch eine Anzahl von Präparaten, die Löwenzahn i.h.V. (aus der ganzen, frischen, blühenden Pflanze) enthalten, z. B. in Galloselect Liquidum.

Unerwünschte Wirkungen: Bei bestimmungsgemäßem Gebrauch in der Regel keine; wie bei anderen Amara auch können superazide Magenbeschwerden auftreten.

Literatur: Czygan, F.-C.: Taraxacum officinale WIGGERS – Der Löwenzahn. Z. Phytother. **11**, 99–102 (1990). – Grothe, N., O. Strubelt und C.-P. Siegers: Der Einfluss von Taraxacum officinale (Löwenzahn) auf die Diurese von Ratten. In: Phytotherapie – Grundlagen, Klinik, Praxis, 164–73, Herausg. D.D. Reuter, R. Deininger und V. Schulz, Hippokrates Verlag, Stuttgart, 1988.

Taxus baccata L. u.a. Arten · Eibe

Familie: Taxaceae

Herkunft: Europa (*T. baccata*), N-Amerika (*T. brevifolia*), Ostasien (*T. cuspidata*).

In allen Eiben-Arten sind Diterpene mit dem Grundgerüst des Taxans enthalten. Die durch Veresterung mit N-haltigen Säuren entstehenden Verbindungen werden als **Taxine** oder auch Taxus-Alkaloide bezeichnet (genauer: Pseudoalkaloide, da der Stickstoff nicht heterozyklisch gebunden ist). Es sind toxische Substanzen, die in allen Teilen der Eiben, mit Ausnahme des roten Samenmantels enthalten sind. Aus dem Gemisch verschiedener Taxanderivate hat das **Paclitaxel** (Präparat Taxol) als Zytostatikum eine besondere Bedeutung erlangt. Es ist wie das Colchicin, die Podophyllotoxine und die *Catharanthus*-Alkaloide ein Mitosehemmer, hat jedoch einen anderen Angriffspunkt. Während die erstgenannten Verbindungen die Tubulinpolymerisation hemmen, wird durch Taxol die Tubulinpolymerisation beschleunigt und die Bildung stabiler Mikrotubuli bewirkt, die dann für die Ausbildung des normalen Spindelapparats nicht mehr zur Verfügung stehen. Paclitaxel bzw. das partialsynthetisch abgewandelte Docetaxel (Präparat Taxotere) sind zur Behandlung von Ovarial-, Mamma-, Bronchial- und auch Prostatakarzinomen zugelassen.

Paclitaxel wurde zuerst aus der Rinde der Pazifischen Eibe, *Taxus brevifolia* Nutt. gewonnen, heute erfolgt die Produktion des Paclitaxels für das Präparat Taxol in einer dafür entwickelten Pflanzenzellkultur. Docetaxel für Taxotere wird dagegen partialsynthetisch aus den Taxanderivaten 10-Desacetylbaccatin oder Baccatin III aus Nadeln verschiedener *Taxus*-Arten, darunter auch *T. baccata*, dargestellt.

Fertigarzneimittel: Taxol (Wirkstoff Paclitaxel, 6 mg/ml) Konzentrat zur Herstellung einer Infusionslösung sowie verschiedene Generika; Taxotere (Wirkstoff Docetaxel, 20 bzw. 80 mg) Infusionslösungskonzentrat.

Literatur: Appendino, G.: Taxol-(paclitaxel): Historical and ecological aspects. Fitoterapia Suppl. 1, LXIV, 5–25 (1993) u.weitere Arbeiten in diesem Suppl. – Nowak, G.: Taxol

– Pharmakologische und therapeutische Aspekte. Naturw. Rdsch. **49**, 180–183 (1996). – Frohne, D.: Die Eibe – Taxus baccata L. (Arzneipflanzenportrait). Z. Phytother. **19**, 168–174 (1998). – N.N.: Brustkrebs: Therapeutisches Potential von Paclitaxel bestätigt. DAZ **140**, 4958–4959 (2000). – N.N.: Phase-III-Studie zu Paclitaxel vs. Docetaxel beim Ovarialkarzinom. Ref. DAZ **141**, 3064 (2001). – Wagner, U.: Docetaxel für die First-line-Therapie. PZ **148** (5), 394–95 (2003).– Bartsch, V.: Das Taxol-Buch. 2. Aufl., Thieme-Verlag, Stuttgart, 2004. – N.N.: Erstes generisches Paclitaxel in voller Indikation. DAZ **145** (19), 2998 (2005). – Leistner, E.: Die Biologie der Taxane. Pharmazie i. u. Zeit **34** (2), 98–103, siehe auch weitere Artikel in diesem Heft (2005).

Teucrium marum L. · Katzengamander, Amberkraut

Familie: Lamiaceae

Herkunft: Westliches Mittelmeergebiet.

Katzengamanderkraut, Teucrii herba (Herba mari veri), enthält ätherisches Öl mit dem lipophilen Iridoid Teucriumlacton C, ferner neo-Clerodan-Bitterstoffe (Diterpene) und Lamiaceen-Gerbstoffe. Die Droge soll schwach cholagoge und spasmolytische Wirkungen haben, wissenschaftlich gesicherte Kenntnisse fehlen. (Das Teucriumlacton C ist ein Lockstoff für Marder und Füchse). Als bescheidenes Adjuvans bei Magen- und Gallebeschwerden sei folgende Teemischung genannt:

Rp. Katzengamanderkraut
Pfefferminzblätter
Kamillenblüten
Gänsefingerkraut ana ad 50,0
M.D.S. 2 Teelöffel pro Tasse.

Die Droge ist nur in wenigen Präparaten i.h.V. enthalten. Unerwünschte Wirkungen sind nicht bekannt (vgl. aber Anmerkung).

Anmerkung: Für Präparate, die Zubereitungen des Edelgamanders, *Teucrium chamaedrys* L. (Mittelmeergebiet) enthalten, sind in Frankreich 1992 Fälle von Leberzellnekrosen bekannt geworden. Als dafür verantwortliche Inhaltsstoffe gelten Furano-neo-Clerodan-Diterpene Auch für andere *Teucrium*-Arten, z. B. *T. capitatum* oder *T. polium* sind Vergiftungsfälle bekannt geworden. Möglicherweise werden die neo-Clerodane durch das P450-System in hepatotoxisch wirksame Metaboliten umgewandelt.

Literatur: Loeper, J. und Mitarb.: Hepatotoxicity of Germander in mice. Gastroenterology **106**, 464–72 (1994). – Fau, D. et al.: Diterpenoids from Germander, an herbal medicine, induce apoptosis in isolated rat hepatocytes. Gastroenterology **113**(4), 1334–46 (1997).

Teucrium scorodonia L.
Waldgamander, Salbeigamander

Familie: Lamiaceae

Herkunft: W-Europa.

Waldgamanderkraut, Teucrii scorodoniae herba, enthält ätherisches Öl mit vorwiegend Sesquiterpenen; Iridoide mit Acetylharpagid; ferner Diterpen-Bitterstoffe vom Clerodantyp, Flavonoide und Lamiaceen-Gerbstoffe. Der Droge werden expektorierende, spasmolytische, bei äußerlicher Anwendung auch antiphlogistische Wirkungen nachgesagt, neuere wissenschaftliche Erkenntnisse fehlen. Bei Bronchitis kann Waldgamanderkraut mit anderen expektorierenden Drogen gemischt werden, z.B.

Rp. Waldgamanderkraut
　　 Wollblüten (Königskerzenblüten)
　　 Eibischblätter
　　 Anisfrüchte　　　　　　　　　　ana ad 50,0
　　 M. f. species.
　　 D.S. 2 gehäufte Teelöffel pro Tasse, heiß überbrühen
　　 5 Minuten ziehen lassen.

Unerwünschte Wirkungen: Vgl. dazu die Anmerkungen bei Teucrium *marum*.

Thaumatococcus danielii BENTH. · Katemfe

Familie: Marantaceae

Herkunft: W-Afrika (Sierra Leone bis Zaire).

Die Früchte der tropischen Staude schmecken süß (miracolous fruit). Aus den Arilli (Samenmantel) der Samen wird **Thaumatin** gewonnen, ein Süßstoff, der aus einem Gemisch mehrerer basischer Proteine besteht. Der Süßungsgrad beträgt 1600, beim Erhitzen in saurer Lösung geht der Süßgeschmack verloren (Aufspaltung einer Disulfidbrücke). Der unter dem Handelsnamen Talin bereits in den USA, Japan und in der Schweiz zugelassene Süßstoff ist seit 1996 auch in der EU zugelassen: Bei zuckerfreien Süßwaren und Kaugummi gilt eine Höchstmengenbegrenzung von 50 mg/kg.
Durch gentechnische Gewinnung (Übertragung des für Thaumatin verantwortlichen, aus der Pflanze isolierten Gens auf Bakterien oder höhere Pflanzen) kann der Süßstoff inzwischen (zum Nachteil der westafrikanischen Länder) billiger hergestellt werden.

Literatur: Unterhalt, B.: Neue Süßstoffe – Neohesperidin-Dihydrochalkon und Thaumatin. DAZ **137**, 3077-78 (1997).

Theobroma cacao L. · Kakaobaum

Familie: Sterculiaceae

Herkunft: Tropisches M-Amerika, vielfach im Äquatorialgürtel der Tropen kultiviert.

Die durch einen Fermentationsprozess braun gefärbten **Kakaosamen**, Cacao semen, enthalten neben reichlich Fett (Kakaobutter) die Purine Theobromin, (wenig) Coffein und Spuren von Theophyllin, ferner Catechingerbstoffe und Ca-Oxalat. Aus ihnen entsteht nach dem Rösten, Zerkleinern und Entfernung von Keimwurzel und Samenschale die **Kakaomasse**, Massa cacaotina, die zur Herstellung von Schokolade, Pasta Theobromae, dient, einem Produkt, das früher auch als Arzneimittel in der Apotheke feilgeboten wurde. Kakaomasse enthält durch den Röstprozess entstandene Geschmacks- und Geruchskomponenten, darunter durch thermische Umsetzung aus Proteinen gebildete bittere Dioxopiperazine, Phenylethylamin und zahlreiche flüchtige Verbindungen. Durch Abpressen des Fettanteils entsteht aus Kakaomasse **Kakaopulver**, das Fett war als **Kakaobutter**, Cacao oleum DAB, lange Zeit die wichtigste Suppositoriengrundlage in der Apotheke. Sie besteht überwiegend aus Triglyzeriden der Palmitin-, Stearin- und Ölsäure. Der Schmelzpunkt von 34,5° der stabilen β-Modifikation macht Cacao oleum als Zäpfchenmasse geeignet; beim Überschreiten dieser Temperatur treten jedoch niedriger schmelzende Modifikationen auf, die das Erstarren verzögern. Aus diesem Grunde und wegen der Gefahr des Ranzigwerdens werden statt Kakaobutter heute weitgehend halbsynthetische Fette, z.B. Hartfett Ph. Eur. verwendet. Die **Samenschalen**, Cacao testa (Cortex seminis Cacao), dienen zur Theobromingewinnung; als Droge mit leicht diuretischer Wirkung sind sie obsolet, werden jedoch noch als Genussmittel (Kakaoschalentee) angeboten. Unerwünschte Wirkungen sind bei bestimmungsgemäßem Gebrauch nicht zu erwarten.

Literatur: Vogel/Abel/Wichtl: Pasta Theobromae, in: Wichtl, M.(Hrsg.), Teedrogen und Phytopharmaka, 4. A., 470–72. Wiss. Verlagsgesellsch., Stuttgart (2002) – Seidemann, J.: Kakao und Schokolade. Naturwiss. Rdschau **55**, 181–89 (2002). – Abel-Wanek, U.: Speise der Götter. PZ **148**(49), 4434–35 (2003). – Becker, C.(Ref.): Schokolade hält Gefäße elastisch. PZ **149**(29), 2475 (2004).

Thevetia peruviana (Persoon) K. Schum.
Gelber Oleander

Familie: Apocynaceae

Herkunft: Mexiko, nördliches S-Amerika, in anderen tropischen Gebieten eingebürgert.

Der **Gelbe Oleander** enthält vor allem in den **Samen**, Thevetiae semen, herzwirksame Glykoside vom Cardenolidtyp, z.B. Thevetin A und das zuckerärmere Peruvosid, das anderen Digitaloiden entsprechende Wirkungen zeigt. Die mittlere Resorptionsquote des Glykosids übertrifft mit 50% diejenige von Lanatosid C. Die mittlere Abklingquote entspricht mit etwa 40% derjenigen des Strophanthins. Der Vollwirkspiegel liegt im Mittel bei 1,1–1,2 mg. Weitere pharmakologische Daten fehlen. Peruvosid ist einige Zeit bei chronischer Herzinsuffizienz, bei Belastungsinsuffizienz (latente Herzinsuffizienz) und beim Altersherz eingesetzt worden; entsprechende Präparate sind nicht mehr im Handel. Unerwünschte Wirkungen: vgl. *Digitalis purpurea*. Die Samen des Gelben Oleanders wurden und werden in Indien zum Vergiften von Vieh, zu Mordzwecken und als Suizidmittel benutzt.

Thuja occidentalis L. · Abendländischer Lebensbaum

Familie: Cupressaceae

Herkunft: Östliches N-Amerika.

Angewandter Pflanzenteil: Lebensbaumkraut, Thujae herba; verwendet werden meistens die Zweigspitzen jüngerer Triebe: Summitates Thujae.

Inhaltsstoffe: Ätherisches Öl mit der Hauptkomponente Thujon und weiteren Monoterpenen; Sesquiterpene, Tropolone, z.B. Thujaplicin; Flavonoide; wasserlösliche Polysaccharide ; Podophyllotoxinderivate.

Wirkung: Das ätherische Öl wirkt auf Grund des Thujongehalts krampferregend. Für Thuja-Extrakte sind antivirale Effekte beschrieben (durch Desoxypodophyllotoxin); sie werden auch zur Behandlung von Hauterkrankungen, vor allem zur Behandlung von Warzen eingesetzt. Den Polysacchariden wird eine Vermehrung von T-Zellen und eine vermehrte Bildung von Interleukin-2 zugeschrieben. Neuere pharmakologische Untersuchungen beziehen sich meist auf hochmolekulare Polysaccharid/Glykoproteinfraktionen aus einer Drogenmischung, wie sie zur Herstellung von Esberitox N verwendet wird.

Anwendung und Verordnung: Nur in Form von **Fertigarzneimitteln**: Als Bestandteil von Esberitox N (Lösung, Tabletten) zusammen mit Perkolaten bzw. Konzentraten von Rad. Baptisiae und Rad. Echinaceae (purp./pallid. 1+1), Anwendung: Akute und chronische Atemwegsinfekte, Begleittherapie zu einer Antibiotikabehandlung bei schweren bakteriellen Infekten, bakterielle Hautinfektionen, Herpes simplex labialis, Infektanfälligkeit auf Grund einer temporären Abwehrschwäche, Leukopenien nach Strahlen- und Zytostatikabehandlung. Als Nebenwirkungen werden angegeben: Selten Überempfindlichkeitsreaktionen.

Die homöopathische Urtinktur wird (auch von Allopathen) als Thuja extern zur Warzenbehandlung eingesetzt.

Unerwünschte Wirkungen: Wegen der Toxizität des Thujons kann das Trinken von Lebensbaumtee (gelegentlich *volksmedizinisch* empfohlen) zu schweren Intoxikationen führen. Bei Verwendung der Thuja-haltigen Fertigarzneimittel ist bei bestimmungsgemäßem Gebrauch nicht mit Nebenwirkungen zu rechnen.

Literatur: Gohla, S.H. und Mitarb.: Immunmodulation am Beispiel der Cupressacee Thuja occidentalis L., in: Albrecht, H. und G. Franz (Hrsg.): Naturheilverfahren, zum Stand der Forschung, 59–86, Springer-Verlag, Berlin, Heidelberg, New York, 1990. – Tegtmeier, M. und G. Harnischfeger: Die Abhängigkeit des Thujongehalts vom Extraktionsverfahren bei Zubereitungen aus Thujae herba. Pharmazie **49**, 56–58 (1994). – Wüstenberg, P. und Mitarb.: Phytopharmakon zur Immunmodulation. DAZ **140**, 2189–97 (2000). – Bodinet, C. et al.: Influence of peroral application of a herbal immunomodulator on the antibody production of Peyer´s patches cells. Drug Res. **54**, No. 2, 114–18 (2004).

Thymus serpyllum L. agg. · Feldthymian, Quendel

Familie: Lamiaceae

Herkunft: Mittelmeergebiet, auch sonst in Europa, N-Afrika.

Angewandter Pflanzenteil: Quendelkraut, Serpylli herba Ph.Eur., die zur Blütezeit geernteten oberirdischen Teile.

Inhaltsstoffe: Ätherisches Öl mit Carvacrol als Hauptkomponente sowie Thymol, p-Cymen und weiteren Monoterpenen; ferner Flavonoide, Triterpene und Lamiaceen-Gerbstoffe, darunter Rosmarinsäure.

Wirkung: Die pharmakologischen Eigenschaften des Quendels entsprechen weitgehend denen des Thymians (s.d.), sind jedoch quantitativ schwächer.

Anwendung und Verordnung: Bei Katarrhen der oberen Luftwege als Expektorans. Die übliche Dosis beträgt 2 Teelöffel des Krautes zum heißen Aufguss. Eine expektorierende Teemischung mit Quendel ist folgende:

Rp. Quendelkraut
     Primelwurzel   ana 15,0
     Malvenblätter   ad 50,0
     M.f. species.
     D.S. 2 Teelöffel pro Tasse.

Quendelkraut ist selten in konfektionierten Teemischungen oder Fertigarzneimitteln enthalten.

Unerwünschte Wirkungen: Bei bestimmungsgemäßem Gebrauch keine.

Literatur: Czygan, F.-C. und R. Hänsel: Thymian und Quendel – Arznei- und Gewürzpflanzen. Z. Phytother. **14**, 104–10 (1993).

Thymus vulgaris L. · Thymian
Thymus zygis L. · Spanischer Thymian
Arzneipflanze des Jahres 2006

Familie: Lamiaceae

Herkunft: M- und S-Europa, N-Afrika, auch sonst kultiviert.

Angewandter Pflanzenteil: Thymian(kraut), Thymi herba Ph.Eur., die von den getrockneten Stängeln abgestreiften Blätter und Blüten.

Inhaltsstoffe: Ätherisches Öl mit Thymol und Carvacrol als den Hauptkomponenten, sowie p-Cymen, 1,8-Cineol, Linalool und weitere Monoterpene (**Thymianöl**, Thymi aetheroleum Ph.Eur.); ferner Flavonoide, Triterpene, Lamiaceen-Gerbstoffe, darunter Rosmarinsäure, und antioxidativ wirksame Biphenyle.

Wirkung: Zu unterscheiden ist zwischen der Wirkung von Thymol als Hauptkomponente des ätherischen Öls und den Wirkungen der Droge und der daraus hergestellten (Fluid-)Extrakte.
Thymol, Ph.Eur. hat antiseptische und auch fungizide Wirkungen. Infolge seiner viel geringeren Löslichkeit in Wasser (etwa 1 : 1100) und geringerer Resorbierbarkeit ist es weniger toxisch als Phenol oder Kresol. Innerlich wirkt Thymol vermizid, die Verwendung als Wurmmittel ist auf Grund der Risiken obsolet.
Thymianextrakten werden auf Grund des Gehalts an ätherischem Öl expektorierende, vor allem sekretomotorische, sekretolytische und auch spasmolytische Effekte zugeschrieben. Da Thymianöl z.T. auch über die Lungen ausgeschieden wird, könnte die antiseptische Wirkung des Thymols auch auf diesem Wege zur Geltung kommen. Zu bedenken ist allerdings, dass die beim Trinken von Thymiantee oder der Einnahme von Thymianextrakten applizierte Menge ätherischen Öls (und damit des Thymols) sehr gering ist; darüber, ob andere Inhaltsstoffe des Thymianextrakts, z.B. die Lamiaceen-Gerbstoffe bei äußerlicher Anwendung auf die Haut oder Schleimhäute an der Gesamtwirkung beteiligt sind, gibt es offensichtlich keine gesicherten Kenntnisse. In Untersuchungen an narkotisierten Ratten konnte eine verbesserte Zilientätigkeit durch perorale Gabe eines Thymianextraktes gezeigt werden. Bindungsstudien an Lungenmembranen von Ratten geben Hinweise auf eine Wechselwirkung eines Thymian-Dickextraktes mit β_2-Rezeptoren.

Anwendung und Verordnung: Bei Symptomen von Bronchitis und Keuchhusten, allgemein bei Katarrhen der oberen Luftwege (Aufbereitungsmonographie) als Teeaufguss: 1 Teelöffel der geschnittenen Droge mit 1 Tasse heißen Wassers übergießen, 10 Minuten bedeckt stehen lassen, dann abseihen; mehrmals täglich 1 Tasse frisch bereiteten Tee trinken. Vom Extractum Thymi fluidum können 2- bis 3-mal tgl. 30 Tropfen in Wasser gegeben werden. Hingewiesen sei auch auf die zuckerfreie Thymian-Mixtur NRF 4.4. mit 15 g Thymianfluidextrakt (DAB) auf 100 g Wasser (+ je 1 gtt. Anis- und Fenchelöl + 0,05 g Saccharin).
Thymol wird wegen seiner desodorierenden Eigenschaften gerne Mundwässern zugesetzt. Eine Tinctura contra Gingivitim enthält z.B. Thymol:

Rp. Thymoli 0,05
     Tinct. Chinae

Tinct. Myrrhae ana 5,0
Spir. Menth. pip. ad 20,0
M.D.S. Zum Einpinseln des Zahnfleisches.

Thymian ist Bestandteil zahlreicher Teemischungen des Handels, z.B. Kneipp Husten- und Bronchialtee. In Instant-Teezubereitungen findet sich oft auch Thymianöl mikroverkapselt, so z.B. im Heumann Bronchialtee Solubifix T Pulver.

Fertigarzneimittel: Mono-Präparate (Auswahl):

Aspecton Hustensaft	1,67 g	FE/10 ml
Bronchicum Elixier S		
Gelobronchial Saft	187,2 mg	FE/1 ml
Hustagil Thymian-Hustensaft	14,64 g	FE (1:2–2,5)/150 ml *
Melrosum Hustensirup Forte	15 g	FE/100 ml
Pertussin Sirup	1,55 g	FE/15 ml
Soledum Hustensaft	15 g	FE/100 g
Thymipin N Hustensaft	405 mg	FE/1 ml
Tussamag Hustensaft N	9 g	FE/100 g (auch zuckerfrei)
Hustagil Thymiantropfen	27 g	FE (1:2–2,5)/30 ml *
Makatussin Tropfen	570 mg	FE (1:2–2,5)/ml + Sternanisöl
Soledum Hustentropfen	98 g	FE/100 g
Thymiverlan Lösung	496 mg	FE/ml
Tussamag Hustentropfen N	50 g	FE/100 g
Thymipin N Tropfen		FE (1:2–2,5)
Aspecton Hustentropfen	21,14 g	Dickextrakt (1,7–2,5:1)/100 ml

* Der Fluidextrakt ist standardisiert auf mind. 0,03% Thymol. Bei der Einnahme von 10 ml Saft bzw. 20 Tropfen dürften demnach etwa 0,3 mg Thymol appliziert werden.

Ein Presssaft aus frischem blühendem Kraut: florabio naturreiner Heilpflanzensaft Thymian.
Zur äußerlichen Anwendung gibt es als Mono-Präparat das Thymian Li-iL Erkältungsbad mit 5 g Thymianöl/100 g und verschiedene Kombinationen. Präparate, die bei Entzündungen im Mund-Rachenraum, bei Gingivitis, Parodontitis oder Soor zum Gurgeln, Pinseln oder Einreiben dienen, enthalten oftmals Thymol als eine Komponente, z.B. Kamistad-Gel, Salviathymol u.a.

Unerwünschte Wirkungen: Bei bestimmungsgemäßem Gebrauch von Thymian und seinen galenischen Zubereitungen keine. Bei innerlicher Anwendung von Thymol (früher als Anthelminthikum) muss in Dosen ab 4 Gramm mit Intoxikationserscheinungen – Übelkeit, Erbrechen, Leibschmerzen – gerechnet werden. Durch Langzeitanwendung thymolhaltiger Mundwässer kann es u.U. zu einer Beeinflussung der Schilddrüsenfunktion kommen.

Literatur: Czygan, F.-C. und R. Hänsel: Thymian und Quendel – Arznei- und Gewürzpflanzen. Z. Phytother. **14**, 104–10 (1993). – Haraguchi, H. und Mitarb.: Antiperoxidative components in Thymus vulgaris. Planta Med. **62**, 217–21 (1996). – Windhaber, R.: Der Echte Thymian ist die Arzneipflanze des Jahres 2006. Z. Phytother. **27**(1), 45 (2006). – Gensthaler, B.M.: Thymianextrakt, Neues zum Wirkmechanismus. PZ **151**, 16 (2006). – Schlenger, R.: Thymianextrakt wirkt über Beta-2-Rezeptoren. DAZ **146**(17), 1835–36 (2006).

Tilia cordata Mill. · Winterlinde
Tilia platyphyllos Scop. · Sommerlinde

Familie: Tiliaceae

Herkunft: Europa.

Angewandter Pflanzenteil: Lindenblüten, Tiliae flos Ph.Eur, die getrockneten Blütenstände mit den Hochblättern.

Inhaltsstoffe: Flavonoide (vor allem Quercetin- und Kämpferolglykoside); reichlich schleimbildende Polysaccharide (Arabinogalactane mit hohem Uronsäureanteil); Catechingerbstoffe und dimere Procyanidine; Phenolcarbonsäuren und wenig ätherisches Öl.

Wirkung: Eine diaphoretische Wirkung kann durch die bisher bekannten Inhaltsstoffe nicht erklärt werden. Die Frage, ob es eine spezifische schweißtreibende Wirkung der Lindenblüten gibt oder nicht, wird in der älteren Literatur kontrovers beantwortet. Da neuere Untersuchungen fehlen, kann vorerst die Annahme, dass die reichliche Zufuhr heißer Flüssigkeit in

Form eines angenehm schmeckenden (und reichlich Schleim enthaltenden) Teeaufgusses das diaphoretische Wirkprinzip sei, nicht widerlegt werden. Wie andere Schleimdrogen auch, dürfte der Teeaufguss reizmindernde Wirkungen bei ständigem Husten haben.

Anwendung und Verordnung: Bei Erkältungskrankheiten und damit verbundenem Husten sowie für eine Schwitzkur nimmt man 1 Teelöffel voll Lindenblüten, übergießt mit 1 Tasse heißem Wasser, lässt 10 Minuten ziehen und trinkt nach dem Abseihen möglichst heiß. Mehrmals tgl., besonders in der zweiten Tageshälfte, 1–2 Tassen trinken.
Beliebt ist eine Kombination von Lindenblüten mit Holunderblüten:

Rp. Lindenblüten
     Holunderblüten   ana 20,0
     M.f. species
     D.S. 1 gehäufter Esslöffel pro Tasse.

Das ätherische Lindenblütenöl wird auch in der Aromatherapie verwendet.
Lindenblüten sind auch Bestandteil von Teemischungen verschiedenster Indikation, darunter auch tassenfertige Instant-Tees.

Unerwünschte Wirkungen: Bei bestimmungsgemäßem Gebrauch und wohl auch bei Überdosierung keine.

Literatur: Alpers, K. und R. Saller: Winterlinde (Tilia platyphyllos Scop., Tilia parviflora Ehrh.), Sommerlinde (Tilia cordata Ehrh., Tilia grandiflora Ehrh.). In: Beitr. Z. Phytother., 230–36, Hrsg. R. Saller uund H. Feiereis, Hans Marseille Verlag, München, 1993. – Czygan, F.-C.: Linde (Tilia spec.) – Lindenblüten. Z. Phytother. **18**, 242–46 (1997).

Anhang: Lindensplint ist das helle Splintholz von *Tilia*-Arten, das *volkstümlich* als Antirheumatikum gilt.

Tribulus terrestris L. · Erdburzeldorn

Familie: Zygophyllaceae

Herkunft: S-Europa, Mittelmeerraum, W-Asien.

Charakteristische Inhaltsstoffe des Erdburzeldorns sind Steroidsaponine (Terrestroside A bis K) sowie Flavonoide und in Spuren Harmanalkaloide. In den Früchten kommen Lignanamide mit hepatoprotektiver Wirkung vor. Nicht näher charakterisierte **Tribulusextrakte** (aus dem Kraut + Früchten?) werden seit einiger Zeit als Nahrungsergänzungsmittel, z.B. Präparat Tribestan, angeboten. Als Anwendungsgebiete der vor allem über das Internet vertriebenen Mittel werden Leistungssteigerung im Sport, vermehrter Muskelaufbau und Steigerung der Libido genannt. Für die z.T. abenteuerlichen Aussagen zur Wirkung gibt es keine validen wissenschaftlichen Untersuchungen. Hinweise auf mögliche unerwünschte Wirkungen, die bei Saponindrogen durchaus auftreten können, gibt es bei den als Tabletten oder Kapseln angebotenen Präparaten nicht (in der Veterinärmedizin ist *Tribulus* als Ursache von Tiervergiftungen bekannt).

Literatur: Frohne, D.: Ein neues Dopingmittel? Leistungssteigerung durch Tribulus terrestris fragwürdig. DAZ **139**, 4752–54 (1999).

Trifolium pratense L. · Rotklee, Wiesenklee

Familie: Fabaceae

Herkunft: Europa, M-Asien, in N-Amerika eingebürgert.

Rotkleeextrakte enthalten als sog. Phytöstrogene die Isoflavone Genistein, Daidzein, sowie Formononetin und Biochanin A. Diese Inhaltsstoffe können als „**s**elektive **E**strogen-**R**ezeptor **M**odulatoren" (SERM) aufgefasst werden, die am β-Rezeptor angreifen. Entsprechende Rotkleepräparate, z.B. menoflavon® werden als NEM zur Anwendung bei klimakterischen und postmenopausalen Beschwerden empfohlen; es fehlt jedoch nicht an kritischen Bewertungen sowohl hinsichtlich ihrer Wirksamkeit als auch möglicher Risiken.

Literatur: Roth, H. J.: Du sollst den Roten nicht über den grünen Klee loben. DAZ **142**(35), 4144–47 (2002). – Bruhn, C.(Ref.): Rotklee gegen Wechseljahresbeschwerden. DAZ **145**(44), 5848–49 (2005). – Wuttke, W.: Soja- bzw. Rotklee-isoflavone zur Therapie klimakterischer und postmenopausaler Frauen. Internist. praxis **45**(4), 897–99 (2005). – Beck, V. et al.: Phytoöstrogene aus Rotklee. DAZ **145**, 6721–23 (2005).

Trigonella foenum-graecum L. · Bockshornklee

Familie: Fabaceae

Herkunft: Mittelmeergebiet, Vorderasien, China, vielfach angebaut.

Angewandter Pflanzenteil: Bockshornsamen, Trigonellae foenugraeci semen Ph.Eur.

Inhaltsstoffe: Galactomannan-Schleim (als Zellwandschleim im Endosperm), Steroidsaponine, Trigonellin (= N-Methylbetain der Nicotinsäure), Spuren ätherischen Öls; ferner C-Glykosylflavone, z.B. Vitexin und Saponaretin, Sterole, reichlich Proteine und fettes Öl (im Embryo).

Wirkung: Äußerlich als Emolliens. Die innerliche Anwendung als Roborans (unspezifisch stimulierende Wirkung der Saponine?) und Expektorans entbehrt wissenschaftlicher Grundlagen; ein Einsatz als quellende Schleimdroge (ähnlich dem Guarmehl) wäre möglich. In Tierversuchen konnten antidiabetische und cholesterolsenkende Effekte nachgewiesen werden.

Anwendung und Verordnung: Als erweichendes Mittel in Form von heißen Breiumschlägen bei Furunkeln und Karbunkeln. Man stellt den Breiumschlag folgendermaßen her: 100 g gepulverte Bockshornkleesamen werden mit Wasser 5 Minuten zu einem Brei gekocht. Man kann zur Erhöhung der Wirkung etwas Essig zusetzen. Der Brei wird salbenartig auf

Leinwand aufgetragen und auf die erkrankte Stelle gelegt. 3- bis 4-mal täglich erneuern.

Auch bei Panaritien, Phlegmonen und sonstigen Eiterungen hat sich der Bockshornsamenumschlag bewährt. Eine Mischung mit Leinsamen ist möglich:

Rp. Sem. Foenugraeci pulv. gross.
Placent. Sem. Lini ana 150,0
M.D.S. 10 Esslöffel mit entsprechender Wassermenge zu einem Brei einkochen. Auf Mull auftragen, so heiß wie möglich auftragen.

Unerwünschte Wirkungen: Bei bestimmungsgemäßem Gebrauch keine. Bei wiederholter äußerlicher Anwendung können unerwünschte Hautreaktionen auftreten.

Anmerkung: Gepulverte Bockshornkleesamen spielen als Gewürz eine Rolle und sind regelmäßig Bestandteil des Curry-Pulvers.

Triticum aestivum L. · Weizen

Familie: Poaceae

Herkunft: Weltweit, vor allem in gemäßigtem Klima, angebaut.

Weizenstärke, Tritici amylum Ph.Eur., ist eine aus den Früchten gewonnene kleinkörnige Stärke, die als feines weißes Pulver Bestandteil von Pudern und Streupulvern ist und in der pharmazeutischen Technologie bei der Tablettenherstellung Verwendung findet. Aus den bei der Gewinnung des Weizenmehls anfallenden äußeren Schichten des Weizenkorns wird **Weizenkleie** gewonnen, die als ballaststoffreiches Diätetikum bei chronischer Obstipation eingesetzt werden kann (Tagesdosis 20–40 g mit reichlich Flüssigkeit). Ebenfalls als Nebenprodukt bei der Herstellung von Weizenmehl wird durch Kaltpressung der Embryonen der Weizenfrüchte das (native) **Weizenkeimöl**, Tritici aestivi oleum virginale Ph.Eur. gewonnen. Es ist reich an Tokopherolen, vor allem α-Tocopherol und wird als Lieferant von natürlichem Vitamin E geschätzt. Ph.Eur. kennt auch noch ein *raffiniertes*

Weizenkeimöl, Tritici aestivi oleum raffinatum. Über die Verwendung eines Weizen-Agglutinins als drugtarget – an Agglutinin gebundenes Doxorubicin zeigte eine höhere Affinität zu Krebszellen als zu anderen Zellen – liegen erste Versuche an Zellkulturen vor.

Tropaeolum majus L. · Kapuzinerkresse

Familie: Tropaeolaceae

Herkunft: Heimat Peru bis Neu Granada; in M-Europa eingebürgert.

Angewandter Pflanzenteil: Kapuzinerkressekraut, Tropaeoli herba.

Inhaltsstoffe: Senfölglukosid Glukotropaeolin, aus dem durch enzymatische Spaltung Benzylsenföl (Benzylisothiocyanat) entsteht.

Wirkung: Eine antibiotische Wirkung mit breitem Spektrum gegen grampositive und gramnegative Bakterien sowie auch virustatische und antimykotische Effekte werden dem Benzylsenföl zugeschrieben. Eine unspezifische Reizkörperwirkung der Droge wird diskutiert. Bei äußerlicher Anwendung kommt auch die hyperämisierende Wirkung des Benzylsenföls zur Geltung. Die Ausscheidung des Senföls bzw. seiner Metaboliten erfolgt mit der Atemluft oder mit dem Harn.
Für Benzylisothiocyanat wurden zytotoxische und mutagene Effekte nachgewiesen.

Anwendung und Verordnung: Als Droge nicht in Gebrauch. Zur unterstützenden Behandlung von Infekten der ableitenden Harnwege, Katarrhen der Luftwege sowie äußerlich bei leichten Muskelschmerzen und Prellungen werden

Fertigarzneimittel verwendet, die *Tropaeolum* zusammen mit anderen Komponenten enthalten. Für Angocin Anti-infekt N Filmtabletten (neben *Tropaeolum* Meerrettichwurzel) werden die Indikationen: Infektion der Harnwege, grippaler Infekt, Angina und Tracheobronchitiden genannt. Auch

Nephroselect M enthält neben anderen Komponenten einen Presssaft aus Kapuzinerkressekraut.

Unerwünschte Wirkungen: Auf Grund des Gehalts an Benzylsenföl kann es bei innerlicher Anwendung zu Magen-Darmbeschwerden, bei äußerlicher Anwendung auch zu Haut- und Schleimhautreizungen kommen. Benzylsenföl wirkt beim Aufbringen auf die Haut als Kontaktallergen.

Literatur: Franz, G.: Kapuzinerkresse (Tropaeolum majus L.) (Arzneipflanzenportrait). Z. Phytother. **17**, 255–62 (1996). – N.N.: Phytopharmakon versus Antibiotikum. PZ **151**(6), 531 (2006).

Turnera diffusa WILLD. var. aphrodisiaca (L.F. WARD) URBAN

Familie: Turneraceae

Herkunft: Südkalifornien, Mexiko, Brasilien, Bolivien.

Damianablätter, Damianae folium, enthalten ein ätherisches Öl mit Mono- und Sesquiterpenen; Bitterstoffe, Gerbstoffe und Arbutin. Die Droge soll leicht diuretisch wirken und einen aphrodisierenden Effekt haben, der, falls tatsächlich vorhanden, sich durch die bisher bekannten Inhaltsstoffe nicht erklären ließe. Während die Droge in Mexiko als Tee getrunken wird, war sie bei uns als Bestandteil von Fertigarzneimitteln, teils Urologika, vor allem Prostatamittel, teils Aphrodisiaka oder Tonika, in Gebrauch. Inzwischen ist der Bestandteil Damiana bei den meisten Präparaten, vielleicht abgesehen von solchen des obskuren Versandhandels, eliminiert worden. Als Homöopathikum gibt es Cefagil (Tropfen als D2, zur Injektion als D7 Dilutio und Tabletten mit Turnera ø „zur Anwendung bei sexueller Schwäche". Unerwünschte Wirkungen: Soweit bekannt, keine.

Tussilago farfara L. · Huflattich

Familie: Asteraceae

Herkunft: Ganz Europa, N-Afrika.

Angewandter Pflanzenteil: Huflattichblätter, Tussilaginis folium (Folia Farfarae).

Inhaltsstoffe: Saure Schleimpolysaccharide, Inulin, Gerbstoffe, Flavonoide, Pflanzensäuren, Triterpene und Pyrrolizidinalkaloide (PA) in Spuren.

Wirkung: Reizlinderndes Mittel bei entzündeten Schleimhäuten.

Anwendung und Verordnung: Als Teeaufguss bei akuten Katarrhen der Luftwege mit Husten und Heiserkeit, bei akuten leichten Entzündungen der Mund- und Rachenschleimhaut: 1-2 Teelöffel der geschnittenen Droge mit 1 Tasse heißem Wasser übergießen, nach 5-10 Minuten abseihen und warm trinken.

Auf Grund der Risikoeinschätzung von Drogen mit Pyrrolizidinalkaloiden (PA) gelten für die Verwendung von Huflattichblättern folgende Einschränkungen: Die Tagesdosis von 4,5-6 g Droge darf nicht mehr als 10 µg, diejenige von Extrakten oder Frischpflanzenauszügen nicht mehr als 1 µg PA mit 1,2-ungesättigtem Necingerüst einschließlich ihrer N-Oxide enthalten. Die Dauer der Anwendung ist auf maximal 6 Wochen im Jahr beschränkt. Entgegen früherer Erkenntnis muss allerdings davon ausgegangen werden, dass beim Heißaufguss die in den Blättern vorhandenen PA nahezu vollständig in die Teezubereitung übergehen. Im ungünstigsten Fall kann daher eine medizinisch nicht mehr vertretbare Exposition von bis zu 5 µg PA pro Tagesdosis erreicht werden. Es ist daher vorgesehen, auch für Huflattichblätter zur Teebereitung den Grenzwert auf 1 µg PA pro maximale Tagesdosis herabzusetzen. Da für in den Handel gebrachte Huflattichblätter die Einhaltung der PA-Grenzwerte durch aufwendige analytische Verfahren gewährleistet sein muss, andererseits unproblematische Schleimdrogen wie z.B. Malven- oder Eibischblätter sich als Alternative anbieten, waren Huflattichblätter praktisch vom Markt verschwunden. Die

DAB-Monographie wurde gestrichen, 2004 auch die Standardzulassung. Inzwischen hat eine Arbeitsgruppe aus Wien und Bonn eine PA-freie Huflattichsorte selektioniert, in größeren Flächen angebaut und über mehrere Vegetationsperioden auf Abwesenheit von PA geprüft („Tussilago farfara Wien"). PA-freie Droge könnte damit in Zukunft zur Verfügung stehen. Als Präparat aus PA-freien Huflattichblättern wird florabio Heilpflanzensaft Huflattich angeboten.

Ob weitere **Fertigarzneimittel** aus der Gruppe der Bronchotherapeutika wieder mit der Komponente Huflattich angeboten werden, bleibt abzuwarten.

Unerwünschte Wirkungen: An natürlichen Standorten wachsende Huflattichblätter enthalten wechselnde, geringe bis sehr geringe Mengen an PA mit 1,2-ungesättigtem Necinring (z.B. Senkirkin), für die hepatotoxische und kanzerogene Effekte nachgewiesen sind. Während für die gelegentlich auch verwendeten Huflattichblüten und Huflattichwurzeln vom ehem. BGA eine therapeutische Nutzung für nicht vertretbar gehalten wird, ist bei den Blättern der im Abschnitt Anwendung und Verordnung erläuterte Kompromiss gefunden worden. Auf jeden Fall dürfen Huflattichblätter ohne entsprechendes Prüfzertifikat nicht abgegeben oder für Teemischungen verwendet werden.

Literatur: Habs, M.., H. Habs und W. Forth: Risikobewertung pyrrolizidinhaltiger Arzneistoffe. Dtsch. Ärzteblatt **88**(41), B 2288–93 (1991). – auch erschienen in DAZ **133**(38), 1939–43 (1992). – H. Wiedenfeld, R. Lebada und B. Kopp: Pyrrolizinalkaloide im Huflattich. DAZ **135**(12), 1037–46 (1995). – B. Kopp, C. Wawrosch, R. Lebada und H. Wiedenfeld: PA-freie Huflattichblätter, Teil I, In-vitro-Kultivierung und Selektionszüchtung. DAZ **137**(45), 4066–69 (1997). – H. Wiedenfeld: PA-freie Huflattichblätter, Teil II, Analytik der Pyrrolizidinalkaloide. DAZ **137**(45), 4070–75 (1997). – AMKdA: Vorinformation über Huflattichblätter zur Anwendung als Teeaufguss. DAZ **141**, 3284–85 (2001) und PZ **146**, 2390 (2001). – Schmidt, M.: Huflattich – tückische Arzneipflanze? PTA heute **20** (3), 30–2 (2006).

Uncaria tomentosa (Willd.) DC.
Krallendorn, Katzenkralle

Familie: Rubiaceae

Herkunft: Nördl. S-Amerika, Peru.

Krallendornwurzel, Uncariae tomentosae radix, enthält neben Catechingerbstoffen pentazyklische und tetrazyklische Oxindolalkaloide. Als arzneilich wirksam werden die Wurzeln der Modifikante mit ausschließlich pentazyklischen Alkaloiden, z.B. Pteropodin, Mitraphyllin u.a. angesehen. Die Droge wirkt immunmodulierend durch Erhöhung der Phagozytoseleistung der Granulozyten und steigert über die Endothelzellen die Proliferation von Lymphozyten. Berichte über Heilung von Gehirntumoren, Leukämie u.a. Krebsformen oder AIDS durch die „Wunderwurzel aus dem tropischen Regenwald" entbehren wissenschaftlicher Grundlagen. Unerwünschte Wirkungen können Obstipation, Erhöhung von Harnsäurewerten und, soweit auch die Modifikante mit tetrazyklischen Alkaloiden beigemischt ist, sedative Effekte und Kreislaufbeschwerden sein. Aus Peru stammende Zubereitungen sollen vielfach derartige Mischungen sein, während ein österreichisches Präparat (Krallendorn®) nur pentazyklische Alkaloide enthält. Bei „Dr. Wiemanns Immunotonikum" handelt es sich um eine Tinktur aus der Wurzel.

Anmerkung: Von *Uncaria gambir* (HUNTER) ROXB. stammt **Gambir**, ein aus den Blättern gewonnener, an Catechingerbstoffen reicher Extrakt. Die Droge ist obsolet, hat jedoch als Zusatz zum Betelbissen seine Bedeutung.

Literatur: Reinhard, K.-H.: Uncaria tomentosa (Willd.) DC. – Cat's claw, Una de gato oder Katzenkralle (Arzneipflanzenportrait). Z. Phytother. **18**, 112–21 (1997). – Laus, G. und K. Keplinger: Radix Uncariae tomentosae (Willd.) DC. – Eine monographische Beschreibung. Z. Phytother. **18**, 122–26 (1997).

Urginea maritima (L.) Bak. · Meerzwiebel

Familie: Hyacinthaceae

Herkunft: Küsten des Mittelmeeres.

Angewandter Pflanzenteil: Meerzwiebel, Scillae bulbus DAB (die mittleren Zwiebelschuppen weißzwiebeliger Rassen).

Inhaltsstoffe: Ein Gemisch zahlreicher Bufadienolidglykoside, darunter Glukoscillaren A, das in der Droge bereits weitgehend in Scillaren A und Proscillaridin A übergegangen ist; ferner Glucogalactane als Schleimstoffe, Fructosane, Flavonoide und Chelidonsäure.

Wirkung: Die Meerzwiebelglykoside stehen hinsichtlich der Pharmakodynamik (bei intravenöser Applikation) zwischen *Digitalis* und *Strophanthus*; älteren Angaben zufolge sollen sie im Vergleich zu den anderen herzwirksamen Glykosiden eine stärkere diuretische Wirkung haben.
Zwar gibt es ein eingestelltes Meerzwiebelpulver, Scillae pulvis normatus DAB, therapeutisch von Bedeutung sind jedoch lediglich Proscillaridin A (Scillarenin-3-α-L-rhamnosid) und das partialsynthetische Meproscillarin (Proscillaridin-4-methylether) mit Resorptionsquoten von 20–30 % bzw. 65 % und einer Abklingquote von 30–50 %.

Wechselwirkungen: Wirkungs- und damit auch Nebenwirkungssteigerungen bei gleichzeitiger Gabe von Chinidin, Calcium, Saluretika, Laxantien und bei Langzeittherapie mit Glukocorticoiden.

Anwendung und Verordnung: Meerzwiebelglykoside können bei leichten Formen der Herzinsuffizienz, auch bei verminderter Nierenleistung oder bei digitalis- und strophanthinrefraktären Fällen eingesetzt werden. Droge und früher gebräuchliche galenische Zubereitungen sind obsolet, eine Beimischung der Droge zu Teemischungen ist nicht zu vertreten.

Fertigarzneimittel: Es gibt keine Mono-Präparate mehr.

Auch in Kombinationspräparaten ist Meerzwiebelextrakt nur noch selten enthalten, z.B. in Miroton Dragees, Tropfen, forte 500 MSE Tabletten.

Unerwünschte Wirkungen: Übelkeit, Erbrechen, Magenbeschwerden, Durchfälle, unregelmäßiger Puls können gelegentlich auch schon bei therapeutischen Dosen auftreten.

Anmerkung: *Urginea maritima* stellt ein Aggregat von mindestens 6 Arten dar, darunter auch *U. indica*, die manchmal Lieferant der Droge ist. Es gibt Arten mit hohem Gehalt an Proscillaridin A und Scillaren A und solche mit der Hauptkomponente Scillirosid, einem für Nager besonders toxischen Glykosid. Eine derartige, oftmals rotschalige Varietät, dient vor allem als Rodentizid.

Literatur: Saller, R., M. Schepping und D. Hellenbrecht: Urginea (Scilla) maritima (Meerzwiebel. In: Beitr. Z. Phytother., 244–46, Herausg. R. Saller und H. Feiereis, Hans Marseille Verlag, München, 1993.

Urtica dioica L. · Große Brennessel
Urtica urens L. · Kleine Brennessel

Familie: Urticaceae

Herkunft: Kosmopolitische Ruderalpflanzen.

Angewandter Pflanzenteil: Brennesselblätter, Urticae folium Ph. Eur.; **Brennesselkraut**, Urticae herba DAC; **Brennesselwurzel**, Urticae radix DAB; in der Volksmedizin auch Verwendung der Früchte („Brennesselsamen").

Inhaltsstoffe: Blätter/Kraut: Flavonoide, Phenolcarbonsäuren, darunter Caffeoyläpfelsäure; aliphatische organische Säuren, Scopoletin; ferner Chlorophylle und deren Abbauprodukte, Carotinoide, darunter viel Lutein sowie Triterpene und Sterole; Oxylipine als Zytokin-Hemmer; relativ viel mineralische Bestandteile, darunter (z.T. wasserlösliche) Silikate. In den Brennhaaren geringe Mengen biogener Amine (Histamin, Serotonin,

Acetylcholin). In der **Wurzel**: β-Sitosterol, auch als Glykosid, und weitere Sterole und Sterylglykoside; Scopoletin, Lignane und Lignanglykoside, Monoterpendiole; als hochmolekulare Stoffe verschiedene Polysaccharide (Glucane, Glucogalacturonane, ein Arabinogalactan) sowie ein Urticaspezifisches Lektin: UDA = Urtica dioica Agglutinin.

Wirkung: Für **Blätter** bzw. **Kraut** ist ein geringer diuretischer Effekt belegt. Die der Droge seit langem nachgesagte antirheumatische Wirkung könnte durch eine Hemmwirkung auf proinflammatorisch wirkende Zytokine zustande kommen; als Wirksubstanz steht das Oxylipin 13 HOTrE (13-Hydroxyoctadecatriensäure) in der Diskussion. Für zahlreiche weitere, der Droge in der Volksmedizin zugesprochene Wirkungen gibt es keine oder nicht ausreichende wissenschaftliche Bestätigungen.

Extrakte der **Wurzel** sind seit einiger Zeit als Prostatamittel im Gespräch, die die Symptome in den Anfangsstadien der benignen Prostatahyperplasie (BPH) zu bessern vermögen: Erhöhung des Miktionsvolumens und des maximalen Harnflusses, Erniedrigung der Restharnmenge. Als für diese Effekte verantwortliche Wirkstoffe werden diskutiert: β-Sitosterol/-glykosid, ein Aromatasehemmstoff (Verhinderung der Umwandlung von Testosteron in Östrogene, Erniedrigung der Bindungskapazität des Sexualhormon-bindenden Globulins) oder auch Wirkungen der Lignane, des UDA und/oder der Polysaccharide.

Anwendung und Verordnung: Brennesseltee (Kraut/Blätter) kann zur unterstützenden Behandlung rheumatischer Beschwerden und zur Durchspülung bei entzündlichen Erkrankungen der ableitenden Harnwege sowie zur Vorbeugung gegen Nierengrieß getrunken werden. 2–3 Teelöffel der geschnittenen Droge werden mit 1 Tasse heißem Wasser übergossen; nach 10 Minuten abseihen, mehrmals tgl. 1 Tasse trinken. Brennesselkraut ist auch im species aperitivae enthalten:

Rp.	Brennesselkraut	
	Queckenwurzelstock	ana 10,0
	Faulbaumrinde	
	Walnussblätter	
	Erdrauchkraut	
	Feldstiefmütterchenkraut	ana 20,0
	M.f. species	
	D.S. 1 Esslöffel voll mit 1 Tasse Wasser aufkochen.	

Urtica dioica

Brennesselkraut ist häufig Bestandteil von Rheumatees, Blasen- und Nierentees oder auch von Teemischungen mit anderen Indikationen. Die Teebereitung aus der Wurzel ist kaum gebräuchlich.

Fertigarzneimittel: Mono-Präparate aus der Wurzel:

Bazoton N	150 mg TE (7–14:1; Methanol 20%)/Kps.
Bazoton uno	459 mg TE (7–14:1; Methanol 20%)/Filmtabl.
Prostaforton	240 mg TE (5,4–6,6:1; Ethanol 20%)/Kps.
Prostaherb N	161 mg TE (7–14:1; Methanol20%)/Tabl.
Prostaforton uno	285 mg TE (15–20:1; Rthanol 80%)/Filmtabl.
Prostamed Urtica	240 mg TE (5,4–6,6:1); Ethanol 20%/ Kps.
Prostata STADA	125 mg TE (7–9:1; Ethanol 60%)/Filmtabl.
Prosta-Truw	240 mg TE (6,7–6,3:1; Ethanol 20%)/Kps.
Urtica N	189 mg TE (12–16:1; Ethanol 70%)/Kps.

In Kombinationen sind meist Brennnesselwurzelextrakt und Sägepalmenfrüchteextrakt enthalten, z.B. Prostagutt forte.

Für alle Präparate ist (gemäß Bundesanzeiger Nr. 11 vom 17.1.1991) der Hinweis vorgeschrieben: Dieses Medikament bessert nur die Beschwerden bei einer vergrößerten Prostata, ohne die Vergrößerung zu beheben. Bitte suchen Sie daher in regelmäßigen Abständen Ihren Arzt auf.

Präparate aus dem Kraut (als Diuretika oder Rheumamittel):

Flexal Brennessel	400 mg TE (5–10:1; Ethanol 50%)/Kps.
Hox alpha	145 mg TE (19–33:1; 2-Propanol)/Kps.
Kneipp Entwässerung Brennessel Dragees	185 mg TE (4–7:1; Wasser)/Drg.
Natulind	600 mg TE (5–10:1; Ethanol 50%)/Kps.
Rheuma-Hek	268 mg TE (8–10:1; Ethanol 50%)/Kps.

Ein Presssaft aus frischem Brennesselkraut: florabio naturreiner Heilpflanzensaft Brennessel.

Unerwünschte Wirkungen: Gelegentlich leichte Magen-Darmbeschwerden möglich (Wurzelextrakte), ansonsten bei bestimmungsgemäßem Gebrauch keine.

Literatur: Schomakers, J., F.D. Bollbach und Hj. Hagels: Brennesselkraut. DAZ **135**, 578–84 (1995). – Appe, K.: Brennesel: Schutz vor destruktiven Zytokinen bei Rheuma

(Firmeninfo). Z. Phytother. **20**, 348–49 (1999).– Sökeland, J. und C. Walther: Kombinationspräparat aus Sabal- und Urticaextrakt versus Finasterid bei BPH. Z. Phytother. **21**, 299–305 (2000). – Fleck, M., U. Müller-Ladner und J. Schölmerich: Brennesselblätter-Trockenextrakt (Kurzbewertung). internist. praxis **41**, 859–61 (2001). – Klingelhöfer, S.: Isolierung und Charakterisierung antiinflammatorischer Oxylipine aus Blattextrakten von Urtica dioica L. Diss. Kiel, 2001 – Wegener, T.: Brennnesselwurzelextrakt bei gutartiger Prostatahyperplasie. DAZ **144**(15), 1771–76 (2004). – Schulz, V.: Phytotherapie der benignen Prostatahyperplasie. Z. Phytother. **27**(1), 22–23 (2006).

Vaccinium myrtillus L. · Heidelbeere

Familie: Ericaceae

Herkunft: M- und N-Europa, auch N-Asien, N-Amerika.

Angewandter Pflanzenteil: Getrocknete Heidelbeeren, Myrtilli fructus siccus Ph.Eur.; **Heidelbeerblätter**, Myrtilli folium DAC. **Frische** (bzw. gefrorene) **Heidelbeeren** Ph.Eur.: Myrtilli fructus recens mit einem Gehalt von mindestens 0,3 % an Anthocyanen.

Inhaltsstoffe: Früchte: Catechingerbstoffe und dimere Proanthocyanidine; Flavonoide und Anthocyanoside, Fruchtsäuren und Chlorogensäure; Invertzucker, Pektine, Iridoide; **Blätter**: Catechingerbstoffe und deren Bausteine, dimere Proanthocyanidine, Flavonoide, Iridoide, Phenolcarbonsäuren, Chinolizidin-Alkaloide.

Wirkung: Die getrockneten Früchte sind auf Grund des Gerbstoffgehalts ein Adstringens und unter Mitbeteiligung der Pektinsubstanzen ein mildes Antidiarrhoikum. Heidelbeerblätter wirken bei äußerlicher Anwendung ebenfalls als Adstringens; darüber hinaus gelten sie in der Volksmedizin als Antidiabetikum, obwohl weder über die Droge noch über das Glukokinin Neomyrtillin (ein methoxyliertes Glykosid der Gallussäure?) in dieser Hinsicht gesicherte Kenntnisse vorliegen. Durch einen Blattextrakt konnte an Diabetes-Ratten eine Senkung erhöhter Plasma-Glukosewerte und auch Triglyzeridwerte beobachtet werden.

Anwendung und Verordnung: Bei leichteren unspezifischen Durchfallerkrankungen können die getrockneten Heidelbeer*früchte* günstig wirken: 1–2 Esslöffel als Einzeldosis, Tagesdosis 20–60 Gramm. Sollten die Durchfälle länger als 3–4 Tage dauern, ist ein Arzt aufzusuchen. Zur lokalen Therapie leichter Entzündungen der Mund- und Rachenschleimhaut wird eine Dekokt 10% angewendet. Zubereitungen mit 25–35% VMA (Vaccinium myrtillus Anthocyanoside) werden innerlich bei pathologischer erhöhter Kapillarpermeabilität, vor allem bei diabetischer Retinopathie, zur Verbesserung der Nachtsehleistung und zur Epithelregenerierung bei Magen- und Darmgeschwüren sowie äußerlich zur Förderung der Vernarbung von Wunden eingesetzt.

Heidelbeer*blätter* sind vereinzelt leider noch immer Bestandteil sogenannter Antidiabetestees („Zuckertees"). Ihre Verwendung kann im Hinblick auf mögliche Risiken und nicht belegter Wirksamkeit für den angegebenen Zweck nicht vertreten werden.

Fertigarzneimittel: Als Ophthalmikum gibt es:

Difrarel 100   100 mg Anthocyane aus Heidelbeeren/Drg.

Bei den Augenschutz-Kapseln NA (Salus) mit dem Wirkstoff Retinolpalmitat sind Heidelbeerfruchtpulver und Heidelbeer TE nur noch unter „Weitere Bestandteile" aufgeführt.

Unerwünschte Wirkungen: Bei bestimmungsgemäßem Gebrauch der Früchte keine. Für Heidelbeerblätter sind in der älteren Literatur (tierexperimentell in hoher Dosierung) schwerwiegende Intoxikationen beschrieben. Wenn auch eine Bestätigung dieser Angaben durch neuere Arbeiten fehlt, sollten Heidelbeerblätter wegen möglicher Risiken und fehlendem Wirkungsnachweis als Antidiabetikum nicht verwendet werden.

Literatur: Frohne, D.: Vaccinium myrtillus L. – Die Heidelbeere. Z. Phytother. **11**(6), 209–13 (1990). – Morazzoni, P. und E. Bombardelli: Vaccinium myrtillus L.(Review). Fitoterapia LXVII(1), 3–29 (1996).

Vaccinium vitis-idaea L. · Preiselbeere

Familie: Ericaceae

Herkunft: N- und M-Europa, auch N-Asien, N-Amerika.

Preiselbeerblätter, Vitis-idaeae folium DAC,enthalten Arbutin, 6-O-Acetylarbutin (Pyrosid), Salidrosid, Catechingerbstoffe und Flavonoide. Sie wirken harndesinfizierend, der Arbutingehalt, aber auch der Gerbstoffgehalt ist geringer als bei Bärentraubenblättern. Die Droge kann als Teeaufguss oder Kaltmazerat wie Bärentraubenblätter (s.d.) verwendet werden. Preiselbeerblätter sind nur vereinzelt Bestandteil von Species urologicae. Es gibt keine Präparate. Bei bestimmungsgemäßem Gebrauch sind keine unerwünschten Wirkungen zu erwarten.

Anmerkung: Regelmäßige Einnahme von Preiselbeersaft oder des Safts der Früchte von *Vaccinium macrocarpon* AIT., der Großfrüchtigen Moosbeere, Cranberry (N-Amerika, in Europa eingebürgert) gilt *volksmedizinisch* als Mittel zur Prophylaxe und Therapie rezidivierender Harnwegsinfekte. Versuche haben ergeben, dass entweder Fruktose oder Proanthocyanidine die Anheftung von *E. coli* und anderer uropathogener Bakterien an uroepitheliale Zellen hemmen und so Bakteriurie und Pyurie bekämpfen. Bei längerer Anwendung besteht aber die Gefahr einer Bildung von Calciumoxalatsteinen!

Literatur: Ecker-Schlipf, B.: Preiselbeersaft verhindert Bakteriurie und Pyurie (Ref.). Med. Mo. Pharm. **18**, 23 (1995). – N.N.(Ref.): „Cranberries" gegen Harnwegsinfektionen. internist. praxis **42**(2), 403–04 (2002). – Nowack, R.: Die amerikanische Cranberry (Vaccinium macrocarpon Aiton) (Arzneipflanzenportrait). Z. Phytother. **24**(1), 40–46 (2003).

Valeriana officinalis L. agg. · Echter Baldrian

Familie: Valerianaceae

Herkunft: Gemäßigte Zone Eurasiens, Anbau z.B. in Thüringen.

Angewandter Pflanzenteil: Baldrianwurzel, Valerianae radix Ph.Eur., die getrockneten unterirdischen Organe, d.h. Wurzeln, Wurzelstöcke und Ausläufer.

Inhaltsstoffe: Ätherisches Öl mit Estern des Borneols oder Eugenols mit Isovaleriansäure und anderen kurzkettigen Carbonsäuren, z.B. Bornylisovalerianat sowie weiteren Mono- und Sesquiterpenen wie Valeranon und Valeranal; Sesquiterpencarbonsäuren wie Valerensäure u.a.; Valepotriate (iridoide Monoterpenester), vor allem Valtrat/Isovaltrat und deren Abbauprodukte (Baldrinale); Phenolcarbonsäuren; Mono- und Diepoxylignane; Aminosäuren, darunter GABA = γ-Aminobuttersäure; in geringer Menge monoterpenoide Pyridinalkaloide, z.B. Actinidin, die vermutlich als Artefakte bei der Aufbereitung entstehen.

Wirkung: Für die zentraldämpfenden bzw. sedierenden Effekte von Baldrian kann bisher immer noch nicht das Wirkprinzip benannt werden. Von den in der frischen Wurzel von *Valeriana officinalis* nachgewiesenen Inhaltsstoffen sind das ätherische Öl, einige Sesquiterpene (Valeranon, aber auch Valerensäure) und schließlich die Valepotriate mit ihren Abbauprodukten als Wirksubstanzen postuliert worden. In Abhängigkeit von den verwendeten in vitro-Testmodellen (Tierversuchen) wurden für die genannten Wirkstoffgruppen oder auch für einzelne Substanzen sedierende, z.T. auch spasmolytische Wirkungen beobachtet oder auch in Frage gestellt. In neueren Untersuchungen sind sowohl die Lignane als auch γ-Aminobuttersäure auf mögliche sedative Effekte geprüft worden. Von den Lignanen zeigte das 8'-Hydroxypinoresinol eine ausgeprägte Affinität zum 5-HT_{1A}-Serotoninrezeptor, der als eine Angriffsstelle für Psychopharmaka gilt. Ein hydrophiles Lignan, ein Olivil-Derivat, greift partiell am Adenosin-1-Rezeptor an und erniedrigt dadurch das postsynaptische Potenzial von

Nervenzellen im Gehirn. Baldrianinhaltsstoffe (welche?) scheinen auch die GABA – Ausschüttung aus den Synaptosomen zu fördern und die Wiederaufnahme in die Vesikel zu hemmen. Zur Erhöhung der GABA-Konzentration könnte die in wässrigen bzw. wässrig-alkoholischen Extrakten relativ hohe Konzentration an γ-Aminobuttersäure beitragen.
Trotz aller bisherigen Untersuchungen kann derzeit weiterhin nur die Gesamtheit der Inhaltsstoffe (mit evtl. synergistischen Effekten?) als Wirkkomplex angesehen werden. Dabei ist zu berücksichtigen, dass in den einzelnen Zubereitungsformen – Teeaufguss, Extrakt, Fluidextrakt, Tinktur – die genuinen Inhaltsstoffe der Wurzeln in unterschiedlicher, oftmals nur noch in sehr geringer Menge enthalten sind. Valepotriate sind als recht labile Verbindungen in Baldrianzubereitungen nicht oder nur in Spuren vorhanden. Sie können aus den Wurzeln valepotriatreicher Baldrian-Arten (*V. wallichii,* der indische Baldrian oder *V. edulis* ssp. *procera,* der mexikanische Baldrian) isoliert und als Reinsubstanzen in magensaftresistenter Konfektionierung eingesetzt werden. Ihre geringe Resorptionsquote bei der Einnahme p.o. und mögliche Risiken (s.u.) lassen ihren therapeutischen Einsatz problematisch erscheinen.

Anwendung und Verordnung: Baldriantee und die galenischen Zubereitungen, vor allem die Tinktur (Baldriantropfen) sind als leichte Sedativa, Einschlafmittel bei Unruhezuständen und nervös bedingten Einschlafstörungen, bei psychisch-motorischer Labilität und Nervosität viel gebräuchliche Therapeutika.
Teezubereitung: 1–2 Teelöffel Baldrianwurzeln mit 1 Tasse heißem Wasser übergießen, 10 Minuten bedeckt stehen lassen, dann abseihen. Vor dem Schlafengehen 1 Tasse Tee trinken, evtl. auch am Tage. Von der Tinktur werden 30–50 Tropfen bei Bedarf genommen.
Als mildes Beruhigungsmittel bei funktionellen Herzbeschwerden (Neurosen) eignet sich eine Mischung von Baldrian und Weißdorn:

Rp.	Tinct. Crataegi	10,0
	Tinct. Valerianae	20,0
	M.D.S. 25 Tropfen mehrmals täglich.	

Baldrian wird in Teemischungen oft mit weiteren pflanzlichen Sedativa wie Melisse, Hopfen, Passionsblume, Johanniskraut u.a. kombiniert, im folgenden Rezept auch mit anderen Drogen:

Valeriana officinalis

Rp. Bitterkleeblätter 20,0
Pfefferminzblätter 30,0
Baldrianwurzel 50,0

Species sedativae nach dem ÖAB ist folgendermaßen zusammengesetzt:

Rp. Melissenblätter 10,0
Pfefferminzblätter 10,0
Orangenblüten 10,0
Bitterorangenschalen 10,0
Baldrianwurzeln 60,0

Ein Beruhigungstee nach Standardzulassung:

Rp. Melissenblätter 15,0
Pfefferminzblätter 15,0
Bitterorangenschalen 10,0
Hopfenzapfen 20,0
Baldrianwurzeln 40,0

1 Esslöffel voll Tee wird mit siedendem Wasser (150 ml) übergossen, bedeckt 10–15 Minuten stehen gelassen und dann abgeseiht. 2- bis 3-mal tgl. und vor dem Schlafengehen 1 Tasse frisch bereiteten Tee trinken. Bei nervösen Erregungszuständen und Einschlafstörungen.

Auch in konfektionierten Teemischungen – Nerventee, Schlaftee, Magentee, Herztee – ist oft Baldrianwurzel enthalten. Einige derartige Teemischungen werden auch als Instant Tees angeboten.

Fertigarzneimittel: Mono-Präparate (Auswahl):

Baldrian-Dispert 45 mg	45 mg TE (3–6:1; Ethanol 70%)/Drg.
Baldrian-Dispert Tag	125 mg TE (3–6:1; Ethanol 70%)/Drg.
Baldrian-Phyton	200 mg TE (4–7:1; Methanol 45%)/Drg.
Baldrian-ratiopharm	450 mg TE (5,3–6,6:1; Methanol 45%)/Drg.
Baldrivit 600 mg	600 mg TE (3–6:1; Ethanol 70%)/Filmtabl.
Baldurat	650 mg TE (3–6:1; Ethanol 70%)/ Filmtabl.
Hoggar Balance	425 mg TE (5–7:1; Ethanol 50%)/ Filmtabl.
Euvegal Balance 500	500 mg TE (3–6:1; Ethanol 62%)/Filmtabl.
Luvased mono	450 mg TE (3–6 :1 ; Ethanol 70%)/ Filmtabl.
Sedonium 300 mg	300 mg TE (3–6:1; Ethanol 70%)/Tabl.

Als wirksam gelten Präparate, deren Tagesdosis 2–3 g Droge ein- bis mehrmals täglich beinhaltet. Das entspricht – je nach der Art der Herstellung – 900–1300 mg Extrakt pro Tag.

Flüssige Mono-Präparate enthalten Baldriantinktur bzw. einen Fluidextrakt.

Zahllos sind die Kombinationspräparate, von denen man wohl nur diejenigen als sinnvoll bezeichnen kann, in denen Baldrian mit nur einem (maximal 2) weiteren pflanzlichen Sedativum kombiniert ist (Hopfen und/oder Melisse/Passionsblumenkraut).

Unerwünschte Wirkungen: Bei bestimmungsgemäßem Gebrauch von Baldrianzubereitungen keine. Valepotriate sind z.T. auf Grund ihrer Epoxidstruktur alkylierende Substanzen. Eine zytotoxische Wirkung konnte in verschiedenen Testsystemen beobachtet werden. Bei einer Applikation p.o. (schlechte Resorption) scheinen die Valepotriate jedoch unbedenklich zu sein, da sie schnell zu nichtzytotoxischen Verbindungen abgebaut werden. Trotzdem sollte auf die Unterscheidung zwischen valepotriathaltigen und weitgehend valepotriatfreien Baldrianpräparaten hingewiesen werden.

Anhang: *Valeriana celtica* ssp. *norica*, der echte Speik, wächst in höheren Lagen der Alpen. Die unter Naturschutz stehenden Pflanzen werden mit einer Ausnahmegenehmigung in einem begrenzten Gebiet „gestochen" und aus den getrockneten Wurzeln ein ätherisches Öl extrahiert. Es liefert die charakteristische Geruchskomponente der Speick-Seife und weiterer Produkte diesen Namens (der „große Speik", *Lavandula latifolia* MEDIK. liefert das in Kosmetik ebenfalls geschätzte, aber völlig anders riechende Spiköl).

Literatur: Bos, R., H.J. Woerdenbag, H. Hendriks und Th. M. Malingre: Der indische oder pakistanische Baldrian. Z. Phytother. **13**(1), 26–34 (1992). Hölzl, J.: Baldrian. DAZ **136**, 751–59 (1996). – Scholle, S. und J. Hölzl: Lignane – Wirksubstanzen in Baldrianwurzeln? Z. Phytother. **18**, 221–22 (1997). – Hölzl, J.: Baldrianwurzel. Wirksames Pharmakon bei Nervosität und Schlafstörungen. Z. Phytother. **19**, 47–54 (1998). – Wichtl, M.: Baldrian (Arzneipflanzenportrait). Z. Phytother. **24**(2), 87–92 (2003). – Heinrich, M. und N. Jacobo-Herrera: Mexikanischer Baldrian (Valeriana edulis ssp. Procera). Z. Phytother. **24**(2), 83–86 (2003). – Caesar, W.(Ref.): Wirkprinzip im Baldrian entdeckt. DAZ **144**(28), 3189–91 (2004). – Schmidt, M.: Die Pflanze in der Speik-Seife. PTA heute **18**(9), 74–75 (2004). – Kubisch, U., N. Ullrich und A. Brattström: Baldrian-Hopfen-Spezialextrakt gegen Schlaflosigkeit. DAZ **145**(16), 1941–43 (2005).

Veratrum album L.
Weiße Nieswurz, Weißer Germer

Familie: Melanthiaceae

Herkunft: Gebirge M- und S-Europas und Asiens.

Nieswurzwurzelstock, Veratri rhizoma, der Wurzelstock mit den anhängenden Wurzeln enthält Steroidalkaloide, z.B. Protoveratrin A und B, Germerin, Jervin. Die Esteralkaloide des Germers – Protoveratrin A, B, Germerin – sind hochwirksame Verbindungen, die durch direkte Einwirkung auf Reizrezeptoren des Herzens blutdruck- und herzfrequenzsenkende Effekte haben. Wegen der geringen therapeutischen Breite werden sie therapeutisch jedoch nicht eingesetzt. Bei äußerlicher Anwendung erzeugen Veratrumextrakte brennenden Schmerz, Hyperämie und schließlich Anästhesie; es kann auch zu resorptiven Vergiftungen kommen. Die Reizwirkung auf die sensiblen Nerven fand ab und zu noch Anwendung durch Zusatz der Droge zu Niespulvern (früher im sog. Schneeberger Schnupftabak); diese Verwendung ist inzwischen nicht mehr gestattet. *Veratrum* ist heute nur noch in einer Reihe von Fertigarzneimitteln in Form homöopathischer Dilutionen enthalten. Unerwünschte Wirkungen: Innerlich wirkt Nieswurz bereits in Zentigrammdosen giftig. Pulsverlangsamung (Vagusreizung!), Vomitus und sensorielle Störungen sind die ersten Vergiftungssymptome. Die Einnahme von 2 g Droge führte schon zu letal ausgehenden Vergiftungen. Einige Veratrum-Alkaloide haben teratogene Wirkungen.

Verbascum densiflorum BERTOL.
Großblütige Königskerze, Wollblume
Verbascum phlomoides L. · Gemeine Königskerze

Familie: Scrophulariaceae

Herkunft: Europa, N-Afrika.

Angewandter Pflanzenteil: Wollblumen, Königskerzenblüten, Verbasci flos Ph.Eur., die getrockneten Blütenkronen mit den anhängenden Staubblättern.

Inhaltsstoffe: Aucubin, Catalpol u.a. Iridoidglykoside; Schleimpolysaccharide (Arabinogalactane, ein Xyloglucan); ferner Flavonoide, das Phenylethanoidglykosid Verbascosid, Phenolcarbonsäuren und Sterole.

Wirkung: Schwach expektorierend und reizlindernd (Saponine, Schleim).

Anwendung und Verordnung: Bei Katarrhen der Luftwege; als Teeaufguss jedoch wenig gebräuchlich. Wollblumen sind aber Bestandteil von Teemischungen, z.B. species pectorales, aber auch konfektionierter Teezubereitungen. Sicherlich spielen sie dabei auch die Rolle einer Schmuckdroge.

Fertigarzneimittel: In einigen Kombinationspräparaten sind Wollblumenextrakte oder auch homöopathische Dilutionen (Urtinktur aus Wollkraut, d.h. frische, zur Blütezeit gesammelte oberirdische Teile ohne verholzte Stängel) enthalten.

Unerwünschte Wirkungen: Keine bekannt.

Literatur: Grzybek, J. und A. Szewczyk: Verbascum-Arten – Königskerze oder Wollblume (Arzneipflanzenportrait). Z. Phytother. **17**, 389–98 (1996).

Verbena officinalis L. · Eisenkraut

Familie: Verbenaceae

Herkunft: Europa, N- und S-Afrika, Amerika, N-Asien.

Angewandter Pflanzenteil: Eisenkraut, Verbenae herba DAC, die zur Blütezeit gesammelten Blätter und oberen Stängelabschnitte.

Inhaltsstoffe: Verbenalin u.a. Iridoidglykoside; Verbascosid u.a. Phenylethanoidglykoside; Luteolin-7-O-diglucuronid u.a. Flavonoide, darunter auch methoxylierte Flavone; ferner Stachyose, β-Sitosterol und Triterpene.

Wirkung: Für Verbenalin wie auch für andere Iridoide konnten schwach parasympathomimetische, antiphlogistische und analgetische Effekte nachgewiesen werden. Ethanolische Extrakte zeigten antibakterielle und antivirale Effekte.
Der Droge werden diuretische, galactagoge und uteruskontrahierende Wirkungen zugeschrieben, ohne dass darüber gesicherte Kenntnisse vorliegen. Eine therapeutische Verwendung der Droge kann daher nicht befürwortet werden (Aufbereitungsmonographie). Pharmakologische Wirkungen von Extrakten auf das endokrine System, aber auch immunmodulierende Effekte, lassen sich z.Zt. nicht bestimmten Inhaltsstoffen zuordnen. Ob eine sekretolytische Wirkung in einer fixen Kombination (siehe Fertigarzneimittel) zur Wirksamkeit des Präparates bei Katarrhen der oberen Luftwege beiträgt, bedarf einer präparatespezifischen Begründung.

Anwendung und Verordnung: Als Droge wenig gebräuchlich, in Teemischungen verschiedenster Indikation jedoch gelegentlich zu finden.

In **Fertigarzneimitteln** selten, z.B. in Sinupret Dragees/-forte, Tropfen und Liquitabs neben Enzianwurzel, Primelblüten, Sauerampferkraut und Holunderblüten: Bei akuten und chronischen Entzündungen der Nasennebenhöhlen und der Atemwege, auch als Zusatzmaßnahme bei antibakterieller Therapie tgl. 2 Dragees oder 50 Tropfen (19% Ethanol).

Unerwünschte Wirkungen: Bei bestimmungsgemäßem Gebrauch keine.

Anhang: Herba Verbenae odoratae stammt von *Lippia citriodora* H.B.K. (= *Aloysia triphylla* Britt.), ebenfalls zur Familie der Eisenkrautgewächse gehörend. Ein Teeaufguss dieser Droge wird als Verveine odorante in Frankreich in Lokalen als Digestivum angeboten. Der Gehalt an Iridoiden ist im Verbenenkraut gering, während Verbascosid und das Luteolin-7-O-diglucuronid in höherer Konzentration als im Eisenkraut vorkommen. Auch der Gehalt an ätherischem Öl ist höher. Dieses echte Verbenenöl wird in der Aromatherapie bei Durchblutungsstörungen eingesetzt.

Literatur: Mende, R. und M. Wichtl: Eisenkraut – Verbena officinalis L. DAZ **138**, 2905–10 (1998). – Wichtl, M. : Eisenkraut – Verbena officinalis L.(Arzneipflanzenportrait). Z. Phytother. **20**, 353–58 (1999).

Veronica officinalis L. · Ehrenpreis

Familie: Scrophulariaceae

Herkunft: Fast ganz Europa; Vorderasien, N-Amerika.

Ehrenpreiskraut, Veronicae herba DAC, besteht aus den zur Blütezeit gesammelten oberirdischen Teilen der Stammpflanze. Inhaltsstoffe sind Iridoidglykoside, darunter Catalpol, Veronicosid u.a.; Phenolcarbonsäuren (Chlorogen-, Kaffeesäure), Glykoside des Luteolins u.a. Flavonoide sowie Triterpensaponine und Gerbstoffe. Der Droge werden geringe expektorierende und antidiarrhoische Effekte zugeschrieben; in der *Volksmedizin* gibt es darüberhinaus eine Vielzahl weiterer Anwendungsgebiete, für die eine Wirksamkeit jedoch nicht belegt ist. Eine therapeutische Verwendung der Droge kann nicht befürwortet werden. Eine alte Kombination mit Brusttee (species pectorales) lautet:

Rp.	Ehrenpreiskraut	10,0
	Brusttee	ad 50,0
	M.D.S. 1 Teelöffel pro Tasse.	

In wenigen Präparaten ist Veronica i.h.V. (aus der frischen blühenden Pflanze) enthalten. Über unerwünschte Wirkungen ist nichts bekannt.

Anhang: Von *Veronica virginica* L. stammt die Leptandrawurzel. Aus frischen zweijährigen Wurzeln wird nach dem HAB die Leptandra-Urtinktur hergestellt, die in einer Reihe von homöopathischen Galle-Leber-Präparaten (auch in anderen Dilutionen) enthalten ist.

Vinca minor L. · Kleines Immergrün

Familie: Apocynaceae

Herkunft: Europa, Kaukasus, Kleinasien.

Immergrünkraut, Vincae minoris herba (Herba Vincae pervincae) enthält (+)-Vincamin und weitere Indolalkaloide. Die Droge, für die eine therapeutische Wirkung nicht belegt ist, ist nicht gebräuchlich, dient aber zur Gewinnung von **Vincamin** (DAC). Für die Substanz konnten in tierexperimentellen Untersuchungen eine Verbesserung der Hirndurchblutung, eine verbesserte Hypoxietoleranz und Sauerstoffaufnahme ins Gehirn beobachtet werden. Ob der therapeutische Einsatz des – nur kurz wirkenden – Vincamins bei cerebralen Mangel- und Ausfallserscheinungen sinnvoll ist, wird kontrovers, in letzter Zeit eher negativ beurteilt – es gibt keine Präparate mehr. Unerwünschte Wirkungen: In Tierversuchen beobachtete Blutbildveränderungen durch Immergrünkraut haben den Verdacht aufkommen lassen, dass die Droge auch Vinca-Alkaloide (VLB, Vincristin) enthalten könne. Inzwischen konnte gezeigt werden, dass *Vinca minor* keine antimitotischen Wirkungen besitzt. Wenn damit auch das Risiko für eine Verwendung der Droge nicht mehr bestehen dürfte, so ist trotzdem ihr therapeutischer Einsatz nicht zu vertreten.

Literatur: Czygan, F.-C.: 2000 Jahre Vinca minor – Kleines Immergrün. DAZ **127**, 2376–80 (1987). – Behninger, C., G. Abel und E. Schneider: Vinca minor zeigt keine antimitotischen Eigenschaften. Z. Phytother. **13**, 35–41 (1992).

Vinca rosea → **Catharanthus roseus**

Viola odorata L. · Veilchen, Duftveilchen *Wurzel*

Familie: Violaceae

Herkunft: Ursprünglich Mittelmeergebiet, vielfach eingebürgert.

Veilchenwurzel*, Violae rhizoma (der Wurzelstock) enthält Saponine und Salicylsäuremethylester. Die Droge ist ein mildes Sekretolytikum, die Wirksamkeit ist wissenschaftlich nicht belegt. Sie wurde bei Bronchitis, vor allem Bronchitis sicca als Dekokt eingesetzt.
* Nicht zu verwechseln mit der Veilchenwurzel der Volksmedizin (= Rhizoma Iridis).

Besetzka Öl

Viola tricolor L. · Feldstiefmütterchen

Viola tric D3 Psoriasis Neurodermitis Milchschorf

Familie: Violaceae

Herkunft: Gemäßigtes Eurasien.

Angewandter Pflanzenteil: Stiefmütterchenkraut, Violae tricoloris herba DAC, die zur Blütezeit geernteten oberirdischen Teile. In Ph.Eur. lautet die Monographie „Wildes Stiefmütterchen mit Blüten", Violae herba cum flore, für die als Stammpflanzen *Viola arvensis* Hurr. und/oder *V. tricolor* L. genannt sind.

Inhaltsstoffe: Schleimpolysaccharide; Salicylsäure und Derivate, z.B. Methylsalicylat; ferner Flavonoide, Phenolcarbonsäuren (Kaffeesäure, Cumarsäure), Gerbstoffe und hämolytisch wirksame Substanzen (keine Saponine, sondern makrozyklische Polypeptide).

Wirkung: Der Droge wird *volksmedizinisch* eine Wirkung bei Hautleiden (Akne, Pruritus, Impetigo) zugesprochen. Tierexperimentelle Untersuchungen zur Bestätigung einer derartigen Indikation sind überwiegend älteren

Datums und bedürfen der Überprüfung. Sonst geringe diuretische und reizlindernde Wirkung.

Anwendung und Verordnung: Bei leichten seborrhoischen Hauterkrankungen und beim Milchschorf der Kinder kann die Droge und entsprechende Zubereitungen versuchsweise eingesetzt werden; unterstützend auch bei Katarrhen der oberen Luftwege. Man gibt 2 Teelöffel der Droge auf 1 Tasse Wasser zum Heißaufguss (äußerliche Anwendung). Stiefmütterchenkraut ist Bestandteil einiger konfektionierter Teemischungen (meist Abführ- und Blutreinigungs-Tees).

Fertigarzneimittel: Im Befelka-Oel ist 3% Oleum Violae tricoloris, ein Auszug aus der Droge mit gereinigtem Petroleum neben anderen pflanzlichen Ölen enthalten. Traditionell angewendet zur Unterstützung der Hautfunktion.

Unerwünschte Wirkungen: Bei bestimmungsgemäßem Gebrauch keine.

Viscum album L. · Mistel

Familie: Loranthaceae (Viscaceae)

Herkunft: Europa, Asien, Japan.

Angewandter Pflanzenteil: Mistelkraut, Visci herba DAB, die Stängel, Blätter und gelegentlich auch Früchte von Laubholz-, Tannen- oder Kiefernmisteln.

Inhaltsstoffe: Höhermolekulare: Lektine (Glykoproteine mit spezifischem Bindungsvermögen für bestimmte Zucker). Mistellektine bestehen aus 2 Polypeptidketten, die durch eine Disulfidbrücke miteinander verbunden sind. Die B-Kette ist verantwortlich für die Zuckerbindung, die A-Kette hemmt die zelluläre Proteinsynthese (Ribosomeninaktivierende N-Glykosidasen). Die im Vergleich zum ähnlich gebauten Ricin bzw. Abrin fehlende Toxizität der Mistellektine bei peroraler Aufnahme ist durch deren sehr

geringe Resorption erklärbar. VAA I (Viscum album Agglutinin I) = Mistellektin I (ML I) bindet an D-Galactosereste, während ML II und ML III an N-Acetylgalactosaminreste binden. Zusätzlich wurde ein Chitin-bindendes Lektin entdeckt, welches mit N-Acetyl-D-glucosaminresten interagiert. In E. coli rekombinant hergestelltes Lektin (rML) weist Spezifitäten für D-Galaktose- und N-Acetylgalactosaminreste auf.
Neben den Lektinen sind Viscotoxine nachgewiesen, bei denen es sich um (cyto-)toxische, stark basische Polypeptide mit einem Molekulargewicht um 5kD handelt. Des weiteren finden sich wasserlösliche Polysaccharide (Galacturonane, Arabinogalactane).
Niedermolekulare Inhaltsstoffe der Mistel sind Flavonoide, Triterpene, Lignane u.a. Phenylpropane, biogene Amine, Cyclitole und Phytosterole.

Wirkung: Teeaufgüsse von Mistelkraut und sonstige Extrakte zur *peroralen* Anwendung gelten als Antihypertonika, Kardiotonika oder Antiarteriosklerotika und werden auch als Krebsmittel angepriesen. Für diese Indikationen gibt es keine überzeugenden, wissenschaftlich gesicherten Erkenntnisse.
Bei *parenteraler* Applikation von Mistelextrakten kann eine vorübergehende Blutdrucksenkung registriert werden, für die im wesentlichen die biogenen Amine verantwortlich sein dürften. Für eine Therapie des Bluthochdrucks kann diese Wirkung nicht genutzt werden, da bei der Injektion von Mistelkrautextrakten haut- und gewebereizende, in höheren Dosen auch nekrotisierende Effekte der Viscotoxine auftreten. Diese Effekte wurden andererseits ausgenutzt, indem wässrige Extrakte intracutan zur lokalen Reizkörpertherapie injiziert wurden: Segmenttherapie bei Ischialgien, Bandscheibenerkrankungen und Arthrosen.
Über die (von Rudolf Steiner propagierte) Verwendung der Mistel in der Krebstherapie gibt es eine umfangreiche Literatur, in der sowohl aus anthroposophischer als auch aus naturwissenschaftlicher Sicht Wirkungen von Mistelpräparaten dokumentiert und interpretiert werden.
Die *anthroposophisch* ausgerichtete Therapierichtung betrachtet Mistelpräparate nicht isoliert, sondern im Kontext mit weiteren medikamentösen oder sonstigen Zusatztherapien. Das Arzneimittel ist die Pflanze als Ganzes mit ihrer besonderen Organisationsform und der Gesamtheit ihrer Inhaltsstoffe im Extrakt. Positive Erfahrungsberichte (Anwendungsbeobachtungen) über die Wirksamkeit von Mistelpräparaten als alleinigem oder adjuvantem Arzneimittel zur Palliativtherapie bei malignen Tumoren

werden aus schulmedizinischer Sicht vielfach kritisch gesehen, oder es wird in Anbetracht der wissenschaftlichen Datenlage die Nutzen-Risiko-Bilanz für Krebspatienten negativ beurteilt.

Aus der Sicht einer *naturwissenschaftlich* orientierten Pharmakotherapie wird versucht, Wirkungen der Mistel oder einzelner Komponenten, z.B. des Mistellektins ML I (= VAA I) in tierexperimentellen und zytologisch/histologisch/imunologischen Arbeiten wie auch in klinischen Beobachtungen zu dokumentieren. Die immer noch kontroverse Beurteilung der Misteltherapie kann an dieser Stelle nur stichwortartig dargestellt werden: Die eine lange Zeit postulierte direkte zytotoxische Wirkung von Mistelextrakten (z.B. durch Viscotoxine?) dürfte als Erklärung für eine Verwendung als Krebstherapeutikum nicht mehr in Frage kommen. Dies gilt auch für zytotoxische Effekte der Mistellektine, die in höherer Dosierung zur Apoptose von Krebszellen führen können. Wegen fehlender Selektivität für Tumorzellen können sie, ähnlich wie Ricin, therapeutisch nicht eingesetzt werden. Im Blickpunkt des Interesses stehen derzeit immunmodulatorische Wirkungen des ML I, das inzwischen in Form standardisierter Zubereitungen zur Verfügung steht. In einem engen Konzentrationsbereich (in vivo 1 bis 2 ng/kg Körpergewicht) können eine Zunahme von NK-Zellen und T-Helferzellen im peripheren Blut, vermehrte Freisetzung von Tumornekrosefaktoren und Zytokinen, vor allem von Interleukin-6 (IL-6) durch Monocyten, eine Erhöhung der Phagozytoseaktivität von Granulozyten sowie eine Zunahme von β-Endorphin im Serum gemessen werden. Zu berücksichtigen ist aber, dass IL-6 auf bestimmte maligne Zelltypen auch wachstumsfördernde Wirkungen haben kann. Neuere klinische Daten scheinen insgesamt die Wirksamkeit der Misteltherapie als adjuvante Maßnahme vorwiegend mit dem Ziel der Verbesserung des Immunstatus sowie der Lebensqualität von Krebspatienten zu bestätigen. Eine weitere Erforschung der Misteltherapie ist jedoch aus *naturwissenschaftlich-medizinischer* Sicht unabdingbar.

Anwendung und Verordnung: Das Trinken von Misteltee und die orale Gabe von Mistelpulver oder Extrakten in entsprechenden Präparaten ist wenig sinnvoll. Zur adjuvanten Therapie bei Krebserkrankungen dienen ausschließlich Parenteralia.

Fertigarzneimittel: Auf Mistel-Dragees, -Kräutertabletten, -Tropfen oder -Presssäfte zur peroralen Darreichung („Präparate zur traditionellen Anwendung") soll nicht näher eingegangen werden. Diese Präparate zeigen nur, dass das hohe Ansehen der Mistel als alte Heil- und Zauberpflanze bis in unser aufgeklärtes Zeitalter der industriellen Massenproduktion von Arzneimitteln besteht.

Mono-Präparate zur parenteralen Applikation:

ABNOBAviscum	Presssaft aus Mistelkraut von verschiedenen Wirtsbäumen und in verschiedenen Verdünnungsstufen
Cefalektin	10 mg FE (1:10; Wasser)/Amp. (1 ml)
Eurixor	1 mg FE (1:1,3; Wasser)/Amp. (1 ml)
EurixorLoges	1 mg FE (1:1,3; Wasser)/Amp. (1 ml)
Helixor	FE (1:20; Wasser)/Amp. (1 ml) in verschiedenen Konzentrationen und von verschiedenen Wirtsbäumen.
Iscador	FE (1:5; Wasser)/Amp. (1 ml) in verschiedenen Konzentrationen und von verschiedenen Wirtsbäumen.
Lektinol	0,02–0,07 mg FE (1:1,1–1,5; Wasser)/0,5 ml Amp. = 15 ng aktivem Mistellektin, bestimmt als Mistellektin I

Es handelt sich entweder um Präparate, die gemäß der anthroposophischen Therapierichtung angewendet werden sollen bei: Bösartigen und gutartigen Geschwulsterkrankungen, bösartigen Erkrankungen der blutbildenden Organe; bei definierten Präcancerosen und zur Vorbeugung gegen Rückfälle nach Geschwulstoperationen (ABNOBAviscum, Helixor, Iscador). Für Cefalektin und Lektinol lautet die Indikation: Zur Palliativtherapie im Sinne einer unspezifischen Reiztherapie bei malignen Tumoren.

Die wässrigen Extrakte von verschiedenen Misteln – Tannenmistel, Kiefernmistel, Apfelbaummistel, Eichenmistel – dürften in ihrer Zusammensetzung Unterschiede aufweisen; ob diese für die therapeutische Anwendung (im naturwissenschaftlichen Sinne) von Bedeutung sind, muss bezweifelt werden.

Unerwünschte Wirkungen: Bei der Anwendung von Mistelzubereitungen p.o. in der Regel keine, in seltenen Fällen sind allergische Reaktionen möglich. Bei parenteraler Applikation sind Fieber, Kopfschmerzen, pektanginöse Beschwerden oder orthostatische Kreislaufstörungen möglich. Es muss auch mit schweren allergischen Reaktionen gerechnet werden. Eine Anwendung der immunmodulierenden Misteltherapie bei Hämoblastomen sollte unterbleiben; abgeraten wird auch von einer Verwendung bei Patienten mit malignen Lymphomen und bei Leukämien im Stadium der ersten Remission.

Literatur(Auswahl): Luther, P. und H. Becker: Die Mistel, Botanik, Lektine, medizinische Anwendung. Springer Verlag, Berlin, Heidelberg, New York, 1987. – Becker, H. und H. Schmoll-Eisenwerth: Mistel: Arzneipflanze, Brauchtum, Kunstmotiv im Jugendstil. Wiss. Verlagsgesellsch., Stuttgart 1986. – Beuth, J., D. Lenartz und G. Uhlenbruck: Lektinoptimierter Mistelextrakt. Z. Phytother. **18**, 85–91 (1997). – Burkhard, B.: Mistel: rationale Pharmakotherapie? (Anthroposophie XIII und XIV). PZ **143**, 1650–56 und 1848–1855 (1998). – Gabius, S. und H.-J. Gabius: Zur Diskussion gestellt: Mistelextrakte in der Krebstherapie. PZ **143**, 2101–17 (1998). – N.N.: Zum Nutzen von Mistelextrakten (Iscador u.a.) bei Krebs. arzneitelegramm, H. 9, 94 (1999). – Rüdiger, H., S. Gabius und H.-J. Gabius: Neues aus der Lectinologie. DAZ **140**, 1963–76 (2000). – Rostock, M.: Misteltherapie: Ihr aktueller Stellenwert bei der Behandlung von Tumorerkrankungen, in: Rietbrock, N. (Hrsg.): Phytopharmaka VI, Forschung und klinische Anwendung, 167–80. Steinkopff Verlag, Darmstadt 2000. – Büssing, A.: Biological and pharmacological properties of Viscum album L., in: Büssing, A. (Hrsg.): Mistletoe. The Genus Viscum, 123-1 82 . Harwood academic publishers, Amsterdam 2000. – Nagel, G. und S. Theobald: Mistel in der Krebsmedizin und Beratungsapotheke. DAZ **143**(41), 5247–51 (2003). – Kienle, G.S. und H. Keine (Hrsg.): Die Mistel in der Onkologie, 749 Seiten, Schattauer Verlag, Stuttgart, 2003. – Reuter, H. D. (Ref.): Die Mistel in der Tumortherapie: Grundlagen und Klinik. Z. Phytother. **25**(1), 43–45 und **25**(4),187–91 (Mistelsymposium) (2004). – Div. Autoren: Mistelpräparate in der Onkologie. DAZ **145**(42), 5563–69 (2005). – Scheer, R. et al.: Fortschritte in der Misteltherapie. Aktueller Stand der Forschung und klinische Anwendung (Symposiumsbeiträge). 649 S., KVC Verlag, Essen 2005.

Vitex agnus-castus L.
Mönchspfeffer, Keuschlamm

Familie: Verbenaceae

Herkunft: Mittelmeergebiet, Zentralasien.

Angewandter Pflanzenteil: Mönchspfefferfrüchte, **Agnus-castus-Früchte,** Agni casti fructus DAC.

Inhaltsstoffe: Agnusid, Aucubin u.a. Iridoidglykoside; lipophile, d.h. nicht glykosidierte Flavonole, z.B. Casticin; wenig ätherisches Öl mit Mono- und Sesquiterpenen; Labdan-Diterpene, z.B. Rotundifuran und das bizyklische Clerodadienol (mit dopaminerger Aktivität); Gerbstoffe und fettes Öl.

Wirkung: Für Gesamtextrakte der Droge gibt es tierexperimentelle und inzwischen auch klinisch-pharmakologische Untersuchungen, die auf eine dopaminerge Wirkung und die darauf zurückzuführende Hemmung der Prolactinsekretion hinweisen. Dieser Effekt, der an den lactotropen Zellen des Hypophysenvorderlappens ausgeübt wird, kann zur Senkung eines pathologisch erhöhten Prolactinspiegels ausgenutzt werden. Die Wirksamkeit von Extrakten bei verschiedenen Formen der Mastopathie, Zyklusstörungen und praemenstruellen Beschwerden ist so erklärbar. Neben den Diterpenen kommen in Extrakten weitere, noch nicht näher charakterisierte Substanzen mit dopaminerger Aktivität vor. Neben älteren Anwendungsbeobachtungen liegen für einige der Anwendungsgebiete jetzt auch nach GCP-Richtlinien durchgeführte Doppelblindstudien vor.

Anwendung und Verordnung: Die Droge selbst ist nicht gebräuchlich. Extrakte der Droge werden bei Regeltempoanomalien (azyklische Blutungen, Oligo- und Polymenorrhoe), Mastodynie bzw. Mastalgie und praemenstruellen Beschwerden (PMS) eingesetzt (Aufbereitungsmonographie). Dosierung. Als wirksam gelten Präparate, deren Tagesdosis 30–40 mg Droge beinhaltet; das entspricht – je nach Art der Herstellung – 2,1–3,7 mg Trockenextrakt oder 175 bzw. 350 mg Tinktur pro Tag.

Fertigarzneimittel: Monopräparate (Auswahl):

Agnolyt	3,85 mg	TE (9,6–11,5:1; Ethanol 60%)/Kps.
Agnucaston	3,2–4,8 mg	TE (8,3–12,5:1; Ethanol 70%)/Filmtabl.
Agnus castus STADA	4 mg	TE (7–13:1; Ethanol 60%)/Filmtabl.

Ebenso : Biofem, Castufemin, Cefanorm, Femicur N, Hevertogyn, Sarai u.a.

Als Liquidpräparate gibt es Agnolyt, Castufemin N, Cefanorm (jeweils Tinktur), und Gynocastus (ethanol Auszug 1:22,5).

Unerwünschte Wirkungen: Gelegentlich juckende, urticarielle Exantheme, selten Übelkeit oder Magenbeschwerden; sonst bei bestimmungsgemäßem Gebrauch keine.

Literatur: Loew, D. und Mitarb.: Zur dosisabhängigen Verträglichkeit eines Agnuscastus-Spezialextrakts. Z. Phytother. **17**, 237–43 (1996). -- Meier, B. und E. Hoberg: Agnicasti fructus. Neue Erkenntnisse zur Qualität und Wirksamkeit (Symposiumsbericht; verschiedene Arbeiten). Z. Phytother. **20**, 140–58 (1999).– Mayer, J. G. und F.-C. Czygan: Vitex agnus-castus L., der oder das Keuschlamm. Z. Phytother. **20**, 177–82

(1999); – Jarry, H.: Diterpene aus Vitex agnus-castus hemmen die Prolactin-Sekretion durch spezifische Interaktion mit dem Hypophysen-D_2-Rezeptor. Z. Phytother. **21**(2), 91 (Kongressbericht) (2000).– Struck, D.: Hyperprolaktinämie und Subfertilität. Z. Phytother. **26**(3), 130–31 (2005).

Vitis vinifera L. ssp. vinifera · Weinrebe

Familie: Vitaceae

Herkunft: In vielen Sorten überall in den Winterregenzonen kultiviert.

Angewandter Pflanzenteil: Weinrebenblätter, Vitis viniferae folium; ferner das aus dem vergorenen Presssaft der Früchte gewonnene Produkt **Vinum** und das aus den Samen gepresste fette Öl: **Traubenkernöl**.

Inhaltsstoffe: In den Blättern: Flavonoide, vor allem Isoquercitrin und Quercetin-3-glukuronid; Catechingerbstoffe, in roten Blättern auch Anthocyanoside. Traubenkernöl besteht zu 50% aus Linolsäureglyzeriden, enthält aber auch Glyzeride der Ricinolsäure.

Wirkung: Extrakte aus rotem Weinlaub werden zur Behandlung der chronisch-venösen Insuffizienz (CVI) empfohlen. Bei der Pathogenese der CVI spielen Metabolite des Eikosanoidstoffwechsels, die von neutrophilen Granulozyten und aktivierten Thrombozyten freigesetzt werden, eine wichtige Rolle. Nach in-vitro-Studien blockieren Flavonoide des Weinlaubextrakts die schädlichen Effekte der Eikosanoid-Stoffwechselmetabolite auf die Endothelzellen, wirken gleichzeitig reparativ und damit der Ödembildung entgegen.

Anwendung und Verordnung: Nur in Form von Zubereitungen.

Fertigarzneimittel: Als Mono-Präparate aus roten Weinlaubblättern gibt es:

Antistax Venenkapseln	180 mg TE (5–7:1; Wasser)/Kps.
Antistax Venentropfen	6 g TE (5–7:1; Wasser)/100 ml
Antistax Venencreme	2,8 g TE (5–7:1; Wasser/100 g Creme

Als NEM enthalten Vitis Vital Traubenkernkapseln Traubenkernmehl aus dem Presskuchen deutscher Traubenkerne: „Zur Neutralisierunng der freien Radikale durch Procyanidine".

Anmerkung: Vinum ist ein offizinelles Produkt (Likörwein, Vinum liquorosum DAB, auch im HAB aufgeführt). Es dient auch heute noch als Grundlage für flüssige Zubereitungen wie Tonika, Roborantia oder medizinische Weine (Pepsinwein, Baldrianwein u.a.). Während der Gehalt an arzneilich wirksamen Stoffen in derartigen Zubereitungen in der Regel gering ist, beträgt der Alkoholgehalt des als Arzneiträger verwendeten Likörweins immerhin mindestens 15%. Das heute leider nicht mehr apothekenübliche Produkt Wein ist, in Maßen genossen, trotzdem ein der Gesundheit dienliches Getränk. Es enthält vor allem im Rotwein kardioprotektive, antioxidativ wirksame und möglicherweise auch antikarzinogene Substanzen, von denen neben Polyphenolen wie Catechin, Epicatechin oder Quercetin vor allem **Resveratrol** (3,5,4'-Trihydroxystilben) genannt sei. Die in der cis- und trans-Konfiguration vorkommenden Resveratrole sind Phytoalexine, die die Weinrebe vor Pilzbefall schützen sollen. Ein gerbstoffreicher (schwerer) Rotwein kann auch, u.U. mit Zusatz von gepulverter Ratanhiawurzel oder Tormentillrhizom als Antidiarrhoikum versucht werden.

Die wichtigste Arzneipflanze ist übrigens nach Czygan (DAZ **140**, 5334–35, 2000 und Z. Phytother. **27**(1), 3, 2006) *Vitis vinifera* forma *franconia*.

Unerwünschte Wirkungen: Für die Blattextrakte nicht bekannt. Als Auslöser für die nach Genuss von Rotwein bei prädisponierten Personen häufig auftretenden Migräneattacken werden phenolische Flavonoide (Catechine, Anthocyane) diskutiert.
In Traubenkernöl ist wiederholt krebserregendes Benzo(a)pyren als Verunreinigung gefunden worden. Es entsteht bei der Trocknung der Kerne durch direkten Kontakt mit Rauchgasen. Solange keine toxikologischen Grenzwerte festgelegt sind, sollte das Öl nicht regelmäßig als Nahrungsmittel verwendet werden.

Literatur: Bombardelli, E. und P. Morazzoni: Vitis vinifera L.(Review). Fitoterapia **LXVI**, 291–317 (1995).– Gehrmann, B.: Wein und Resveratrol. DAZ **137**, 4150–54 (1997). – Koch, A.: Rotwein. DAZ **137**, 4155–4157 (1997).– Bergner, K.-G. und E. Lemperle: Weinkompendium, 331 S., 3. A., Hirzel Verlag, Stuttgart 2000. – Worm, N.: An Weihnachten schützt

Wein die Gesundheit besonders. PZ **145**, 4285–90 (2000). – Böhm, G.: Gesundheit und Phenole des Weins. Ernährungsumschau **47**, 44–49; 92–100 (2000). – Ritter, G. und U. Wahrburg: Wundermittel „Oligomere Procyanidine". Internist. praxis **41**, 600–02 (2001). – Petrini, O. et al. : Roter Weinlaubextrakt bei chronisch-venöser Insuffizienz. DAZ **143**(38), 4847–50 (2003). – Schulz, V. (Ref.): Roter Weinlaubextrakt. Z. Phytother. **26**(2), 72–73 (2005). – Weber-Fina, U.: Rotes Weinlaub. PTA heute **20**(5), 76–78 (2006).

Xysmalobium undulatum (L.) R. Brown · Uzara

Familie: Asclepiadaceae

Herkunft: S-Afrika, dort auch in Kultur.

Angewandter Pflanzenteil: Uzarawurzel, Uzarae radix.

Inhaltsstoffe: Steroidglykoside vom Uzarigenintyp mit den Hauptglykosiden Uzarin und Xysmalorin (Epimerengemische). Chemisch den Digitaloiden nahestehend, unterscheiden sie sich durch eine trans-Verknüpfung der Ringe A/B; neben weiteren, an C-19 oxidierten Steroidglykosiden kommen auch Pregnanderivate vor.

Wirkung: Spasmolytisch, darmmotilitätshemmend und dadurch antidiarrhoisch.

Anwendung und Verordnung: Die Droge ist ungebräuchlich (und auch nicht im Drogenhandel erhältlich). Verwendung bei unspezifischen, akuten Durchfallerkrankungen in Form des Mono-Präparates Uzara:

Dragees	N 40 mg TE (4–6:1; Methanol 60%)/Drg..
Lösung N	45–55 mg TE (4–6:1; Methanol 60%)/ml.
Saft	7,56 mg TE (4,5–6,2:1; Methanol 60%/ml

Zur Anwendung bei unspezifischen akuten Durchfallerkrankungen.

Gegenanzeigen: Therapie mit herzwirksamen Glykosiden.

Unerwünschte Wirkungen: Bei bestimmungsgemäßem Gebrauch keine; lediglich bei hoher Dosierung ist eine digitalisartige Wirkung am Herzen möglich.

Literatur: Schmitz, B., R. El Agamy und K. Lindner: Uzarawurzel – seit 80 Jahren bewährt bei akuten Durchfallerkrankungen. PZ **137**, 1697–1713 (1992). – Krauß, H.-J.: Uzarawurzel, eine Wurzel mit interessanten Eigenschaften. PTA heute **12**, 608–11 (1998).

Zea mays L. · Mais

Familie: Poaceae

Herkunft: Kulturpflanze, weltweit in tropischem und subtropischem Klima, vor allem in den USA angebaut. Einige Sorten gedeihen auch in gemäßigtem Klima (Futtermais).

Aus den Maiskörnern (Karyopsen) wird **Maisstärke**, Maydis amylum Ph.Eur., eine kleinkörnige Stärke, gewonnen. Die Embryonen, die bei der Stärkefabrikation vom Endosperm abgetrennt werden, liefern Maiskeimöl, das aufgrund des Gehalts an Vitamin E kaum ranzig wird. Es enthält vorwiegend Glyzeride der Linol-, Öl- und Palmitinsäure. In Ph.Eur. ist ein **Raffiniertes Maisöl**, Maydis oleum raffinatum aufgeführt.

Die fadenförmigen Griffel der Maiskolben sind eine obsolete Droge: Stigmata maydis („Maisbart") Erg.B.6. Sie galt als wassertreibendes Mittel und wird heute gelegentlich als NEM („Maisbart-Kapseln") mit z.T. abenteuerlichen Indikationen („zum Abspecken", „bekämpft Fettansammlung im Körper" u. ä.) angeboten.

Literatur: Schmidt, M.: Mais und Pharmazie. PTA heute **15**(8), 35–36 (2001).

Zingiber officinale Roscoe · Ingwer

Familie: Zingiberaceae

Herkunft: In zahlreichen tropischen Ländern kultiviert.

Angewandter Pflanzenteil: Ingwerwurzelstock, Zingiberis rhizoma Ph. Eur., das häufig von den äußeren Korkschichten befreite (vorsichtig geschälte) Rhizom.

Zingiber officinale

Inhaltsstoffe: Ätherisches Öl mit Sesquiterpen-Kohlenwasserstoffen und -Alkoholen mit der Hauptkomponente (-)-α-Zingiberen, ferner, (-)-β-Bisabolen, (-)-β-Sesquiphellandren, Zingiberol u.a. Sesqui- und Monoterpene; nichtwasserdampfflüchtige Scharfstoffe: Gingerole, Shogaole und Dehydrogingerdione sowie Zingeron; ferner Diarylheptanoide (= Curcuminoide), darunter als neuartige Verbindungen zyklische Diarylheptanoide; Phenolcarbonsäuren, Diterpenlactone und Anthocyanoside.

Wirkung: Ingwer ist ein Acrio-aromaticum. Durch Erregung der Wärmerezeptoren in der Mundschleimhaut wird ein Hitzegefühl hervorgerufen und vermutlich reflektorisch Speichel- und Magensaftsekretion angeregt. Ob die Magenmotilität gefördert wird, wird kontrovers beurteilt. Gepulverter Ingwerwurzel in Dosen von ca. 2 Gramm wird eine antiemetische Wirkung bei Kinetosen zugeschrieben, wobei eine direkte Wirkung auf die Magenschleimhaut anzunehmen ist. Möglicherweise wirken Ingwer-Inhaltsstoffe (Gingerole?) auch Serotonin-antagonistisch (am intestinalen $5-HT_3$-Rezeptor). Weitere Wirkungen, die für Ingwerextrakte oder einzelne Inhaltsstoffe beschrieben sind: Analgetisch und antiphlogistisch, antimikrobiell und antiviral, cardiotonisch und hepatoprotektiv, Hemmung der Thrombozytenaggregation; in jüngster Zeit wurde Ingwer auch als Lieferant antitumoraler Wirkstoffe erkannt. Klinische Untersuchungen liegen vor allem für die antiemetische Wirkung vor.

Anwendung und Verordnung: Bei dyspeptischen Beschwerden verschiedener Ursache, vor allem bei subazider Gastritis; zur Verhütung der Symptome der Reisekrankheit; als Gewürz. Zur Verordnung eignet sich die Tinctura Zingiberis (20–30 Tropfen) in etwas Wasser vor den Mahlzeiten bei dyspeptischen Beschwerden.

Fertigarzneimittel: Als Antiemetikum bei Kinetosen (Reisekrankheit, Seekrankheit) und Übelkeit, Erbrechen und Schwindel in Form des Präparates Zintona: Kapseln mit 250 mg Rhiz. Zingiberis plv. Dosierung für Erwachsene und Kinder über sechs Jahren 2 Kapseln 1/2 Stunde vor Reisebeginn, falls erforderlich, nach 4 Stunden weitere 2 Kapseln.
Ingwertinktur, -extrakt oder das ätherische Öl sind Komponenten einiger Gastroenterologika, so z.B. Gastricard N Tropfen.

Unerwünschte Wirkungen: Bei bestimmungsgemäßem Gebrauch keine.

Literatur: Saller, R. und D. Hellenbrecht: Ingwer (Zingiber officinale) – Anwendung von Ingwerpräparaten. In: Beitr. Z. Phytother., 199–204 und 204–06, Herausg. R. Saller und H. Feiereis, Hans Marseille Verlag, München, 1993. – Germer, S. und G. Franz: Ingwer – eine vielseitige Arzneidroge. DAZ **137**, 4260–66 (1997). – Falch, B., J. Reichling und R. Saller: Ingwer – nicht nur ein Gewürz. DAZ **137**, 4267–78 (1997). – Schuhbaum, H. und G. Franz: Ingwer: Gewürz und vielseitige Arzneidroge. Z. Phytother. **21**, 203–09 (2000). – Krützfeldt, K.: Ingwer – das „göttliche Feuer". DAZ **143**(51/52), 6567–75 (2003).

Indikationen

In der folgenden Übersicht sind die Heilpflanzen des Lexikons noch einmal nach ihren Wirkungen und dem damit verbundenen Indikationsanspruch aufgeführt. Nähere Informationen über die Bewertung der Pflanze oder Droge, die Form ihrer therapeutischen Verwendung – als Einzeltee, in Teemischungen, als galenische Zubereitung oder als Komponente von Fertigarzneimitteln – sind bei den jeweiligen Monographien zu erhalten.

Erkrankungen der Verdauungsorgane

Bei funktionellen oder chronischen Beschwerden im Bereich des Magen-Darm-Trakts erfreuen sich pflanzliche Arzneimittel großer Beliebtheit und können sowohl durch ärztliche Verordnung wie auch im Rahmen der Selbstmedikation eingesetzt werden.

Bei **Achylie** (verminderter Magensaftsekretion) und damit verbundener **Appetitlosigkeit** stehen altbewährte *Bitter-* und *Scharfstoffdrogen* (mit oder ohne *ätherisch-Öl-Komponente*) zur Verfügung: Wir unterscheiden:

a) reine Bitterdrogen (Amara pura)
   → *Centaurium erythraea, Cichorium intybus, Cinchona pubescens, Gentiana lutea, Harpagophytum procumbens, Iberis amara, Marrubium vulgare, Marsdenia cundurango, Menyanthes trifoliata, Quassia amara, Rheum palmatum, -officinale (in kleinen Dosen), Taraxacum officinale.*

b) aromatische Bitterdrogen (Amara aromatica)
   → *Achillea millefolium, Acorus calamus, Angelica archangelica, Artemisia absinthium, Citrus aurantium, Cnicus benedictus;* ferner auch: *Achillea erba-rotta, Artemisia abrotanum, A. vulgaris, Chamaemelum nobile, Cusparia febrifuga* (Angostura).

c) Scharfstoffdrogen (Acria, z.T. auch Acria amara)
   → *Alpinia officinarum, Capsicum frutescens, Curcuma zedoaria, Zingiber officinale.*

Darüberhinaus zählen auch einige ätherisch-Öldrogen zu dieser Gruppe, z.B.→ *Cinnamomum zeylanicum, Coriandrum sativum, Mentha piperita,*

Myristica fragrans, Origanum majorana. Verwendet werden in der Regel Mischungen verschiedener Drogen bzw. Extrakte; dies gilt auch für Fertigarzneimittel, die als Magentropfen o.ä. den Bittergeschmack schmecken lassen.

Bei **dyspeptischen Beschwerden** (Völlegefühl, Blähungen, Übelkeit ...) können neben den schon genannten Drogen von Nutzen sein:→ *Carum carvi, Curcuma longa, C. zanthorrhiza, Cynara cardunculus, Juniperus communis, Mentha piperita, Peumus boldus, Pimpinella anisum, Zingiber officinale.*

Speziell **bei leichteren Schmerzen im Oberbauch und Spasmen** werden eingesetzt:→ *Chelidonium majus, Fumaria officinalis, Mentzelia cordifolia, Peumus boldus.*

Für das bei Magenerkrankungen, aber auch als Folge von *Kinetosen* (Bewegungskrankheiten) auftretende **Erbrechen** stehen heute synthetische Antiemetika verschiedenster Struktur, daneben als pflanzliche Alternativen zur Verfügung:→ *Atropa bella-donna* u.a. Tropanalkaloiddrogen (Scopoderm TTS), *Zingiber officinale* oder→ *Anamirta cocculus* (Hom). Für Übelkeit und Erbrechen bei Krebspatienten unter Chemotherapie werden Zubereitungen von → *Cannabis sativa* erprobt.

Bei **Meteorismus** bieten sich als **Karminativa** (blähungstreibende Mittel) an: *Anethum graveolens, Carum carvi, Elettaria cardamomum, Coffea arabica* (Carbo Coffeae), *Foeniculum vulgare, Pimpinella anisum, Rosmarinus officinalis, Syzygium aromaticum.*

Bei **funktionellen Störungen im Bereich der Gallenwege** sind als Cholagoga bzw. Choleretika brauchbar: → *Chelidonium majus, Curcuma longa, C. zanthorrhiza, Cynara cardunculus, Fumaria officinalis, Mentha piperita,* auch → *Artemisia absinthium, Erysimum(Cheiranthus) cheiri, Helichrysum arenarium, Taraxacum officinale, Glechoma hederacea* (Cholelithiasis?).

Pflanzliche Mittel bei **Lebererkrankungen** (Hepatopathien) sind bestenfalls nach entsprechender Diagnostik zu einer *adjuvanten Therapie* geeignet: → *Beta vulgaris, Silybum marianum, Cynara cardunculus.*

Zur Therapie der Knollenblätterpilzvergiftung → *Silybum marianum.*

Bei einer **Gastritis** (Magenschleimhautentzündung) können eingesetzt werden: → *Brassica oleracea, Glycyrrhiza glabra, Matricaria recutita.*

Auch bei **Ulcus ventriculi et duodeni** kann bestenfalls eine *adjuvante Therapie* mit Phytopharmaka versucht werden: → *Glycyrrhiza glabra.*

Bei **Intestinalspasmen** ist → *Atropa bella-donna* (Extr., Atropin) eine wichtige Pflanze, heute nur noch selten: → *Papaver somniferum.*

Bei **Pankreopathien**, vor allem Enzymmangel, als *Digestiva*: → *Ananas comosus, Carica papaya, Harungana madagascariensis*.
Reizdarmsyndrom, RDS (Colon irritabile): → *Linum usitatissimum, Mentha piperita, Plantago ovata, Ferula assa-foetida* (Hom.)
Colitis ulcerosa und **Morbus Crohn:** → *Boswellia sacra*.
Zur symptomatischen Behandlung einer **Enteritis**, verbunden mit **Diarrhoe**, stehen zur Verfügung: → *Quercus robur* u.a. Gerbstoffdrogen, z.B. *Agrimonia eupatoria, Alchemilla xanthochlora, Krameria lappacea, Potentilla anserina, P. erecta, Rubus fruticosus, Vaccinium myrtillus* (Früchte), darüberhinaus auch: *Camellia sinensis (Schwarztee), Coffea arabica* (Kaffeekohle), *Ceratonia siliqua, Malus domestica, Papaver somniferum*(?), *Xysmalobium undulatum* (Uzara) oder auch → *Saccharomyces boulardii*.
Zur Behebung einer habituellen **Obstipation** gibt es eine Vielzahl von Drogen. Wir können unterscheiden zwischen:

a) Quellenden bzw. ballaststoffreichen Laxantien.
   → *Astragalus microcephalus* (syn. *A. gummifer*) (Tragant), *Cyamopsis tetragonoloba* (Guar), *Gelidium amansii* (Agar), *Linum usitatissimum, Plantago afra* (*psyllium*), *P. ovata, Sterculia urens, Triticum aestivum* (Weizenkleie).

b) Anthranoiddrogen (nur für kurzfristige Anwendung).
   → *Aloe capensis, A. barbadensis, Senna*(*Cassia*) *angustifolia, Rhamnus catharticus, Frangula alnus, F. purshiana, Rheum palmatum, Rh. officinale*.

c) Drastika (obsolet).
   → *Bryonia alba, Citrullus colocynthis, Convolvulus arvensis, Croton tiglium, Ipomoea* spec., *Podophyllum peltatum*.

d) Sonstige.
   → *Ficus carica, Fraxinus ornus, Ricinus communis, Tamarindus indica*.

Bei proktogener Obstipation → *Arachis hypogaea* (Erdnussöl).
Auch bei einer **Proktitis** und bei **Hämorrhoiden** stehen pflanzliche Zubereitungen für eine symptomatische Therapie zur Verfügung: → *Hamamelis virginiana, Myroxylon balsamum, Ruscus aculeatus*.
Pflanzliche **Anthelminthika** zur Bekämpfung von Bandwurm-, Askariden- oder Oxyurenbefall spielen heute – teils wegen unsicherer Wirkung, teils wegen erheblicher Nebenwirkungen – keine Rolle mehr. Die früher als

Wurmmittel genutzten Pflanzen sind nur aus historischen Gründen noch erwähnt: → *Allium sativum* (Knoblauchklistier), *Artemisia cina* (Zittwersamen), *Chenopodium ambrosoides*, var. *anthelminthicum* (Askaridol), *Tanacetum vulgare, Cucurbita pepo, Daucus carota, Dryopteris filix mas* (Filmaronöl), *Hagenia abyssinica* (Koso), *Mallotus philippinensis* (Kamala), *Punica granatum, Thymus vulgaris* (Thymol).

Beispiele für Magen-Darm-Tees:

Kümmelfrüchte	25,0
Kamillenblüten	25,0
Pfefferminzblätter	25,0
Baldrianwurzel	25,0

Magen-Darm-Tee I NRF

Kamillenblüten	40,0
Schafgarbenkraut	25,0
Süßholzwurzel	30,0
Malvenblüten	5,0

Magen-Darm-Tee XII NRF

Anhang Mund-Rachenraum: Bei entzündlichen Erkrankungen des Mund-Rachenraumes, z.B. der Mundschleimhaut **(Stomatitis)**, der Zungenschleimhaut **(Glossitis)**, der Rachenschleimhaut **(Pharyngitis)** oder des Zahnfleischsaums **(Gingivitis)** werden wässrige oder alkoholische Auszüge verschiedener Drogen mit ätherischen Ölen, Gerbstoffen oder Alkaloiden als Gurgellösungen, zu Pinselungen oder Mundspülungen verwendet: → *Acacia catechu, Agrimonia eupatoria, Althaea officinalis, Commiphora molmol, Hydrastis canadensis, Krameria lappacea, Matricaria recutita, Potentilla erecta, Prunus spinosa, Rheum palmatum, Salvia officinalis, Sanguinaria canadensis* (Sanguinarin als Antiplaque-Wirkstoff), *Styrax tonkinensis* (Benzoe), *Thymus vulgaris* (Thymol), *Vaccinium myrtillus*. Bei einer Entzündung der Zahnpulpa **(Pulpitis)** kann Nelkenöl → *Syzygium aromaticum* eingerieben werden.

Trockenextrakte von → *Melissa officinalis* oder *Salvia officinalis* dienen zum Einreiben der Lippen bei **Herpes labialis.** Durch Spülen mit einer Lösung von → *Eriodictyon californicum* wird die Empfindung für Bittergeschmack vorübergehend aufgehoben.

Herz- und Kreislauferkrankungen

Die zur Therapie einer **Herzinsuffizienz** eingesetzten Herzglykoside haben im Vergleich mit den heute bevorzugten Synthetika – ACE-Hemmer, Diuretika, AT_1-Rezeptorblocker – an Bedeutung verloren. Während von → *Digitalis purpurea* und *D. lanata* die Reinsubstanzen Digitoxin und Digoxin, z.T. auch partialsynthetisch abgewandelt, noch eingesetzt werden, spielen die Glykoside von → *Strophanthus gratus* und *S. kombé* keine Rolle mehr. Von den Digitaloiddrogen: → *Adonis vernalis, Convallaria majalis und Urginea maritima* liegen zwar Positivmonographien vor (Negativmonographie → *Nerium oleander*; auch → *Thevetia peruviana, Apocynum cannabinum* oder *Helleborus niger*), doch gibt es auch von ihnen nur noch wenige Fertigarzneimittel. Galenische Zubereitungen sind, auch wenn es von den drei erstgenannten offizinellen Drogen auf einen bestimmten Wirkungswert eingestellte Pulver gibt (Pulvis normatus) obsolet.

Als wichtigste Arzneipflanze bietet sich bei Herzinsuffizienz der Stadien I und II (NYHA) und *vor allem zur Prävention* der Weißdorn an: → *Crataegus laevigata, monogyna*. Aus der Droge Weißdornblätter mit Blüten hergestellte Teeaufgüsse, vor allem aber wässrig-alkoholische Extrakte und entsprechend hoch dosierte Präparate sind auch für die Selbstmedikation von Bedeutung.

Von den zur Behebung von **Herzrhythmusstörungen** eingesetzten Antiarrhythmika sind oder waren auch einige pflanzliche Substanzen von Interesse: Chinidin → *Cinchona pubescens*, Ajmalin → *Rauvolfia serpentina* und Spartein → *Cytisus scoparius*. Galenische Zubereitungen aus den genannten Pflanzen sind obsolet.

Bei der **koronaren Herzkrankheit** bestehen die phytotherapeutischen Möglichkeiten bestenfalls in der Prävention: → *Allium sativum*, evtl. *Ginkgo biloba*? Die Anwendung von → *Ammi visnaga*-Früchten bzw. Khellinpräparaten bei leichten stenocardischen Beschwerden (ehem. Komm. E) wird wegen erkennbarer Risiken negativ beurteilt. Bei *nervösen Herzbeschwerden* kann Weißdorn mit pflanzlichen Sedativa kombiniert werden: → *Valeriana officinalis, Humulus lupulus* oder auch → *Leonurus cardiaca*, das Herzgespannkraut, für das jedoch keine neueren Untersuchungen zur Wirksamkeit vorliegen.

Als Adjuvantien zur topischen Anwendung können sog. *Herzsalben* einen subjektiv günstigen Einfluss für den Patienten haben. Derartige Zubereitungen enthalten lokal reizende Komponenten: → *Cinnamomum camphora* (Campher), *Mentha piperita* (Menthol) und/oder ätherische Öle von → *Rosmarinus officinalis, Lavandula officinalis* u.a.

Die zuletzt genannten ätherischen Öle und Campher gelten auch als Adjuvantien zur Behandlung der arteriellen **Hypotonie** und werden als Riechmittel, als Zusatz zu Bädern oder auch innerlich (Campher, Präparat Korodin) eingesetzt. Hilfreich können auch coffeinhaltige Getränke sein: → *Camellia sinensis, Coffea arabica, Cola acuminata, Ilex paraguariensis, Paullinia cupana, Theobroma cacao.*

Für die Therapie der arteriellen **Hypertonie** sind die Möglichkeiten der Phytotherapie gering. Reserpin, ein Alkaloid aus → *Rauvolfia serpentina*, wird heute nur noch in Kombination mit anderen synthetischen Antihypertonika eingesetzt. Blutdrucksenkende Effekte, die einigen Arzneipflanzen zugesprochen werden, sind zweifelhaft oder nicht durch neuere Arbeiten validiert: → *Olea europaea, Rhododendron* spec., *Viscum album* (peroral). Für die Selbstmedikation verbleiben als Möglichkeit einer milden Blutdrucksenkung lediglich hochdosierte Knoblauchpräparate → *Allium sativum*. Derartige Präparate sind auch Mittel zur **Arteriosklerose-Prophylaxe** (zur Vorbeugung altersbedingter Gefäßveränderungen; ehem. Komm. E). Weitere Pflanzen: auch die anderen → *Allium*-Arten, *Cynara cardunculus*.

Periphere arterielle Durchblutungsstörungen (pAVK) sind überwiegend durch sklerotische Veränderungen der Arterien bedingt, die die Extremitäten versorgen. Treten Schmerzen nur bei Belastung auf (nach dem Gehen von ca. 200 Meter; Stadium II; Claudicatio intermittens) stehen als Phytopharmaka Extrakte von → *Ginkgo biloba* zur Verfügung; als Adjuvans evtl. → *Fagopyrum esculentum*.

Chronisch venöse Insuffizienz (CVI): Auch bei Störungen im Venensystem, bedingt durch thrombotische und entzündliche Vorgänge gibt es eine Reihe von Arzneipflanzen, die vor allem in den Anfangsstadien der Erkrankung mit Erfolg eingesetzt werden können → *Aesculus hippocastanum, Ruscus aculeatus*, ferner auch noch → *Fagopyrum esculentum, Melilotus officinalis*, (*Galium odoratum*), *Vitis vinifera*.

Extrakte von → *Ginkgo biloba* sind neben peripheren auch bei **cerebralen arteriellen Durchblutungsstörungen** von Bedeutung. Sie finden Anwendung zur symptomatischen Behandlung von Hirnleistungsstörungen, vor allem im Frühstadium einer dementiellen Erkrankung.

Möglichkeiten zur Behandlung der Alzheimer-Demenz bietet auch das aus → *Galanthus woronowii* isolierte Alkaloid Galant(h)amin.

Atemwegserkrankungen

Das Angebot pflanzlicher Arzneimittel bei diesem Indikationsbereich ist traditionell groß. Arzneipflanzen und daraus hergestellte Zubereitungen verschiedenster Art können zur symptomatischen, z.T. auch kausalen Therapie oder als Adjuvantien in Verbindung mit anderen Pharmaka bei nahezu allen Erkrankungen der Atemwege eingesetzt werden: Bei **Katarrhen der oberen Luftwege** (ehem. Komm.E), beim sog. banalen (auch: **grippalen**) **Infekt**, bei der mit Husten verbundenen **Bronchitis** wie auch bei Entzündungen der Nasenschleimhaut **(Rhinitis)**, der Nasennebenhöhlen **(Sinusitis)**, der Kehlkopfschleimhaut **(Laryngitis)** oder der Luftröhrenmukosa **(Tracheitis)**. Obsolet sind früher gebräuchlich pflanzliche Zubereitungen, die bei Lungenparenchymerkrankungen, auch bei Tuberkulose (Kieselsäuredrogen) verwendet wurden.

Da viele der hier zu nennenden Arzneipflanzen für verschiedene Indikationsbereiche relevant sein können, sind sie im folgenden, um Mehrfachnennungen zu vermeiden, nach Wirkprinzipien zusammengefasst.

Schleimdrogen, Mucilaginosa schützen Schleimhäute, wenn sie durch trockenen Husten gereizt sind und wirken dadurch indirekt antitussiv: → *Althaea officinalis, Cetraria islandica, Chondrus crispus, Tussilago farfara, Malva sylvestris, Verbascum densiflorum*, auch → *Elymus repens, Alcea rosea* oder *Pulmonaria officinalis*.

Die Drogen sind beliebte Komponenten in Husten- und Bronchialtees, aber auch Bestandteil von Hustensirupen.

Saponindrogen gelten als Expektorantien, die wahrscheinlich über eine Reizung der Magenschleimhaut reflektorisch sekretolytische und sekretomotorische Effekte auf die Schleimdrüsen in den Bronchien ausüben. Auch sie sind in Bronchialtees enthalten, Extrakte auch Bestandteil von Hustentropfen-, säften oder Pastillen: → *Glycyrrhiza glabra, Gypsophila paniculata, Hedera helix, Polygala senega, Primula veris, Saponaria officinalis, Verbascum densiflorum* (auch Schleimdroge).

Ätherisch-Öl-Drogen wirken expektorierend, sekretolytisch, z.T. auch desinfizierend und werden sowohl innerlich (Infuse, Tinkturen, Extrakte) wie auch

äußerlich (Einreibungen, Bäder) oder als Inhalationen angewendet. → *Abies alba, Asarum europaeum, Eucalyptus globulus, Foeniculum vulgare,, Illicium verum, Inula helenium, Lavandula latifolia, Matricaria recutita, Melaleuca leucadendra, M. viridiflora, Myrtus communis, Pimpinella anisum, P. major, Pinus mugo, P. pinaster, Thymus serpyllum, Th. vulgaris* (zygis), ferner auch: *Cedrus libani, Cupressus sempervirens, Hyssopus officinalis.*
Mit desinfizierender Wirkung auch die Senfölglykosid-Drogen → *Armoracia rusticana, Brassica oleracea, Tropaeolum majus.*

Anhang: In niedriger Dosis expektorierend (in höherer emetisch) wirken auch Auszüge der Brechwurzel → *Psychotria* (*Cephaelis*) *ipecacuanha.* Die Alkaloide Emetin und Cephaelin reizen ähnlich wie die Saponine die Magenschleimhaut und führen reflektorisch zu vermehrter Sekretion. Wegen unsicherer Wirkung sind Ipecacuanha-Zubereitungen kaum mehr gebräuchlich.
Antitussiv durch zentrale Hemmung des Hustenreflexes wirken die Opiumalkaloide Codein und Noscapin → *Papaver somniferum.* Als isolierte Reinsubstanzen zählen wir sie nicht zu den Phytotherapeutika im eigentlichen Sinne.
Weitere Drogen mit unterschiedlichen Wirkstoffen und Wirkungen: → *Aspidosperma quebracho-blanco, Castanea sativa, Drosera* spec.(Naphthochinonderivate), *Ephedra sinica, Galeopsis segetum, Grindelia robusta, Marrubium vulgare, Pelargonium sidoides* (Umckaloabo), *Plantago lanceolata, Polygonum aviculare, Thuja occidentalis*; ferner → *Aconitum napellus* (Hom. bei grippalen Infekten).
Asthma bronchiale: Die eingesetzten pflanzlichen Mittel gehören – von ihren Wirkstoffen her betrachtet – verschiedenen Gruppen an und haben im Vergleich zu früher weitgehend an Bedeutung verloren; → *Allium cepa, Datura stramonium, Ephedra sinica, Grindelia robusta, Hyoscyamus niger, Lobelia inflata.*
Nicht unerwähnt bleiben sollen die bei grippalen Infekten (aber auch bei anderen Indikationen) viel gebräuchlichen pflanzlichen, hinsichtlich ihrer Wirksamkeit kontrovers diskutierten **Immunstimulantien** (Paramunitätsinduktoren; immunmodulatorische Substanzen): → *Baptisia tinctoria, Echinacea* spec., *Eleutherococcus senticosus, Eupatorium perfoliatum, Thuja occidentalis.*
Als **Diaphoretika** (schweißtreibende Mittel) spielen auch die Teeaufgüsse von → *Sambucus nigra* und *Tilia cordata* bei banalen Infekten immer noch eine Rolle.

Beispiele für Bronchialtees:

Anisfrüchte	10,0
Süßholzwurzel	10,0
Isländisch Moos	20,0
Eibischwurzel	30,0
Huflattichblätter	30,0
(oder Eibischblätter)	

Brusttee nach Standardzulassung

Fenchelfrüchte	10,0
Spitzwegerichkraut	30,0
Süßholzwurzel	30,0
Thymiankraut	30,0

Husten- und Bronchialtee nach Standardzulassung

Erkrankungen des Nervensystems

Bei Schlafstörungen, vor allem **Einschlafstörungen** stehen als milde und erst nach geraumer Zeit wirkende **pflanzliche Sedativa** zur Verfügung: → *Valeriana officinalis, Humulus lupulus, Passiflora incarnata, Melissa officinalis* (auch *Cymbopogon winterianus*, Oleum Melissae indicum), *Lavandula officinalis*, die vielfach zur Wirkungsverstärkung auch miteinander kombiniert werden. Für diese und weitere Drogen, z.B. → *Avena sativa, Eschscholtzia californica*, liegen nur in beschränktem Umfange Untersuchungen zur Wirksamkeit und den dafür verantwortlichen Inhaltsstoffen vor (vor allem für *Valeriana*).

Die genannten Drogen können auch bei leichteren **nervösen Unruhezuständen** als Tagessedativa verwendet werden. Der Einsatz von Präparaten, die Valepotriate aus indischem oder mexikanischen Baldrian (→ *Valeriana*) enthielten, ist inzwischen weitgehend verlassen worden.

Zur Therapie leichterer **Angst- und Spannungszustände** wurden als „pflanzliche Tranquillizer (Anxiolytika) Extrakte des Rauschpfeffers → *Piper methysticum* (Kava Kava) eingesetzt. Für entsprechende Präparate wurde 2002 vom BfArM wegen angeblich gravierender UAW (Leberschädigungen?) die Zulassung widerrufen. Bei **leichten bis mittelschweren Depressionen** und depressiven Episoden sind Extraktpräparate aus Johanniskraut → *Hypericum perforatum* geeignete pflanzliche Arzneimittel; sie sollten bei schweren endogenen Depressionen nicht eingesetzt werden.

Bei **Kopfschmerzen vom Spannungstyp** hat sich die äußerliche Anwendung von Pfefferminzöl → *Mentha piperita, M. arvensis* bewährt; evtl kann auf → *Paullinia cupana* (Hom.) zurückgegriffen werden. Bei der **Migräne** sind einerseits Ergotaminderivate → *Claviceps purpurea* zur Schmerzbekämpfung von Bedeutung, andererseits kann zur Migräneprophylaxe auf Mutterkraut → *Tanacetum parthenium* und auf → *Petasites hybridus* verwiesen werden. Bei schmerzhaften Nervenerkrankungen auch → *Aconitum napellus* (Hom.).

Beispiel für einen Beruhigungstee:

Baldrianwurzel	40,0
Hopfenzapfen	20,0
Melissenblätter	15,0
Pfefferminzblätter	15,0
Pomeranzenschale	10,0

Beruhigungstee I nach Standardzulassung.
Diese Bestandteile werden – auch mit weiteren Komponenten wie z.B.: Passionsblumenkraut oder Lavendelblüten – in vielfältiger Weise kombiniert.

Rheumatischer Formenkreis

Rheumatische Erkrankungen können vielfältige Ursachen und Erscheinungsformen haben. Ohne auf eine weitergehende Differenzierung einzugehen, soll auf **pflanzliche Antirheumatika** hingewiesen werden, die oral oder topisch appliziert antiphlogistische und/oder analgetische Effekte ausüben können. Sie wirken vor allem symptomatisch und werden oftmals als Adjuvantien eingesetzt, um Corticoide oder NSAIDs niedriger dosieren (oder evtl. ganz einsparen?) zu können.

Pflanzliche Mittel zur oralen Anwendung.
Der alten, lange Zeit wenig beachteten Weidenrinde → *Salix* spec. mit ihren antiphlogistisch und analgetisch wirksamen Salicylsäure- bzw.

Salicylalkoholderivaten gilt heute wieder vermehrt das Interesse einiger Arbeitsgruppen. Eine Reihe von Untersuchungen haben sich seit einiger Zeit auch mit der Wirksamkeit der Teufelskrallewurzel → *Harpagophytum procumbens* bei rheumatischen Schmerzen, akuten Lumbalgien und Lumboischialgie-Syndrom beschäftigt (Aufbereitungsmonographie: Zur unterstützenden Therapie degenerativer Erkrankungen des Bewegungsapparates). Auch über Brennesselblätter/-kraut → *Urtica dioica, U. urens*, die lt. Aufbereitungsmonographie zur unterstützenden Behandlung rheumatischer Erkrankungen dienen können, liegen neuere Erkenntnisse über das mögliche Wirkprinzip vor.

Weitere Drogen, die z.T. in Kombinationspräparaten verwendet werden: → *Fraxinus excelsior, Populus nigra* oder auch → *Solidago virgaurea*. Des weiteren sei noch hingewiesen auf: → *Solanum dulcamara* oder *Guajacum officinale* als Antidyskratika, auf *Filipendula ulmaria, Gelsemium sempervirens* (Hom) oder auf → *Taraxacum officinale*.

Pflanzliche Mittel zur topischen Anwendung.
Rubefacientia sind Mittel, die zu einer verstärkten Durchblutung, verbunden mit einer sichtbaren Hautrötung führen und konsekutiv analgetische und antiphlogistische Wirkungen zeigen: → *Capsicum acer, C. frutescens, Cinnamomum camphora*, aber auch ätherische Öle z.B. von → *Abies alba, Eucalyptus globulus, Gaultheria procumbens, Mentha piperita, Myristica fragrans, Pimenta racemosa, Pinus* spec., *Rosmarinus officinalis* u.a. Früher gebräuchlich auch ein Auszug mit fettem Öl aus → *Hyoscyamus niger*.

Anhang Gicht: Präparate mit standardisierten Auszügen aus → *Colchicum officinale*; bei Podagra, dem Gichtanfall im Großzehengrundgelenk (Zipperlein) *volkstümlich* → *Aegopodium podagraria*.

Erkrankungen der ableitenden Harnwege

Zur Therapie leichterer bakterieller **Harnwegsinfekte** können arbutinhaltige → *Arctostaphylos uva-ursi*, auch *Vaccinium vitis-idaea* oder auch senfölglykosidhaltige Drogen → *Armoracia rusticana, Nasturtium officinale, Tropaeolum majus* herangezogen werden. Im Vergleich zu synthetischen Substanzen oder Antibiotika sind theoretische Überlegungen zum Wirkprinzip derartiger Harndesinfizientien nur unzureichend durch experimentelle und klinische Arbeiten gestützt. Weitere pflanzliche Harndesinfizientia: z.B. → *Agathosma betulina, Chimaphila umbellata, Santalum album, Vaccinium macrocarpon* (Preiselbeersaft).

Die Mehrzahl pflanzlicher Drogen sind der Gruppe der **Diuretika** zuzuordnen (im Wesentlichen handelt es sich um eine vermehrte Wasserausscheidung); sie werden im Rahmen der sog. **Durchspülungstherapie** bei entzündlichen Erkrankungen der Harnwege und Nierengrieß (ehem. Komm. E) eingesetzt. Es handelt sich dabei um Drogen, die Saponine, Flavonoide oder auch ätherische Öle enthalten:

- **Saponindrogen**: → *Asparagus officinalis, Herniaria glabra, Solidago gigantea, S. virgaurea* (auch Flavonoide),
- **Flavonoiddrogen**: → *Betula pendula/pubescens, Equisetum arvense, Orthosiphon aristatus,*
- **Ätherisch-Öl-Drogen**: → *Apium graveolens, Juniperus communis, Levisticum officinale, Petroselinum crispum, Elymus repens* (div. Inhaltsstoffe),
- **Sonstige Drogen**: Methylxanthindrogen: → *Camellia sinensis, Coffea arabica, Cola acuminata, Ilex paraguariensis* (Mateblätter z.B. Bestandteil des Blasen- und Nierentees NRF), *Paullinia cupana*.

Reizblase, abakterielle Prostatitis, Miktionsstörungen: Neben Zubereitungen aus Kürbissamen → *Cucurbita pepo* und anderen, auch bei der BPH verwendeten Drogen, können auf Grund ihrer spasmolytisch wirksamen Tropanalkaloide Glockenbilsenkrautextrakte → *Scopolia carniolica* eingesetzt werden. Für die Selbstmedikation kommt *Scopolia* jetzt allerdings nicht mehr in Frage, da die Droge der Rezeptpflicht unterstellt worden ist. Nur noch wenig gebräuchlich ist die volkstümliche Verwendung von Gewürzsumachrinde → *Rhus aromatica* als Mittel bei *Enuresis nocturna* und Reizblase.

Urolithiasis: Die früher vor allem zur Metaphylaxe von Steinleiden empfohlene Krappwurzel → *Rubia tinctorum* wird nicht mehr verwendet, da die als Wirkstoffe angesehenen Anthranoide vom Rubiadintyp mutagen und kanzerogen wirken. Prophylaktisch können die zur Durchspülungstherapie verwendeten Drogen auch als Urolithiasismittel eingesetzt werden. Zur unterstützenden Behandlung akuter krampfartiger Beschwerden im

Bereich der ableitenden Harnwege, besonders bei Steinleiden siehe → *Petasites hybridus*.

Anhang Benigne Prostatahyperplasie (BPH): Bei der symptomatischen Behandlung der BPH in den Anfangstadien (I–II nach Alken, II–III nach Vahlensieck) nehmen pflanzliche Mittel einen breiten Raum ein: Neben dem schon erwähnten → *Cucurbita pepo* sind dies: → *Hypoxis rooperi, Serenoa repens, Urtica dioica* (Wurzel), ferner auch → *Secale cereale* (Roggenpollenpräparat), *Epilobium* spec. (?) sowie im europäischen Raum → *Prunus* (*Pygeum*) *africana*.

Frauenkrankheiten

Zur Therapie gynäkologischer Erkankungen stehen eine Reihe von Arzneipflanzen zur Verfügung. Während bei manchen altbekannten Arzneidrogen die Anwendung problematisch und die Wirksamkeit nicht hinreichend belegt ist, gibt es für andere Pflanzen neuere Untersuchungen, die sie bei bestimmten Erkrankungen als geeignete Alternative zur Behandlung mit synthetischen Substanzen bzw. weiblichen Hormonen ausweisen.

Bei **klimakterischen Beschwerden** stehen mit Extraktpräparaten aus der Traubensilberkerze → *Cimicifuga racemosa* Phytopharmaka zur Verfügung, für die zahlreiche Arbeiten zur Pharmakodynamik und Wirksamkeit vorliegen. Für die in der Aufbereitungsmonographie 1989 genannte Indikation PMS und Mastodynie sollte *Cimicifuga* nach neueren Erkenntnissen nicht eingesetzt werden; vgl. auch → *Rheum rhabarbarum* (*rhaponticum*).

Bei Befindlichkeitsstörungen, die unter dem Begriff **Prämenstruelles Syndrom (PMS)**, oft verbunden mit **Mastodynie**, zusammengefasst sind, haben sich in neuerer Zeit vor allem Extrakte aus den Früchten des Mönchspfeffers oder Keuschlamms bewährt → *Vitex agnus castus*. Vgl. des weiteren auch noch → *Lycopus europaea, Caulophyllum thalictroides* (Hom.).

Weitere Arzneipflanzen, die im Zusammenhang mit gynäkologischen Erkrankungen genannt seien:

- **Fluor vaginalis (albus)**: Taubnesselblüten → *Lamium album,*
- **Pelipathia vegetativa**: Schafgarbebäder → *Achillea millefolium,*

- **Blutungen, postpartale**: Von den früher viel verwendeten Mutterkornalkaloiden oder -zubereitungen → *Claviceps purpurea*, wird lediglich Methylergometrin noch als Präparat (Methergin) angeboten. → *Capsella bursa pastoris* (?), *Hydrastis canadensis*,
- **Regeltempoanomalien**: Bei (sekundärer) Amenorrhoe → *Vitex agnus castus*; Dysmenorrhoe → *Potentilla anserina*.
- **Wehenschwäche**: → *Cinchona pubescens*.

Hautkrankheiten

Von den ca. 50 Pflanzen mit dermatologischem Indikationsanspruch sind 25 von der Komm. E (des ehem. BGA) positiv bewertet worden. In Ergänzung oder als Alternative zu den klassischen Therapeutika der Dermatologie – Glukokortikoide, Antibiotika, Antimykotika – werden sie bei bestimmten Indikationen mit Erfolg eingesetzt. Die topische Anwendung in den verschiedenen Applikationsformen – als Tinktur, Salbe, Gel, Creme, Paste, Kataplasma, Puder oder feuchter Umschlag – steht dabei im Vordergrund.

Phytotherapeutisch behandelbare Hauterkrankungen:

- bei leichteren **Verletzungen und Entzündungen der Haut** (Stichworte: Dermatitis, Ekzem) haben sich bewährt: → *Alchemilla xanthochlora*, *Aloe vera*, *Calendula officinalis*, *Centella asiatica*, *Hamamelis virginiana*, *Juglans regia*, *Laminaria digitata*, *Matricaria recutita*, *Quercus robur*, *Viola tricolor*.
  Bei chronischem Ekzem als Adjuvans: → *Solanum dulcamara*, auch *Cardiospermum halicacabum*.
- **Neurodermitis, atopisches Ekzem**: Die Samenöle von → *Borago officinalis*, *Oenothera biennis*, ferner auch → *Cardiospermum halicacabum*.
- **Pruritus** → *Mentha piperita*, *M. arvensis* (Minzöle, Menthol), *Thymus vulgaris* (Thymol).
- Leichte **seborrhoische Erkrankungen**: → *Mahonia aquifolium*, *Viola tricolor* (auch: bei Milchschorf).
- **Psoriasis** → *Ammi majus*, *Heracleum sphondylium* (Psoralene), *Andira araroba*, *Fumaria officinalis*, *Mahonia aquifolium*, *Smilax regelii*.

- **Furunkulose** → *Saccharomyces cerevisiae*, auch *Trigonella foenum-graecum*.
- **Hyperhidrosis** Bei übermäßiger Schweißproduktion kann → *Salvia officinalis* eingesetzt werden; auch: → *Atropa bella-donna, Quercus robur*.
- **Perniones**, Frostbeulen → *Quercus robur*.
- **Narbenbehandlung** → *Allium cepa, Hyoscyamus niger, Vaccinium myrtillus*.
- **Stumpfe Traumen, Prellungen, Distorsionen** → *Arnica montana, Spilanthes oleracea, Symphytum officinale*, auch → *Ananas comosus, Carica papaya*.
- Bei **Ulcus cruris** (Offenes Bein): → *Laminaria digitata, Symphytum officinale*.
- **Insektenstiche** → *Allium cepa, Arnica montana, Plantago lanceolata, Spilanthes oleracea*.
- **Haarwaschmittel** → *Chamaemelum nobile*.
- **Haarwuchsmittel** *Arctium lappa* (?).
- **Haarfärbemittel** → *Lawsonia inermis*.

Antibakteriell wirksame ätherische Öle. → *Leptospermum scoparium, Melaleuca alternifolia, Thymus vulgaris*; ferner auch Senföle → *Brassica nigra, Tropaeolum majus* u.a.

Virusinfektionen der Haut. Zur Behandlung von Feigwarzen, **Condylomata acuminata**: → *Podophyllum peltatum*. **Warzen**: → *Chelidonium majus, Thuja occidentalis*, früher auch → *Juniperus sabina*. **Herpes simplex labialis**: → *Melissa officinalis, Salvia officinalis*.

Tumorerkrankungen (Neoplasien)

Es gibt eine Reihe von Pflanzen, die zytostatisch wirksame Substanzen synthetisieren. In umfangreichen screening-Programmen sind das Zellwachstum hemmende Wirkungen von Pflanzenextrakten aufgefunden worden. Den langen Weg von diesem Erstbefund bis zur klinischen Testung und therapeutischen Verwendung eines biogenen Zytostatikums haben nur wenige Pflanzenstoffe erfolgreich durchlaufen. In den meisten Fällen

mussten wegen zu hoher Toxizität und geringer Spezifität, d.h. wegen zu geringer therapeutischer Breite die Prüfungen abgebrochen werden, so z.B. für das als eine der ersten Substanzen untersuchte Colchicin bzw. Demecolcin der Herbstzeitlose → *Colchicum officinale*. In der Prüfung befindet sich z.Zt. die Betulinsäure → *Betula pendula*.
Als Zytostatika eingesetzte Inhaltsstoffe höherer Pflanzen sind z. Zt.: Die Vinca-Alkaloide von → *Catharanthus roseus*, Podophyllotoxinderivate von → *Podophyllum peltatum*, neuerdings die Taxanderivate Taxol bzw. Taxotere von → *Taxus baccata* u.a. spec. oder Camptothecinderivate von → *Camptotheca acuminata*. Hinzu kommen einige zytostatisch wirksame Antibiotika aus niederen Pflanzen, auf die hier nicht näher eingegangen wird.
Eine besondere Stellung nimmt in der adjuvanten Krebsbehandlung die Mistel ein → *Viscum album*. Ursprünglich (und immer noch) eine Arzneipflanze der anthroposophischen Therapierichtung wird versucht, auch aus naturwissenschaftlicher Sicht Wirkstoffe (Lectine) zu benennen.
Im Gegensatz zu den in der Chemotherapie des Krebses etablierten biogenen Substanzen gelten *volkstümlich* eine Vielzahl von Pflanzen als Krebsmittel oder werden zumindest als Adjuvantia empfohlen. Manche dieser Pflanzen oder Pflanzenprodukte entstammen anderen Kulturkreisen und werden bei uns kritiklos als wirksam gegen Tumoren verschiedenster Art angepriesen. Bestenfalls sind bei einigen Pflanzen bisher immunmodulatorische Substanzen nachgewiesen, z.B. → *Tabebuia impetiginosa* (Lapacho-Tee) oder → *Uncaria tomentosa* (Krallendorn-Tee); oder es werden antimitotisch wirksame Alkaloide als Halbsynthetika vermarktet → *Chelidonium majus* (Ukrain). Bei den meisten Pflanzen oder pflanzlichen Produkten gibt es keine ernstzunehmenden Hinweise auf eine tumorhemmende Wirkung; entsprechende Phytotherapeutika gibt es für diese Indikation nicht.
Drogen z.B. → *Beta vulgaris* (Rote Bete Saft), *Dionaea muscipula*, *Prunus armeniaca* (Laetrile).

Augenerkrankungen

Früher gebräuchliche pflanzliche Zubereitungen – Augenwässer, Aquae ophthalmicae – oder Infuse z.B. von Augentrostkraut → *Euphrasia officinalis* bei **Blepharitis, Konjunktivitis** oder **Iritis** sind im Hinblick auf die heutigen Anforderungen an Isotonie und Sterilität von Ophthalmologika nicht mehr zeitgemäß. Bei **Asthenopie** (Ermüdungserscheinungen des Auges) werden zur Stärkung der Sehkraft, insbesondere Verbesserung des Nachtsehens Anthocyanoside der Heidelbeeren → *Vaccinium myrtillus* empfohlen; auch: → *Digitalis purpurea*. Bei „Trockenen Augen" wird neuerdings ein aus den Samen von → *Tamarindus indicus* isoliertes Polysaccharid eingesetzt.

Als isolierte Reinsubstanzen (und damit keine Phytopharmaka im eigentlichen Sinne) sind die Alkaloide von → *Atropa belladonna* (Atropin als Mydriatikum), → *Pilocarpus microphyllus* (Pilocarpin) und → *Physostigma venenosum* (Physostigmin) – beide als Miotikum zur Glaukombehandlung – Bestandteil gebräuchlicher Augentropfen.

Phyto-Balneologie

Durch medizinische Bäder werden auf den kranken Organismus verschiedenartige Wirkungen ausgeübt:

- physikalisch durch Druck und Temperatur des Wassers,
- inhalativ durch Aufnahme von Duftstoffen (Komponenten ätherischer Öle) in den Bronchialtrakt, auch im Sinne einer Aromatherapie,
- resorptiv nach Aufnahme von Wirkstoffen durch die Haut: lokale und auch systemische Effekte.

Die Anwendung von Bädern hat eine lange Tradition. Viele der traditionell verwendeten Badezusätze sind von der Komm. B8 (des ehem. BGA) negativ bewertet worden. Einige pflanzliche Zubereitungen – Extrakte, ätherische oder auch fette Öle – werden jedoch im Rahmen einer adjuvanten Balneo-Therapie erfolgreich eingesetzt. Es handelt sich dabei vor allem um:

- **Sedierende Bäder**: → *Valeriana officinalis, Humulus lupulus, Cymbopogon winterianus, Lavandula officinalis*.
- **Erkältungsbäder**: → *Abies-* und *Pinus* spec., *Cinnamomum camphora, Eucalyptus globulus, Mentha piperita, Thymus vulgaris*.
- **Rheumabäder**: Außer den bei den Erkältungsbädern genannten ätherisch-Öl-Pflanzen auch → *Acorus calamus, Juniperus communis, Rosmarinus officinalis*.
- **Hautpflegebäder**: Bei Dermatosen mit trockener Haut können rückfettende Bäder Erleichterung bringen. Fette Öle, die auch Bestandteile

von Fertigarzneimitteln sind, stammen von → *Arachis hypogaea, Persea americana, Prunus dulcis, Triticum aestivum* oder auch von → *Glycine max* oder *Oenothera biennis*.

Weitere pflanzliche Badezusätze für spezielle Indikationen:

- Extrakte von → *Quercus robur* oder anderen Gerbstoffdrogen gegen juckende und nässende Ekzeme.
- Extrakte von → *Achillea millefolium, Equisetum arvense, Matricaria recutita* bei entzündlichen Hauterkrankungen.
- Reinsubstanzen Menthol oder Thymol (→ *Mentha piperita, Thymus vulgaris*) gegen Pruritus.

Gerontologische Indikationen

Durch die seit Jahrzehnten ansteigende durchschnittliche Lebenserwartung hat sich der Anteil alter (bis sehr alter) Menschen stetig erhöht. Von den in den vorhergehenden Abschnitten einzelnen Indiaktionsbereichen zugeordneten Pflanzen sollen einige hier nochmals genannt werden. Sie sind bei Krankheiten, die bei zunehmendem Lebensalter häufiger auftreten, von besonderer Bedeutung, vor allem auch im Sinne einer Prävention, um das Auftreten derartiger Krankheiten zu verhindern oder jedenfalls ihre Symptome zu mildern. Gerade für die Selbstmedikation sind es pflanzliche Mittel, die bei langdauernder Einnahme, milder Wirkung und insgesamt geringen Nebenwirkungen präventiv eingenommen werden können.

- **Erkrankungen der Verdauungsorgane**: Die im Alter nachlassende digestive Tätigkeit kann durch → Bitter- und Scharfstoffdrogen, unterstützt durch → Karminativa angeregt werden. Hingewiesen sei auch auf → *Cynara cardunculus* oder *Curcuma* spec. Der im Alter nicht selten zunehmenden Neigung zur Obstipation sollte mit ballaststoffreicher Kost oder → Quellungslaxantien (mit reichlicher Flüssigkeitszufuhr) begegnet werden.
- **Herz- und Kreislauferkrankungen**: Hier ist sicherlich der Weißdorn → *Crataegus laevigata* u.a. spec. an erster Stelle zu nennen, der zur Prävention gegen Altersherz die geeignete Droge ist. Als Mittel gegen arteriosklerotische Gefäßveränderungen kommt vor allem → *Allium*

sativum in Betracht. Eine erhebliche Bedeutung vor allem (aber nicht nur) als Geriatrikum hat auch → *Ginkgo biloba* bei cerebralen und peripheren Durchblutungsstörungen, aber auch → *Panax ginseng, Eleutherococcus senticosus* seien genannt.

- **Erkrankungen des Nervensystems**: → Pflanzliche Sedativa bei Schlafstörungen sind ebenso wie → *Hypericum perforatum* bei leichteren depressiven Verstimmungen für den alten Menschen wichtige pflanzliche Arzneimittel.
- **Erkrankungen der ableitenden Harnwege**: Für die als typische Alterserscheinung des Mannes häufige BPH stehen eine Reihe von bewährten pflanzlichen Mitteln zur Verfügung: → *Cucurbita pepo, Hypoxis rooperi, Serenoa repens, Urtica dioica, Secale cereale*. Sie machen zwar die Vergrößerung der Prostata nicht rückgängig, können aber die Symptome lindern.
- **Zuckerkrankheit**: Zur Anwendung vor allem beim Altersdiabetes (Typ-2-Diabetes) werden *volkstümlich* als pflanzliche Antidiabetika genannt: →*Cinnamomum zeylanicum, Hintonia latiflora, Galega officinalis, Phaseolus vulgaris, Sarcopoterium spinosum, Syzygium cumini, Vaccinium myrtillus*. Wissenschaftliche Erkenntnisse zur Wirksamkeit dieser Drogen gibt es bisher nur in Ansätzen. Der Quellstoff Guar → *Cyamopsis tetragonoloba* kann den postprandialen (nach der Mahlzeit) Blutglukoseanstieg beim Diabetiker verringern.

Anhang

Pflanzen, die Haus- oder Erfrischungstees liefern:

Aspalathus linearis	Rooiboschtee
Berberis vulgaris	Sauerdornbeerentee
Cichorium intybus	Zichorienkaffee
Fragaria vesca	Erdbeerblättertee
Galium odoratum	Waldmeisterkraut
Hibiscus sabdariffa	Malventee (Kelche)
Malus domesticus	Apfelschalentee
Ribes nigrum	Johannisbeerblättertee
Rosa canina	Hagebuttentee
Rubus fruticosus	Brombeerblättertee
Rubus idaeus	Himbeerblättertee

Beispiele für Hausteemischungen:

Rp.	Brombeerblätter	45,0
	(oder: Himbeerblätter)	
	Hagebuttenschalen	20,0
	Hibiskusblüten	20,0
Rp.	Himbeerblätter	50,0
	Erdbeerblätter	45,0
	Waldmeisterkraut	5,0
	(species germanicae ErgB 6)	
Rp.	Brombeerblätter	15,0
	Pfefferminzblätter	10,0
	Hibiskusblüten	20,0
	Hagebuttenschalen	20,0
	Kamillenblüten	5,0

Schmuckdrogen, die Teegemischen (species) ein gefälliges Aussehen oder dem Teeaufguss eine schöne Farbe geben sollen:
Alcea rosea, Centaurea cyanus, Consolida regalis, Helichrysum arenarium, Antennaria dioica, Paeonia officinalis, Pterocarpus santalinus.

Pflanzen, die als Schlankheits- und/oder Wundermittel angepriesen werden:
Amorphophallus konjac, Calotropis gigantea, Camellia sinensis (unter verschiedensten Bezeichnungen), Fucus vesiculosus, Garcinia cambogia, Helianthus tuberosus, Morinda citrifolia.

Bewusstseinserweiternde und/oder stimulierende Drogen:
Areca catechu, Argyreia nervosa, Artemisia absinthium (Absinth), Atropa bella-donna, Cannabis sativa, Catha edulis, Datura stramonium, D. suaveolens, Ephedra sinica, Erythroxylum coca, Hyoscyamus niger, Myristica fragrans, Mandragora officinarum, Papaver somniferum, Peganum harmala, Salvia divinorum, Tribulus terrestris.

Aphrodisiaka, Tonika, Roborantia:
Ephedra sinica, Lepidium meyenii, Pausinystalia johimbe, Ptychopetalum olacoides, Turnera diffusa – Cinchona pubescens, Cola acuminata, Eleutherococcus senticosus, Ilex paraguariensis, Panax ginseng, Paullinia cupana, Piper nigrum, Strychnos nux vomica.

Pflanzen, die galenische Hilfsstoffe liefern:

Arachis hypogaea	Erdnussöl
Brassica nigra	Rapsöl
Glycine max	Sojaöl
Persea americana	Avocadoöl
Prunus dulcis	Mandelöl
Ricinus communis	Rizinusöl
Triticum aestivum	Weizenkeimöl
Copernicia prunifolia	Carnaubawachs
Simmondsia chinensis	Jojobaöl (-wachs)
Acacia senegal	Arabisches Gummi
Astragalus microcephalus	Tragant
Chondrus crispus	Carrageenane
Cyamopsis tetragonoloba	Guar
Gelidium amansii	Agar
Glycine max	Sojalecithin
Laminaria digitata	Alginsäure

Palaquium gutta — Guttapercha
Theobroma cacao — Kakaobutter
Vitis vinifera — Likörwein

Antidota aus Pflanzen:
Atropa bella-donna (Atropin) bei Muscarin-Intoxikationen (Vergiftungen durch Risspilze, Satansröhrling, *Clitocybe)* und bei Vergiftungen mit Acetylcholinesterasehemmern.
Physostigma venenosum (Physostigmin) bei Vergiftungen mit Atropin (Nachtschattengewächsen) und trizyklischen Antidepressiva.
Silybum marianum (Silibinin) bei Vergiftungen durch Knollenblätterpilze.
Durch *Psychotria* (*Cephaelis*) *ipecacuanha* (Sirupus Ipecacuanhae) kann Erbrechen zur primären Giftentfernung ausgelöst werden.

Pflanzen als potenzielle Lieferanten von Süßstoffen:
Glycyrrhiza glabra, Lippia dulcis, Polypodium vulgare, Stevia rebaudiana, Thaumatococcus daniellii.

Sachregister

A

Aagaard-Kapseln 402
aar gamma 188
aar vir 203
Abessinischer Tee 122
Abführende Mixtur NRF 424, 455
Abführtee NRF 456
Abietis albae aetheroleum 25
Abnobaviscum 527
Abrotani herba 77
Abrotanum-Salbe DHU 78
Abrotanum 10% Salbe Weleda 78
Absinthii herba 78
Absinthin 78
Absinthismus 80
Acaciae Gummi 26
Acaciae gummi dispersione desiccatum 27
Acemannan 50
Acerolakirsche 311
Acetyl-11-keto-β-Boswelliasäure AKBA 100
Acetylandromedol 426
Achillicin 29
Acidum tannicum 419
Ackerrittersporn 165
Ackerschachtelhalm 212
Ackerwinde 167
Aconitin 31
Aconiti tuber 30
Aconitum carmichaelii 32
Aconitum napellus 5% Salbe 31
Acoron 32
Acorus-Tropfen 208
Acorus gramineus 33
Actein 139
Acteosid 394
Actiq 359
Acylphloroglucinole 200, 268
Adhatodae folium 288
Adonidis herba 34
– pulvis normatus 35
Adonitoxin 34
Adstringens Tormentillae NRF 404
Aegopodii podagrariae herba 35

Aescin 36
Aescorin forte 37
Aescusan 37
Aescuven forte 37
AFK-Tee 120, 381
Agar 240
Agaropektin 240
Agarose 240
Agiocur 393
Agiolax 393
AgioStop 439
Agni casti fructus 528
Agnolyt 529
Agnucaston 529
Agnus-castus-Früchte 528
Agnus castus Stada 529
Agnusid 528
Agrimoniae herba 39
Agrimonia procera 40
Agrimoniin 404
Agropyren 208
Agropyri repentis rhizoma 208
Ahnfeltia spec. 241
Ajmalicin 420
Ajmalin 420 f.
Ajuta 257
AKBA 100
Aktivanad N 431
Akuammin 270
Alant 281
Alantkampfer 282
Alantolactone 282
Alasenn Kräutergranulat 456
Alceae flos 40
Alchemilla alpina 42
Alchemillae herba 41
Alexandriner Sennesfrüchte 454
Alginsäure 232, 291
Algosteril 291
Alipuro 372
Alkaloide vom Sparteintyp 242
Alkamide 201
Alkylphthalide 301
Allantoin 474
Allgäuer
– Brusttee 415
– Latschenkieferpräparate 385

Allicin 43
Allii
– cepae bulbus 42
– sativi bulbus 43
– ursini herba 47
Alliin 42 f.
Alliobolan 48
Allya 257
Allylis isothiocyanas 101
Allylsenföl 73
Aloe 48
– barbadensis 49
– capensis 48
– vera 51
Aloe-Trockenextrakt, eingestellter 48
Aloes extractum siccum normatum 48
Aloin 230
Aloinoside 49
Alpen-Frauenmantelkraut 42
Alpenrose, pontische 426
Alpinia
– galanga 52
– katsumadai 52
– oxyphylla 52
Alpinum Tabletten 52
Alraune 314
Alsidiabet 147
Althaeae
– folium 52
– radix 52
Amara-Tropfen Pascoe 142
Amarogentin 242
Amaryllidaceenalkaloide 235
Amberkraut 488
Amentoflavon 245, 273
Amine, biogene 525
γ-Aminobuttersäure 514
Ammeos visnagae fructus 54
Ammi majus 55
Amorphophalli tuber 55
Amygdalae oleum
– raffinatum 407
– virginale 407
Amygdales 407
Amygdalin 408
Anabasin 340
Anacardiae fructus 56
Anagyrin 124

Ananas 58
Andorn
– , schwarzer 92
– , weißer 314
Andromedotoxin 426
Anethi fructus 61
trans-Anethol 225, 281,
    379, 382
Angelica
– dahurica 63
– polymorpha 63
– pubescens 63
– sinensis 63
Angelicae radix 62
Angelicasäurebutylester 131
Angelikawurzel 62
Angionorm 154
Angioton S 305
Angocin 315
Angocin Anti-Infekt N 73, 502
Angostura 183
Angosturae cortex 183
Angurate 331
Anis 379
Anisatin 281
Anisi
– aetheroleum 281, 379
– fructus 379
– stellati fructus 280
Anisöl 281
Ankak-Pulver 353
Anserinae herba 402
Antennaria dioica 263
Anthecotulid 319
Anthelminthika, pflanzliche
    200, 539
Anthemis cotula 319
Anthocyanfarbstoffe 125, 165
Anthocyanoside 511, 530
Anthranoide 49, 228, 230,
    259, 333, 422 f., 425,
    433, 454
Anthronderivate 61
Anti-Ulkus-Vitamin 103
Antiadipositum X 112 T 123
Anticholium 376
Antidota 558
Antidyskratikum 463
Antihypertonikum S Schuck
    346, 426
Antinicotinicum sine 341
Antirheumatika, pflanzliche
    546

Antistax 530
Aperisan Gel 443
Apfelbaum 311
Apfelbeere 77
Apfelessig 312
Apfelschalen 312
Apigenin 317
Apii
– fructus 64
– herba 64
– radix 64
Apiol 372
Aplona Granulat 312
Apocyni cannabini radix 64
Aporphinalkaloide 373
Apothekerasthma 411
Apothekerrinde 141
Aqua
– Amygdalarum amararum
    408
– Foeniculi 226
– Laurocerasi 408
– ophthalmica Romershau-
    sen 226
Aqualibra 347
Arabinogalactan-Proteine
    93, 201
Arabinogalactane 497, 519
Arabisches Gummi 26
– , sprühgetrocknetes 27
Arachidis oleum 65
– hydrogenatum 65
Araniforce forte 475
Arbutin 66, 136, 349, 503, 513
Arbutosid 66
Arctuvan 68
Ardey-aktiv 356
Ardeycholan Artischocke 187
Ardeycordal mono 173
Ardeynephron 352
Ardeysedon 269
Arecae semen 69
Arecaidin 69
Arecolin 69
Arekapalme 69
Arganbaum 70
Arganöl 70
Arginin 374
Arhama-Terno 443
Aristo 275
Aristoforat 275
Aristolochiae
– herba 71

– radix 71
Aristolochia fangji 72
Aristolochiasäuren 71
Armoraciae radix 73
Arnica chamissonis 76
Arnicae
– flos 74
– radix 74
Arnika 74
Arnikatinktur 75
Aromatherapie 14
Aronia-Pascoe 77
Artemisia
– afra 80
– annua 80
– maritima 82
Artemisiae herba 82
Artemisinin 80
Arthrosenex AR Salbe 75
Arthrosetten H 257
Arthrotabs 258
Artischocke 186
Artischocke-ratiopharm 187
Artischocken-Tropfen V 188
2-Arylchinolinalkaloide 437
Arzneidrogen 9
Arzneimittelgesetz 2. AMG 2
Arzneitees 9
Asa foetida 223
Asant 223
Asari rhizoma 83
Asarum
– heterotropoides 83
– sieboldii 83
Ascaridol 135, 373
Ascophyllum nodosum 232
Ascorbinsäure 267, 285,
    311, 435
Asiaticosid 128
Aspalathi herba 84
Aspalathin 84
Asparagi radix 85
Asparagus-P Tabletten 85
Aspecton 219, 496
Asperulosid 237
Assalix 441
Assplant 441
Asthmazigaretten 191
Astragalus
– complanatus 87
– membranaceus 87
Ätherisch-Öl-Drogen 28, 32,
    39, 51, 61 f., 64, 78, 82 f.,

119, 125, 131, 135, 146, 149, 162, 169, 179, 185, 205, 218, 225, 280, 286, 294f., 301, 316, 320f., 324, 327, 337, 343, 349f., 371, 379, 383, 385, 390, 431, 436, 441, 447, 450f., 468, 476, 492ff., 514, 533
Atlas-Zedernblattöl 125
Atractylosid 157
Atropin 87, 191, 271
Atropin 1% Dispersa N Augentropfen 89
Atropin EDO Augentropfen 89
Atropin POS 0,5%/1% Augentropfen 89
Atropinsulfat-Augentropfen NRF 88
Atropinsulfat 100 mg Köhler 89
Atropinsulfat Braun 0,5 mg 89
Atropinum sulfuricum Eifelfango 89
Aucubin 221, 394, 528
Aufbereitungsmonographien 6
Augenschutz-Kapseln NA Salus 512
Augentonikum Stulln N 197
Augentropfen Stulln Mono 197
Augenrost 221
Aurantii
- amari epicarpium et mesocarpium 149
- amari floris aetheroleum 150
- amari flos 150
- amari folium 150
- dulcis aetheroleum 151
- immaturi fructus 150
Avedorm 269
Avenae herba 91
Avicularin 399
Avocadin 369
Avocadobaum 369
Avocado oleum 369
Ayurveda-Medizin 15
Aztekensalbei 444
Azulon Kamillen Creme 319
Azuprostat 277

B

Baccatin III 487
Bach-Blütentherapie 16
Bäckerhefe 438
Bad Heilbrunner Abführtee N 455
Baldrian
-, echter 514
-, indischer 515
-, mexikanischer 515
Baldrian-Dispert 269, 516
Baldrian-Phyton 516
Baldrian-ratiopharm 516
Baldrivit 516
Baldurat 516
Ballonpflanze 116
Ballotae nigrae herba 92
Balneovit Öl 248
Balneum
- Hermal 248
- Hermal F 65
Balsambirne 333
Balsamum
- Copaivae 168
- peruvianum 335
- tolutanum 337
Banisterin 366
Banisteriopsis caapi 366
Baptisiae tinctoriae radix 93
Barbadoskirche 311
Barbaloin 49
Bardanae radix 66
Bärenklau 264
Bärentraube 66
Bärlappkraut 306
Bärlauch 47
Bärlauch Frischblatt Kapseln 48
Barosmae folium 39
Basilici herba 343
Basilikum 343
Bassorin 86
Baunscheidt'sches Öl 176
Bay-Öl 379
Bayogenin 465
Bayrumbaum 379
Bazoton N 510
Bdellium 164
Becherstrauch, dorniger 449
Bedan 276
Befelka-Oel 276, 524
Beifuß 82
-, einjähriger 80

Beinwell 473
Beinwurzmehl 474
Bekunis
- Instant Tee 455
- Kräutertee N 456
Belladonnablätter 87
Belladonnablättertrockenextrakt, eingestellter 87
Belladonnae
- folium 87
- pulvis normatus 88
- radix 87
Belladonna Rh 91
Belladonnawurzel 87
Belladonnysat Bürger Lösung 89
Benediktenkraut 155
Benediktinerwurzel 245
Benzoe tonkinensis 473
Benzophenanthridin-Alkaloide 446
Benzylisochinolin-Alkaloide 94, 125, 132, 170, 217, 234, 270, 284, 358
Benzylsenföl 502
Berbamin 310
Berberidis
- fructus 94
- radicis cortex 94
Berberin 94, 132, 270, 310, 446
Berberitze 94
Bergamottae aetheroleum 151
Bergapten 151, 193, 264, 437
Bergbohnenkraut 451
Bergwohlverleih 74
Beruhigungstee nach Standardzulassung 516
Besenginster 189
Betae succus 94
Betain 94
Betelbissen 69
Betelnüsse 69
Betelnusspalme 69
Betulae folium 95
Betulin 97
Betulinsäure 97
Bibernelle
-, große 382
-, kleine 382
Bierhefe 438
Biflavone 245, 273
Bilobalid 245
Bilobene 235

Bilsenkraut, schwarzes 271
Biodolor 446
Biofem 529
bioNorm Sättigungskapseln 56
Birkenblätter 95
Birkenteer 95
Bisabol-Myrrhe 164
Bisabolol 316
Bisamkraut 28
Bisbenzylisochinolin-Alkaloide 136, 310
Bischofskraut 54
Bistorta officinalis 399
Bitterdistel 155
Bittere Tinktur NRF 126
Bitterfenchelöl 225
Bitterholz 416
Bitterklee 332
Bitterkraut 126
Bittermandel 407
Bittermandelwasser 408
Bittermelone 333
Bitterorange 149
Bitterstoffe 126, 131, 150, 268, 332
Bittersüß 462
Blähungstreibender Tee NRF 381
Blasen- und Nierentee nach NRF 96, 280, 352, 374
Blasentang 232
Blaugummibaum 218
Blauholz 253
Blutweiderich 308
Blutwurz 403
–, kanadische 446
Blutwurz-ratiopharm 405
Bockshornklee 500
Bockshornsamen 500
Bohnenkraut 451
Boldi folium 373
Boldin 373
Boldo 373
Bomacorin N 172
Boraginis
– herba 97
– oleum 98
Born Tropfen 173
Bornylacetat 25, 383
Bornylisovalerianat 514
Boro-Scopol N 89, 272
Borretsch 97

Borretschöl, raffiniertes 98
Boswelliasäuren 99
Boswellia serrata 99
Boxocalm 269
Brandliniment 304
Brassica
– napus 102
– rapa 102
Brassicae oleraceae succus 103
Braunwurz, knotige 452
Brechnussbaum 472
Brechwurzel 409
Brennessel
–, große 508
–, kleine 508
Briserin N 421
Brombeere 434
Bromelaine 58
Bromelain POS 59
Bromocriptin 154
Bronchicum Elixier S 406, 496
Bronchilon 261
Bronchipret TP 406
Broncho-Sern 395
Broncho-Truw 219
Bronchoforton 261
Bronchostad 261, 415
Brotwurz 342
Bruchkraut
–, behaartes 265
–, kahles 265
Brucin 472
Brugmansia spec. 191
Brunnenkresse 339
Brust- und Hustentee NRF 313
Brusttee 250
Brusttee nach Standardzulassung 380, 545
Bryoniae radix 104
Buccoblätter 39
Buccostrauch 38
Buchweizen 222
Buerlecithin 248
Bufadienolidglykoside 264, 507
Bulbocapnin 170
Bullrich's Atemrein 372
Bursae pastoris herba 112
Büschelbohne, indische 183
Buschklee 300

Buscopan 273
Butylphthalide 64, 301

C
Cacao
– oleum 491
– semen 490
– testa 491
Caffeoyläpfelsäure 508
Caffeoylchinasäuren 186, 279
Cajeputi aetheroleum 321
Calabarbohne 375
Calabar semen 375
Calami
– aetheroleum 33
– rhizoma 32
Calcatrippae flos 165
Calendulae flos 104
Calendula Essenz äußerlich 106
Calendula Wundsalbe Weleda 106
Calenduloside A–F 104
Calendumed Creme/Gel/Salbe 106
Calmolan 338
Calysayarinde 144
Campher 144, 432, 442 f., 483
Campherspiritus 145
Camphoderm N Emulsion 145
Camphora 144
Campto 109
Camptotheca acuminata 8
Camptothecin 8, 109
Canephron 127, 301
Canephron S Solidago 465
Cannabidiol 110
Cannabinoide 110
Canthaxantin 192
Capsaicin 113
Capsaicinoide 113
Capsamol Salbe 115
Capsici
– acris tinctura normata 114
– annui fructus 113
– fructus acer 113
Capval 360
Carbo Königsfeld 158
β-Carbolin-Alkaloide 366
Cardamomi fructus 205
Cardenolidglykoside 64, 106, 166, 339, 471, 491
Cardiodoron 348

Cardui mariae fructus 459
Caren 383, 385
Caricae 224
Carito mono 352
Carlina acanthifolia 118
Carlinae radix 118
Carlinaoxid 118
Carminativum Hetterich N 121, 151
Carminativum Hofmann's 121
Carmol 335
Carnaubapalme 168
Carnivora 198
Carnosol 442
Carnosolsäure 432
Carotaben 192
Carotatoxin 192
β-Carotin 192
Carotinoide 104, 175, 508
Carotinora 192
Carrageen 137
Carrageenane 137
Carthami
– flos 119
– oleum 119
Carthamin 119
Carubin 129
Carvacrol 351, 451, 493 f.
Carvi
– aetheroleum 119
– fructus 119
Carvon 61, 119, 330
Caryophyllenepoxid 110
Caryophylli
– floris aetheroleum 476
– flos 476
Cascararinde 230
Cascara sagrada 230
Cascarillae cortex 177
Cascarillrinde 177
Cascaroside 230
Cashew-Nüsse 56
Cassiaöl 148
Castaneae folium 121
Casticin 528
Castufemin 529
Catalpol 394, 521
Catechingerbstoffe 26, 39, 107, 141, 159, 254, 273, 289, 364, 367, 403, 414, 417, 490, 497, 506, 511, 513, 530
Catechu 26

Cathae folium 122
Catharanthi herba 123
Cathin 122
Cathinon 122
Caulophylli radix 124
Cayennepfeffer 113
Cayennepfefferdickextrakt, eingestellter 114
Cayennepfeffertinktur, eingestellte 114
Cedri
– folium 125
– lignum 125
Cefabene 463
Cefacynar 187
Cefadolor 254
Cefagil 503
Cefakliman mono 139
Cefalektin 527
Cefamadar 106
Cefanorm 529
Cefasept 204
Cefasilymarin 140 460
Cefatec 257
Celerit-Bleichcreme 339
Centaurii herba 126
Centellae asiaticae herba 128
Centellase 128
Cephaelin 409
Cera Carnauba 168
Ceratoniae semen 128
Cernilton 453
Cervoxan 270
Cesradyston 275
Cetraria Salbe 130
Ceylonzimtbaum 146
Chamazulen 316
Chamomillae romanae flos 130
Chamo S Bürger Salbe 319
Chaparral-Tee 293
Charantin 333
Charta sinapisata 101
Cheiranthi
– cheiri herba 214
– cheiri semen 214
Chelerythrin 132
Chelidonii
– herba 132
– radix 132
Chelidonin 132
Chelidonsäure 132
Chenopodii aetheroleum 135

Chilies 115
Chimaphilae (Pyrolae) umbellatae herba 136
Chimaphilin 136
Chinarinde 141
– , gelbe 144
Chinarindenbaum 140
Chinatinktur, zusammengesetzte 142
Chinazolinalkaloide 437
Chinidin 141
Chinidinum-Duriles 143
Chinin 141
Chinindihydrochlorid-Injektionslösung 20% NRF 142
Chininum hydrochloricum Drg. 142
Chinolinalkaloide 141, 183
Chinolizidinalkaloide 93, 189
Chinolizinalkaloide 124
Chinovin 141
Chlorogensäure 157
Cholagogum Nattermann Artischocke 187
Cholhepan Sen 456
Christrose 263
Chronocard N 172
Chrysanthemi flos 485
Chrysarobin 60
Chymodiactin 4000 E 117
Chymopapain 116
Cichorienkaffee 138
Cichoriensäure 201
Cichorii
– herba 138
– radix 138
Cimicifuga-ratiopharm 139
Cimicifuga
– AL 139
– Stada 140
Cimicifugae racemosae rhizoma 139
Cimisan 140
Cinae flos 81
Cinchonae cortex 141
Cinchona officinalis 144
Cinchonidin 141
Cineol 28, 51, 81 f., 205, 218, 294, 320 ff., 337, 432, 442 f.
Cinnamomi
– cassiae aetheroleum 148
– cortex 146

Sachregister

- zeylanici corticis aetheroleum 146
Cinnamomum aromaticum 148
Cistus laurifolius 148
Citral 150, 186, 324
Citricidal 152
Citri pericarpium 151
Citronellae aetheroleum 185
Citronellal 185
Citronellgras 185
Citronellöl 325
Citrus
- bergamia 151
- limon 151
- sinensis 151
- x paradisi 151
Clavin-Alkaloide 70, 153
Clerodadienol 528
Cloud 9   210
Cnici benedicti herba 155
Cnicin 156
Cocae folium 215
Cocain 215
Cocainismus 216
Cocculi fructus 57
Cocculus Oligoplex 57
Cochlospermum gossypium 470
Codein 360
Coffeae
- carbo 157
- semen 157
Coffein 157, 159, 279, 364, 490
Coffeinum N 0,2 g Tabl. 158
Colae semen 159
Colchicin 160
Colchici semen 160
Colchicosid 160
Colchicum-Dispert 161
Colchysat Bürger 161
Coleus barbatus 7
Collaven 128
Colocynthidis fructus 149
Colombo radix 284
Colophonium 385
Columbin 284
Combretastatin 162
Combreti folium 162
Combretumblätter 162
Combretum erythrophyllum 162

Combustin-Heilsalbe 336
Comfeel-Alginatkompresse 291
Comfrey 476
Commiphora-Arten 164
Concentrin Spezial Pumpspray 38
Condurangin 316
Condurango cortex 315
Condyline 396
Condylox 396
Coniferylbenzoat 336, 473
Conii herba 164
Coniin 164
Consolidae radix 474
Contractubex Gel 43
Contramutan N 31, 220
Convallacor SL 167
Convallariae herba 166
Convallatoxin 166
Convastabil 167
Convolvuli herba 167
Convolvulus scammonia 167
Copalchirinde 267
Coptisin 132
Cor-Vel Truw Herzsalbe 145
Cordapur novo 172
Coriandri fructus 169
Cor Select 35
Cortex Piri mali fructus 312
Corydalis tuber 170
Costunolid 294
Coutareosid 267
Craegium 172
Cranberry 513
Cratae-loges 172
Crataegi
- flos 170
- folium cum flore 170
- fructus 170
Crataegus
- azarolus 174
- monogyna 174
- nigra 174
- pentagyna 174
- Stada 172
- Verla cor 172
Crataegutt 173
Crocin A 175
Croci stigma 175
Crocus 175
Croton eluteria 177
Crotonis oleum 176

Cryptopin 217
Cubebae fructus 387
Cubebin 387
Cucurbitacine 104, 149, 278
Cucurbitae semen 177
Cumarin 237 f., 323
Cumarinderivate 150, 265, 298, 323, 367, 451
8-O-p-Cumaroylharpagid 256
Cumin 121
Cuminaldehyd 121
Cumini nigri semen 342
Cupressi aetheroleum 179
Curacao-Aloe 49
Curcu-Truw 180
Curcumae
- longae rhizoma 179
- xanthorrhizae rhizoma 181
Curcumen 182
Curcumin 179, 181
Curcuminoide 180, 534
Curry-Pulver 180, 501
Cyamopsidis seminis pulvis 183
Cyani flos 125
cyanogene Glykoside 303, 407
Cyclolignane 288
Cyclopia-Arten 84
Cymarin 64, 471
p-Cymen 451
Cynacur 187
cynara aar 188
Cynara AL 187
Cynarae folium 186
Cynarin 186, 202
Cynaropikrin 186
Cynoglossi
- herba 188
- radix 188
Cystinol
- akut 68
- long 467
- N Lösung 68
Cystium Solidago 465
Cysto-Urgenin 178
Cytisin 93, 242

D

DAC 10
Daidzein 414
Daidzin 414
Dalmatinisches Salbeiöl 442
Damianablätter 503

Sachregister 565

Damianae folium 503
Dänische Brusttropfen 250
Danthron 229
Datura
- metel 272
- sanguinea 191
- suaveolens 191
Dauci radix 192
DCCK 154
Decanortriterpene 417
Decoctum Senegae 398
Dehydrocostuslacton 294
Delphinium staphisagria 165
Denisia Nr. 3 57
Depuran 456
Dermatodoron 308
Deseril retard 154
DET MS 154
Deutscher Arzneimittel-Codex 10
DEV 12
Diabetruw Zimtkapseln 147
Diacard Mischung 145
Dianthronglykoside 423, 454
Diarrhoesan 312
Diarylheptanoide 534
Dicaffeoyl-meso-Weinsäure 212
Dicaffeoylchinasäurederivate 279, 351, 466
Dicinnamoylmethanderivate 179, 181
Dictamni albi
- herba 193
- radix 193
Dictamnin 193
Difrarel 100 512
Digacin 194
Digestodoron 400
Digimed 197
Digimerck 197
Digitalin 197
Digitalis
- lanatae folium 193
- purpureae folium 195
Digitalis-Antidot 197
Digitalis-lanata-Blätter 193
Digitalis-purpurea-Blätter 195
Digitaloidglykoside, herzwirksame 195, 214
Digitanolglykoside 195
Digitonin 195

Digitoxin 195
- AWD 197
- Bürger 197
Digoxin 194
Dihydergot 154
7,8-Dihydrofoliamenthin 332
Dihytamin N 154
Dill 61
Dionaeae herba recens 198
Diosmin 112, 278
Diosphenol 39
Diphenylamin 43
Diptam
- , kretischer 193
- , weißer 193
Dipteryx
- odorata 238
- oppositifolia 238
Discase 117
Distelöl 119
Diterpenalkaloide 31, 165
Diterpen-Bitterstoffe 284, 298, 314, 432, 442, 489
Diterpenglykosid 470
Diterpenlactone 92
Diterpensäuren 253
Diurevit Mono 352
Docetaxel 487
doc Salbe 75
Dolex 446
Dolo-Arthrosetten H 257
Doloteffin 258
Dontisanin 59
Doppelstern Tonikum 52
Dormoverlan 269, 363
Dost 350
Dreiblatt 35
Droge/Extrakt/Verhältnis DEV 12
Drogenextrakte 11
Dronabinol 111
Droserae herba 199
Drosithym N Bürger 200
Duboisia-Arten 272
Duftveilchen 523
Dulcamarae stipes 462
Duogink 247
Duoventrin 304
Duo Vital + Zimt 333
Durogesic 359
Dyskrasie 463
Dysto-lux 275
Dysurgal 0,5 mg 89

E
Eberesche, schwarze 77
Eberraute 77
Eberwurz, stängellose 118
Eburnal 270
Ecgonin-Alkaloide 215 f.
Echan 203
Echinacea-ratiopharm 203
Echinaceae
- angustifoliae radix 201
- pallidae radix 201
- purpureae herba 201
- purpureae radix 201
Echinacea Mega Kapseln gegen Erkältung 203
Echinacea Stada 203
Echinacea Urtinktur Hevert 204
Echinacin Madaus 203
Echinacosid 201
Echinaforce V 204
Echinapur 203
Echinatur 203
Echtes Goldrutenkraut 466
Edelgamander 488
Edelkastanie 121
Edeltanne 25
Edeltannenöl 25
Edeltannenzapfenöl 25
Edelweiß 298
Edelweiß-Säure 298
Efamol 344
Efeu, gewöhnlicher 260
Ehrenpreis 521
Eibe 8, 487
- , pazifische 487
Eibisch 52
Eiche 417
Eichenrinde-Extrakt FS 418
Eichenrindebäder 417
Eisenholzbaum 70
Eisenhut, blauer 30
Eisenkraut 519
Ekzewowen Salbe 128
Eldisine 124
Elefantenapfel 302
Elefantenläuse 56
Elemicin 334
Eleu-Kokk 207
Eleu Curarina 207
Eleutherococci radix 206
Eleutheroforce 207

566 Sachregister

Eleutheroside 206
Elian 262
Elixier e Succo Liquiritiae 250
Ellagitannine 41, 121, 148, 211, 227, 285, 402, 417, 434, 477
Emetin 409
En-in-dicycloether 316
Enelbin-Salbe 75
Energotin aktiv 207
Engelstrompete 191
Engelsüß 400
Engelwurz 62
Engelwurzbalsam 63
Enteroplant 329
Enzian, großer (gelber) 242
Enziantinktur 243
Enzymtherapie, unspezifische 59, 117
Ephedrae herba 209
Ephedrakraut 209
Ephedrin 209
Epigallocatechin-3-O-gallat 108
Epilobii herba 211
Epilobium angustifolium 211
Episcorit 203
Epogam 344
Equiseti herba 212
Equisil 213
Erdbeerblätter 227
Erdburzeldorn 499
Erdnuss 65
Erdrauch 234
Eremophilanlactone 370
Ergo-Kranit acut 2 mg 154
Ergodesit 154
Ergometrin 153
Ergometrin-Gruppe 153
Ergotam-CT 154
Ergotamin-Gruppe 153
Ergotismus
– convulsivus 155
– gangränosus 155
Ergotoxin-Gruppe 153
Eriodictyonis herba 214
Erkältungsbalsam STADA 145
Erucae semen 102
Erucasäure 102
erweichende Kräuter 313
Erysimi herba 215
Erysimosid 215
Esbericard novo 173

Esbericum 275
– forte 276
Esberitox
– mono 100   203
– N 93, 204, 492
Esche 231
Eschscholziae herba 217
Escopon 362
Eselsdistel 348
Espe 400
Essaven Gel neu 38
Essentia Ivae composita 63
essenzielle Phospho-Lipide 248
Esskastanie 121
Estragol 343, 379
Etoposid 397
Eucalypti
– aetheroleum 218
– folium 218
Eucalyptusblätter 218
Eugenol 146, 245, 379, 477 f.
Eukalyptol 218
Eukalyptus 218
Eukalyptusöl 218
Euminz 329
Eupatorii perfoliati herba 220
Euphrasiae herba 221
Eurixor 527
Euvegal 326
– Balance 500   516
Eviprostat 401
Eviprostat-S Sabal serrulatum 458
Eviprostat N 136
Exeu 219
Expectysat N Bürger 406
Extractum
– Colae 160
– Droserae fluidum 199
– Salviae fluidum 442
– Thymi fluidum 495

F

Fabae Tonco 238
Fächerblattbaum 245
Faex medicinalis 438
Fagopyri herba 222
Fagopyrin 222
Fagorutin 222
Fagorutin Ruscus 436
Falcarinol 192, 301, 372

Fangji 72
Färberdistel 119
Färberginster 242
Färberröte 433
Färberwaid 283
Färberwurzel 433
Farfarae folium 504
Faros 300/600 mg 173
Faulbaum 228
–, amerikanischer 230
Faulbaumrinde 228
–, amerikanische 230
Faulbaumrindentrockenextrakt 228
Feigen 224
Feigenbaum, echter 224
Feldstiefmütterchen 523
Feldthymian 493
Felis 275
Femicur N 529
Femikliman uno 140
Feminin Pro plus 56
Feminon C Kaps. 140
Femi sanol 140
Fenchel 225
–, bitterer 225
–, süßer 225
Fenchelholzbaum 450
Fenchelhonig 226
Fenchon 225
Fertigarzneimittel 11
Ferula gummosa 223
Fettsäuren, essenzielle 344
Feverfew 483
Fichtennadelextrakt 25
Fichtennadelöl 25
Fichtenspitzen 26
Fieberklee 332
Fieberrinde, europäische 440
Figur-Verlan 184
Filicis
– extractum 200
– rhizoma 200
Filipendulae ulmariae herba 224
Fingerhut
–, roter 195
–, wolliger 193
Fingertang 291
Flacar 95
Flachs 302
Flavanoellagitannine 417
Flavanonolderivate 459

Flavokavine 388
Flavon-C-Glykoside 171
Flavone, lipophile 351
Flavonoid-C-Glykoside 300
Flavonoide 112, 150, 171,
 211f., 222, 225, 231, 242,
 245, 249, 263, 265, 285,
 308, 317, 327, 331, 339,
 388, 399, 408, 423, 427,
 437, 452, 477, 497, 508,
 511, 513, 530
Flavonolglykoside 95, 238,
 308, 351, 445, 465f.
Flavonolignane 459
Flechte, isländische 129
Flechtensäuren 129
Flexal Brennessel 510
Flexiloges 257
Fliegenmadenbehandlung
 474
Flohsamen, indische 392
Flohsamen-Wegerich 391
Flohsamenschalen, indische
 5
Florabio Heilpflanzensaft
 204
– Artischocke 188
– Brennessel 510
– Huflattich 505
– Kartoffel 464
– Löwenzahn 486
– Schwarzrettich 420
– Spitzwegerich 395
– Thymian 496
– Weißdorn 173
Flosa 393
Flosine 393
Foeniculi
– amari aetheroleum 225
– amari fructus 225
– dulcis fructus 225
Folliculi Sennae 454
Forskolin 7
Fragariae folium 227
Frangulae
– cortex 228
– corticis extractum siccum
 normatum 228
Frangulaemodinglykoside
 228
Franguline 228, 422
Frankfurter Rezeptur 360
Franzosenholz 254

Frauenmantel 41
Frauenwurzel 124
Fraxini
– cortex 231
– folium 231
frische Heidelbeeren 511
Fruchtsäuren 480, 511
Fructane 208, 474
Fructus
– Cynosbati cum semine 430
– Cynosbati sine Semine 430
Frühlings-Adonisröschen 34
Fuchsisenecionin 453
Fuchskreuzkraut 453
Fucoidane 232
Fucoxanthin 233
Fucus serratus 232
Fucus vel Ascophyllum 232
Fumariae herba 234
Fumarilin 234
Fumarsäure 235
Furano-Sesquiterpene 162
Furano-γ-chromone 54
Furanocumarinderivate 150
Furanocumarine 55, 62, 193,
 264, 372, 437
Furochinolin-Alkaloide 193
Fußblatt 396

G
Galactomannan-Schleim
 500
Galacturonorhamnane 469
Galama Magen- und Darmtee
 32
Galangae rhizoma 51
Galant(h)amin 235
Galbanum 223
Galegae herba 236
Galegin 236
galenische Zubereitungen 10
Galeopsidis herba 237
Galgant, echter 51
Galganttabletten 52
Galii odoratae herba 237
Galium verum 238
Gallae 418
Galleiche 418
Gallemolan forte 486
Gallith 262
Galloselect Liquidum 486
Gallotannine 245, 308, 402,
 414, 423, 434, 477

Gambir 506
Gammacur 344
Gamolensäure 344
Gänsefingerkraut 402
Garcinia
– hanburyi 239
– mangostana 239
Gartenbohne 374
Gartenraute 436
Gastricard N 534
Gastroplant 127
Gastrovegetalin 325
Gaultheriae
– aetheroleum 240
– procumbentis folium 240
Gaviscon 291
Gehwol med Fußdeo-Creme
 300
Gein 245
Geißfuß 35
Geißraute 236
Gei urbani radix 245
Gelbwurz, javanische 181
Gelbwurzel 176, 179
–, kanadische 270
Gelobronchial 496
Gelomyrtol/-forte 337
Gelsemii rhizoma 241
Gelsemin 241
Gelsemiumwurzel(-stock) 241
Gemüsefenchel 227
Genistae herba 242
Gentianae radix 242
Gentianose 242
Gentiobiose 242
Gentiopikrin 242
Gentiopikrosid 242
Geraniin 244
Geranii robertiani herba 244
Geraniol 185f.
Geranium sanguineum 244
Gerberakazie 26
Gerbstoffe 67, 84, 218, 225,
 245, 285, 308, 408, 416,
 422, 434, 474, 477, 504
–, kondensierte 162, 227
Germer, weißer 518
getrocknete Heidelbeeren 511
Gewürznelken 476
Gewürzsumach 427
Giersch 35
Giftlattich 290
Giftsumach, behaarter 427

Gilurytmal 421
Gingerole 51, 534
Gingiloba 247
Gingium 247
Gingivitol N 271
Gingobeta 247
Gingopret 247
Ginkgetin 245
Ginkgo
- bilobae folium 245
- extractum siccum normatum 245
- Heumann 247
- Stada 247
ginkgo-ISIS 247
ginkgo 40 247
Ginkgobaum 245
Ginkgoextrakt 5
Ginkgolide 245
Ginkgolsäuren 247
Ginkgotrockenextrakt, eingestellter 245
Ginkobil 247
Ginkodilat 247
Ginkopur 247
Ginsana 356
Ginseng 355
- radix 355
- , roter 355, 357
- , weißer 355, 357
Ginseng
- Curarina 356
- Twardypharm 356
Ginsenoside 355
Gitoxin 195
Glandol Borretschöl Kapseln 98
Glandulae Lupuli 268
Glechoma hederacea 262
Glockenbilsenkraut 451
Glukofrangulin 228, 422
Glukokine 333
Glukokinin 511
Glukomannane 55
Glukonasturtiin 73, 101, 339
Glukoraphanin 420
Glukoscillaren A 507
Glukosinolate 73, 215, 278, 284, 420, 502
Glukotropaeolin 502
Glycoretine 167, 282
Glycyrrhetinsäure 249
Glycyrrhizin 249
C-Glykosylflavone 363

Goapulver 60
Goldgeist forte 482
Goldlack 214
Goldrute
- , echte 466
- , kanadische 464
Goldrutenkraut 464
Gracilaria spec. 241
Graminis rhizoma 208
Granatapfelbaum 416
Granati cortex 416
Granu Fink 178
Grapefruitkernextrakt 152
Grapefruitsaft 151
Grayanotoxin I 426
Grieswurzel 136
Grindelia 253
Grindeliae herba 253
Grindeliasäure 253
Gripp-Heel 31, 220
Grippostad Erkältungsbad 25
Grüne Fee 80
Grüner
- Hafer 91
- Tee 108
Guajaci lignum 253
Guajakharz 253
Guajakholz 253
Guang Fangji 72
Guar 183
Guaran 184
Guaranastrauch 364
Guar Verlan 184
Guggusterole 163
Gummi-Akazie 26
Gummi arabicum 26
Gundelrebenkraut 262
Gundermann 262
Gurkenkraut 62, 97, 98
Guttae antihidroticae 89
Guttaperchabaum 354
Gutti 239
Gynocastus 529
Gypsophila paniculata 449
Gypsosid A 449

H
H15 Weihrauch Kapseln 100
Haenal Hamamelis 256
Hafer 91
Haferstroh-Badeextrakt naturrein Schupp 91
Hagebutten 430

Hagebuttenkerne 430
Hagebuttenschalen 430
Hagenia abyssinica 201
Halicar Creme/Salbe 116
Halloo-Wach N Tabl. 158
Hamadin N 439
Hamamelidis
- cortex 254
- folium 254
Hamamelis-Salbe 255
Hamamelisketone 254
Hamamelitannine 254
Hametum 255
Hämokkulttest 254
Hanf 110
Hängebirke 95
Harmalae semen 366
Harmanalkaloide 363
Harmin 366
Harongabaum 259
Harongae
- cortex 259
- folium 259
Harongan 259
Harpagoforte 258
Harpagophyti radix 256
Harpagosid 256
Harzol 277
Haschisch 111
Haselwurz 83
Hauhechel, dornige 346
Hausteemischungen 556
Heckenrose 430
Hedelix 261
Hederacosid C 260
Hederae folium 260
Hederich
- graublättriger 215
α-Hederin 260
Heidelbeere 511
Heidenkorn 222
Helarium 276
Helenaline 74
Helenii rhizoma 282
Helianthi annui
- oleum 262
- oleum raffinatum 262
Helianthus tuberosus 262
Helichrysi flos 263
Helixor 527
Helleborin 264
Hellebori rhizoma 264
Hellebrin 264

Sachregister

Hennae folium 296
Hennastrauch 296
hepa-loges S 460
Hepagallin N 187
Hepar-Pasc 460
Hepar-POS 187
Hepar-SL forte 187
Heraclei sphondylii herba 264
Herba Asperulae 237
Herbal Ecstasy 210
Herba Mari veri 488
Herba Vincae pervincae 522
Herbstzeitlose 160
Hernandulcin 305
Herniariae herba 265
Herniariasaponin I 265
Herzgespann 298
Herzsame 116
Heteropolysaccharide 206
Heumann
 – Bronchialtee Solubifix T 53, 250, 380, 406, 496
 – Leber- und Gallentee Solu Hepar S 373
Hevertogyn 529
Hevertopect Erkältungsbalsam 145
Hevertoval 389
Heweberberol-Tee 347
Hewepsychon uno 276
Hewesabal mono Tropfen 458
cis-3-Hexanal 108
Hexentees 452
Hibisci sabdariffae flos 266
Hibiscusblüten 266
Hibiscussäure 266
Hildegard-Medizin 17
Hilfsstoffe, galenische 557
Himbeerblätter 434
Hintoniae latiflorae cortex 267
Hippocastani
 – extractum siccum normatum 36
 – semen 36
Hippophae rhamnoides fructus 267
Hirtentäschel 112
Hoevenol Kapseln 37
Hoggar Balance 363, 516
Hohe Schlüsselblume 405
Hohlzahnkraut 237
Holunder, schwarzer 445
Holzrose, hawaiianische 70

Homöopathie 3
Honigbuschtee 84
Honigkraut 470
Hopfen 268
 – , spanischer 351
Hopfenkissen 269
Hox alpha 510
Huflattich 504
Humulon 268
Hundskamille 319
Hundsrose 430
Hundszunge 188
Hunteriae
 – cortex 270
 – radix 270
Husarenknopf 468
Hustagil 496
Husten- und Bronchialtee nach Standardzulassung 545
Hycamtin 109
Hydergin 154
Hydrastidis rhizoma 270
Hydrastin 270
Hydrojuglon 285
Hydrophiles Aescin-Gel NRF 37
Hydroxycumarine 317, 437
Hydroxyzitronensäure 239
Hyoscyami
 – folium 271
 – pulvis normatus 272
 – semen 271
Hyoscyamin 87, 191, 271, 314, 451
Hyoscyamus muticus 272
Hypercardmixtur 346
Hyperforat 276
Hyperforin 273
Hyperici herba 273
Hypericin 273
Hyperimerck 276
Hyperosid 95, 171, 273, 408
Hyperprost Kapseln uno 458
Hypoxidis tuber 277
Hyssopi herba 278
Hyzum N Tinktur 75

I

Iberidis herba 278
Iberogast 63, 279
Ignatia 472
Ignis sacer 155

Ilex aquifolium 280
Ilon-Abszess-Salbe 387
Immergrün, kleines 522
Immudynal 204
Indianertabak 305
Indigo 284
 – , wilder 93
Indischer Tragant 87
Indisches Melissenöl 325
Indol-Indolin-Alkaloide 124
Indolalkaloide 109, 141, 241, 270, 375, 420, 472, 522
 – , monoterpenoide 365
Infi-tract 182
Infludo 220
Influex 31
Ingwer 533
Inhalatio bronchialis spirituosa 219, 384
Inhaltsstoffe, wirksamkeitsbestimmende 11
Inka-Tee 479
Insektenblume
 – , dalmatinische 481
 – , kaukasische 481
 – , persische 481
Insektenblüten 481
Inspirol P forte 164
Instant-Tees 9
Inulin 66, 138, 282, 504
Invertzucker 408, 480
Iod 232
Ipecacuanhae
 – pulvis normatus 409
 – radix 409
Ipecacuanhafluidextrakt, eingestellter 409
Ipecacuanhatinktur, eingestellte 409
Ipecacuanhawurzel 409
Ipomoea
 – purga 282
 – violacea 71
Iridis rhizoma 283
Iridoidglykoside 221, 237, 256, 292, 298, 394, 472, 479, 519, 521, 528
Iris 283
Irisbutter 283
Iris versicolor 283
Irländisches Moos 137
Irone 283
Isatin 284

Iscador 527
Isla-Moos Pastillen 130
cis-Isoasaron 32, 33
Isobutylamide 468
Isochinolinalkaloide 357 f., 409
Isoflavonoide 242, 249, 346, 413, 499
Isoginkgo 247
Isolichenan 129
Isopetasin 370
Isopinocamphon 278
Isotadeonal 399
Isotussilagin 204
Ispaghulasamen 392
Ivae moschatae herba 28
Ivakraut 28

J
Jaborandi 377
– folium 377
Jacutin Sprühlösung 482
Jalapenwurzel 282
Jamaika-Bitterholz 417
Jambulbaum 478
Japanöl 330
Jarsin 276
– 300 275
Jasmin, gelber 241
JHP Rödler 330
Jinda 140
Johannisbeere, schwarze 427
Johannisbrotbaum 128
Johannisbrotkernmehl 129
Johanniskraut 273
Johanniskrautextrakt 5
Johanniskraut Rotöl 276
Jojobaöl 461
Jojobapflanze 461
Jojobawachs, natives 461
Jucurba 257
– Capsicum 115
Juglandis folium 285
Juglon 285
Jungfer im Grünen 342
Juniperi
– aetheroleum 286
– lignum 287
– pseudo-fructus 286

K
Kaffeestrauch 156
Kajeputbaum 321

Kakaobaum 490
Kakaobutter 491
Kaliumsalze 351, 445
Kalkurenal Goldrute 465
Kalmus 32
Kalmusöl 33
Kamala 200
Kamillan supra 319
Kamille
–, echte 316
–, römische 130
Kamillen-Bad N Ritzert 319
Kamillen-Dampfbäder 318
Kamillen-Salbe-Robugen 319
Kamillenbad intradermi 319
Kamillenflavone, lipophile 317
Kamillenfluidextrakt 318
Kamillenöl 318
Kamillin Robugen 319
Kamilloderm-Salbe 319
Kamillopur 319
Kamillosan 319
Kamistad-Gel 496
Kampferbaum 144
Kampo-Medizin 19
Kanadischer Hanf 64
Kaoprompt H 312
Kap-Aloe 48
Kapuzinerkresse 502
Karaya-Gummi 87, 469
Kardamomenfrüchte 205
Karmelitergeist 185, 325
Karminativa 538
Karotte 192
Kartoffel 464
Kaschubaum 56
Käsepappel 312
Katemfe 490
Katzenbart 351
Katzengamander 488
Katzenkralle 506
Katzenpfötchen, gelbes 263
Kava-Kava-Wurzelstock 388
Kavain 388
Kavapyrone 388
Kaverin 247
Kelosoft-Narbensalbe 272
Keulen-Bärlapp 306
Keuschlamm 528
Khatamine 122
Khatstrauch 122
Khellin 54
Kiefer, gemeine 385

Kieselsäure 91, 212, 237, 374, 399, 414
Kira 276
Kirschstiele 408
Klapperschlangenwurzel 398
Klatschmohn 357
Klette, große 66
Klettenwurzelöl 66
Klimadynon 140
Klingers Bergischer Kräutertee 415
Klosterfrau Melissengeist 5, 52, 390
Knabenkräuter 348
Kneipp
– Arnika Gel 75
– Arnika Salbe S 75
– Birkenblätter Pflanzensaft 96
– Brennessel Dragees 510
– Gute Nacht 269
– Husten- und Bronchialtee 496
– Rheuma-Bad spezial 240, 287
Knoblauch 43
Knoblauch-Kapseln N 46
Knollenblätterpilzintoxikationen, Antidot bei 460
Knorpelmöhre, große 55
Knotengras 208
Koemis Koetjing 351
Kohlsuppe 103
Kokablätter 215
Kokastrauch 215
Kokkelspflanze 57
Kolabaum 159
Kölnisch-Wasser-Dermatitis 151
Kolombowurzel 284
Koloquinthe 149
Kommission E 4
Kondurangostrauch 315
Königskerze
–, gemeine 518
–, großblütige 518
Konjac-Pflanze 55
Konstitutin 207
Kopaiva 168
Kopoubohne 413
Koriander 169
Kornblume 125
Koro-Nyhadin 173

Sachregister 571

Korodin Herz-Kreislauf-Tr. 145
Kosoblüten 201
Krainer Tollkraut 451
Krallendorn 506
Krameria triandra 289
Krapp 433
Krauseminzblätter 330
Kräuterlax 15 mg Dragees 50
Krenacid-Tropfen 73
Kreosotbusch 293
Kreuzdorn 422
Kreuzkümmel 121
Krotonöl 176
Küchenschelle 415
Küchenzwiebel 42
Kudzu 413
Kuhschelle 415
Kümmel 119
Kürbis 177
Kurkumapflanze 179
Kutira-Gummi 470
Kwai forte 46
Kwai N 46
Kytta
- -Cor 173
- -Plasma 475
- -Salbe f 475
- -Sedativum 269, 363

L
Labdan-Diterpene 528
Labkraut 238
Lactucarium 290
Lactucin 290
Lactucopikrin 290
Lactusid A 290
Ladanum 148
Laetrile 408
Laif
- 600 276
- 900 275
Lakritze 249
Lamiaceen-Gerbstoffe 237, 295, 307, 314, 324, 327, 343, 349, 351, 432, 442, 451, 488f., 493f.
Lamii albi
- flos 292
- herba 292
Laminarin 232
Lanata-Glykoside 194
Lanatoside 194
Lanicor 194

Lapacho-Baum 478
Lapacho cortex 479
Lapachol 479
Lärche, europäische 293
Laryngsan 145
Latschenkiefer 383
Lauchöl 44
Lauri
- folium 294
- fructus 294
Läusekörner 165
Lavandinöl 296
Lavandulae
- aetheroleum 295
- flos 295
Lavandula latifolia 296, 517
Lavendel, echter 295
Lawson 296
Laxopol mild 429
Lebensbaum, abendländischer 492
Ledi palustris herba 297
Ledol 297
Legalon 460
Legapas 231
Legföhre 383
Lein 302
Leiocarposid 466
Leitsubstanzen 11
Lektine 428
Lektinol 527
Lemongrasöl 186
Lenoxin 194
Lentaya 426
Leonuri cardiacae herba 298
Leptandrawurzel 521
Lerchensporn, hohler 170
Lespedezae herba 300
Leurocristin 124
Levistici radix 301
Levomenol 318
Libanonzeder 125
Lichenan 129
Lichen islandicus 129
Liebstöckel 301
Lignane 206, 253, 288, 293, 298, 387, 396, 450, 509, 514
Lignanglykoside 303
Lignanlactone 156
Lignum Muira puama 413
Ligusticumlacton 301
Likörwein 531

Limonen 25, 120, 150f., 278, 337, 385
Limonin 150
Limonis aetheroleum 151
Limptar N Tabl. 142
Linalool 169
Linalylacetat 151, 295
Lindenblüten 497
Lindensplint 498
Lindleyin 423
Linimentum Calcariae 304
Lini oleum virginale 303
Liniplant-Inhalat 219, 322
Lini semen 303
Linola Gamma 344
α-Linolensäure 368
γ-Linolensäure 98, 342, 344
Linusit
- Creola 304
- Darmaktiv 304
Linustatin 303
Lipasen 428
Lipei 187
Lipopharm 248
Lipostabil 248
Lippia citriodora 520
Lippiae dulcis herba 305
Liquirit N 251
Liquiritiae
- radix 249
- succus 249
Liquiritin 249
Liquor Ammonii anisatus 380
Lithospermsäure 307
Litozin 431
Lobeliae herba 305
Lobelia tupa 306
Lobelie, aufgeblasene 305
Lobelin 305
Loganin 332, 472
Lomabronchin N 214
Lomaherpan 326
Lomaren 213
Lomavital 207
Lorbeer 294
Lorbeerbutter 294
Lorbeerkirsche 408
Löwenzahn 485
Lucidin 433
Lungenkraut 414
Lupuli flos 268
Lupulon 268
Luvased 269

Luvased mono 516
Lycopi herba 307
Lycopodii herba 306
Lycopodin 306
Lycopodium 306
Lymphomyosot N 452
Lymphozil 203
Lysergsäureamid 70
Lysergsäurederivate 153
Lysimachiae herba 308
Lythri herba 308

M

Macadamia-Öl, raffiniertes 309
Macapflanze 299
Macis 334
Macrocystis-Arten 291
Madagaskar-Immergrün, tropisches 123
Madar 106
Madecassol 128
Mädesüß 224
Mädesüßblüten 224
Mädesüßkraut 224
Magen-Darm-Tee NRF 29, 540
Magen- und Darmtee I nach Standardzulassung 79, 328
Magentee 331
Magentee NRF 127, 150, 243
magic mint 444
Magnoflorin 310
Mahoniae cortex 309
Mahonie 309
Ma Huang 209
Maiapfel 396
Maiglöckchen 166
Mais 533
Maisbart 533
Majoran 349
Majoranae herba 349
Majoranbutter 350
Majoransalbe 350
Makatussin 496
Malabar
- Kardamome 205
- Nuss 288
Malabar Tamarind 239
Mali fructus siccati 311
Mallotus philippinensis 200
Malpighiae glabrae fructus 311

Malvae
- arboreae flos 40
- folium 312
- sylvestris flos 312
Malva neglecta 312
Malve
- , afrikanische 266
- , wilde 312
Mandelbaum 407
Mandelkleie 407
Mandelöl, raffiniertes 407
Mandragorae
- herba 314
- radix 314
Mandragorin 314
Mangostane 239
Manna 232
Mannaesche 232
Mannitol 231f., 345
Manuka 300
Mariendistel 459
Marihuana 111
Marinol 111
Maros Tinktur 164
Marrubii herba 314
Marrubiin 314
Massa cacaotina 490
Mastodynon 125, 283
Mate
- folium 279
- folium tostum 279
- folium viride 279
Matebaum 279
Matmille 319
- E Salbe 319
Matricariae flos 316
Matricarin 317
Matricin 317
Maulbeere, indische 333
Mäusedorn, stechender 435
Maydis
- amylum 533
- oleum raffinatum 533
Medacalm 329
Mederma Care Narbenkosmetikum 43
Meditonsin 31
Medizinische Hefe 438
Meeres-Beifuß 82
Meerrettich 73
Meerträubel 209
Meerzwiebel 507
Mehndi-Öl 296

Meladinine 55, 264
Melaleucae alternifoliae aetheroleum 320
Mel Foeniculi 226
Meliloti herba 323
Melilotin 323
Melilotosid 323
Meli Rephastasan 324
Melissae folium 324
Melisse 324
- , chinesische 368
Melissengeist 325
Melissenöl 185
Melonenbaum 116
Melrosum 496
Menoflavon 499
Mentha
- arvensis 330
- spicata 330
Menthae
- arvensis aetheroleum partim mentholum depletum 330
- piperitae aetheroleum 327
- piperitae folium 327
Menthofuran 327
Menthol 327
Mentholon Original N Salbe 145
Mentzeliae herba 331
Menyanthidis trifoliatae folium 332
Metamucil 393
Methergin 154
8-Methoxypsoralen 55, 264
2-Methyl-3-buten-2-ol 268
Methylchavicol 343, 379
N-Methylcytisin 124
Methylergobrevin liquidum 154
Methylergometrin-Rotaxmedia 154
Methylsalicylat 240, 523
Methylxanthine 107, 157, 159, 279, 364, 490
Methysticin 388
Midro
- Abführ Tabl. 456
- Tee 456
Migränestifte 329
Millefolii
- flos 28
- herba 28

Miroton 35, 167, 339, 508
Miroton forte 35
Mistel 524
Mistellektine 524
Mistellektin I 525
Mistelpräparate, parenteral 5
Misteltherapie 526
Mitopozid 397
Mitosehemmstoffe 124
Mixtura
- antidiarrhoica 404
- Ipecacuanhae 410
- solvens 250
Mohn 358
- , kalifornischer 217
Mohnkapseln, unreife 358
Mohrrübe 192
Monacolin A 353
Monapax 261, 272, 410
Monascus purpureus 353
Mönchspfeffer 528
Mono-Präparate 12
Monoterpen-Indolalkaloide 124
Monotropein 67
Monotropitosid 240
Moorbirke 95
Moos, isländisches 129
Moosbeere, großfrüchtige 513
Moradorm S 269, 363
Mormonentee 210
morning glory 71
Morphin 358
- Merck 359
Morphinhydrochlorid-Lösung 0,2 oder 2%, viskose 359
Morphinhydrochlorid Tropfen 1% NRF 359
Moschusschafgarbe 28
MSI Mundipharma 359
MSR Mundipharma Suppositorien 359
MST Mundipharma Retardtabletten 359
Mucofalk 393
Mucozym 59
Muira-Puamabaum 412
Mulmicor Lösung 145
Mulsal N 60
Münzkraut 308
Muskatbaum 334
Muskatellersalbeiöl 444

Mutellon 299, 307
Mutterkorn-Alkaloide 153
Mutterkornpilz 153
Mutterkraut 483
Mutterkümmel 121
Myristicae
- arilllus 334
- fragrantis aetheroleum 334
- oleum expressum 334
- semen 334
Myristicin 334, 372
Myroxylon balsamum 337
Myrrha 162
Myrrhae tinctura 163
Myrrhenstrauch 162
Myrrhinil-Intest 158, 164
Myrte 337
Myrti
- aetheroleum 337
- folium 337
Myrtilli
- folium 511
- fructus recens 511
- fructus siccus 511
Myrtol 337

N
Nachtkerze 343
Nachtschatten, bittersüßer 462
Nahrungsergänzungsmittel 5
Naphthochinonderivate 198 f., 285, 296, 479
Naranopect P 261
Narcissus pseudonarcissus 235
Narde, indische 338
Nardostachys jatamansii radix 338
Naringin 150
Nasturtii herba 339
Natucor 173
Natu fem Kps. 140
Natulind 510
Naturheilverfahren
- , alternative 14
- , komplementäre 14
Navelbine 124
Neda Früchtewürfel 224, 456, 460
Negativmonographien 6
Nelkenbaum 476

Nelkenblätteröl 478
Nelkenöl 476
Nelkenpfeffer 379
Nelkenstielöl 477
Nelkenwurz 245
Nemagran 484
Neo-Gilurytmal 421
Neobonsen 344
Neoclerodan-Bitterstoffe 488
Neoclerodan-Diterpene 444
Neohesperidin 150
Neolignane 289
Neolinustatin 303
Neomyrtillin 511
Nephrisol mono 467
Nephronorm med 352
Nephroselect M 302, 347
Nerii folium 339
Nervenkapseln 269
Nervoregin phyto 363
Nestargel 129
Neues Rezeptur Formularium NRF 10
Neuroplant 276
Neurovegetalin 276
Niaouli aetheroleum 322
Niaoulibaum 322
nicofrenon 341
Nicorette 340
Nicotianae folium 340
Nicotin 340
Nicotinell 341
Nieral 100 465, 467
Nieron E 213
Nieswurz
- , schwarze 263
- , weiße 518
Nigella damascena 342
Nigellae
- sativae oleum 342
- semen 342
NiQuitin 341
Nisylen 31, 220, 410
Nomenklatur, lateinische 10
Nomon mono 178
Noni 333
Nordihydroguajaretsäure 253, 293
Noricaven retard 37
Norpseudoephedrin 122
Noscapin 360
Nothofagin 84
Novopin MIG 329 f.

NRF 10
Nux vomica 472

O
Odermennig 39
– , großer 40
Oenotherae oleum 344
Olacein 345
Ölbad Cordes 248
– F 65
Ölbaum 345
Oleae folium 345
Oleander 339
– , gelber 491
Oleandrin 339
Oleum
– Calendulae infusum 105
– Chamomillae infusum 318
– Hyoscyami 272
– Hyperici 275
– Juniperi e ligno 287
– Lauri expressum 294
– Melissae indicum 185
– Nucistae 334
– Terebinthinae Landes 387
Oleuropaein 345
Olibanum 99
– indicum 99
– RA-Weihrauch Tabletten 100
Olivae oleum 345
– raffinatum 345
– virginum 345
Olivenblätter 345
Olivenöl 346
Olivysat 346
Ölkürbis, steirischer 177
Ololiuqui 71
Omniflora
– Akut 439
– N 439
α-Onocerin 347
Ononidis radix 346
Onopordi acanthii herba 348
Operculina turpethum 282
Ophiorrhiza mungos 109
Opino
– biomo MR 38
– N Gel 2 % 38
Opium 358, 361
– , eingestelltes 358
– crudum 358

Opiumtinktur, eingestellte 358
Optipect N Tropfen 219
Ordealgifte 376
Oregano 351
Orgaplasma 356
Origani herba 350
Origanum
– dictamnus 193
– heracleoticum 351
– onites 351
Orizabawinde 282
Orpec 411
Orthangin novo 173
Orthosiphonblätter Indischer Nierentee Fides 352
Orthosiphonis folium 351
Oryzae amylum 353
Osladin 400
Osterglocke 235
Osterluzei 71
Ouabain 471
Oxacant
– mono 173
– sedativ 299
Oxalsäure 435, 469
Oxindolalkaloide 506
Oxycanthin 310
Oxylipine 508
Ozothin 387

P
Paclitaxel 487
Paeoniae
– flos 353
– radix 353
Paeoniflorin 354
Palma Christi 428
Palmarosaöl 186
Palmatin 284
Palmisan 204
Palo ondo herba 293
Palustrol 297
Panamarinde 419
Panamaspäne 419
Panax
– japonicus 357
– notoginseng 357
– quinquefolius 357
Panaxane 355
Pankreaplex mono 182
Papain 116
Papaverin 361

Papaveris
– immaturi fructus 358
– rhoeados flos 357
Papaveriwern 362
Pappelsalbe 401
Paprika 113
Parakresse 468
Pareirae bravae radix 136
Pareirawurzel 136
Parodontax 289
Partenelle 484
Parthenium integrifolium 202
Parthenolid 483
Pascomucil 393
Pascopankreat 316
Pascorenal N Tropfen 168
Pascosedon 269, 326
Pascotox purpurea 203
Passiflora Curarina Tropfen 363
Passiflorae herba 363
Passin 363
Passionsblume, fleischfarbene 362
Pasta
– Guarana 364
– Theobromae 491
Paulliniae semen 364
Paverysat forte N Bürger 133
Pectocor N Salbe 145
Pektine 129, 192, 311, 430, 480, 511
Pelargonii sideriditis radicis cortex 367
Pelletierin 416
Peltatine 396
Peperoni 115
Perenterol forte 439
Perillae fructus 368
Perillaöl 368
Perocur forte 439
Persicaria hydropiper 399
Persisches Pulver 483
Pertussin 496
Peru-Ratanhia 289
Perubalsambaum 335
Perureistannol 336
Peruvosid 492
Pesendorfer Salbe 165
Pestwurz 369
Petadolex 370
Petaforce V 370
Petasin 370

Petasitidis rhizoma 369
Petersilie 371
Petroselini
- fructus 371
- radix 371
Pfeffer
-, grüner 390
-, rosa 390
-, schwarzer 390
-, weißer 390
Pfefferbaum
- brasilianischer 390
- peruanischer 390
Pfefferminze 327
Pfefferspray 115
Pfennigkraut 308
Pfingstrose 353
Pflaumenbaum, afrikanischer 406
Pflaumenbaumrinde, afrikanische 406
Phaseoli pericarpium 374
Phellandren 383
Phenanthrene 358
Phenolcarbonsäuren 307 f., 474, 508
Phenolglykoside 405, 440, 466
Phenylethanoide 394
Phenylpropanderivate 83, 206, 334
Phlebodril 436
Phlogenzym 60
Phloroglucinderivate 273, 300
Phorbolester 176
Physostigmin 375
Physostigminsalicylat 376
Physostigminsalicylat-Augentropfen 0,2% NRF 375
Phyteuma 258
Phytobronchin 406
Phytodolor Tinktur 231, 401
Phytoestrogene 249, 499
Phytoestrol N 425
Phytohepar 200 460
Phytohustil Hustenreizstiller Sirup 53
Phytonoctu 326, 363
Phytopharmaka, traditionell angewendete 4
Phytophotodermatitis 264
Phytosterole 177, 333, 406
Phytöstrogene 249, 499

Phytotherapie, wissenschaftliche 3
Piceae
- aetheroleum 25
- turiones recentes 26
Pikrotoxin 57
Pilocarpin 377
Pilocarpinhydrochlorid-Augentropfen NRF 377
Pilomann 1% oder 2% EDO 378
Piment 379
Pimenta dioica 379
Pimentae
- folium 379
- fructus 379
Pimpinellae radix 382
α-Pinen 337
α- und β-Pinen 286, 385
Pini
- aetheroleum 385
- pumilionis aetheroleum 383
- turiones 26, 385
Pinimenthol 219, 386
Pinocamphon 278
Pinus pinaster 387
Piperideinalkaloide 69
Piperidin-Alkaloide 164, 305, 416
Piperin 390
Piperis
- methystici rhizoma 388
- nigri fructus 390
Piratos Haribo 252
Pix betulina 95
Placenta seminis lini 303
Plantaginis
- lanceolatae folium 394
- ovatae semen 392
- ovatae seminis tegumentum 392
Plantival novo 326
Plectranthus forsteri 99
Plissamur Drg. 37
Plumbagin 198 f.
Pockholz 253
Podophyllin, indisches 396
Podophyllinum 396
Podophylli rhizoma 396
Podophyllotoxine 288, 396, 492
Polygalae radix 398
Polygoni avicularis herba 399

Polygonum
- bistorta 399
- hydropiper 399
Polyine 253, 485
trans-Polyisopren 354
Polypodii rhizoma 400
Polysaccharide
-, schleimbildende 348, 469, 497
-, wasserlösliche 525
Pomeranze 149
Populi
- cortex 400
- folium 400
- gemma 400
Porstkampfer 297
Posterine 256
Poterii radicis cortex 449
Poterium spinosum Ø Hanosan 450
Pravidel 155
Pregnanderivate 316, 532
Preiselbeere 513
Prenylkaffeat 402
Primulae
- flos 405
- radix 405
Primulasaponin 405
Primulaverin 405
Proanthocyanidine 289, 300
-, dimere 497, 511
-, oligomere 171, 254, 403, 417, 427
-, polymere 77
Proazulene 29
Procyanidin B_3 403
Progoitrin 103
Pronervon Phyto 326
Propenylisobutyldisulfid 223
Propol 56
Propolis 401
Propolisept 402
Proresid 397
Proscillaridin A 507
Prospan 261
Prosta-Truw 510
Prosta Fink forte 178
Prostaforton 510
Prostagutt forte 458, 510
Prostagutt mono/uno 458
Prostaherb N 510
Prostamed 401
- Urtica 510

576 Sachregister

Prostata Stada 510
Prosta Urgenin uno 458
Prostess/-uno 458
Protecor 173
Proteozym 59
Protoanemonin 415
Protopin 234
Protoveratrin 518
Pruni
- africanae cortex 406
- spinosae flos 408
Prunus
- armeniaca 408
- cerasus 408
- laurocerasus 408
Pseudo-Hyperaldosteronismus 252
Pseudohypericin 273
Pseudoisoeugenyl-2-methylbutyrat 380
Pseudomelanosis coli 50, 229, 423, 457
Psoralene 193, 264, 437
Psychoneuroticum-Ampullen 56
Psychotonin 276
Psychotrin 409
Psyllii semen 391
Pterocladia spec. 241
Ptychopetali lignum 413
Pu-Erh-Tee 107
Pueraria-Glykoside 413
Puerariae radix 413
Pulegon 193
Pulmonariae herba 414
Pulmotin 219
- Salbe 145
Pulsatillae herba 415
Pulvis Belladonnae compositus 89
Purgierkroton 176
Purgierwinde 167
Purpursonnenhut 201
Purpurweide 440
PUVA-Therapie 55, 264
Pyralvex 424
Pyranocumarine 54, 437
Pyrethri flos 481
Pyrethrine 481
Pyridin/Piperidin-Alkaloide 340
Pyrrolizidin-Alkaloide 97, 188, 370, 453, 474f., 504

Q

Qinghao 80
Quassiae lignum 417
Quassin 417
Quassinoide 417
Quebrachobaum 85
Quecke, gemeine 208
Queckenwurzelstock 208
Queenslandnuss 309
Quendel 493
Quendelkraut 493
Quercitrin 465
Quercus cortex 417
Quercus infectoria 418
Quillajae cortex 419
Quintesal 98

R

Rabro N 251
Radix
- Bistortae 399
- Caryophyllatae 245
- Senegae 398
Raffiniertes Maisöl 533
Rainfarn 485
Rainfarnöl 485
Ramend Abführ Tabl. 456
Ramend Abführtee Instant N 455
Rapae oleum raffinatum 102
Raphani sativi radix 420
Raps 102
Rapsöl 102
Ratanhiae radix 289
Ratanhiawurzel 289
Ratiosept Mund- und Rachentinktur 289
Raubasin 421
Rauschpfeffer 388
Rauwolfiae radix 420
Rauwolfiawurzel 420
Recatol Algin 291
Redaxa fit 213
Red Rice 353
Regulacor-POS 173
Reis 353
Remifemin 140
Remiprostan uno 458
Remotiv 276
Reparil 40 38
Repha-Os Mundspray 289, 405, 477
Rephalgin Tabl. 283, 446

Repha Orphon Tee 352
Repursan mit Potenzholz 160, 366, 413
Requiesan 217
Resana Sportfluid 335
Rescue-Tropfen 16
Reserpin 420f.
Resistan mono 203
Resveratrol 531
Retterspitz Erkältungsöl 219
Rettich, schwarzer 420
Rhabarber 423
Rhabarbertrockenextrakt 423
Rhabarberwurzel 423
Rhamni
- cathartici fructus 422
- purshiani cortex 230
Rhaponticosid 425
Rhapontikrhabarber 425
Rhei
- extractum siccum normatum 423
- radix 423
- rhapontici radix 425
Rhein-9-anthron 455
Rheuferm 258
Rheuma-Hek 510
Rheuma-Sern 258
Rheumakaps 441
Rheumamed Salbe 115
Rhododendri folium 426
Rhoeadin 357
Rhoeadin 357
Rhois aromaticae radicis cortex 427
Rhus toxicodendron 427
Ribis nigri folium 427
Ricin 428
Ricini
- oleum raffinatum 428
- oleum virginum 428
- semen 428
Ricinin 428
Ricinolsäure 428
Riesengoldrute 464
Ringelblume 104
Ringelblumenblüten 104, 175
Ringelblumenöl 105
Rittersporn 165
Rivea corymbosa 71
Rivoltan 257
Rizinusöl
- , natives 428
- , raffiniertes 428

Sachregister 577

Rizinussamen 428
Roggen 453
Rohbromelain 58
Rökan 247
Roleca Wacholder 287
Rooibos 84
Rosae
- aetheroleum 431
- flos 430
- pseudo-fructus 430
- pseudofructus cum fructibus 430
Rosapinol Salbe 432
Rosavine 426
Roselle 266
Rosenblütenblätter 430
Rosenlorbeer 339
Rosenöl 431
Rosenwurz 425
Rosmarin 431
Rosmarini
- aetheroleum 431
- folium 431
Rosmarinsäure 295, 307, 324, 349, 351, 432, 442, 474, 493 f.
Rosmarinwein 432
Rosskastanie 36
Rosskastaniensamentrockenextrakt, eingestellter 36
Rotbusch 84
Rote-Bete-Saft 95
Roter Ginseng von Gintec 356
Rotklee 499
Rotöl 275
Rotuli Menthae piperitae 328
Rotwurzsalbei 444
Rowachol 329
Rowatinex 382
Ruberythrinsäure 433
Rubiadin 433
Rubiae tinctoriae radix 433
Rubi fruticosi folium 434
Rubisan 310
Rübsen 102
Rubus idaeus 434
Ruhrkrautblüten 263
Rumicis acetosae herba 435
Ruprechtskraut 244
Rusci aculeati rhizoma 435
Ruscogenine 435
Rutae herba 436
Rutin 171, 222, 437, 445

Rutosid 112, 222, 437, 445, 465 f.

S
Saat-Hohlzahn 237
Sabacur uno 458
Sabalis serrulatae fructus 457
Sabinae summitates 288
Sabinen 288
cis-Sabinenhydrat 349
Sabinylacetat 288
Saccharomyces boulardii 439
Sadebaum 287
Saflor 119
Saflorblüten 119, 175
Saflorrot 119
Safran 174
- , ägyptischer 176
- , marokkanischer 176
Safrol 334
Sägepalme 457
Salagen 378
Salai Guggul 15, 99
Salbei
- , dreilappiger 443
- , echter 441
- , griechischer 443
Salbei Curarina Tropfen 443
Salbeigamander 489
Salbeiöl, spanisches 444
Salep 348
Salepschleim 348
Salep tuber 348
Salicin 400, 440
Salicis cortex 440
Salicylaldehyd 224
Salicylsäure 440
Salicylsäuremethylester 523
Salidrosid 426
Salus Salbei Tropfen 443
Salvia
- divinorum 444
- guaranitica 444
- lavandulifolia 443
- miltiorrhiza 444
- sclarea 444
- triloba 443
Salviae
- lavandulifoliae aetheroleum 444
- officinalis aetheroleum 442
- officinalis folium 442

- sclareae aetheroleum 444
- trilobae folium 443
Salvianolsäuren 444
Salviathymol 147, 443, 477, 496
Salvinorin A und B 444
Salvysat Bürger 443
Sambuci flos 445
Sanddorn 267
Sandelholz
- , rotes 176, 412
- , weißes 447
Sandelholzbaum 412, 447
Sandstrohblume 263
Sandwegerich 391
Sanguinariae canadensis rhizoma 446
Sanguinarin 132, 446
Sanguisorba minor 383
Saniculae herba 447
Sanikel 447
Sanopinwern 219
Santakraut 214
Santali
- album lignum 447
- rubrum lignum 412
Santalin 412
Santalol 447
Santasapina V Sirup 26
Santax S 439
Santonin 81
Sapec 46
Saponariae radix
- alba 449
- rubra 448
Saponariosid A und B 448
Saponine 452, 469, 523
Saponinum album 449
Saporine 448
Sarai 529
Sarothamni scoparii herba 189
Sarsaparillae radix 462
Sarsaparille 462
Sarsapsor D2 Bürger 462
Sassafrasholz 450
Sassafras lignum 450
Sassafrasöl 450
Sativex 111
Satureja montana 451
Saturejae herba 451
Sauerampfer, großer 435
Sauerdorn 94

Säureamide 390
Scammoniae mexicanae radix 282
Schachtelhalmkraut 212
Schafgarbe 28
Schafgarbendermatitis 30
Scharfstoffe 51, 534
Scheinbeere, niederliegende 240
Scheinmyrte 57
Schierling, gefleckter 164
Schinus
– molle 390
– terebinthifolius 390
Schlafmohn 358
Schlafmützchen 217
Schlangenwurzel 420
Schlehdorn 408
Schlehdornfrüchte 408
Schlehe 408
Schleifenblume, bittere 278
Schleimpolysaccharide 312, 504, 519, 523
Schleimstoffe 52, 303, 391 f., 414, 497
Schlüsselblume, hohe 405
Schmerz-Emulsion 115
Schmuckdrogen 556
Schneckensaft 53
Schneeberger Schnupftabak 518
Schneeglöckchen, kaukasisches 235
Schnupfencreme Weleda 408
Schnupfenkapseln tetesept 219
Schöllkraut 132
Schöterich, grauer 215
Schwarzer Tee 107
Schwarzkümmel 342
–, damascener 342
Schwarznessel 92, 368
Schwarzpappel 400
Schwedenkräuterelixiere 232
Schwedenkräutermischung 49, 163, 175, 193, 335
Schwedentropfen 49
Schwertlilie 283
Schwöneural N 57
Scillae
– bulbus 507
– pulvis normatus 507
Scillirosid 508

Scopoderm TTS Pflaster 90
Scopolamin 87, 191, 271, 314, 451
Scopoletin 451, 508
Scopoliae radix 451
Scopolin 451
Scrophulariae
– herba 452
– radix 452
Secale-Alkaloide 153
Secale cornutum 153
Secaloside 453
Secoiridoidglykoside 126, 292, 332, 345
Sedacur forte 269, 326
Sedariston 326
Sedaselect D 269
Sedativa, pflanzliche 545
Sedonium 516
Sedotussin Efeu 261
Sedovent Verdauungstropfen 33, 142, 147, 151
SE Ginkgo 247
Seifenbaum, chilenischer 419
Seifenkraut 448
Seifenwurzel
–, rote 448
–, weiße 449
Selenhefen 439
Sellerie 64
Selon 269
Semen Cynosbati 430
Senecionin 453
Senecionis fuchsii herba 453
Senega 398
Senegin 398
Senf, schwarzer 101
Senfkataplasma 101
Senfölglukoside 73, 101, 103, 339, 420, 502
Senfpflaster 101
Senfsamen, weißer 102
Senfspiritus 102
Sennae
– folium 454
– folium extractum siccum normatum 455
– fructus acutifoliae 454
– fructus angustifoliae 454
Sennesblätter 454
Sennesblättertrockenextrakt 455
Sennespflanze 454

Sennoside 454
Sern-SL 243
SE Rosskastanie Retardtabletten 37
Serpylli herba 493
Sesquiterpen-Diketone 32
Sesquiterpenalkohole 297, 447
Sesquiterpenlacton-Bitterstoffe 29, 78, 82, 138, 156, 186, 282, 290, 485
Sesquiterpenlactone 74, 80, 220, 282, 294, 348, 483, 485
SE Weißdorn 173
Shikimifrüchte 281
Siambenzoe 473
Sibirischer Ginseng 206
Sibirisches Fichtennadelöl 25
Sidroga
– Eibischwurzel-Tee 53
– Hustentee 130
– Passiflora 363
Silberdistel 118
Silberkraut 70
Silibinin 459
Silimarit 460
Silydianin 459
Simmondsiae cera virginalis 461
Sinalbin 102
Sinapin 101
Sinapis
– alba 102
– semen nigrae 101
Sinensetin 351
Sinigrin 73, 101
Sinuc 261
Sinuforton 406
Sinupret/-forte 435, 446, 520
Sirupus
– Althaeae 53
– Ipecacuanhae NRF 19.1 410
– Menthae piperitae 328
Sitosterin Prostata 277
β-Sitosterol 277, 457, 509
Skammoniawurzel, mexikanische 282
Smilax
– glabra 462
– sieboldi 462
– stans 462

Sogoon 257
Sojabohne 248
Sojae
- lecithinum desoleatum 248
- oleum 248
Sojalecithin 248
Sojaöl 248
Solani amylum 464
Solasodincitrat 463
Solcosplen C Cimicifuga 140
Soledum 219, 496
Solidacur 467
Solidaginis
- herba 464
- virgaureae herba 466
Solidagoren mono 467
Solidago Steiner 467
Solutio Arning 473
Sommerlinde 497
Sonnenblume 262
Sonnenhut
- , blassfarbener 201
- , purpurfarbener 201
- , schmalblättriger 201
Sonnentau 199
Spanischer Pfeffer 113
Spargel 85
Spartein 189
Spartiol 190
Spasmo gallo sanol 329
Spearmint 330
Species
- aperitivae 509
- carminativae 63, 169, 381
- cholagogae 156, 328
- deflatulentes 318, 328
- deflatulentes NRF 120
- diaphoreticae 225
- diureticae 286, 301, 347
- emollientes 53, 313
- germanicae 434
- pectorales 250, 283
- resolventes 349
- sedativae 516
- sedativae NRF 363
- urologicae NRF 212
Speick-Seife 517
Speik, echter 517
Spezialextrakt
- EGb 761 246
- LI 1370 246
Spierstaude 224

Spierstaudenblüten 224
Spiköl 296
Spilanthis oleraceae herba 468
Spilanthol 468
Spinaciae folium 469
Spinat 469
Spiraeae flos 224
Spiritus
- Angelicae compositus 63
- aromaticus compositus 325
- Melissae compositus 185, 325
- Menthae piperitae 328
- russicus 114
Spiro-Benzylisochinoline 234
Spitzwegerich 394
Spolera 468
Stachydrin 298
Starklakritz 252
Staudenmajoran, falscher 351
Stechapfel, weißer 190
Stechmyrte 435
Stechpalme 280
Steinklee
- , echter 323
- , hoher 323
Steiprostat/-uno 458
Stenocrat mono 173
Stephania tetrandra S 72
Stephanskörner 165
Steppenraute 366
Sternanis 280
- , japanischer 281
Sternengras 277
Steroidalkaloide 463, 518
Steroidglykoside 215, 532
- , herzwirksame 34, 194 f.
Steroidsaponine 85, 166, 264, 400, 435, 462 f., 499 f.
Steviablätter 470
Steviae rebaudianae folium 470
Steviosid 470
Stiefmütterchenkraut 523
Stigmata maydis 533
Stilbene 425
Stink-Asant 223
Stink-Wacholder 287
Stinkbusch 427
Stinkholz, afrikanisches 406

Stipites Cerasi 408
Stockmalve 40
Stockrose 40
Stoechados citrinae flos 263
Storchschnabel
- , blutroter 244
- , stinkender 244
Stramentum Avenae 91
Stramonii
- folium 190
- pulvis normatus 191
- semen 191
Stramoniumblätter 190
Strand-Beifuß 82
Strobuli Lupuli 268
Strodival 471
Strogen/-uno 458
Stromic 467
Strophanthi
- grati semen 471
- kombé semen 471
g-Strophanthin 471
k-Strophanthin 471
Strophanthussamen 471
Strychnin 472
Strychni semen 472
Strychnos ignatii 472
Styptysat Bürger 113
Sucontral 267
Sumachwurzelrinde 427
Summitates Thujae 492
Sumpfporst 297
Surinam-Bitterholz 417
Süßholz 249
Süßkraut, aztekisches 305
Süßstoffe
- , diterpenoide 470
- , pflanzliche 558
Sweatosan N 443
Swerosid 242
Swertiamarin 126, 242
Symphyti radix 474
Symphytum 475
- peregrinum 475 f.
- x uplandicum 476
Syzygii jambolani cortex 478

T
Tabak 340
Tabex 341
Tachmalcor 421
Tagetesblüten 176
Taigawurzel 206

Sachregister

Talin 490
Talso Uno N 458
Tamarinde 480
Tamarindensamen-Polysaccharid 480
Tamarindorum pulpa 480
Tanaceti
- (Chrysanthemi) aetheroleum 485
- (Chrysanthemi) flos 485
- cinerariifolii flos 481
- parthenii folium 483
- parthenii herba 483
Tang 232
Tannacomp 419
Tannalbin 419
Tannin 419
Tannolact 419
Taraxaci herba cum radice 485
Taraxacosid 485
Taubnessel, weiße 292
Tausendgüldenkraut 126
Taxine 487
Taxol 487
Taxotere 487
Taxus
- baccata 8
- brevifolia 8, 487
Taxus-Alkaloide 487
TCM 17, 368
TCM-Drogen 32f., 52, 63, 72, 83, 87, 413, 444, 462
Tebonin forte 247
Tecoma lapacho 478
Teebaum 320
Teestrauch 107
Teltonal 257
Temgesic Sublingual 359
Temoe Lawak 181
Templinöl 25
Tensiplex 270
Terebinthina 385
- laricina 293
Terpenlactone 245
Terpentin 385
Terpentinöl, gereinigtes 385
Terpinen-4-ol 320, 349
Terpineol 205
α-Terpinylacetat 205
Terrestroside 499
Tetesept 145, 395
Tetragalloylchinasäure 238

Δ9-Tetrahydrocannabinol THC 110
Teucrii
- herba 488
- scorodoniae herba 489
Teucrium chamaedrys 488
Teufelsauge 34
Teufelsbusch 206
Teufelsdreck 223
Teufelskralle 256
Teufelskralle-ratiopharm 257
Teufelskralle dura 257
Teufelstabak 305
Teuto Wildknoblauchgranulat 48
Texx 276
Thanaka-Baum 302
Thaumatin 490
Theae nigrae folium 107
Theanin 107
Theobromin 107, 157, 159, 490
Theophyllin 107, 157, 364
Thermo Bürger Salbe 115
Thevetiae semen 491
Thiopropanal-S-oxid 42
Thryallis glauca 238
Thujae herba 492
Thuja extern 493
Thujon 78, 80, 288, 442, 485, 492
Thymi aetheroleum 494
Thymian 494
- , spanischer 494
Thymianfluidextrakt 495
Thymian Li-iL Erkältungsbad 496
Thymianöl 494
Thymi herba 494
Thymipin 496
Thymiverlan 496
Thymochinon 342
Thymol 494
thyreo-loges Tabl. 307
Thyreogutt 307
Tiliae flos 497
Tinctura
- Absinthii 79
- Aloes composita 49
- amara 126, 243
- Arnicae 75
- aromatica 147
- aromatica amara 126, 243

- Aurantii 150
- Calami 33
- Capsici 114
- Cardamomi 206
- carminativa 33, 120
- catechu 26
- Chinae 142
- cholagoga fortis 133
- contra Gingivitim 163, 495
- Salviae 442
- stomachica 142
- Tormentillae 404
- Zingiberis 534
Tinnevelly-Sennesfrüchte 454
α-Tocopherol 501
Tocopherole 177
Tollkirsche 87
Tolubalsam 337
tonic water 143
Tonizin 276
Tonkabohnen 238
Tonsilgon 285
Topinamburknollen 262
Topotecan 109
Tormentill-Adstringens NRF 163
Tormentillae rhizoma 403
Tormentille 403
Tormentillwurzelstock 403
Tormentosid 404, 449
Toxi-loges 31, 93, 203, 410
Traditionelle chinesische Medizin TCM 17
Tragacantha 86
- indica gummi 469
Tragacanthin 86
Tragant 86
- , indischer 469
Tranquillizer, pflanzliche 388
Transpulmin Balsam 145
Transtec 359
Traubenkernöl 530
Traubensilberkerze 139
Traumanase forte 59
Traumaticinum 354
Traumtee 272
Traxaton 418
Triastonal 277
Tribestan 499
Tribulusextrakte 499
Trifolirhizin 346
Trigonellae foenugraeci semen 500

Trigonellin 157, 500
β-Triketonkomplex 300
Triniton 421
Triterpenalkohole 290
– , pentazyklische 104
Triterpenglykoside 139
Triterpensaponine 36, 104, 128, 249, 253, 260, 265, 355, 398, 405, 419, 447 ff., 465 f.
Triterpensäuren 128
Tritici
– aestivi oleum raffinatum 502
– aestivi oleum virginale 501
– amylum 501
Triticin 208
Tropaeoli herba 502
Tropanalkaloide 87, 191, 314, 451
Tropolone 492
Tubocurare 136
Tubocurarinchlorid 137
TUIM 368
TUIMlux 469
Tuma 261
Tumarol Creme 145
Tumoglin 285
Tüpfelfarn 400
Tüpfelhartheu 273
Turiones Pini 26, 385
Tussamag 296, 496
Tussidermil N 219
Tussilagin 204
Tussilaginis folium 504
Tussisana N 410
Tussistin 410

U

Ukrain 134
Ullus Leber-Galle-Tee 449
Ultimate Xphoria 210
Umckalin 367
Umckaloabo 367
Umschlagpaste Kytta-Plasma 475
Uncariae tomentosae radix 506
Unguentum
– lymphaticum 165, 272
– nigrum 336
– Populi 401
– Wilkinsonii 96

Urol flux Kapseln 465
Urtica dioica Agglutinin 509
Urticae
– folium 508
– herba 508
– radix 508
Urtica N 510
Uvae ursi folium 66
Uvalysat 68
Uvirgan mono 178
Uzara 532
Uzarae radix 532
Uzarin 532

V

Vaccinium macrocarpon 513
Valepotriate 514
Valeranon 338
Valerensäure 514
Valeriana
– celtica 517
– edulis ssp. procera 515
– wallichii 515
Valerianae radix 514
Vasicablätter 288
Vasicin 288
Veilchen 523
Venalot 324
Venen-Fluid 38
Venen-Tabletten Stada retard 37
Venen-Tropfen N 37
Venentabs retard-ratiopharm 37
Veno-biomo retard 37
Venoplant retard S 37
Venopyronum retard Tabletten 37
Venostasin
– Creme 38
– retard 37
– S Retardkapseln 37
Ventriloges 33
Venusfliegenfalle 198
Vepesid 397
Veratri rhizoma 518
Verbasci flos 519
Verbascosid 256, 519, 520
Verbenae
– herba 519
– odoratae herba 520
Verbenalin 519
Verbenenöl 520

Verbenon 432
Veronicae herba 521
Veronica virginica 521
Vertigoheel 57
Vertigopas 57
Verveine odorante 520
Vesiherb 178
Vinblastin 124
Vinblastin-GRY 10 124
Vinblastin 10 Hexal 124
Vincae
– minoris herba 522
– roseae herba 123
Vincaleucoblastin 124
Vincamin 522
Vindolin 124
Vinum 530 f.
– Chinae 142
– Condurango 316
– liquorosum 531
Violae
– herba cum flore 523
– rhizoma 523
– tricoloris herba 523
Virgaureosid A 466
Viridiflorol 322
Visci herba 524
Viscotoxine 525
Viscum album Agglutinin I 525
Visine 480
Visnadin 54
Vitamin
– B_{17} 408
– C 430
Vitamine der B-Gruppe 438
Vitexin 171
Vitis-idaeae folium 513
Vitis
– viniferae folium 530
– Vital 531
Vivinox Day Beruhigungsdragees 269, 363
Vogelknöterich 399
Vollmers Grüner Hafertee 92

W

Wacholder 286
Wacholderbeer-Öl-Kapseln 287
Wahrsagesalbei 444
Waid 283
Wala Aconit Schmerzöl 31

Wald-Erdbeere 227
Wald-Schlüsselblume 405
Walddolde 136
Waldgamander 489
Waldmeister 237
Wallwurz 473
Walnuss 285
Wanzenkraut 139
Wartec 396
Warzenkraut 132
Wasserdost 220
Wasserhanf 220
Wassernabel, asiatischer 127
Wasserpfeffer 399
Wegerich, indischer 392
Wegmalve 312
Wegwarte, gemeine 138
Weidenrinde 1, 440
Weidenröschen, kleinblütiges 211
Weihrauch 99
–, indischer 99
Weihrauchbaum 99
Weinraute 436
Weinrebe 530
Weißdorn 170
Weißdorn-ratiopharm 173
Weißer Tee 108
Weißkohl 103
Weißtanne 25
Weizen 501
Weizenkeimöl 501
Weizenkleie 501
Weleda Edelweiß Sonnencreme 298
Wermut 78
–, südafrikanischer 80
Wick Medinait 210
Wick Vaporub Erkältungssalbe 145

Wiesen-Bärenklau 264
Wiesen-Schlüsselblume 405
Wiesenarnika, amerikanische 76
Wiesendermatitis 30, 264
Wiesenklee 499
Wiesenknopf, kleiner 383
Wiesenknöterich 399
Wildes Stiefmütterchen mit Blüten 523
Wildknoblauch 47
Wintergrün, nordamerikanisches 240
Wintergrünöl 240
Winterlieb 136
Winterlinde 497
Wirkstoffe 11
Withanolide 191
Wobenzym N 60, 117
Wolfsbeere 66
Wolfsfuß 306
Wolfstrapp 306
Wollblume 518
Wunderbaum 428
Wundermittel 6
Wurmfarn 200
Wurmkraut, amerikanisches 135
Wurmsamenöl 135
Wurzelzichorie 138

X
Xanthohumol 268
Xanthonderivate 126, 242, 273, 398
Xanthorrhizol 181
Xanthotoxin 55, 62, 193, 264
Xysmalorin 532

Y
Yocon-Glenwood 365
Yohimbe 365
Yohimbehe cortex 365
Yohimbin 365
– Spiegel 365
Yomogi 439
Ysop 278

Z
Zahnstocher-Ammei 54
Zaubernuss, virginische 254
Zaunrübe
–, rotfrüchtige 103
–, schwarzfrüchtige 103
Zedernblätter 125
Zedernholz 125
Zedoariae rhizoma 182
Zeel Salbe 446
Zimt 146
–, chinesischer 148
Zimtaldehyd 146, 148
Zimtblätteröl 148
Zimtöl 146
Zimtrinde 146
α-Zingiberen 534
Zingiberis rhizoma 533
Zinnkraut 213
Zintona Kapseln 534
Zistrose 148
Zitronenmelisse 324
Zitterpappel 400
Zitwer 81, 182
Zuckerrübe 94
Zusammengesetztes Ätherische-Öle-Inhalat NRF 384
Zypresse, echte 179
Zytostatika 552